消化道常见病内镜诊断图谱

（第2版）

主　审　李兆申
主　编　刘国伟
副主编　高鸿亮　胡　晓　刘　玺

北方联合出版传媒（集团）股份有限公司
辽宁科学技术出版社

图书在版编目（CIP）数据

消化道常见病内镜诊断图谱 / 刘国伟主编. -- 2 版 .
沈阳 : 辽宁科学技术出版社，2024.7（2025.8 重印）.
ISBN 978-7-5591-3658-9

Ⅰ. R570.4

中国国家版本馆CIP数据核字第2024SJ8348号

出版发行：辽宁科学技术出版社
（地址：沈阳市和平区十一纬路25号 邮编：110003）
印 刷 者：沈阳丰泽彩色包装印刷有限公司
经 销 者：各地新华书店
幅面尺寸：185mm × 260mm
印　　张：17
字　　数：340千字
出版时间：2024年7月第1版
印刷时间：2025年8月第5次印刷
责任编辑：卢山秀
封面设计：刘　彬
版式设计：袁　舒
责任校对：王玉宝

书　　号：ISBN 978-7-5591-3658-9
定　　价：198.00元

联系电话：024-23284367
邮购热线：024-23284502
E-mail:lkbjlsx@163.com

胃与肠辽宁科技出版社
内镜工作室

编委会

【主　审】

李兆申　中国工程院院士
　　　　上海长海医院

【主　编】

刘国伟　常州明镜医院

【副主编】

高鸿亮　新疆医科大学第一附属医院
胡　晓　四川省人民医院
刘　玺　重庆医科大学附属第三医院

【编　者】

周　恒　常州明镜医院
武　闯　常州明镜医院
朱明春　常州明镜医院
张永生　合肥皓康医院
曹运华　合肥皓康医院
杨凯波　芜湖皓康门诊部
童　杰　成都皓康门诊部
胡　浩　成都皓康门诊部
王友东　成都皓康门诊部
庄少华　常州市第二人民医院
陈　洁　上海长海医院
刘　强　苏州大学第一附属医院
徐　凯　上海市第一人民医院南院
陈振煜　南方医科大学南方医院
黄思霖　深圳大学附属华南医院

魏　志　山东省第二人民医院
艾新波　珠海市人民医院
狄连君　遵义医科大学附属医院
汪　旭　中国医科大学附属第一医院
宫　健　大连医科大学附属第一医院
祝建红　苏州大学第二附属医院
张德庆　苏州大学第一附属医院
伏亦伟　泰州市人民医院
徐　灿　上海长海医院
蒋　斐　上海长海医院
王云峰　上海长海医院
黄婧洁　贵州兴义市人民医院
孙　震　吉林市人民医院
孙秀影　杭州邵逸夫医院
张迪信　中国人民解放军474医院
张　黎　上海同济大学附属东方医院（病理）
张贺军　北京大学第三医院（病理）
杨旭丹　四川省人民医院（病理）
江　燕　安徽医科大学第二附属医院（病理）
王亚雷　安徽医科大学第一附属医院
蔡　轶　安徽医科大学第一附属医院
李　娟　安徽省立医院（麻醉）
张　妍　皖南医学院附属弋矶山医院
李仁君　安徽医科大学附属巢湖医院
孟　灿　六安市中医院肿瘤防治研究所
吴　琳　南京东部战区总医院
吴　斌　池州市第二人民医院
陈丽娟　山东阳光融和医院
徐　伟　安庆市立医院
薛永举　蚌埠医学院第一附属医院
曹　永　阜阳市第五人民医院
吴维杰　肥东县人民医院
李焕友　清河县中心医院
陈　义　歙县人民医院
王宏伟　宁波市第四医院象山县第一人民医院

张　晖　广州市番禺区何贤纪念医院
潘　雯　西藏人民政府驻成都办事处医院
徐　涛　北京大兴区人民医院
张汾燕　北京老年医院
孙虹雨　中国人民解放军总医院第一医学中心（301医院）
陆宏娜　宁波市医疗中心李惠利医院
周志伟　青岛莱西隆德医院
薛　焱　重庆涪陵仁泰中医医院
马　骋　西安高新医院
覃庆莉　广西壮族自治区桂东人民医院
王　欣　辽宁丹东东港市中心医院
朱少琴　广州中医药大学附属清远市中医院
邱庐山　广州中医药大学顺德医院
郭立宏　胜利油田中心医院

推荐序

《消化道常见病内镜诊断图谱》是由我的学生刘国伟医生领衔执笔完成的。全书采用简洁明了的图文形式，阐述了胃肠道的常见病与多发病，通过翻阅学习本书中的大量精美病例，大家一定会在学业上有所提高。时常翻阅，常看常新，特别是对基层医生知识面的扩展，一定会有所帮助。

刘国伟医生是一位来自边疆基层医院的医生，无论在乌苏的中国人民解放军第十五医院的工作期间，还是后来在长海医院的读研期间，一直勤勤恳恳、踏踏实实。2017 年自主择业以后，他所创办的“扫地僧一听”公众号始终以消化道早癌为核心，以学习笔记的形式，持续输出，笔耕不辍，逐渐被大家所熟悉和传阅。一部分年轻医生始终在跟着公众号学习消化道早癌的相关知识，可以说他的公众号成了很多年轻医生接触早癌的启蒙读物。此次此书第 2 版的推出也是他公众号里早癌知识体系的延伸和外展。

目前，我国消化道早期肿瘤的诊断率及 5 年生存率依然很低，主要原因在于我国尚未开展全国性的适龄人群肿瘤筛查工作。降低肿瘤发病率和死亡率是我国亟待解决的重大公共卫生问题。针对“在全国范围内开展社区人群胃癌筛查”这一提案，可以从以下几个方面着手：一是制订政府主导的全国性社区人群胃癌筛查计划。二是在社区适龄人群中推行早期胃癌筛查措施和高危人群进行胃镜精查策略。三是建立消化道肿瘤筛查、早诊早治技术培训中心及培训基地，提高消化内镜医生发现早癌的能力。四是加大宣传力度，提高胃癌防治意识和胃镜检查依从性。五是以大数据共享为基础，探索物联网技术和人工智能在胃癌筛查全流程中的作用，带动全链条胃癌筛查产业发展。但所有的这一切，都需要我们每个消化内镜医生认认真真、兢兢业业地做好每一例内镜为前提和基础，而每一个消化内镜医生则需要终身不断地学习，方能练就一双发现早癌的火眼金睛。

《黄帝内经》中说：“治病莫如防病。”消化道早癌的防治工作是一份功在当下、利在千秋的事业。让“发现一例早癌，挽救一条生命，幸福一个家庭”的早筛理念深入到每个消化内镜医生的内心。期盼有志于消化道早癌领域的医生们，通过不断学习、钻研精进，早日成为一流的内镜专家，并造福于广大人民群众。

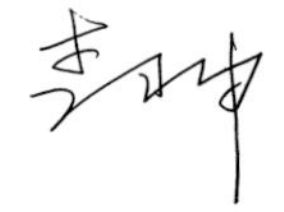

甲辰年桃月于长海医院

作者序 1

路是走出来的，不是想出来的。

2001 年本科毕业后参军入伍，我被分配到新疆乌苏中国人民解放军第十五医院，浑浑噩噩过了几年。有一天我在电视里看到中央 2 台在播放一个公益广告片，里面一个穿红棉袄的女生在翩翩起舞，起初是在广袤的田野里，接着是在城市的大街上，最后是在高楼大厦的楼顶……广告语是：心有多大，舞台就有多大。那大概是我第一次开始认真思考，自己要如何度过此生。

2006 年命运眷顾，有幸考上了上海海军军医大学第一附属医院（上海长海医院）消化科的研究生，师从李兆申院士。回忆起在长海医院的那几年，我脑海里总会想起孙悟空去见须菩提祖师的画面。在上海学到的专业、接触的理念、打开的视野，让我终身受用。

2017 年创办了个人公众号“扫地僧一听”，这个名字来源于《天龙八部》里的一位看守藏经阁的老和尚。他只会扫地，我只会写字。很幸运，公众号里的学习笔记被同道们关注和传阅。这不禁让我感叹，这个时代，已经足以承载我们任何形式的才华，但前提是，你必须真的有才华。

2019 年在准备“十堂课”（一听早期胃癌系统性课程）期间，连续 3 个月，每天凌晨 2 点之前没睡过觉，可能为了一张幻灯片可以修改几个小时，现在回想起来，真的是辛苦，但同时也很充实。大概我们经历过的困苦难关，回头再看，都带着那么一丝的甜。

2022 年我开始着力创办自己的内镜精检品牌，就是想在体制之外建立一个世外桃源的存在，让医生们单纯地做医生该做的事，做纯粹的医生，做好每一个内镜，筛出每一例早癌。恩师李兆申院士提出“发现一例早癌，挽救一条生命，幸福一个家庭”的早筛理念，总要有人，脚踏实地去实现。

一路走来，毕业考研，离开体制，写公众号，创办内镜品牌，写书出书……想到什么，我就去做，感谢这一路上很多人的鼓励与支持，当然也必定会有人冷嘲热讽，但虎乃不以闻犬吠而顾之。就像《飞驰人生 2》里，张弛站在台阶下面仰着头对叶经理唱 Beyond 的《光辉岁月》：“今天只有残留的躯壳，迎接光辉岁月，风雨中抱紧自由，一生经过彷徨的挣扎，自信可改变未来，问谁又能做到……”虽然高高在上的叶经理轻蔑地哼了一声，转身走了，但张弛最后还是去做了他想做的事，并且，成为传奇。

说到底，路是走出来的，不是想出来的。

路在脚下，人在路上，道阻且长，行则将至。

刘国伟

2024 年春节

作者序 2

临床工作繁忙而疲惫，在此之余，为了快速获取信息，不知何时，我们开始满足于一种“肤浅”的阅读，有时甚至只看别人咀嚼后的内容，看似高效，实则浅尝辄止。不看原文有时很难了解原作者的精神内核和思维脉络，有些名词貌同实异，你的理解也就似是而非。但是我们大部分人囿于精力、时间、资源，确实没办法对每一篇经典文献都做到精读。刘国伟教授从 7 年前开始在“扫地僧一听”的公众号翻译最新日本文献和书籍，笔耕不辍，每周一期，从不间断，为大家提供了最原汁原味的资料，并以他深厚的素养及独有的美学功底总结梳理出一张张精美的图片和图表，拓宽了知识的边界，加深了思维的层次，启蒙了一大批消化内镜医生。

《消化道常见病内镜诊断图谱》是一本专注于消化道疾病的专业内镜书籍，旨在为消化医生介绍典型的内镜病例图片，是刘国伟教授多年临床经验的集大成者，有助于读者更加直观地理解和掌握消化道疾病的诊断。自 2021 年出版以来，受到了广大临床医师的欢迎，圈粉无数。三年弹指而过，人们对许多疾病的认识也不断变化和深入，内镜诊断学也需要与时俱进，本书的新版在原有基础上进行了大量的更新，扩展了约 2/3 的内容，增加了许多近年来的热点，如锯齿状病变、自身免疫性胃炎以及新版京都胃炎分类等，这些内容都是消化道疾病诊断领域的前沿知识。此外，刘国伟教授还提出了“标准胃镜 M 路径观察法”和“公车理论”，这些都有助于临床医生减少漏诊，并理解胃癌的发生和演进过程。

人生倏忽不过百年，财富地位不过云烟，最后赤条条面对的不过是自己。未来某日，有弟子问“敢问先生如何评价己之一生”，先生笑曰“问汝平生功业，新疆常州上海”。

前路漫漫，独影阑珊，依稀间，看到一个背影，

“大师，此去欲何？”

“踏南天，碎凌霄。”

“若一去不回……”

“便一去不回！”

胡晓

2024 年元月于成都

作者序 3

参与到本书创作中，我的内心是惶恐忐忑的。

惶恐忐忑的是资质愚笨，学习实践内镜诊断数十载，仍时感困惑，积累的病例越多，越是感到懂得很少。因此经手的每一例胃肠镜，都是仔仔细细，不敢懈怠。通常有经验的内镜医生会认为胃镜很难，新手会觉得肠镜蛮难。胃镜难在诊断，在这样一个面积相对较大、延展性很强的空腔脏器，背景黏膜复杂多变，炎症与癌交织的环境中，需要有强大的理论支撑和经验累积才能做到相对的诊断自信。临床上诊断高血压、胰腺炎等疾病都有相应的诊断标准，符合标准就可以诊断疾病。早癌呢？微小癌呢？到底是肠化还是癌？拿上内镜，虔诚、全身心地聚焦思考就已开始，这是脑力和体力完美地结合。这些思考都在检查过程中永久存在，一边体力劳动，一边脑力劳动，日复一日，年复一年。人常言：不积跬步，无以至千里。从内镜诊断学的角度来说，每一例用心的检查都是积累千里之后的沉淀。

与刘国伟教授相识相知已多年。2017 年他从新疆军区总医院退役后的首站便是重庆，在解放碑的马路牙子上，他眼眸闪着光说要做一个公众号，希望让基层广大内镜医生都能获益。7 年间，笔辍不断，50 万字，分门别类，成建制、成体系地为大家建立了理论学习通道，影响了很多内镜医生。在国内学术会议中，很多同道的课件上都有"扫地僧一听"公众号的引用。作为见证者，每每想起，都感动不已。

如今，本书即将面世，相较于第 1 版精美的内镜诊断图片、完备的内镜诊断体系，第 2 版增加了刘国伟教授独创的"标准胃镜 M 路径观察法"、消化道早癌日本病理学届和 WHO 病理的理论差异分析，以及对消化道肿瘤起源的理解和思考。增添的这部分内容至关重要，是经验和不断思考的结晶，是诊断思想集大成的总结，如同武学真经所写："天之道，损有余而补不足，是故虚胜实，不足胜有余。其意博，其理奥，其趣深。"

读此书，有助于内镜诊断体系高屋建瓴的快速建立，犹如令狐冲得到风清扬的独孤九剑，你会深刻地感到：一点浩然气，千里快哉风。

刘玺

癸卯年，乙丑月，庚午日，冬月廿六深夜于重庆

本书中出现的术语中英文对照表

氩离子凝固术 （Argon plasma coagulation，APC）

食管胃结合部 （esophagogastric junction，EGJ）

单纯疱疹病毒 （herpes simplex virus，HSV）

食管鳞状上皮与胃柱状上皮交界线 （squamous-columnar junction，SCJ）

巴雷特食管 （Barrett's esophagus，BE）

黏膜下肿瘤 （submucosal tumor，SMT）

黏膜切除术 （endoscopic mucosal resection，EMR）

黏膜下剥离术 （endoscopic submucosal dissection，ESD）

幽门螺杆菌 ［Helicobacter pylori （H.pylori），Hp］

质子泵抑制剂 （proton pump inhibitor，PPI）

螺旋状血管 （corkscrew pattern，CSP）

黏膜相关样组织淋巴瘤 （mucosa-associated lymphoid tissue lymphoma，MALT）

分界线 （demarcation line，DL）

隐窝边缘上皮 （marginal crypt epithelium，MCE）

印戒细胞癌 （Signet ring cell carcinoma，SRC）

炎性纤维性息肉 （inflammatory fibroid polyp，IFP）

规则集合静脉 （regular arrangement of collecting venules，RAC）

神经内分泌肿瘤 （neuroendocrine tumor，NET）

胃肠道间质瘤 （gastrointestinal stromal tumor，GIST）

滤泡型淋巴瘤 （follicular lymphoma，FL）

增生性息肉 （hyperplastic polyp，HP）

倒置型增生性息肉 （inverted hyperplastic polyp，I-HP）

无蒂锯齿状腺瘤/息肉 ［sessile serrated lesion（sessile serrated adenoma/polyp），SSL（SSA/P）］

倒置型无蒂锯齿状腺瘤 [inverted sessile serrated lesion (sessile serrated adenoma/polyp), I-SSL (SSA/P)]

上皮内瘤变 (intraepithelial neoplasia, IN)

微血管曲张 (varicose microvascular vessels, VMV)

侧向发育型肿瘤 (laterrally spreading tumor, LST)

神经内分泌癌 (neuroendocrine carcinoma, NEC)

混合性非神经内分泌－神经内分泌肿瘤 (mixed neuroendocrine-non-neuroendocrine neoplasms, MiNEN)

传统锯齿状腺瘤 (traditional serrated adenomas, TSA)

管状腺瘤 (tubular adenomas, TA)

管状绒毛状腺瘤 (tubulovillous adenomas, TVA)

家族性腺瘤性息肉病 (familial adenomatous polyposis, FAP)

嗜酸性粒细胞性食管炎 (eosinophilic esophagitis, EOE)

目录

第一章　总论

早癌 & 表浅癌

	食管（SM1＜200μm）		胃（SM1＜500μm）		结肠（SM1＜1000μm）	
■黏膜上皮层	T1a-EP（Tis）	早期癌	T1a-（M）	早期癌	Tis-（M）	早期癌
■黏膜固有层	T1a-LPM	早期癌	T1a-（M）	早期癌	Tis-（M）	早期癌
■黏膜肌层	T1a-MM	早期癌	T1a-（M）	早期癌	Tis-（M）	早期癌
■黏膜下层	T1b-SM1 T1b-SM2 T1b-SM3	表浅癌	T1b-（SM）	早期癌	T1a-（SM） T1b-（SM）	早期癌
■固有肌层	T2（MP）	进展期癌	T2（MP）	进展期癌	T2（MP）	进展期癌
■浆膜下层 /外膜	T3（AD）	进展期癌	T3（SS）	进展期癌	T3（SS）（A）	进展期癌
■浆膜层	—	进展期癌	T4a（SE）	进展期癌	T4a（SE）（A）	进展期癌
■周围脏器浸润	T4（AI）	进展期癌	T4b（SI）	进展期癌	T4b（SI /AI）	进展期癌

消化道早癌在食管、胃及结肠的定义略有不同，在胃与结肠早癌的定义是指肿瘤深度在黏膜下层以浅，无论有无淋巴结转移，而在食管是指深度在黏膜肌层以浅者，相对应的固有肌层以浅者称为表浅癌。其原因是食管在固有层内即具有丰富的脉管系统，更容易转移，而胃与肠的脉管系统存在于黏膜肌层附近。

食管的基本构造

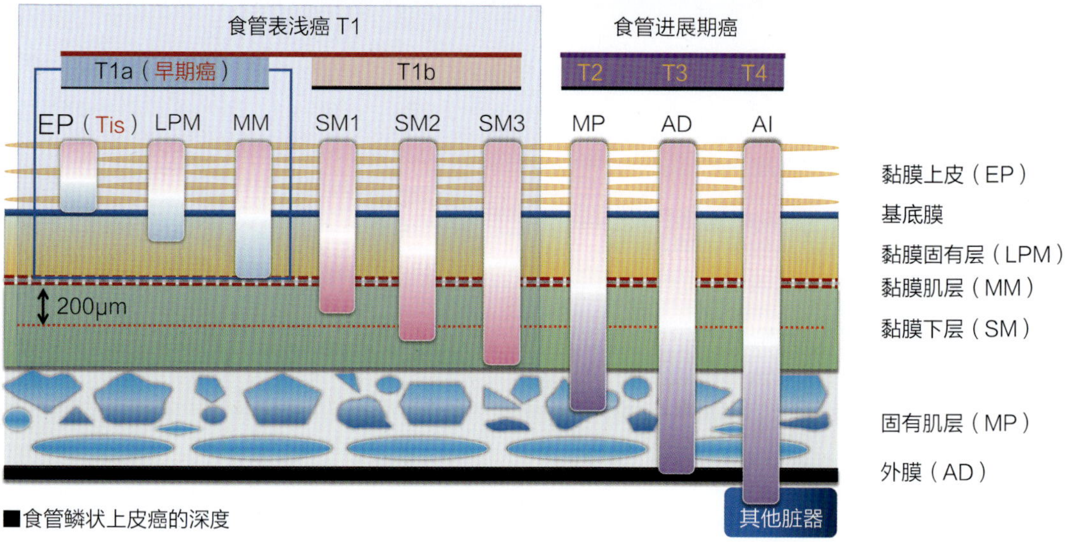

■食管鳞状上皮癌的深度

胃的基本构造

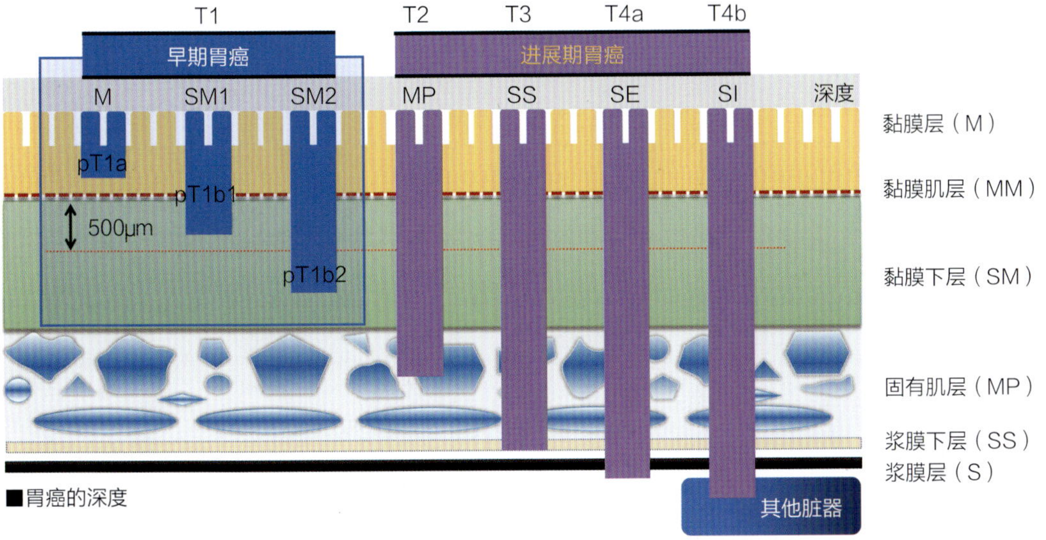

■胃癌的深度

结肠的基本构造

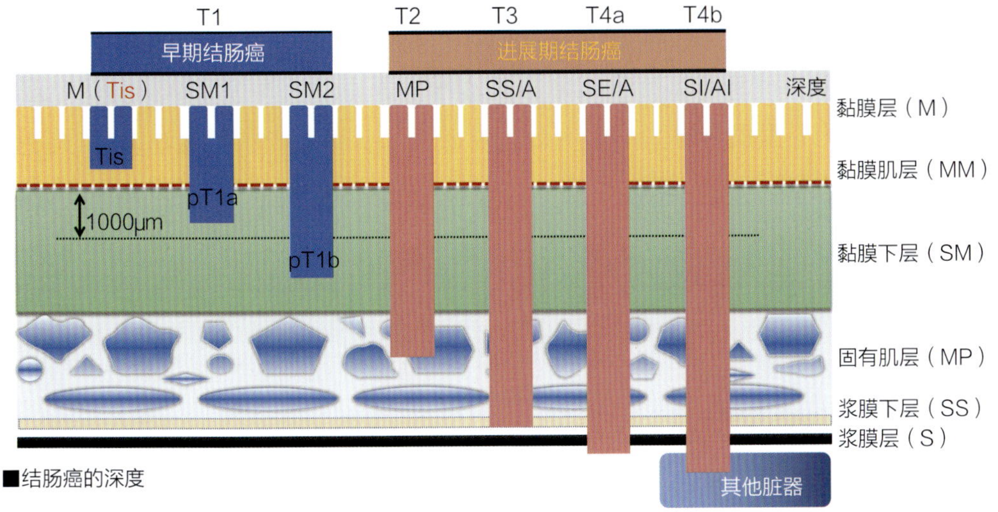

■结肠癌的深度

A ： 肿瘤突破固有肌层
AI： 肿瘤浸润其他脏器

肿瘤相关的病理评价在日本和西方的差异

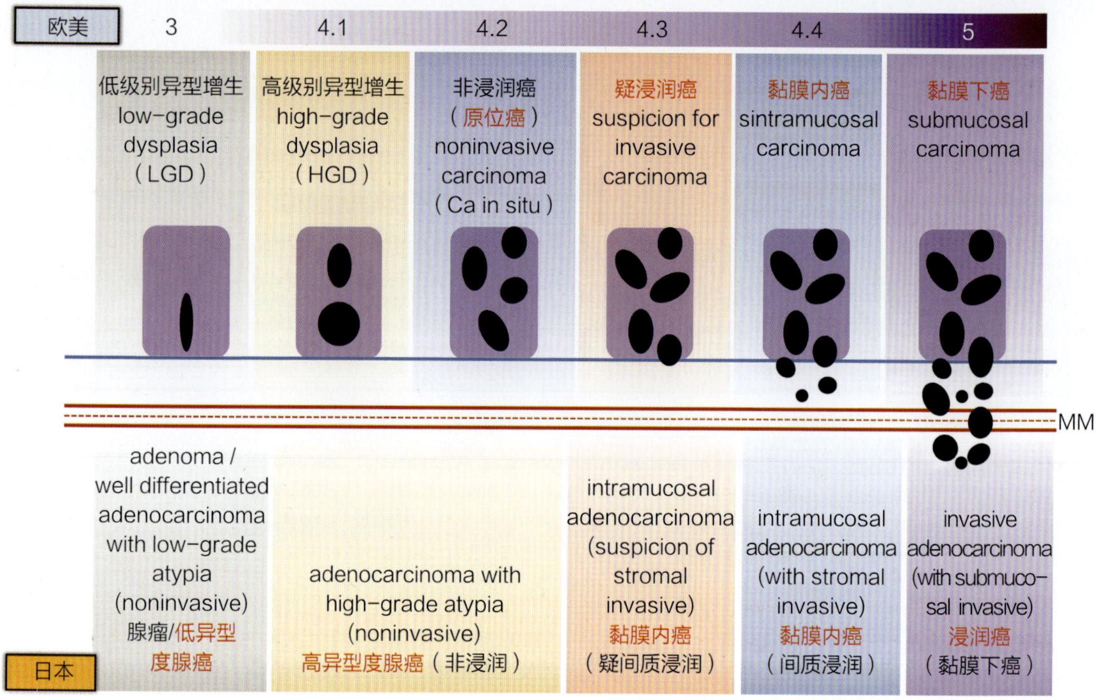

日本与西方欧美在癌的诊断逻辑与判断标准上大不相同。为了弥补这种不同而建立了维也纳标准，即便如此，维也纳标准与传统的日本标准之间仍有不小的差异。欧美在癌的诊断上注重浸润的行为，基底膜不完整被视为最早的浸润行为；日本更注重细胞的异型性，只要细胞被认为出现了肿瘤性的表现就会被判定为癌。故欧美的低级别异型增生可能对应日本的腺瘤或低异型度癌；欧美的高级别异型增生对应日本的高异型度癌。同时欧美标准在细胞异型度足够大时会有原位癌的定义，即癌细胞局限在上皮内而未突破基底膜的情况。疑似浸润癌、黏膜内癌、浸润癌等基本与日本可相互对应。

维也纳分型修订版

类别	诊断	
类别 1	Negative for neoplasia	无瘤变 / 异型增生
类别 2	Indefinite for neoplasia	不确定瘤变 / 异型增生
类别 3	Mucosal low grade neoplasia low grade adenoma low grade dysplasia	黏膜内非浸润性低级别瘤变 低级别腺瘤 低级别异型增生
类别 4	Mucosal high grade neoplasia 4.1 High grade adenoma/dysplasia 4.2 Non-invasive carcinoma (carcinoma in situ) 4.3 Suspicious for invasive carcinoma 4.4 intramucosal carcinoma	黏膜内非浸润性高级别瘤变 4.1 高级别腺瘤 / 异型增生 4.2 非浸润性癌（原位癌） 4.3 疑似浸润癌 4.4 黏膜内癌
类别 5	Submucosal invasion by carcinoma	黏膜下浸润性癌

第二章　咽部

正常咽部

病例

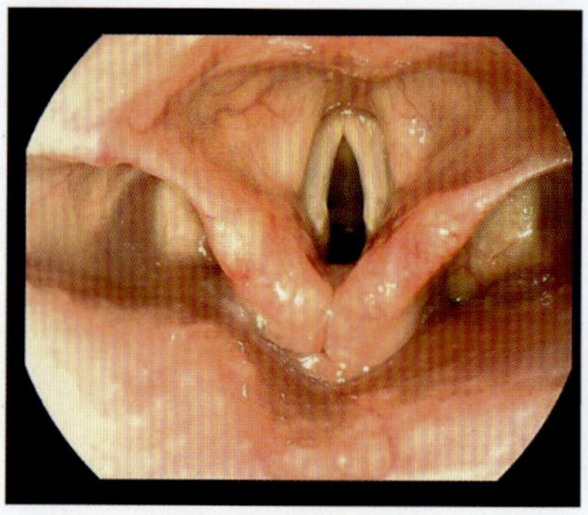
图 1　普通白光

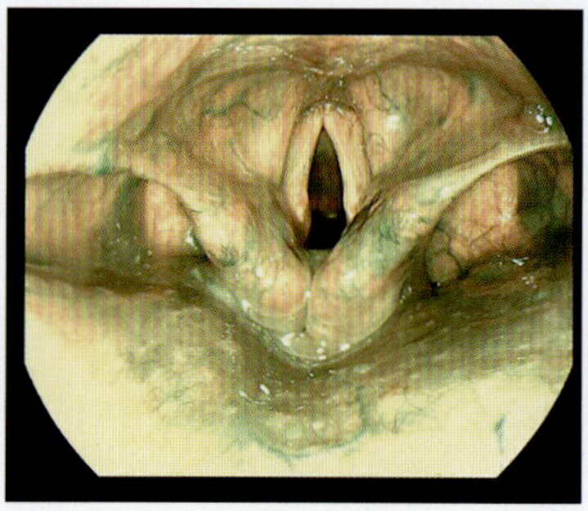
图 2　OE MODE 1

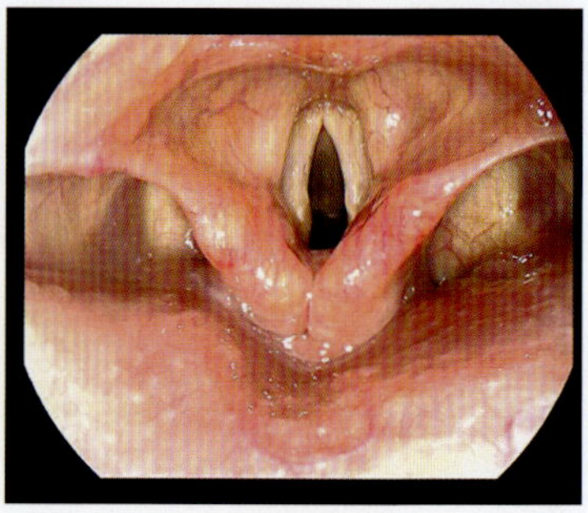
图 3　OE MODE 2

内镜发现

进镜观察自咽部上腭开始，依次观察悬雍垂、会厌软骨、杓状软骨及左右梨状窝等部位。经证实，咽部早癌与食管早癌有较高的相关性。相较于普通白光，咽部的观察以 OE MODE 1 模式敏感度较高。正常 OE MODE 1 模式下，血管呈绿色；OE MODE 2 模式下，血管呈紫红色。

咽部囊肿

病例

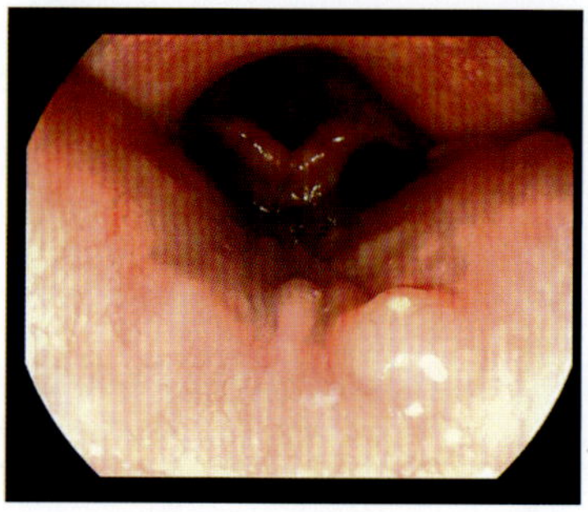
图 1　普通白光

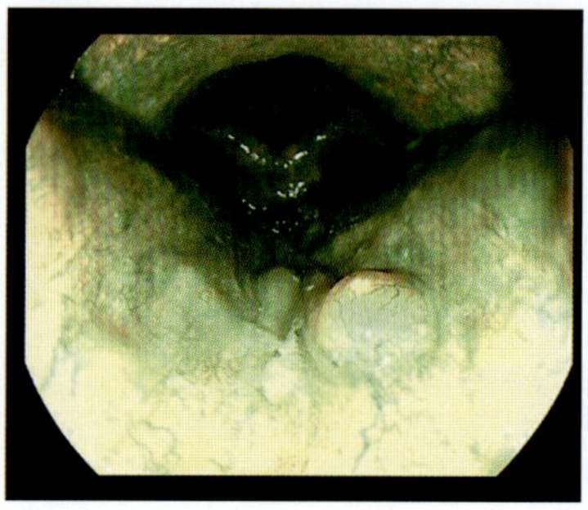
图 2　OE MODE 1

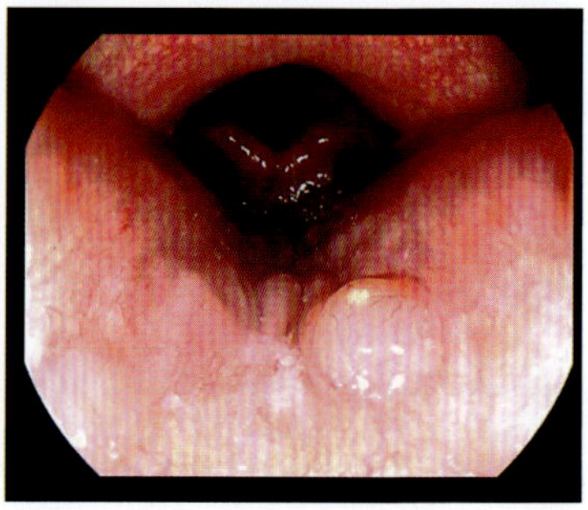
图 3　OE MODE 2

内镜发现

咽部常见的良性病变，可单发可多发，常呈山田 I 型隆起。普通白光及 OE MODE 2 模式下饱满感及透亮感较明显，表面可见从基底向中央伸展扩张的树枝样血管，顶端可见黄白色点状物。活检钳触之，质地软。无须特殊治疗。

咽部淋巴滤泡增生

病例

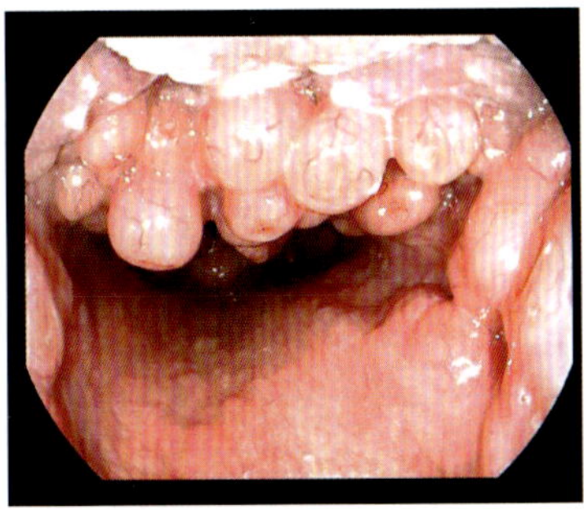

图 1　普通白光

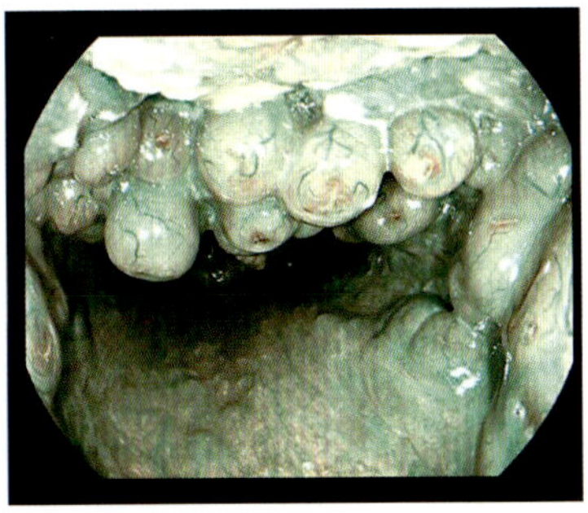

图 2　OE MODE 1

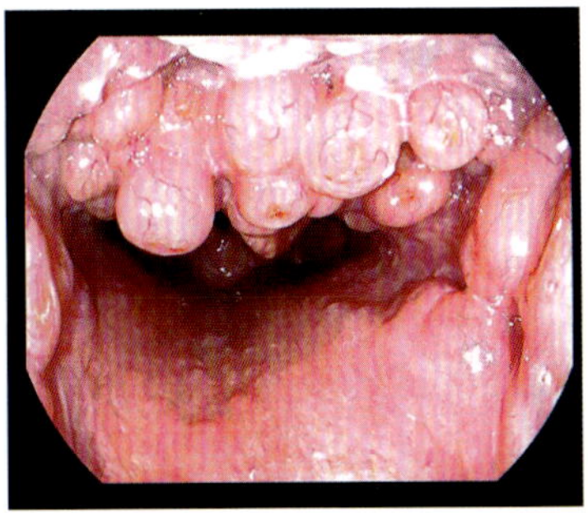

图 3　OE MODE 2

内镜发现

咽部常见的多发性良性增生性疾患。常常表现为“葡萄样”，成簇样表现。单个呈山田Ⅱ型、Ⅲ型饱满形态。顶端常可见点状发红糜烂灶，伴白色渗出。进镜需注意应尽量避免触碰，触碰后易引发咽部反射。

咽部乳头瘤

病例

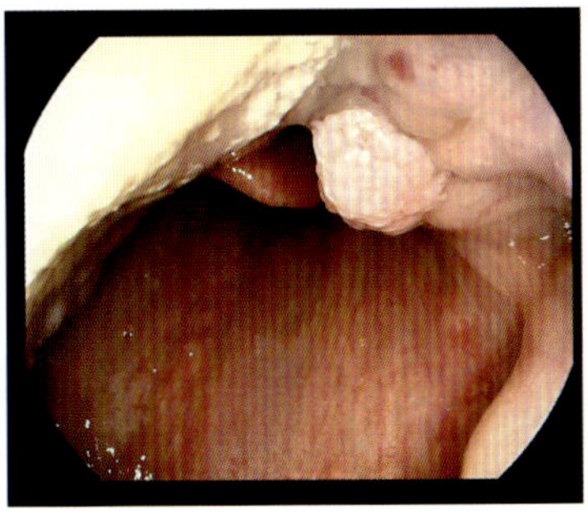

图 1　普通白光

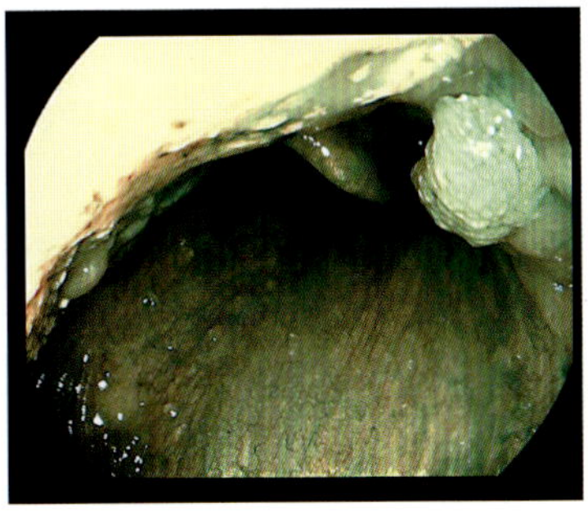

图 2　OE MODE 1

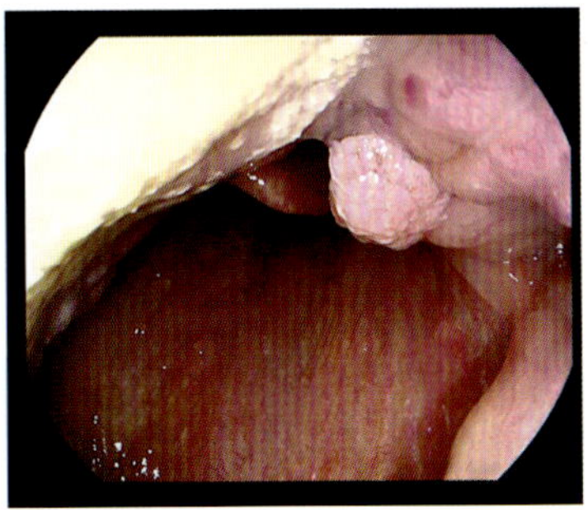

图 3　OE MODE 2

内镜发现

内镜表现为突出于咽部黏膜表面的息肉状隆起，色调为乳白色，具有透明感。可表现为不同形态：无茎平坦型 / 钉状（spiked type）、松球或桑葚状 / 内生型（endophytic type）、海葵样 / 外生型（exophytic type）等。单发多见，也可多发。认为与人乳头状瘤病毒（HPV）感染有关。

咽部毛细血管扩张

病例

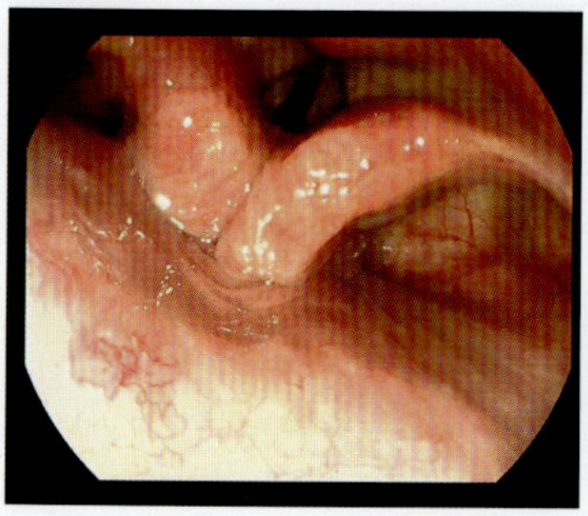
图 1　普通白光

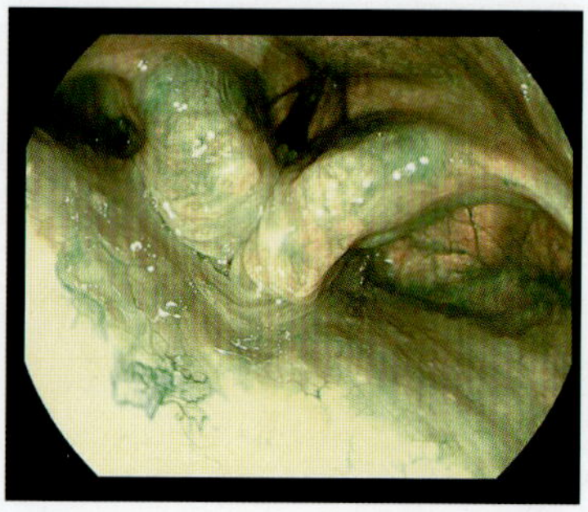
图 2　OE MODE 1

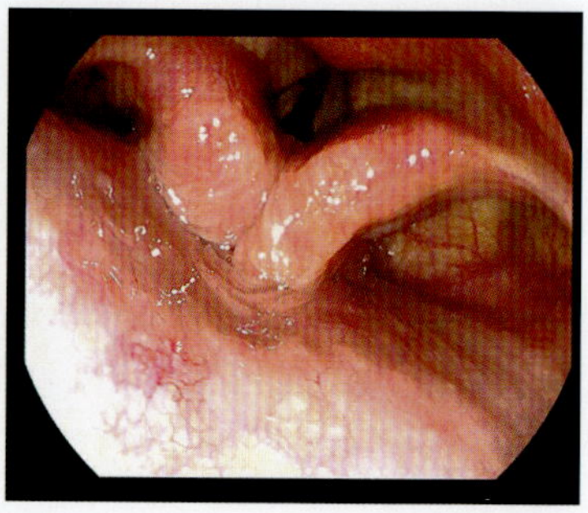
图 3　OE MODE 2

内镜发现

咽部血管源性良性平坦型病变。呈蜘蛛痣样改变。表现为血管从中央向四周的增粗迂曲，管径逐渐变细，缺乏管径的陡然变化及粗细不均等。一般无须特殊处理，如常引发出血可考虑行内镜下的氩离子凝固术（APC）及烧灼术等治疗。

杓状软骨囊肿

病例

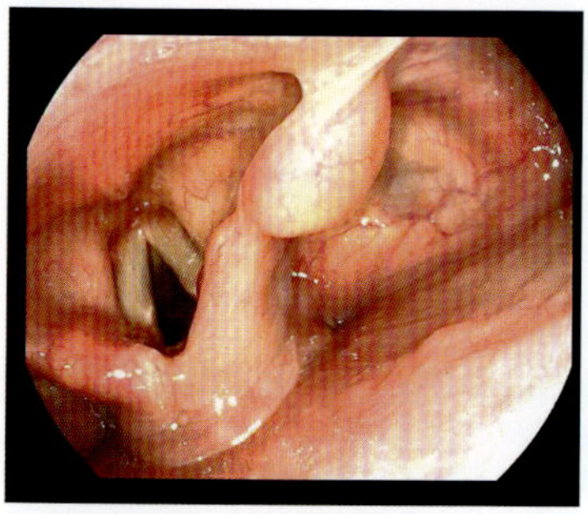
图 1　普通白光

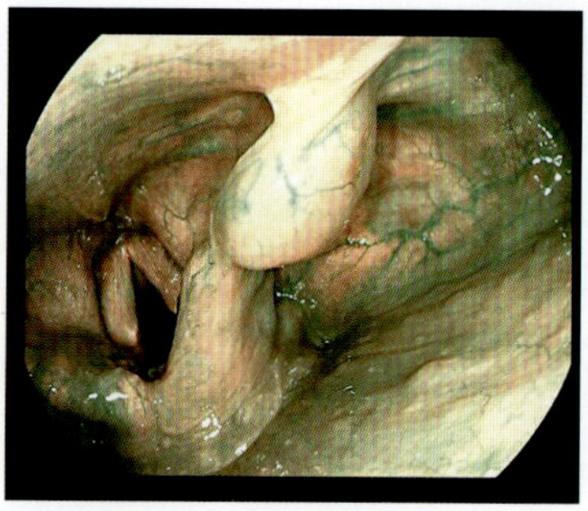
图 2　OE MODE 1

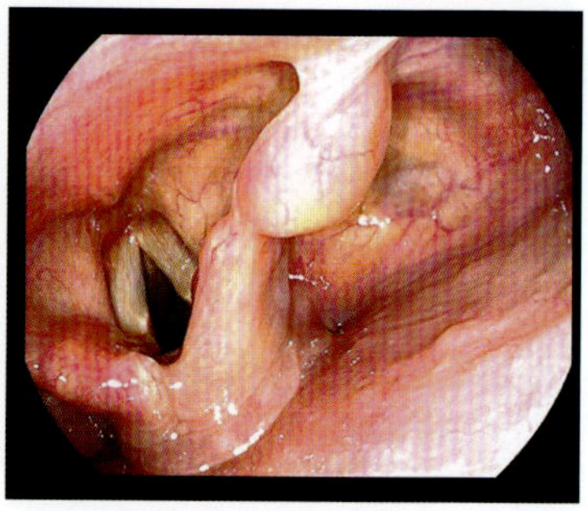
图 3　OE MODE 2

内镜发现

咽部常见的囊性良性病变。可单发可多发，可大可小，好发于会厌软骨或杓状软骨旁。普通白光及 OE MODE 2 模式下有透亮感。OE MODE 1 模式下透亮感不明显，表面可见树枝样扩张的血管。活检钳触之软。多无功能障碍，无须特殊治疗。

Rendu-Osler-Weber 综合征

病例

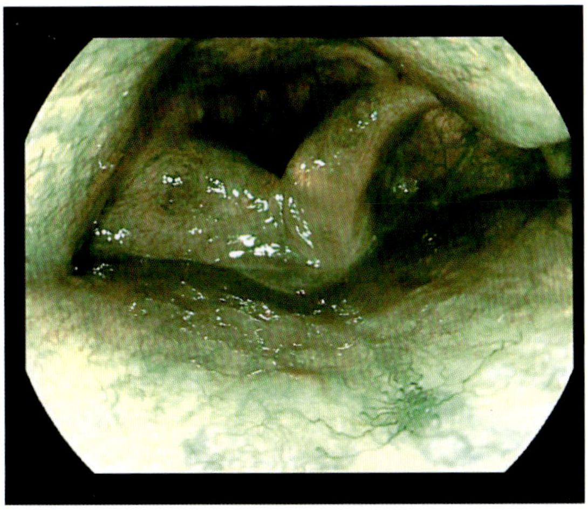

图 1　OE MODE 1（1）

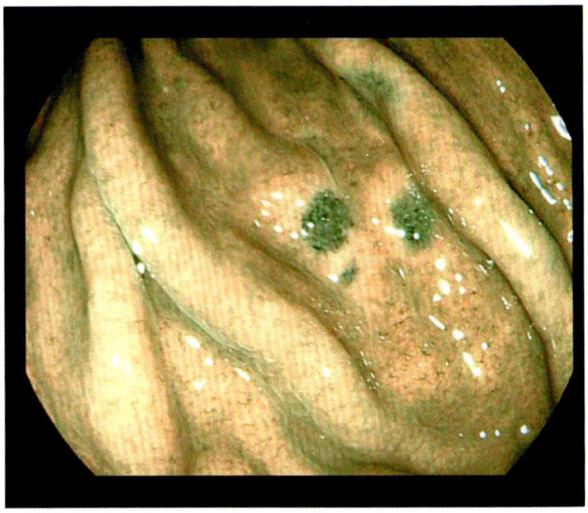

图 2　OE MODE 1（2）

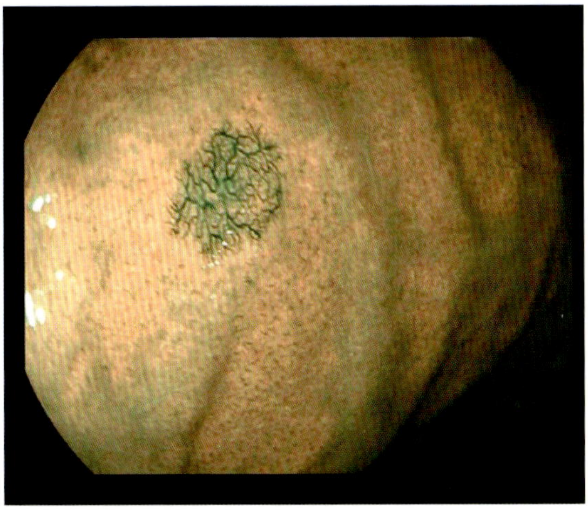

图 3　OE MODE 1（3）

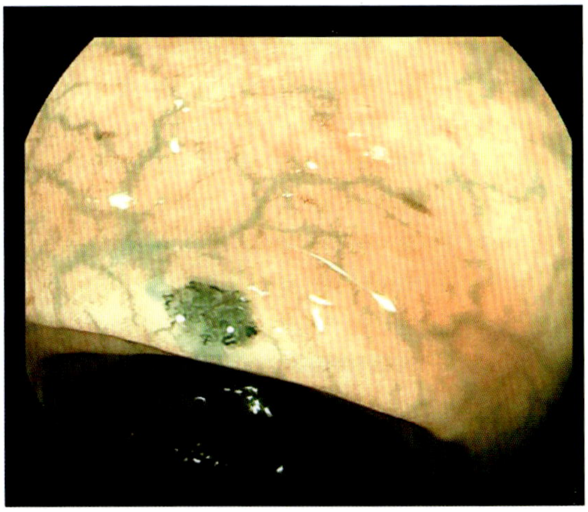

图 4　OE MODE 1（4）

内镜发现

Rendu-Osler-Weber 综合征也称遗传性出血性毛细血管扩张症（hereditary hemorrhagic telangiectasia，HHT），为常染色体显性遗传性疾病，以局部毛细血管扩张和扭曲为特征。主要临床表现为皮肤、黏膜等部位毛细血管扩张，局部反复出血、贫血等，还可伴随动静脉畸形。

咽炎（1）

病例

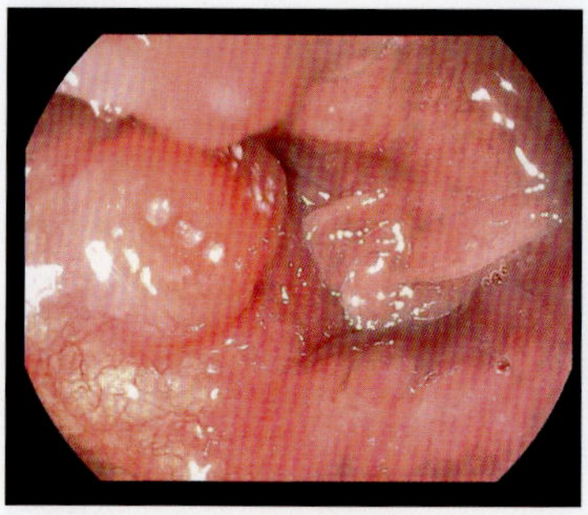

图 1　普通白光

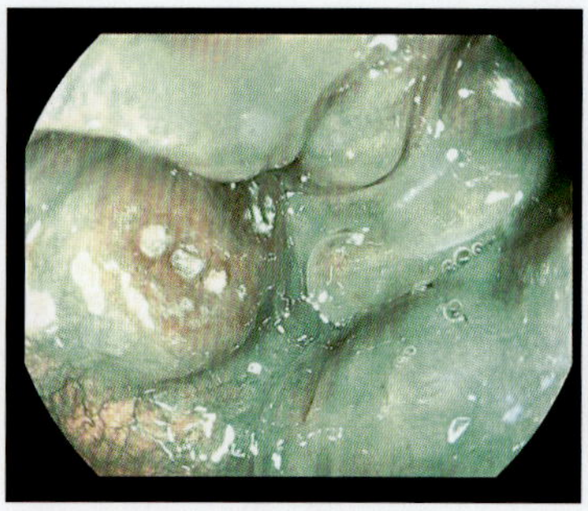

图 2　OE MODE 1

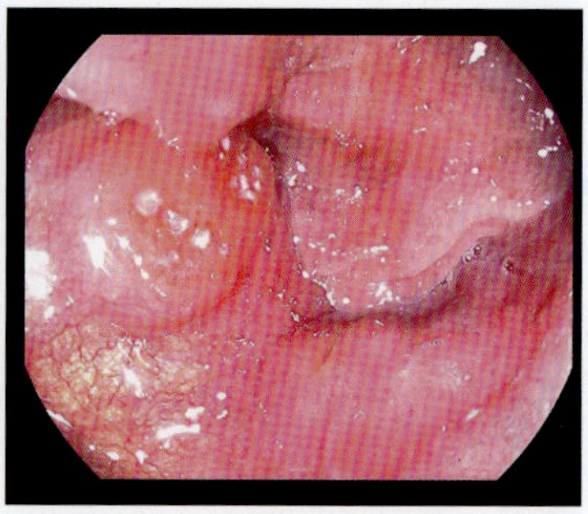

图 3　OE MODE 2

内镜发现

下咽部左侧梨状窝附近可见圆盘状黏膜扁平隆起，边界清，表面可见多发小点状糜烂灶，上覆点状白苔。此症为良性炎性病灶，无须特殊处理，一般去除诱因后可好转，但应警惕注意与咽部早癌相鉴别。

咽炎（2）

病例

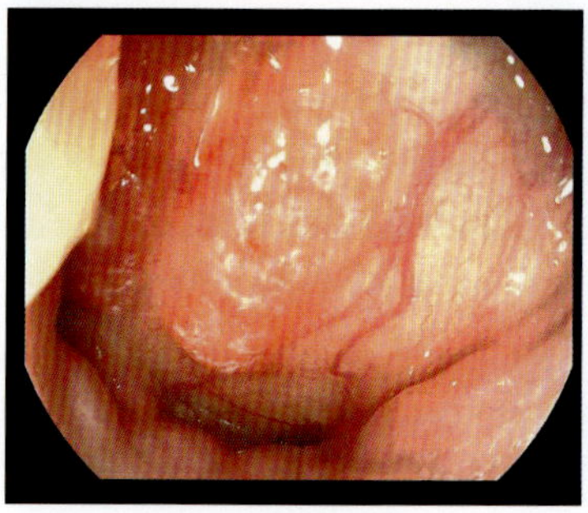

图 1　普通白光

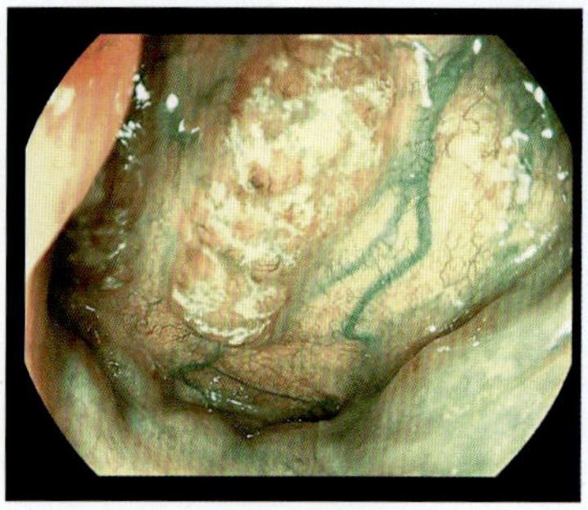

图 2　OE MODE 1

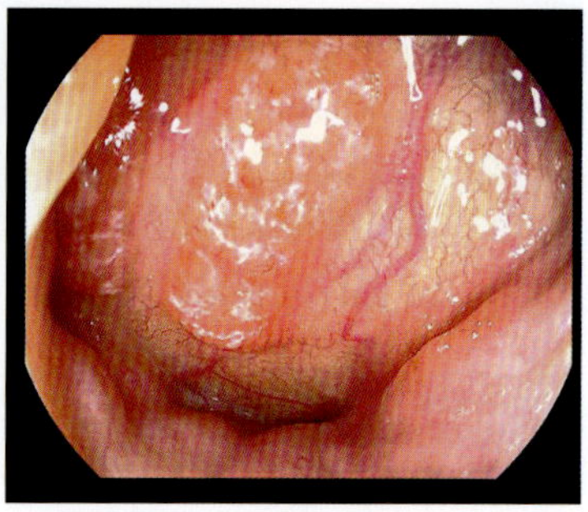

图 3　OE MODE 2

内镜发现

下咽部右侧梨状窝附近可见长条形黏膜扁平隆起，边界相对较清，表面凸凹不平。普通白光下充血色红，伴不规则白色炎性渗出。OE MODE 1 模式下病灶呈棕褐色。OE MODE 2 模式下病灶呈橘红色。常为多发，吸烟、饮酒等常为其诱因。无须特殊处理。

第三章　食管

正常食管上部

病例

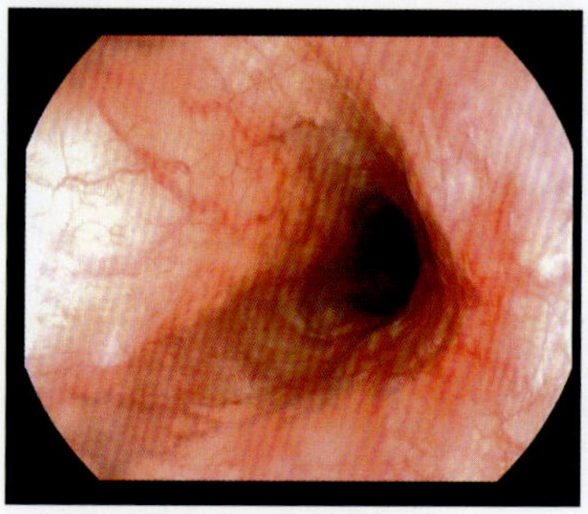

图 1　普通白光

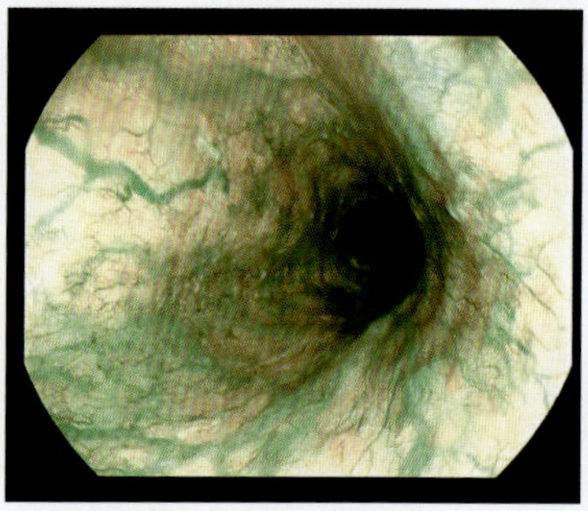

图 2　OE MODE 1

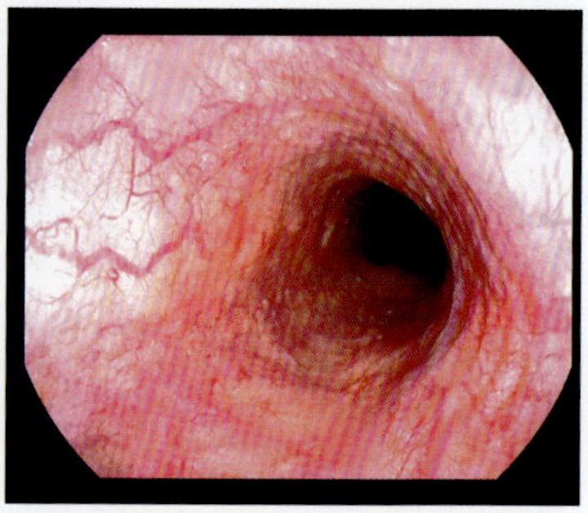

图 3　OE MODE 2

内镜发现

食管上部是指距门齿 15cm（食管入口）至 23cm 部位。普通白光下正常黏膜呈淡红色，可见纵行的血管网。OE MODE 1 模式下及 OE MODE 2 模式下强化血管，分别呈青色调及紫色调，较粗的纵行血管是源自黏膜固有层的分支状血管（Branch vessels，BV），较细的血管同样源自黏膜固有层，是上皮下毛细血管网（subepithelial capillary network，SECN）。

正常食管中部

病例

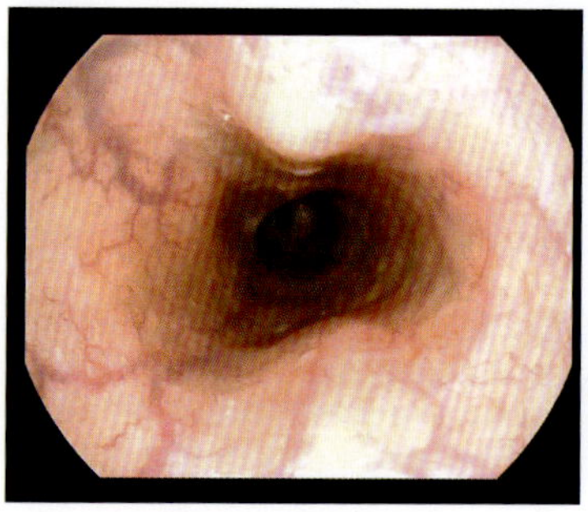

图 1　普通白光

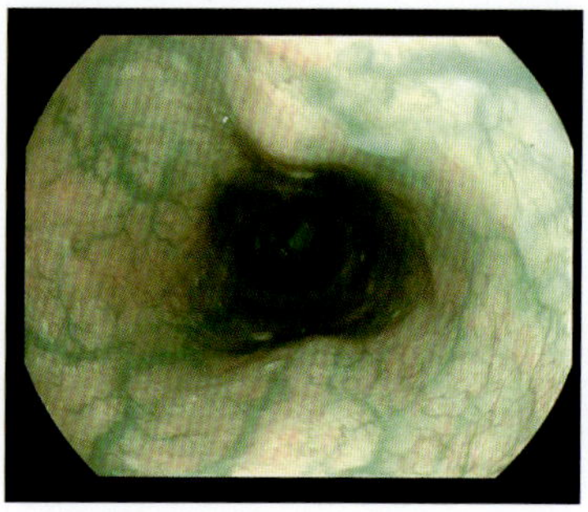

图 2　OE MODE 1

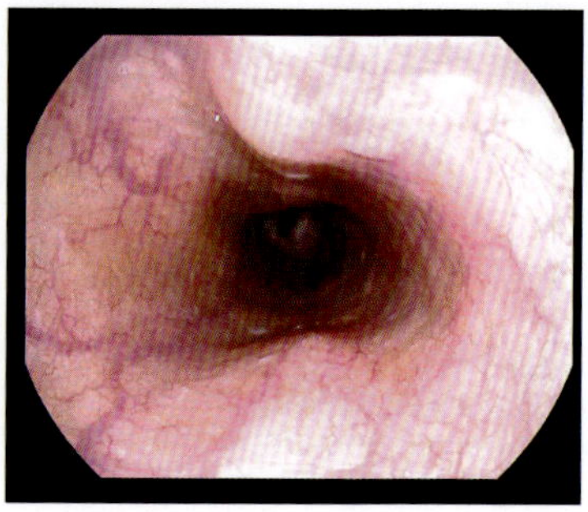

图 3　OE MODE 2

内镜发现

食管中部是指距门齿 23 ~ 32cm 部位，普通白光下正常黏膜呈淡红色，可见网状血管。相较于食管上段血管形态，此处的 BV 及 SECN 逐渐交织、融合而形成网状。此处为食管的第二狭窄处，常可见到主动脉弓压迹及支气管压迹。此处也为食管鳞癌的高发部位。

正常食管下部

病例

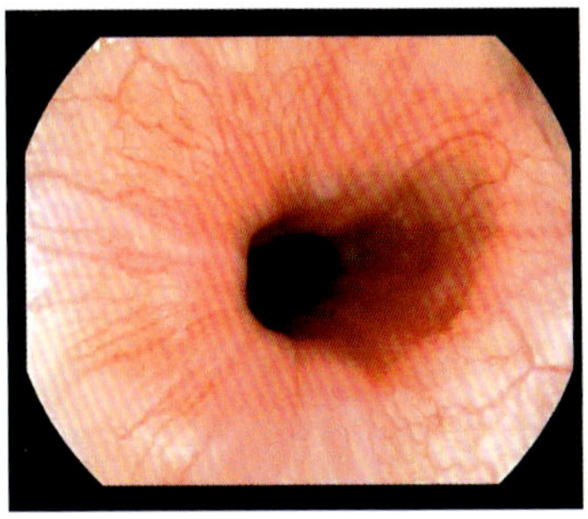

图 1　普通白光

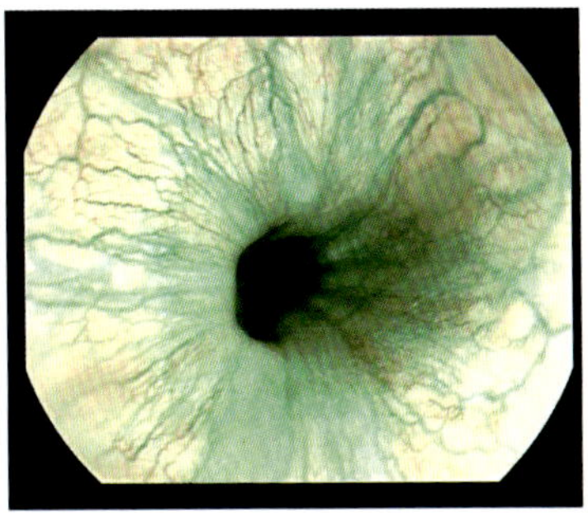

图 2　OE MODE 1

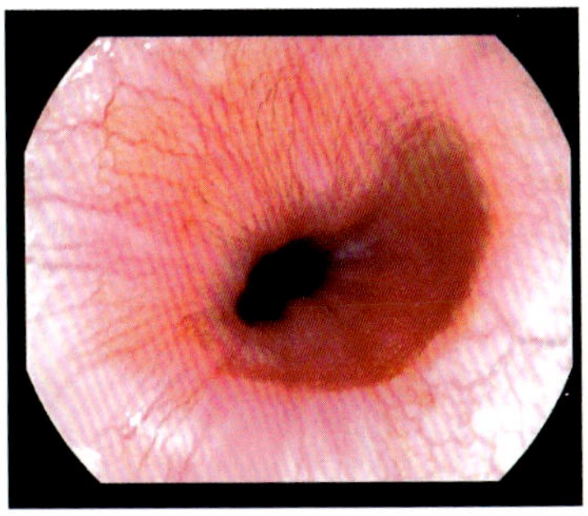

图 3　OE MODE 2

内镜发现

食管下部是指距门齿 32 ~ 40cm 部位。普通白光下正常黏膜呈淡红色，血管呈纵行、栅栏状。食管下段典型血管为栅栏状血管，日本以栅栏状血管的终末端作为食管胃结合部（EGJ）的判断指标，欧美以胃黏膜皱襞的顶端作为 EGJ 的判断指标。

糖原棘皮症（1）

病例

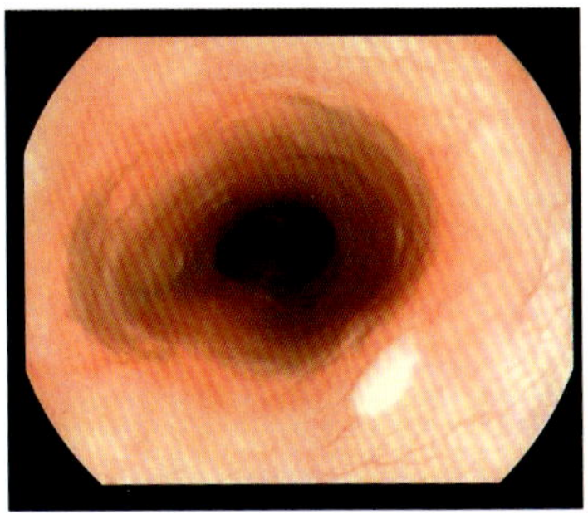

图 1　普通白光

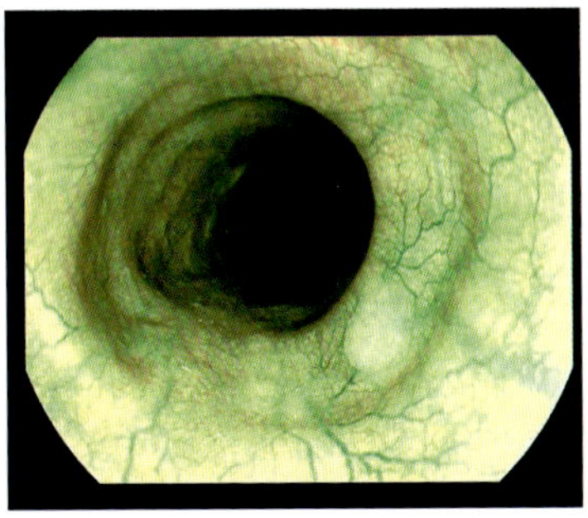

图 2　OE MODE 1

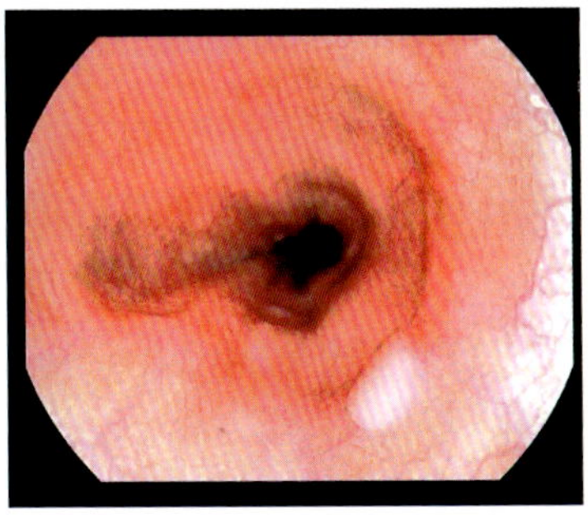

图 3　OE MODE 2

内镜发现

普通白光下呈白色扁平隆起，常多发。OE MODE 1、OE MODE 2 模式下边界清晰，大小数毫米不等。食管糖原棘皮症又称为食管白斑，长期持续性刺激，如烈性烟酒、辛辣刺激食物、过热或过冷饮食等原因，均可引起黏膜角化过度，表现为食管黏膜上出现白色扁平隆起。

糖原棘皮症（2）

病例

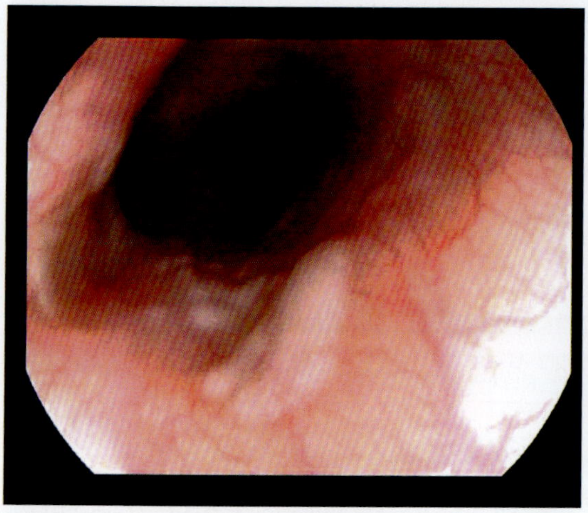

图 1　普通白光

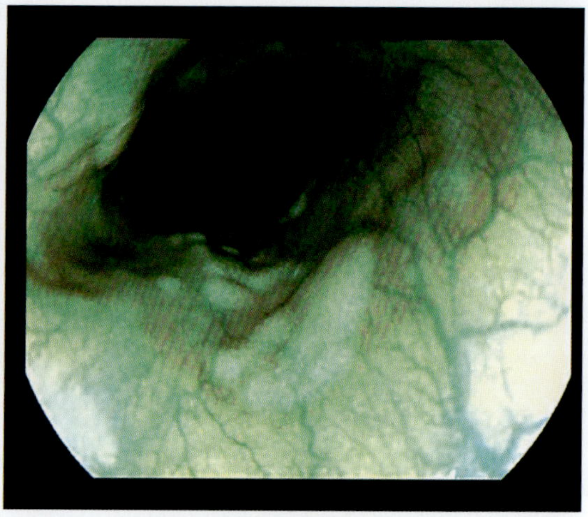

图2　OE MODE 1(1)

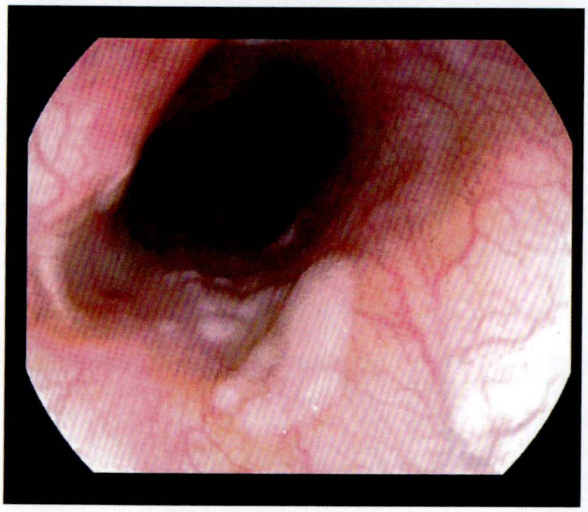

图 3　OE MODE 2

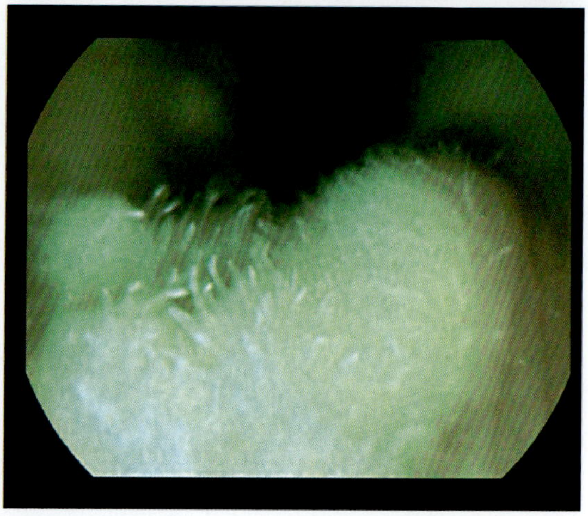

图 4　OE MODE 1（2）

内镜发现

普通白光下呈大小不一的多发性白色扁平隆起，OE MODE 1、OE MODE 2 模式下边界更清晰，略呈颗粒状，血管纹理消失；放大观察可见纤毛样、短棒状隆起。此症为良性病变，可通过碘染色与食管角化症、食管表浅癌、基底细胞型鳞癌相鉴别；碘染后前者浓染，后三者淡染或不染。

食管肿瘤性病变在 WHO 与日本对应关系

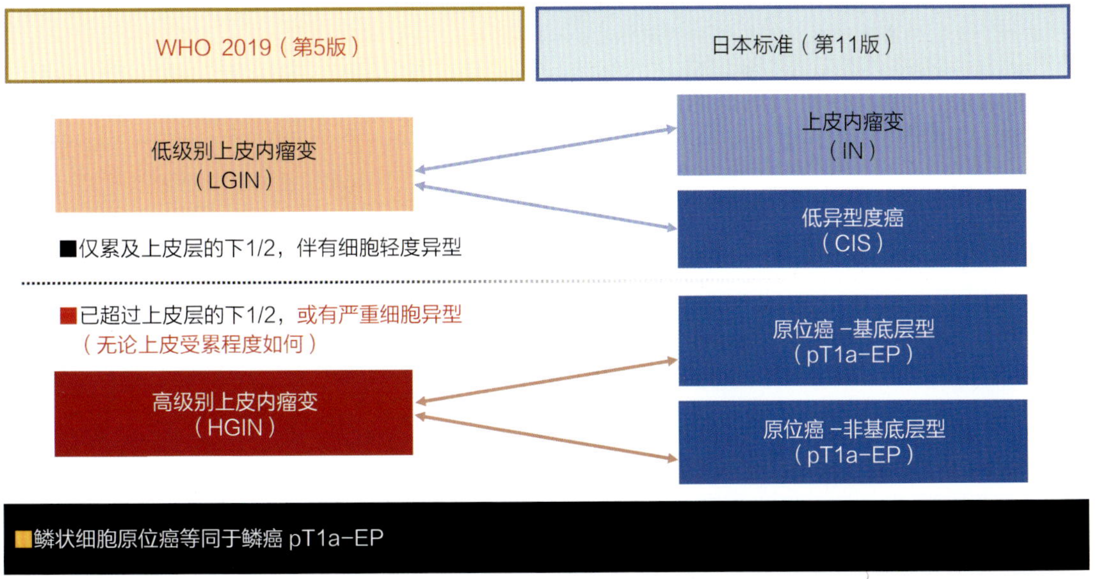

WHO 与日本在食管早癌的判断标准上存在差异。2019 年版 WHO 蓝皮书中，食管肿瘤的判别标准原则为：①细胞异型；②累及层次。判断先看细胞异型，如果细胞异型足够，那么无论层次即可判断为高级别上皮内瘤变。如果细胞异型度不够，再看层次，如果层次未超过上皮层的 1/2，判别为低级别；如果层次超过上皮层的 1/2，判别为高级别。日本标准一直沿用注重细胞异型的原则，只要认为细胞异型足够，不论层次均判别为癌。特别需要指出的是，日本只有在食管存在上皮内瘤变（IN）的概念，胃与肠没有此概念。在日本判别食管上皮内瘤变有时候病理会参考内镜下的一些所见条件，例如直径在 1cm 以下、淡染等。

放大内镜所见	深度推测
A型	正常 /炎症
B型	
B1	上皮层/固有层
B2	黏膜肌层/黏膜下浅层
B3	SM2以深
AVA（B2/B3）	
无血管区域-小型	上皮层/固有层
无血管区域-中型	黏膜肌层/黏膜下浅层
无血管区域-大型	黏膜下深层以深
网格状型（R型） ------------------ 背景色（BC）	低分化/浸润模式C型/特殊型 ------------------ 棕色背景

日本食管协会根据 NBI 放大内镜而推出的 AB 分型是来源于井上分型和有马分型的综合，包括 3 个部分。第一部分是血管的描述 AB，其来源于早期的井上分型。井上分型和有马分型是立足于诊断的分型，所以分型比较细致，目的是力求精准地判别出肿瘤浸及的层次。AB 分型是立足于治疗的分型，因为上皮层（EP）和固有层（LPM）虽然在层次上分别为第一层和第二层，但治疗方案是一样的，都是内镜治疗的绝对适应证，所以把井上分型的 V1–V2 合并到 B1 里，同理 V3 对应 B2，属于相对适应证；VN 对应 B3，不适于内镜治疗。

第二部分是 AVA 的概念，来源于有马分型，分为 AVA–S/M/L，意义分别等同于 B1/2/3。需要指出的是，当血管均为 B1 时，无论 AVA 面积大小均对应上皮层（EP）/ 固有层（LPM）。

第三部分是附录部分，有两个概念，一个是 R 型血管，对应低分化、特殊类型癌以及 INFc 的浸润形式；另一个是背景色（BC），有 BC 有肿瘤，无 BC 无肿瘤。

食管关于 B2 血管的综合结论

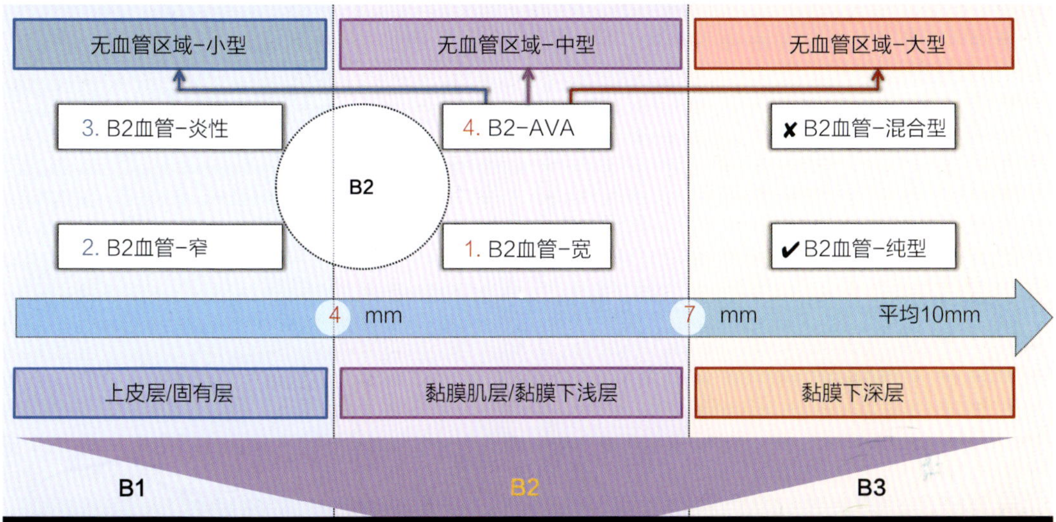

B2血管分型判断流程图

日本食管协会的 AB 分型在 B1 和 B3 的临床应用上特异度与敏感度较好，但因为 B2 对应的范围较广，特异度和敏感度不尽如人意，所以后来又出现了很多针对 B2 的研究文章。综合总结下来如图所示。有研究表明，当 B2 区域的直径在 4mm 以下时，对应 EP/LPM；当 B2 直径在 4 ~ 7mm 之间时，对应 MM/SM1；当 B2 的直径＞ 7mm 时，对应 SM2 以深。另有研究把 B2 血管细分为 4 种：1. B2-Broad（B2 血管区域＞ 4mm）；2. B2-Narrow（B2 血管区域＜ 4mm）；3. B2-Inflamation（管径较细，密度较高）；4. B2-AVA。最终结论为只有 B2-Broad 有意义。而在 B2-AVA 中 B2-pure 有意义，B2-mixed 没有意义。

食管齿状线

病例

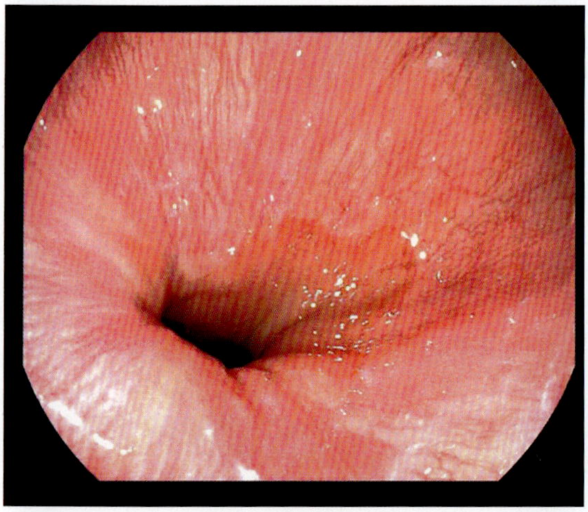

图 1　普通白光

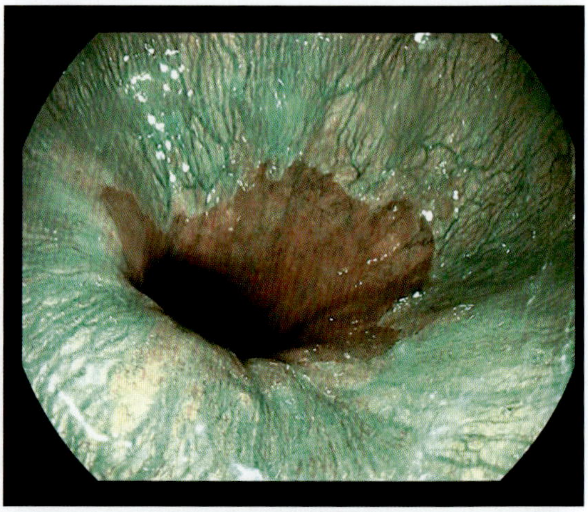

图 2　OE MODE 1

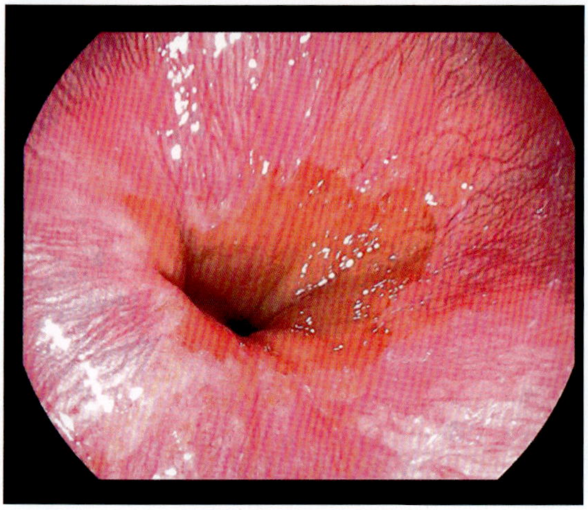

图 3　OE MODE 2

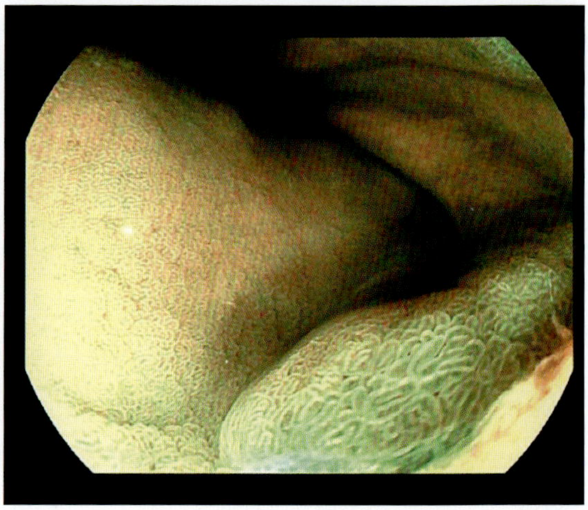

图 4　放大

内镜发现

齿状线是食管鳞状上皮与胃柱状上皮交界线（SCJ），又称 Z 线。普通白光下为淡红色鳞状上皮与橘红色柱状上皮交界处，OE MODE 1 模式下两种黏膜交界对比最明显；齿状线下缘放大观察，可见表面结构呈棒状的贲门腺黏膜，范围较窄。

食管上段胃黏膜异位（1）

病例

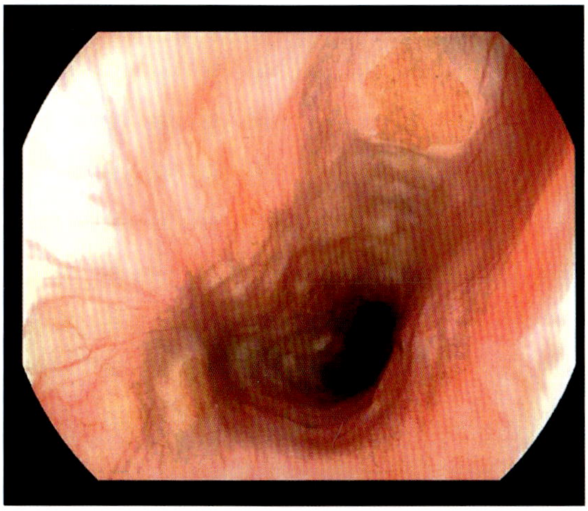

图 1　普通白光

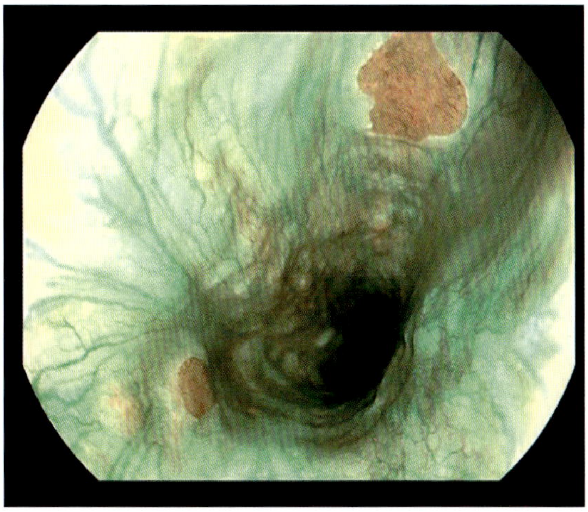

图 2　OE MODE 1（1）

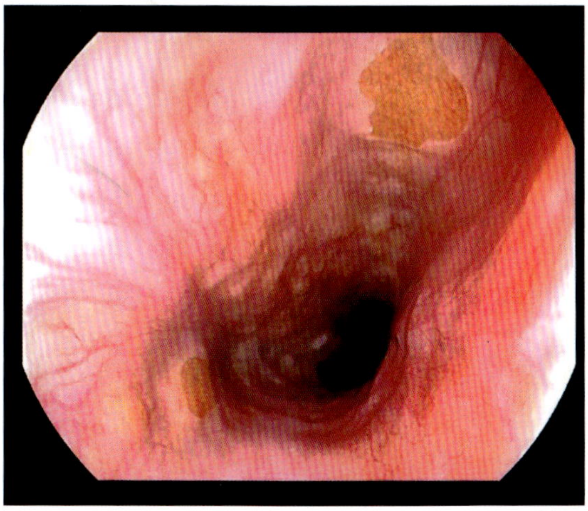

图 3　OE MODE 2

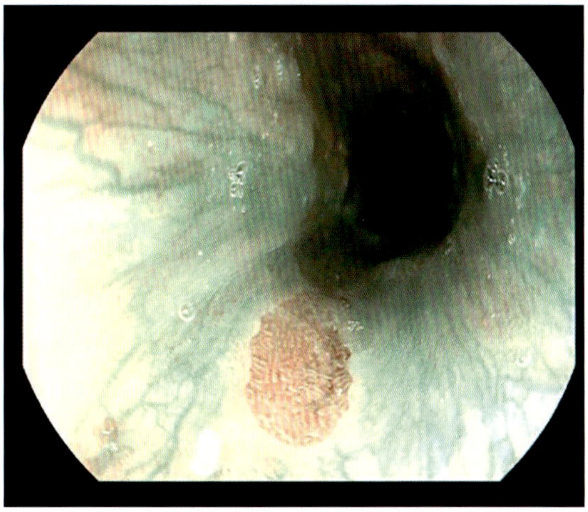

图 4　OE MODE 1（2）

内镜发现

普通白光下呈岛状橘色黏膜，平坦或微隆起，类圆形或不规则形，大小数毫米至数厘米不等。OE MODE 1 模式下呈棕色、边界清晰，并可见病变区域呈棒状、绒毛状、规则的表面结构。食管上段胃黏膜异位为先天性胚胎残余病变，可发生于食管的任何部位，以食管上段近食管入口较多见。

食管上段胃黏膜异位（2）

病例

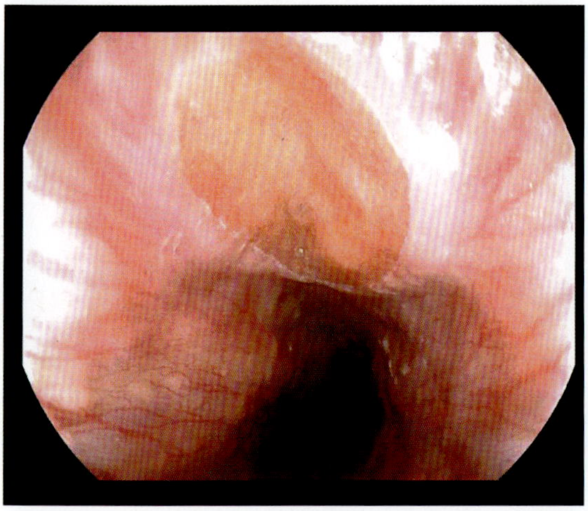

图 1　普通白光

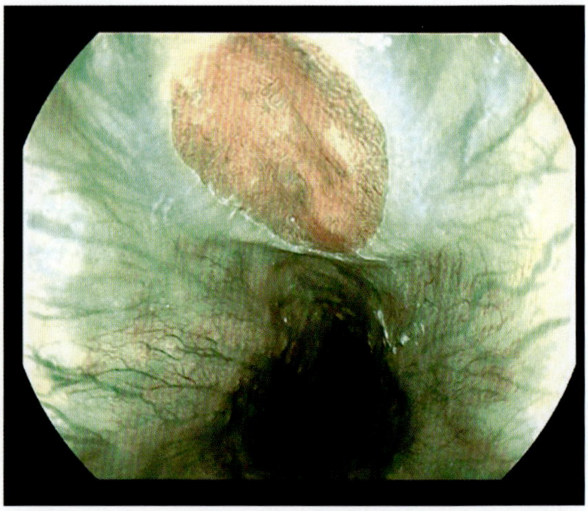

图 2　OE MODE 1

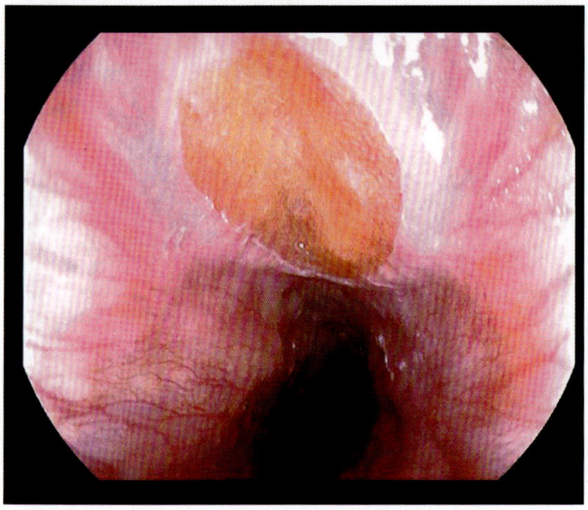

图 3　OE MODE 2（1）

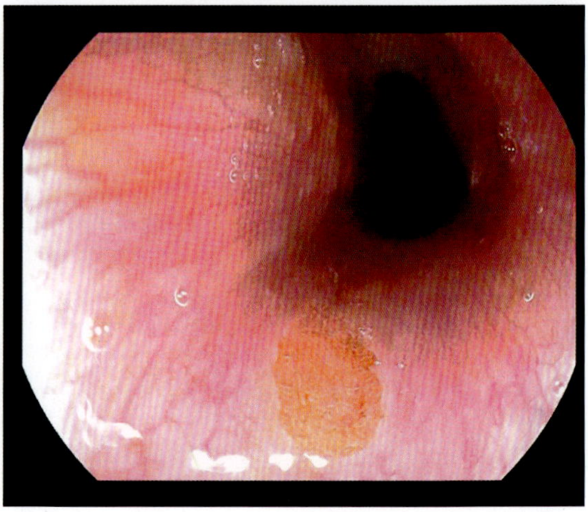

图 4　OE MODE 2（2）

内镜发现

普通白光下呈岛状橘色黏膜，可单发可多发，微隆起，类圆形或椭圆形，边界清晰，大小数毫米至数厘米不等。OE MODE 1 模式下呈棕色、边界清晰，病变区域可见棒状、绒毛状、规则的表面结构。该病变多为良性，偶合并肿瘤性病变，多无特殊症状，部分患者有咽炎、反酸等症状。

食管上皮菲薄

病例

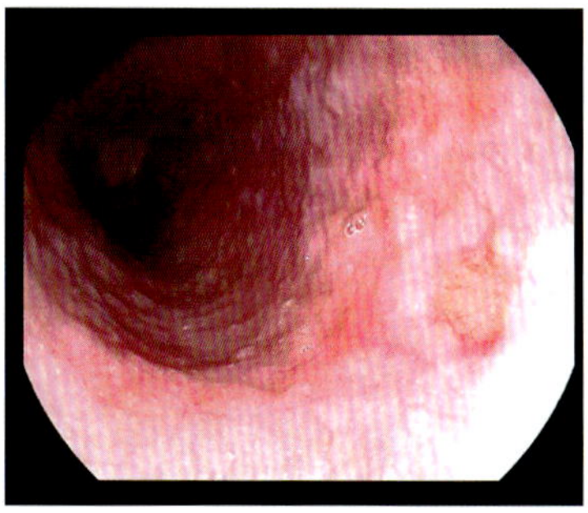
图 1　OE MODE 2

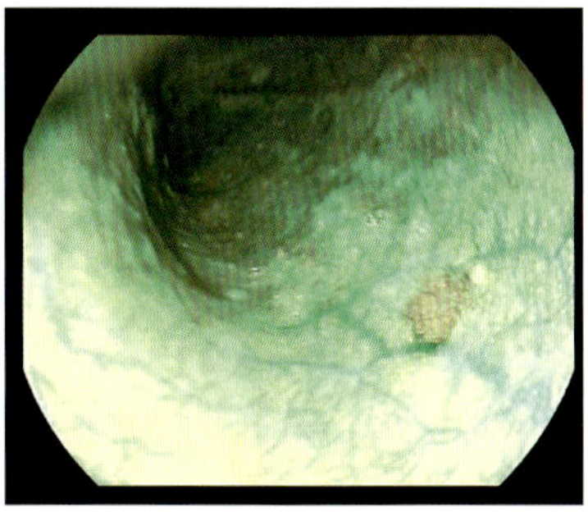
图 2　OE MODE 1

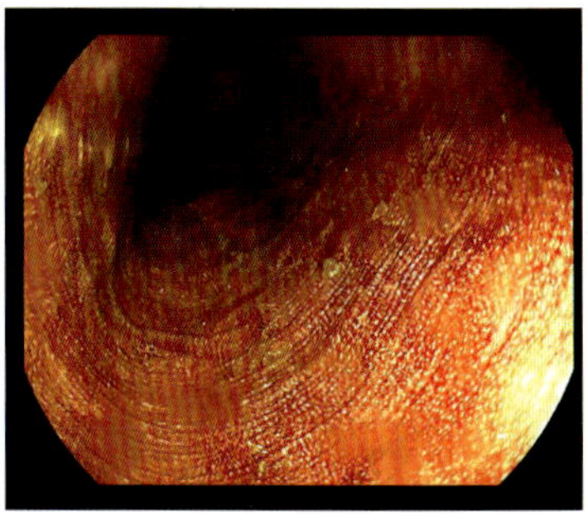
图 3　碘染色

内镜发现

普通白光下可见一 0.2cm 发红凹陷，边缘规则。OE MODE 1 模式下边界清晰，凹陷内隐约透见深部血管影，碘染色后与周边黏膜一致，未见淡染或不染区域。内镜下基本可排除食管肿瘤性病变，但必要时需活检定性诊断。

食管平滑肌瘤（1）

病例

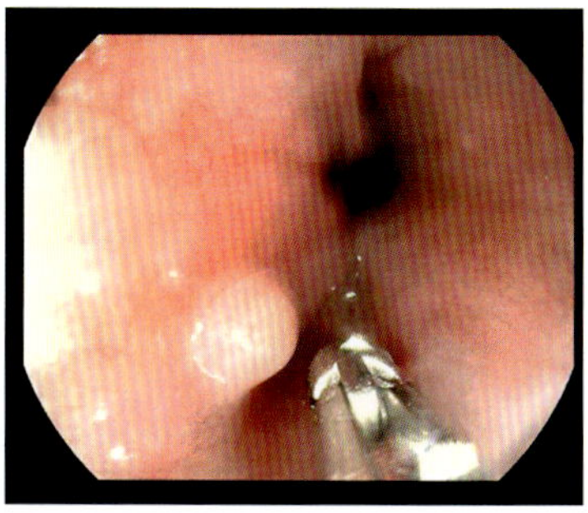
图 1　普通白光

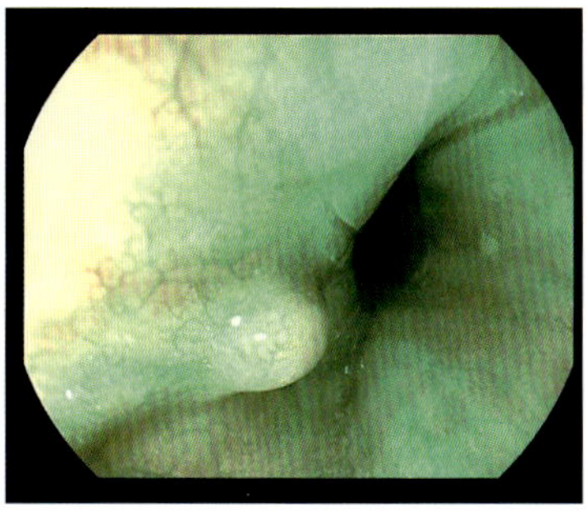
图 2　OE MODE 1

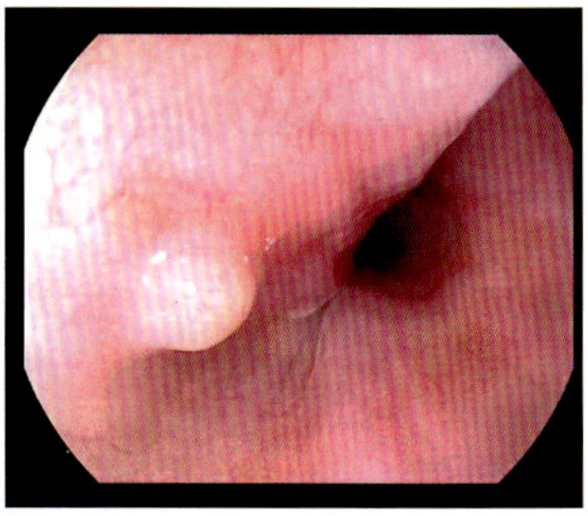
图 3　OE MODE 2

内镜发现

多为半球形、单发，表面被覆正常黏膜，边缘呈缓坡状，考虑非上皮性肿瘤。源于黏膜肌层或固有肌层，源于黏膜肌层时活检钳可推动，源于固有肌层时无法移动。活检钳触之质地偏硬。OE MODE 1、OE MODE 2 模式下病变无边界，表面被覆黏膜同周边。不典型者需考虑是否合并鳞癌，并与颗粒细胞瘤、类基底细胞癌等良恶性肿瘤相鉴别。

食管平滑肌瘤（2）

病例

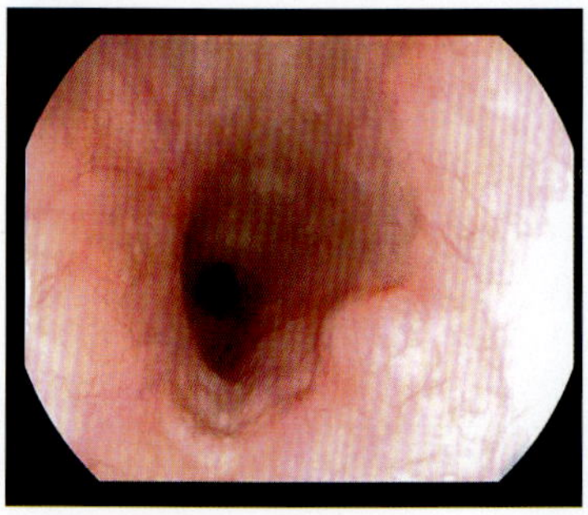
图 1　普通白光

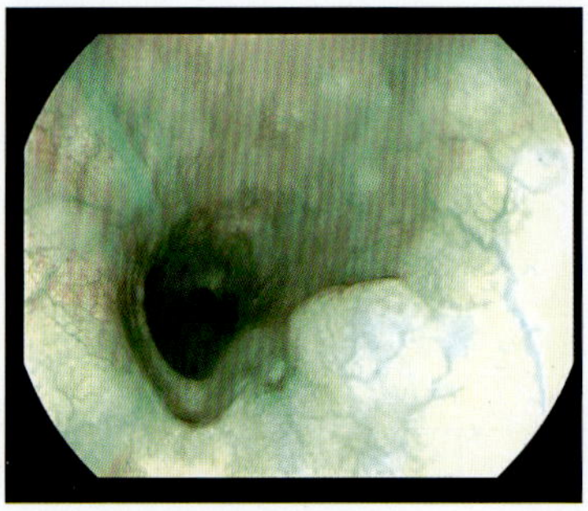
图 2　OE MODE 1

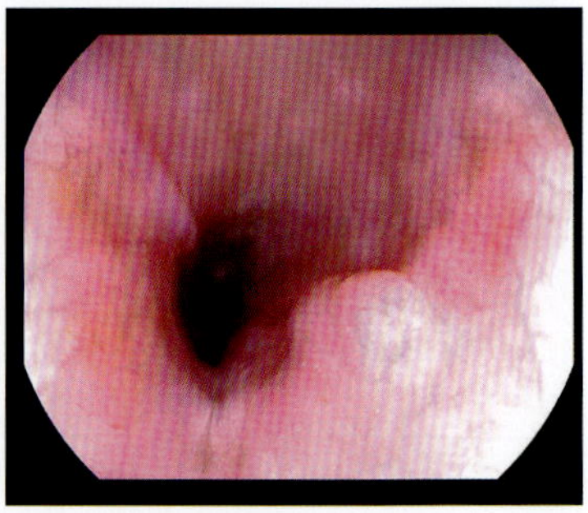
图 3　OE MODE 2

内镜发现

普通白光、OE MODE 1、OE MODE 2 模式下均提示病变无明显边界，表面被覆黏膜与周边黏膜一致，呈半球形、圆柱形，病灶不光滑。超声内镜提示源自黏膜肌层或固有肌层的低回声病变，其内可伴有点状高回声。瘤体过大导致吞咽梗阻、疼痛、不适等症状时，可行黏膜下剥离术（ESD）移除肿瘤。

食管脂肪瘤

病例

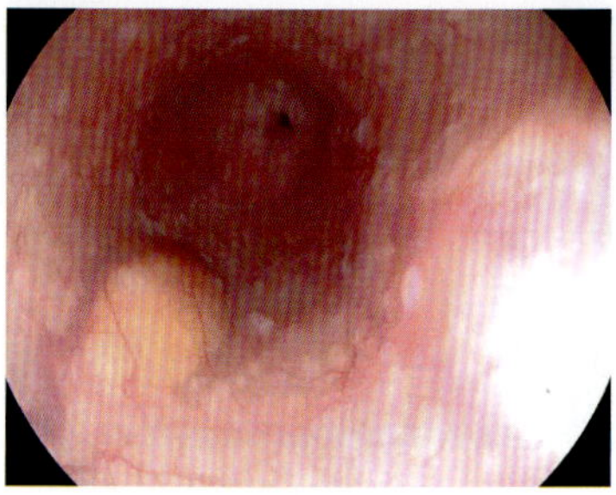
图 1　普通白光

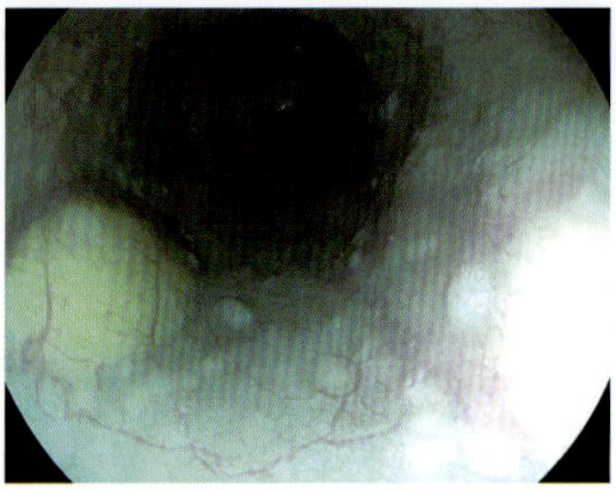
图 2　i-scan 1（1）

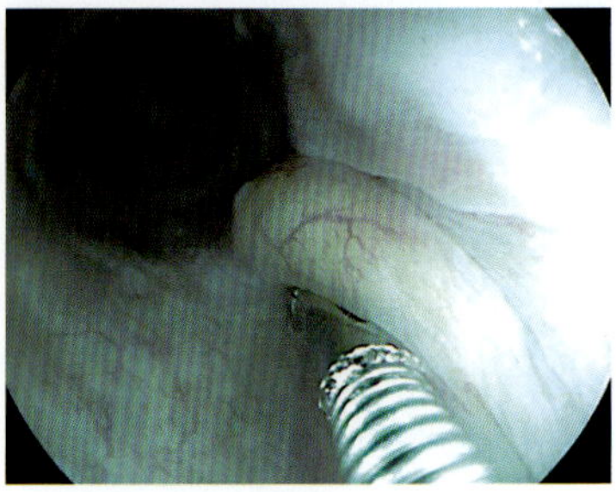
图 3　i-scan 1（2）

内镜发现

非上皮性良性肿瘤，可为球形、丘状隆起，或呈带亚蒂、长蒂息肉样隆起，表面光滑、被覆菲薄的正常黏膜。普通白光下瘤体呈黄色隆起，边缘呈缓坡状，i-scan 模式下表面黏膜血管纹理清晰可见，利用活检钳拨动提示病灶质软、可变形的“靠垫征”。超声内镜提示是源自黏膜下层均匀的高回声病变。

食管乳头瘤

病例

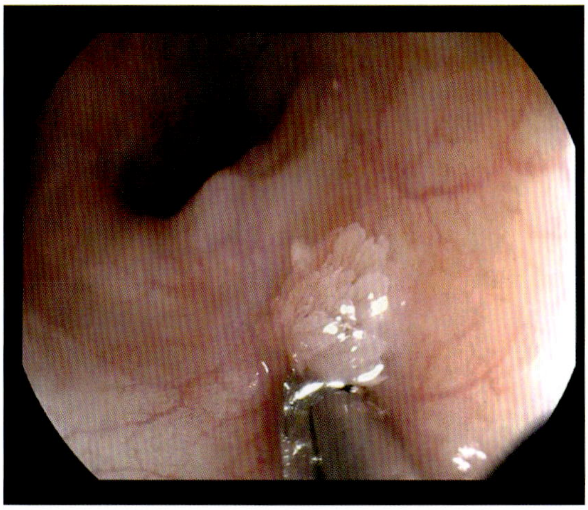

图 1　普通白光

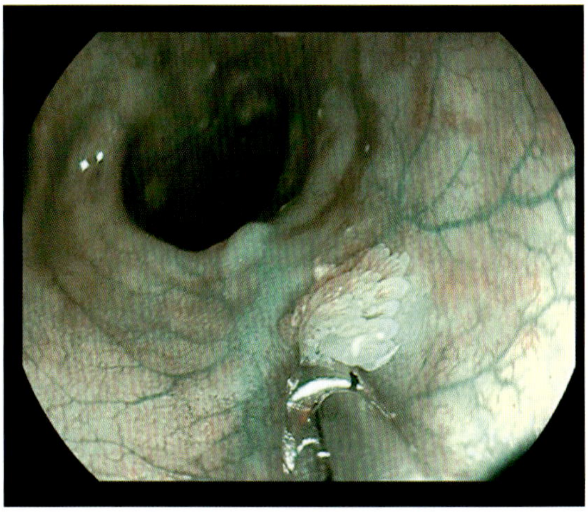

图 2　OE MODE 1

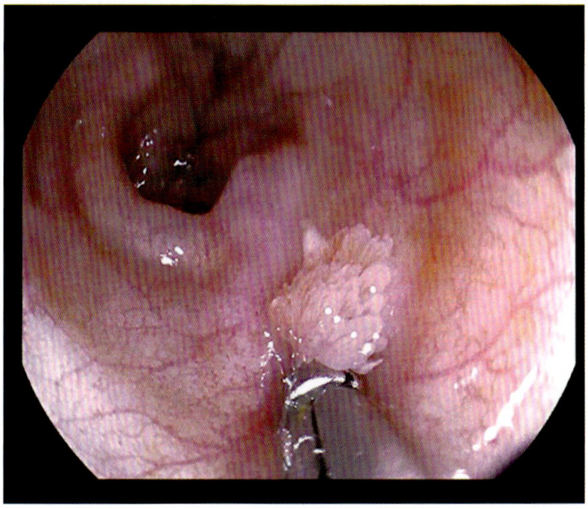

图 3　OE MODE 2

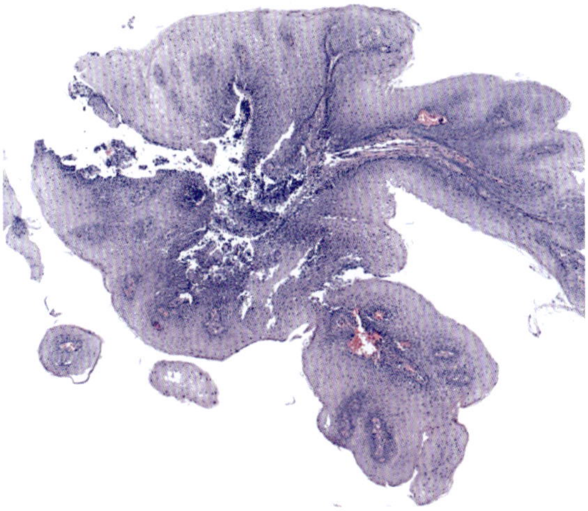

图 4　病理

内镜发现

普通白光下可见白色或淡红色、有蒂的隆起，表面呈绒毛状、羽翼状，OE MODE 1、OE MODE 2 模式下显示病变颜色与周边黏膜相似或稍浅，可见绒毛状结构内规则的血管穿行。食管乳头瘤为食管良性上皮性肿瘤，为血管结缔组织及复层鳞状上皮乳头状增生，有报道称其与 HPV 感染有关。

食管静脉瘤

病例

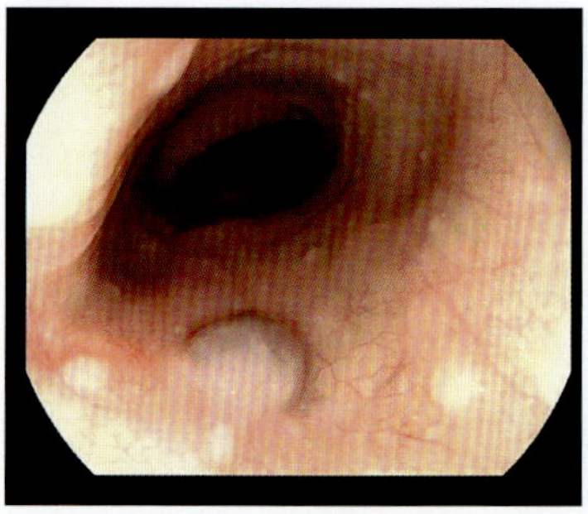

图 1　普通白光

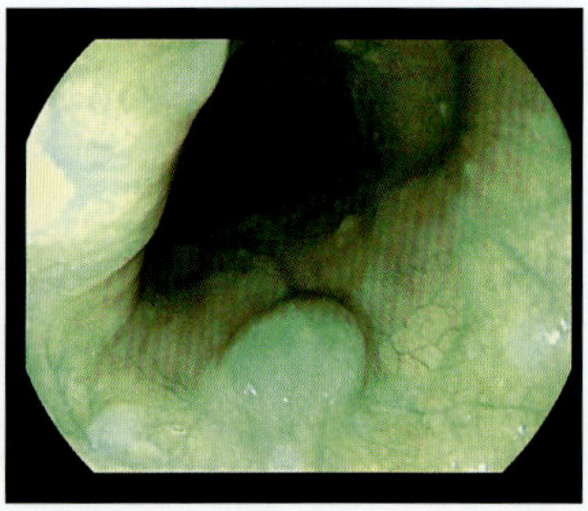

图 2　OE MODE 1

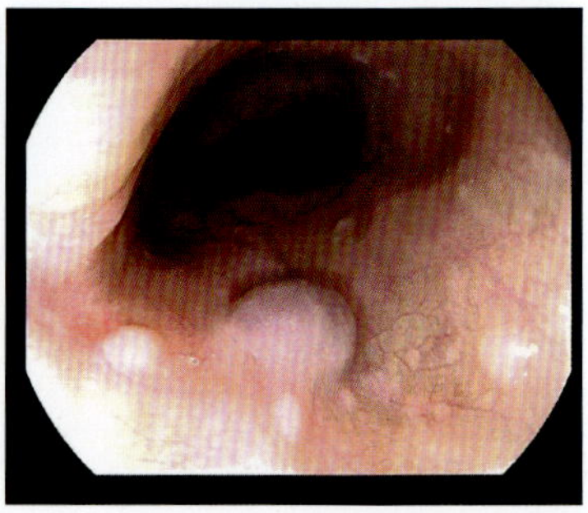

图 3　OE MODE 2

内镜发现

普通白光下呈孤立性、蓝灰色、半球形或类圆形的扁平隆起，表面黏膜光滑。OE MODE 1、OE MODE 2 模式下表面黏膜与周边黏膜一致。超声内镜提示其内为均匀的低回声改变。血管性病变的普通白光、OE MODE 2 模式下具有颜色辨别上的优势，其紫蓝色是血管性病变诊断的关键信息之一。

食管血管畸形

病例

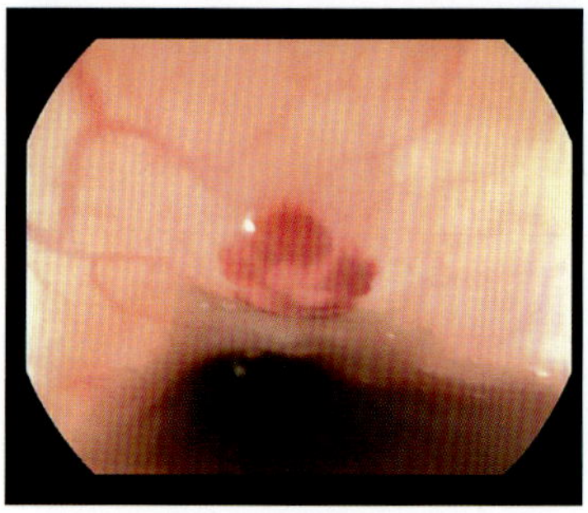

图 1　普通白光

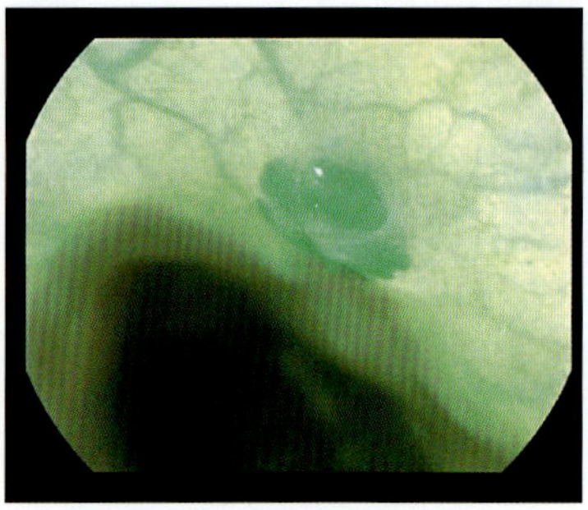

图 2　OE MODE 1

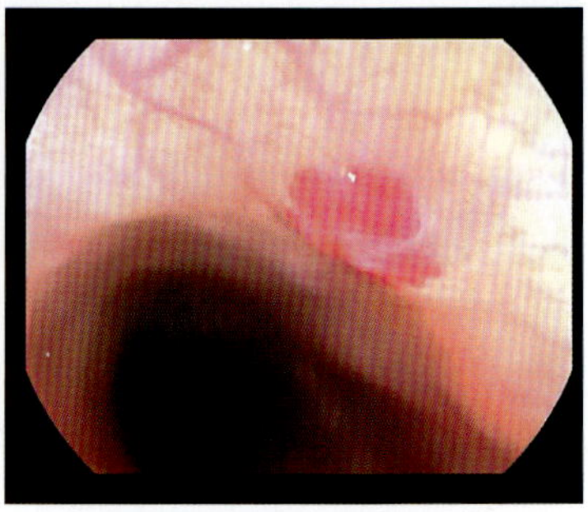

图 3　OE MODE 2

内镜发现

食管中段普通白光下可见一梅花样扁平隆起，表面黏膜光滑。OE MODE 1、OE MODE 2 模式下表面黏膜与周边黏膜一致，病变区域分别呈绿色及紫色。血管性病变的普通白光、OE MODE 2 模式下具有颜色辨别上的优势，因血氧的含量不同，静脉性血管性病变常呈紫蓝色，而动脉性血管性病变常呈红紫色。

真菌性食管炎（念珠菌性食管炎）

病例

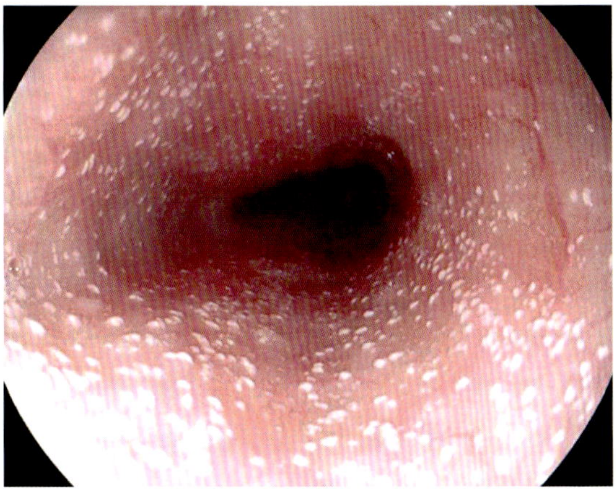

图 1　普通白光

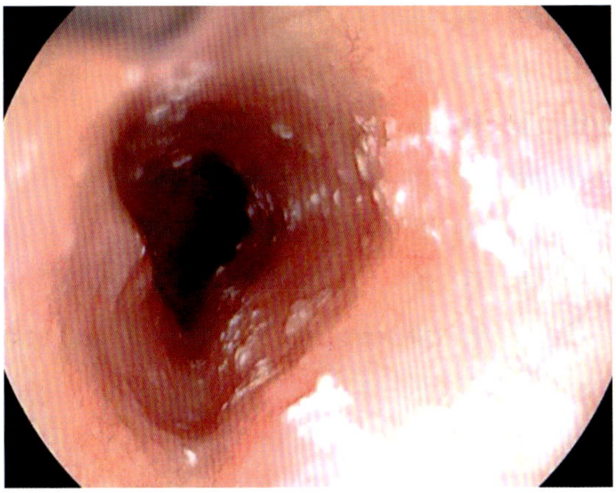

图 2　普通白光

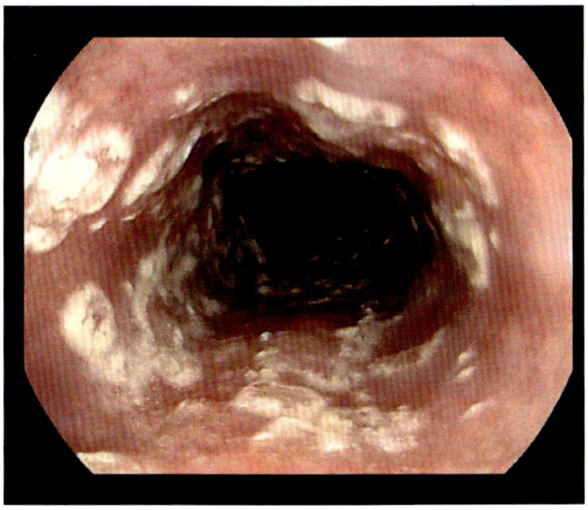

图 3　普通白光

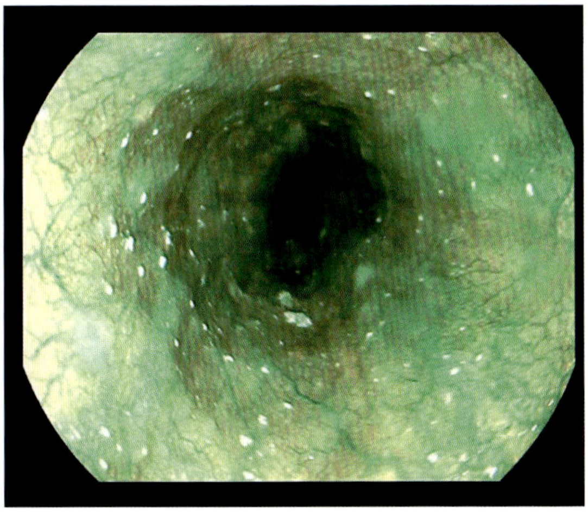

图 4　OE MODE 1

内镜发现

图 1：普通白光下食管黏膜上可见大小 1 ~ 2mm、较均一，分布均匀的点状、颗粒状白苔；图 2：普通白光下白苔增大、大小不一，部分融合成片，有纵向发展趋势；图 3：普通白光下白苔或黄白苔增大、增厚，甚至覆盖全周，食管黏膜血管纹理模糊、紊乱，散在充血、发红灶；图 4：OE MODE 1 模式下可见食管黏膜散在分布点状、颗粒状白苔。90% 以上的真菌性食管炎是白色念珠菌性食管炎，多发生于肿瘤、糖尿病、免疫力低下（如 HIV 感染）、长期服用糖皮质激素等患者，积极治疗原发病，中、重度患者抗真菌治疗。

单纯疱疹病毒性食管炎

病例

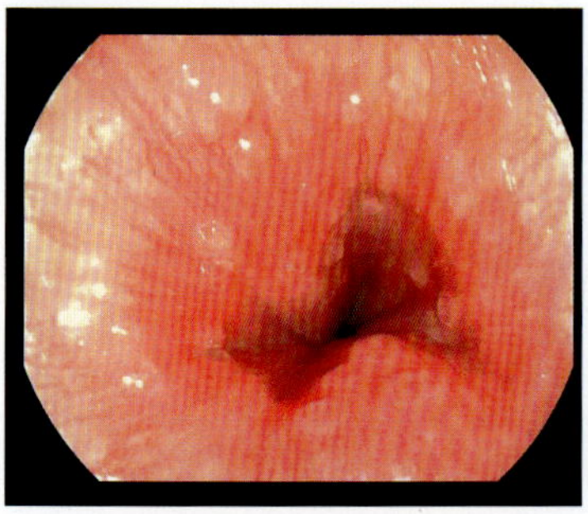

图 1　普通白光

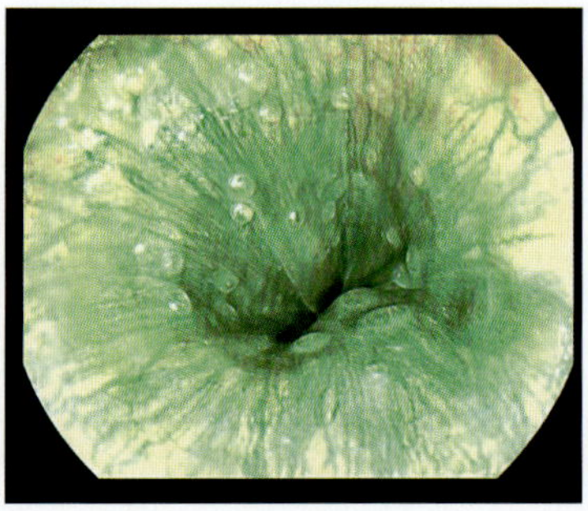

图 2　OE MODE 1

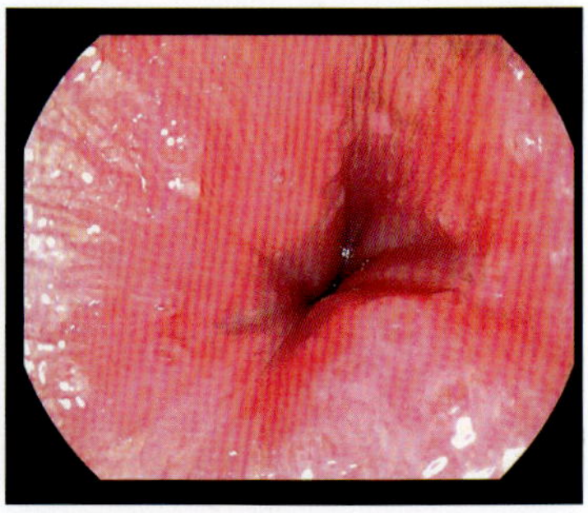

图 3　OE MODE 2

内镜发现

普通白光下可见多发类圆形表浅小疱疹样病变，边缘呈白色隆起，病灶间可融合。OE MODE 1、OE MODE 2 模式下提示病变边界清晰，边缘呈白色隆起、顶端透亮感明显。本病是单纯疱疹病毒（HSV）经唾液进入消化道，食管上皮感染所致。典型病理活检可见呈毛玻璃样的病毒包涵体。

巴雷特食管

病例

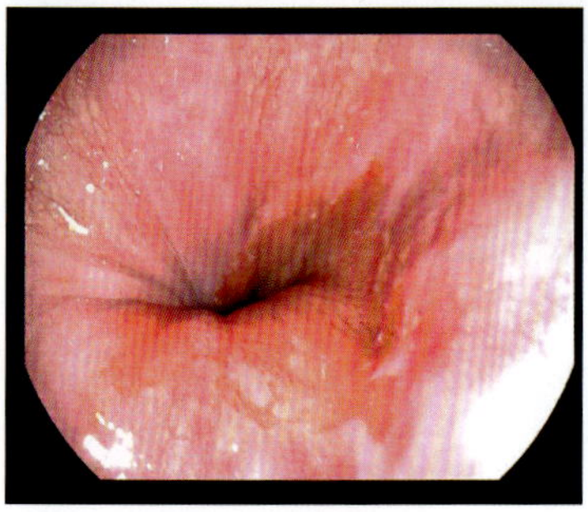

图 1　普通白光

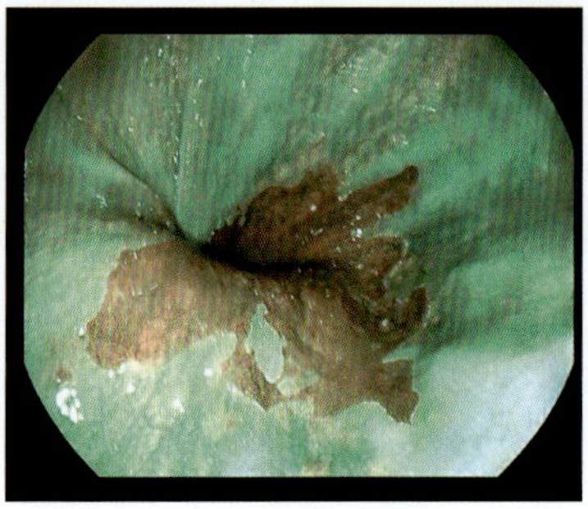

图 2　OE MODE 1

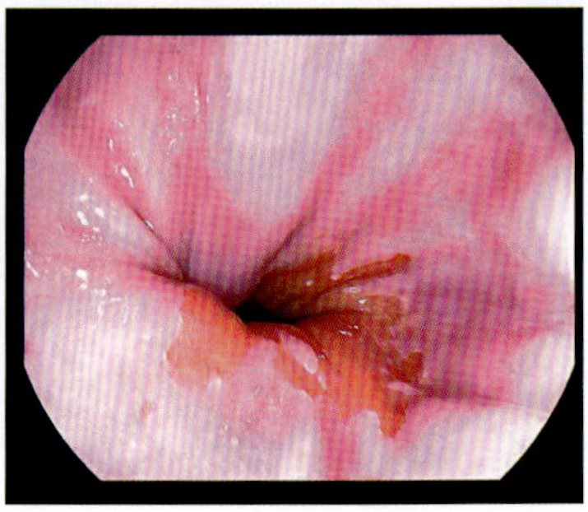

图 3　OE MODE 2

内镜发现

SCJ 上移至 EGJ 上方 2cm（SCJ 较 EGJ 上移超过 1cm）。不同国家对于巴雷特食管（BE）的定义不完全相同，美国和德国要求有肠化，日本和英国不要求有肠化，国际上常采用布拉格（Prague）分类以 CM 来描述 BE。本例 Prague C0M2，SCJ 下方可见残留的白色鳞状上皮岛。BE 是食管腺癌的癌前病变，是食管鳞状上皮化生为柱状上皮。

剥脱性食管炎

病例

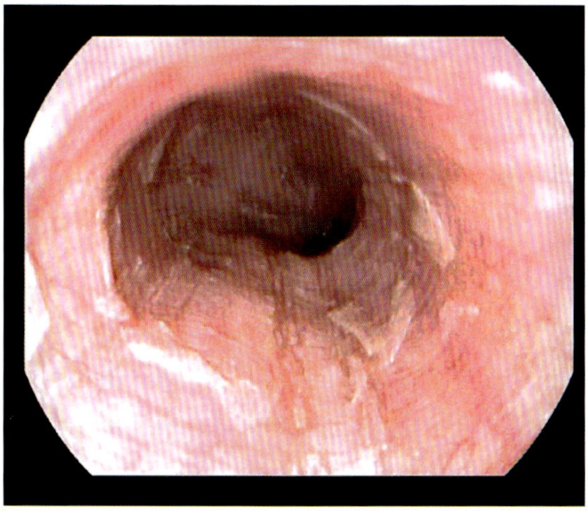

图 1　普通白光

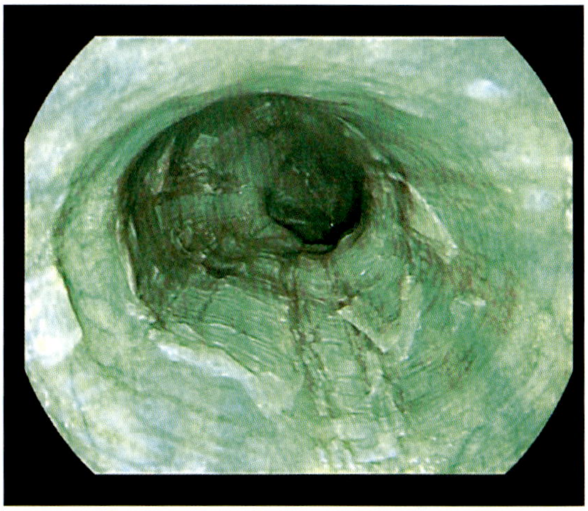

图 2　OE MODE 1

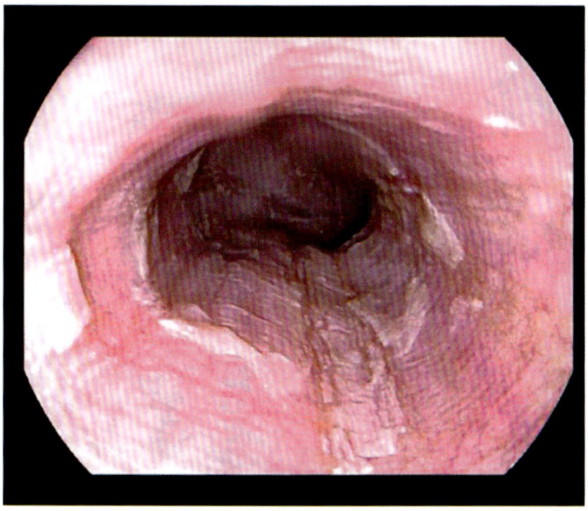

图 3　OE MODE 2

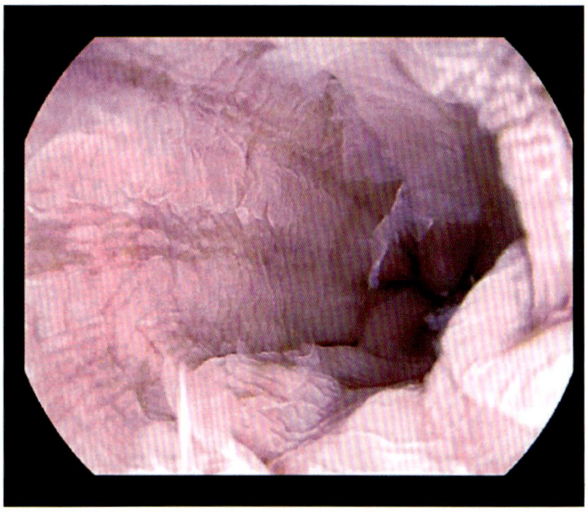

图 4　OE MODE 2 水下

内镜发现

内镜可见大范围上皮层剥脱，多为环周，故呈现圆筒状白色膜状物，剥脱的上皮下方可见受损的红色黏膜。本病多为进食高温、坚硬食物后出现胸痛、胸骨后闷胀感、呕血等就诊，嘱禁食并给予抑酸、保护黏膜治疗后可痊愈。

嗜酸性粒细胞性食管炎（EOE）

病例

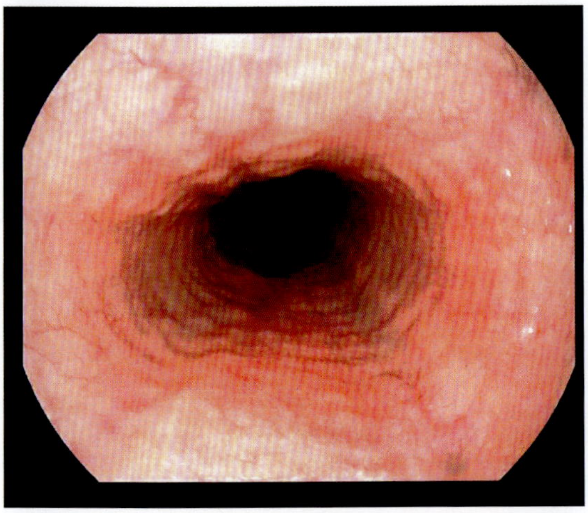

图 1　普通白光

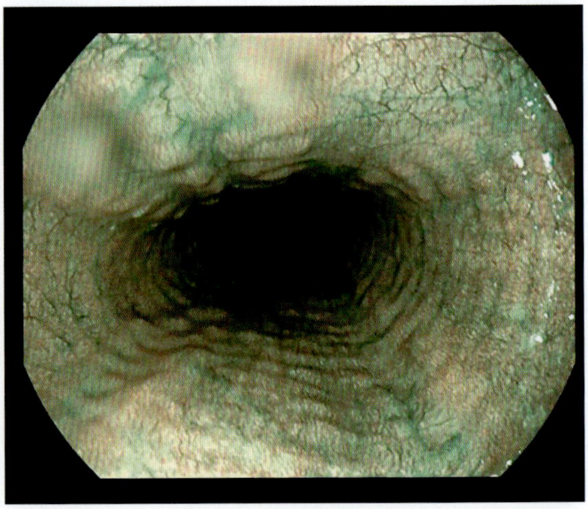

图 2　OE MODE 1

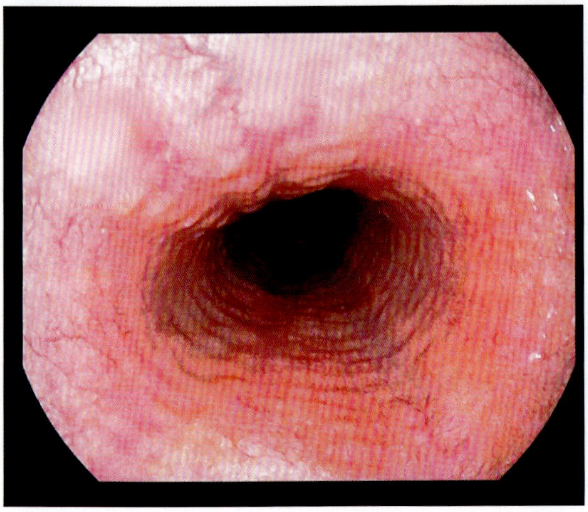

图 3　OE MODE 2

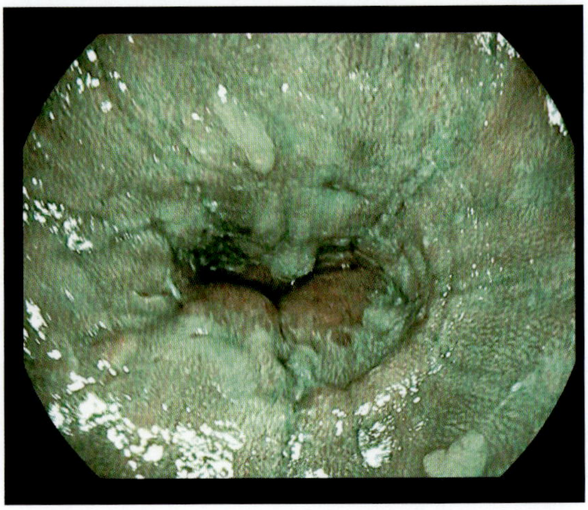

图 4　OE MODE 1 贲门部

内镜发现

最具特征性的内镜表现为呈同心圆样环形沟及自上而下垂直于环形沟的纵行沟，收缩时纵行沟更明显，黏膜肿胀、粗糙、血管纹理不清、白斑附着，管腔可狭窄。本病是嗜酸性细胞浸润食管上皮所致的食管炎，常伴有过敏性疾病，可表现为吞咽梗阻、胸痛等。多点活检后提示上皮内≥ 20/HPF 嗜酸性细胞浸润。（嗜酸性食管炎的诊断标准为≥ 15/HPF）

食管上皮内瘤变（IN）

病例

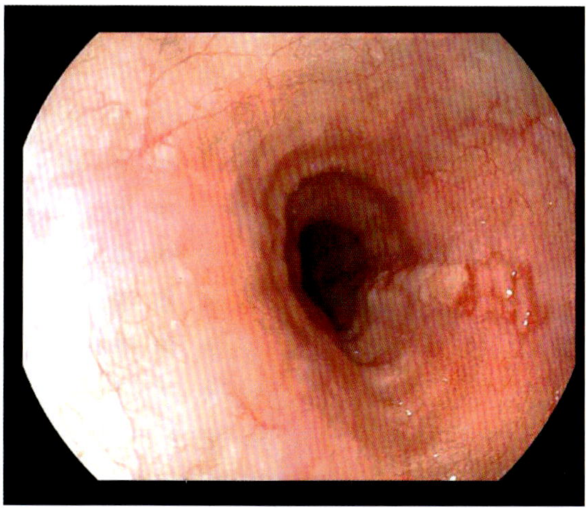

图 1 普通白光

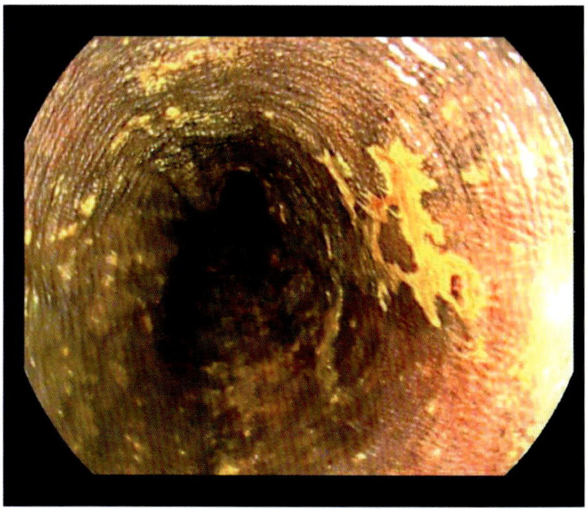

图 2 碘染色

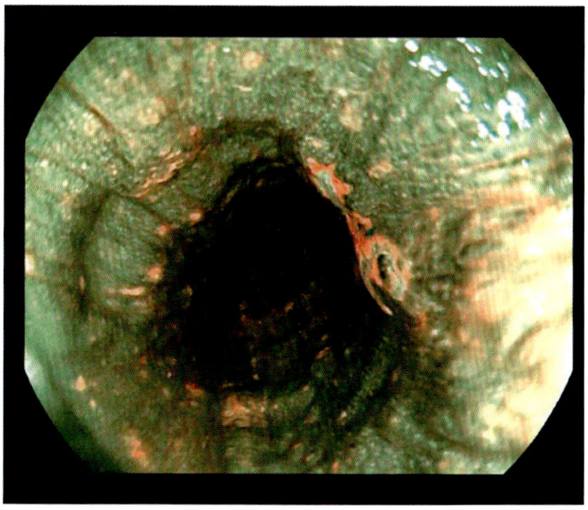

图 3 OE MODE 1+ 碘染色

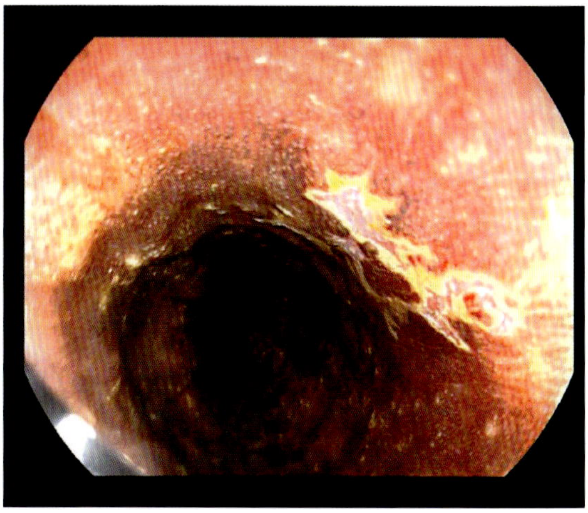

图 4 OE MODE 2+ 碘染色

内镜发现

普通白光下可见黏膜粗糙、血管纹理消失，片状发红凹陷，表面可见白色颗粒状隆起。碘染色后边界清晰，病灶区域淡染，其内可见碘染褐色的残留鳞状上皮。席纹征阴性，OE MODE 1+ 碘染色下病灶呈银色，OE MODE 2+ 碘染色下病灶呈粉红色。日本对于本病的诊断需满足病理示细胞呈低异型性以及内镜下病变面积＜ $1cm^2$ 同等条件。

食管上皮内瘤变（高级别）

病例

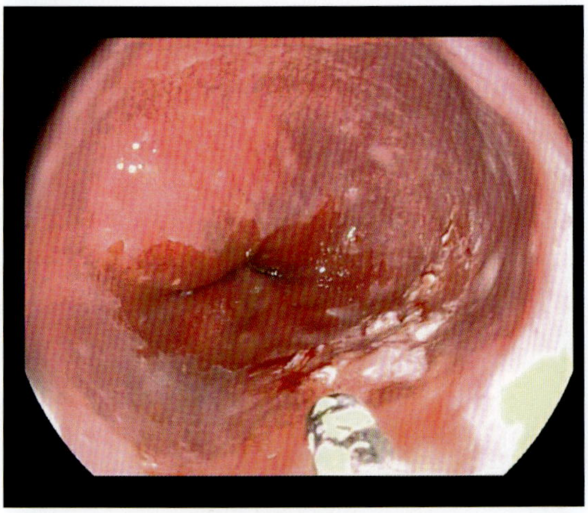

图 1　普通白光

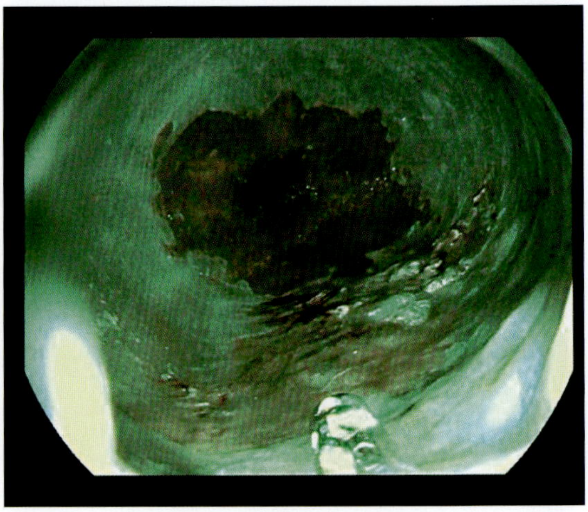

图 2　OE MODE 1

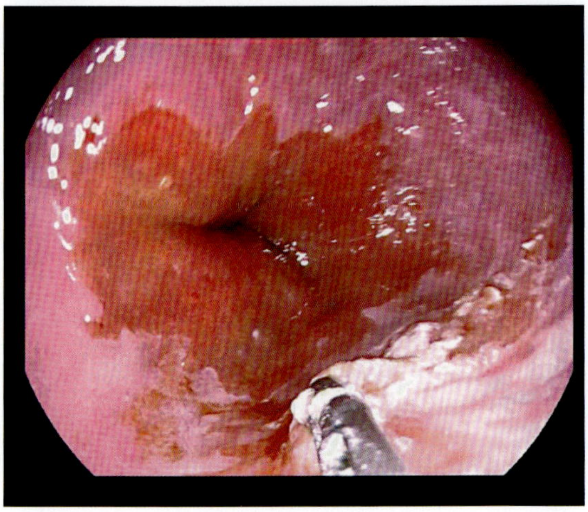

图 3　OE MODE 2

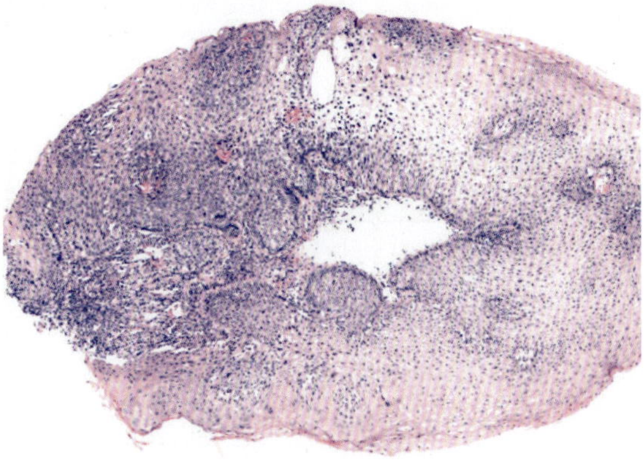

图 4　病理

内镜发现

食管下段 SCJ 上方可见片状黏膜粗糙、发红、血管纹理消失，表面可见白色颗粒状物质，有可疑自发性出血。OE MODE 1 模式下病灶呈茶色，边界较普通白光下更明显。OE MODE 2 模式下较普通白光下病灶边界更清晰。活检提示为食管高级别上皮内瘤变。最新版的《日本食管癌规约》已不再区分高级别及低级别，而统称为 IN。

食管下段贲门腺（露出型）

病例

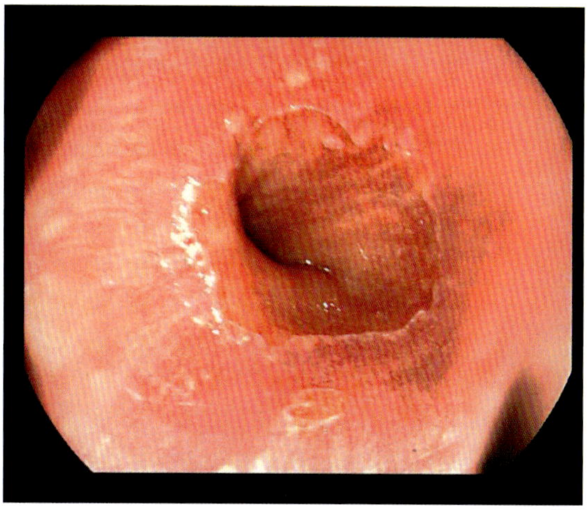

图 1　普通白光

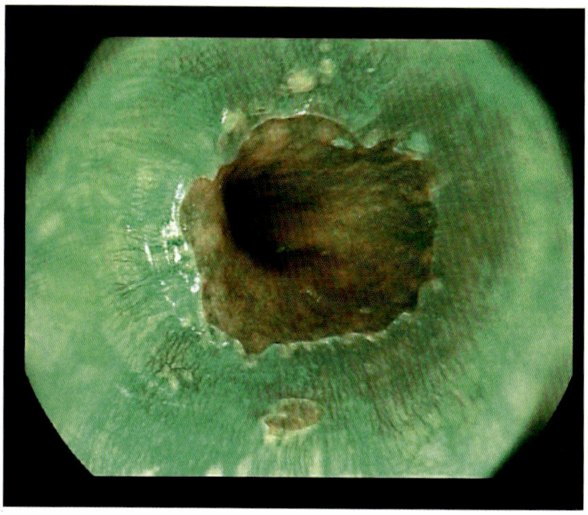

图 2　OE MODE 1（1）

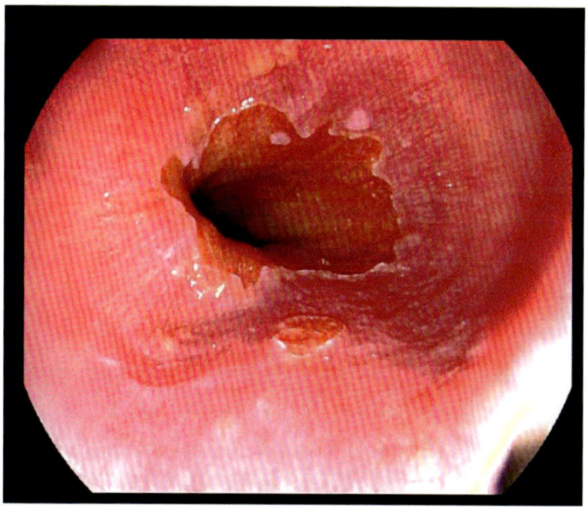

图 3　OE MODE 2

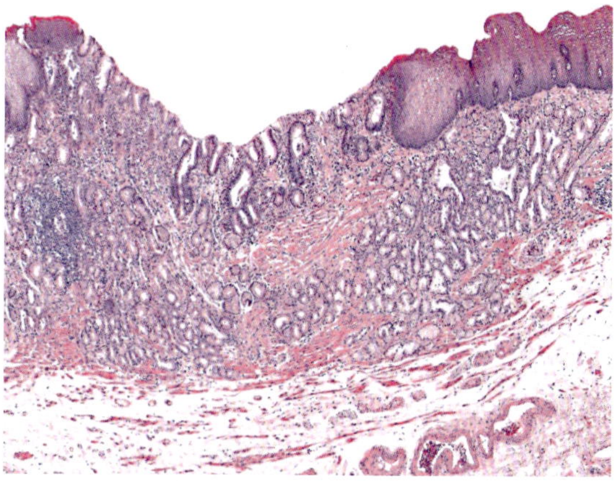

图 4　OE MODE 1（2）

内镜发现

食管下段可见柱状上皮岛经常存在于距 SCJ 1cm 以内，其频率约为 57%，单发或多发，边界清晰。我国将其定义为岛状的 BE。日本多数称其为露出型贲门腺，是 EGJ 存在于鳞状上皮内游离的小区域胃黏膜。放大观察下可见其表面结构同正常贲门腺。

反流性食管炎（1）

病例

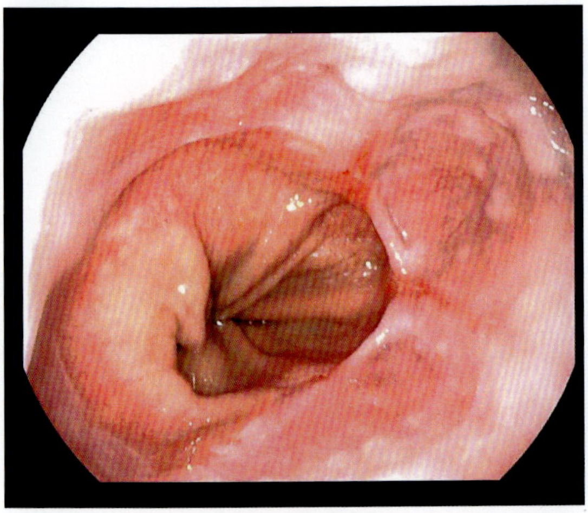

图 1　普通白光

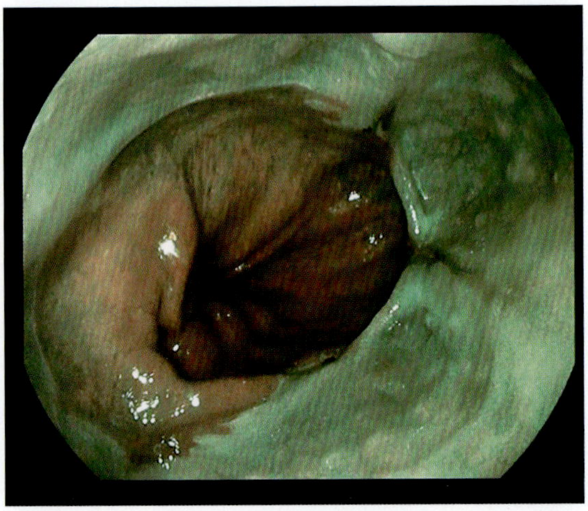

图 2　OE MODE 1

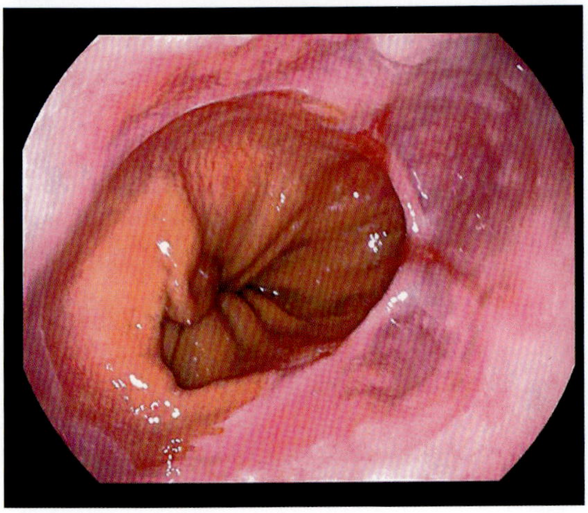

图 3　OE MODE 2

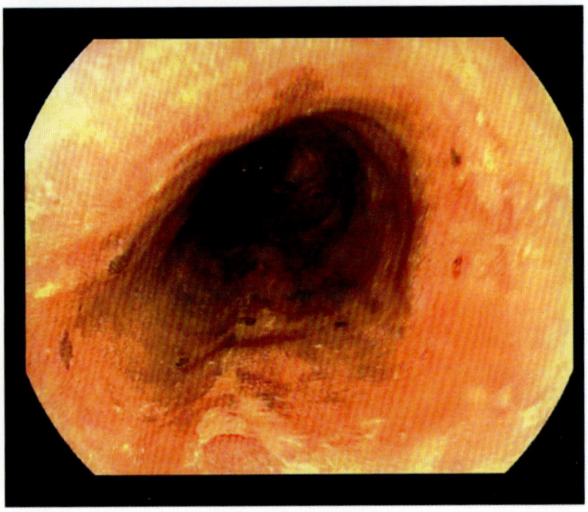

图 4　碘染色

内镜发现

SCJ 上方可见两处纵行短条索状充血性糜烂痕，病灶间无融合。OE MODE 1 模式下糜烂呈青色，OE MODE 2 模式下糜烂呈紫红色。碘染色后食管下段糜烂处中央淡染、边缘深染。本病因胃内容物（胃酸、胆汁等）反流导致的食管黏膜破损。本病在病理上可能会被误判为高级别 IN，内镜结合病理可有效减少误诊误治。

反流性食管炎（2）

病例

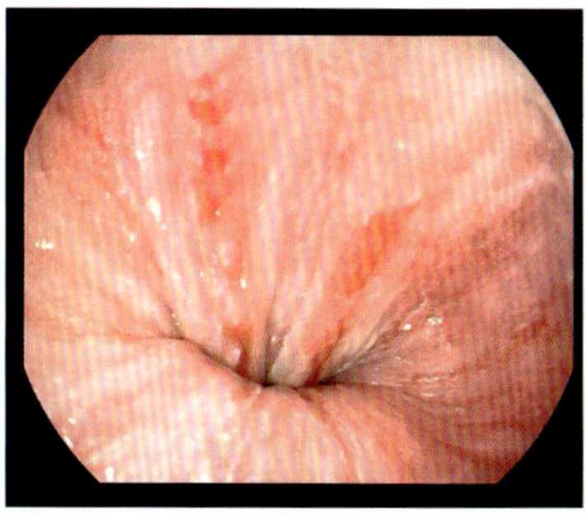

图 1　普通白光（1）

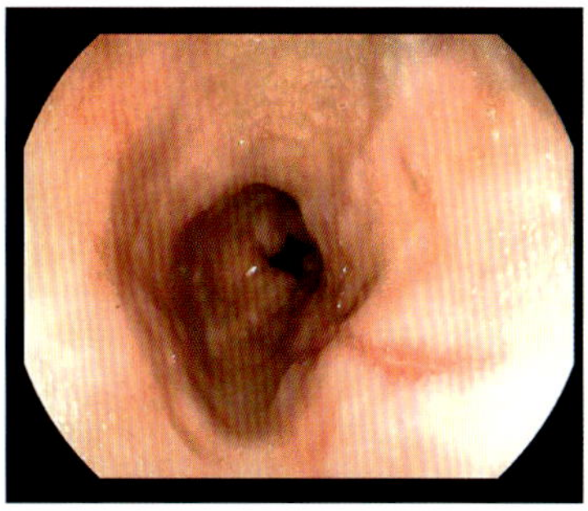

图 2　普通白光（2）

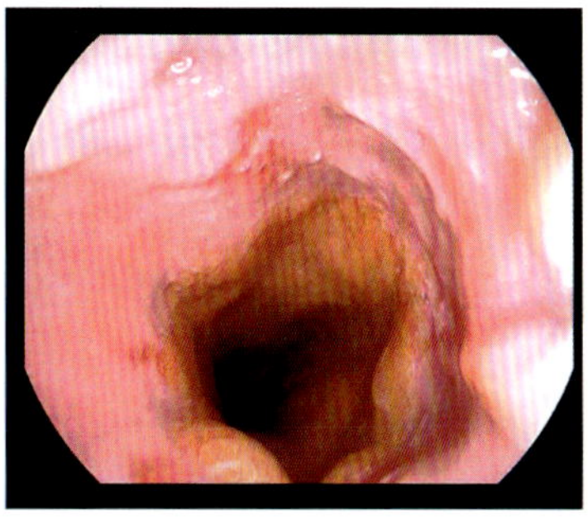

图 3　OE MODE 2

内镜发现

反流性食管炎常用洛杉矶分级，由轻到重分为 LA-A/B/C/D：LA-A 级：有 1 个及 1 个以上食管黏膜破损，但是长径小于 5mm；LA-B 级：有 1 个及 1 个以上食管黏膜破损，长径大于 5mm，各个病灶之间无融合。LA-C 级：食管黏膜破损有融合，但是小于 75%的管径；LA-D 级：食管黏膜破损融合，并不小于 75% 的管径。

洛杉矶分类（Los Angeles classification）

Grade N	内镜未见变化者
Grade M	色调变化型（minimal change）
Grade A	长径不超过 5 mm有黏膜损伤者
Grade B	至少有 1处黏膜损伤的长径在 5mm以上，分别存在于其他黏膜褶皱上的黏膜损伤互相不连续者
Grade C	至少有 1处黏膜损伤在 2条以上的黏膜褶皱上连续扩散，但不超过全周 3/4者
Grade D	在全周 3/4以上的黏膜损伤者

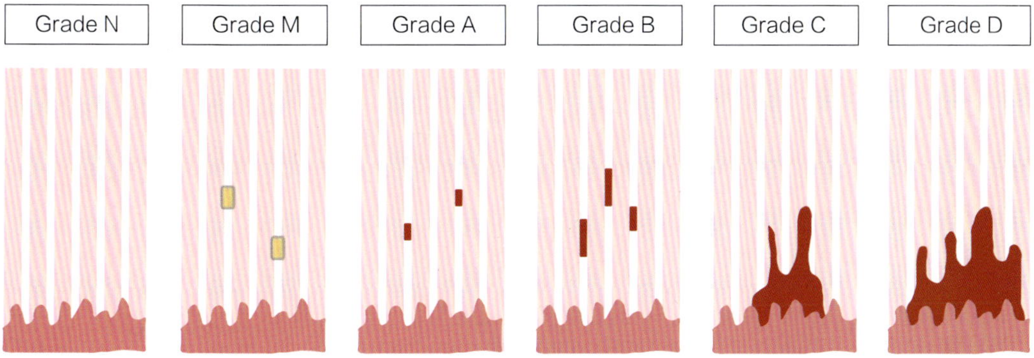

反流性食管炎－前哨息肉

病例

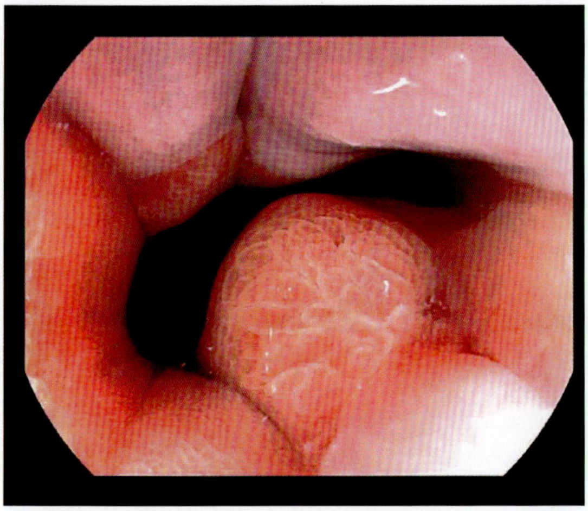

图1　OE MODE 1（1）

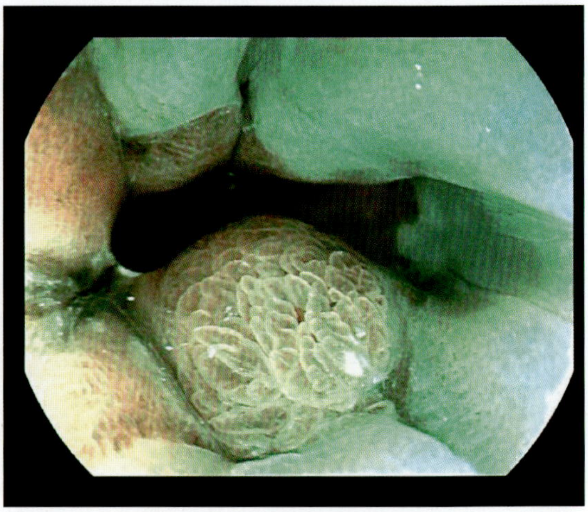

图2　OE MODE 1（2）

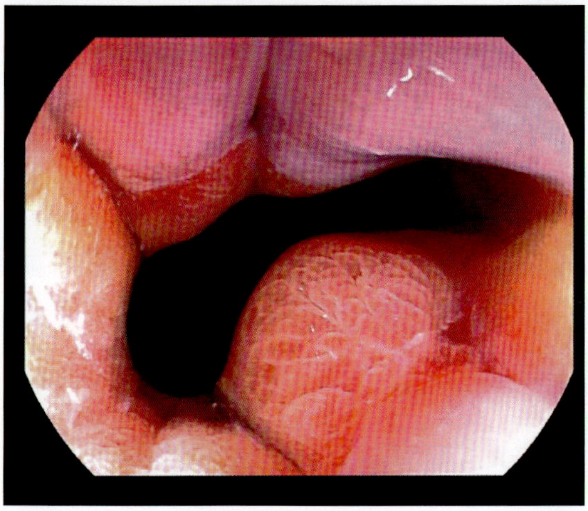

图3　OE MODE 2

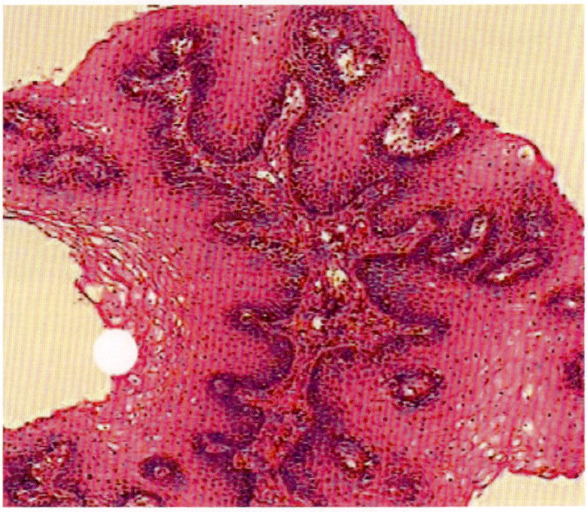

图4　病理

内镜发现

贲门 SCJ 下缘可见一息肉样隆起，普通白光及 OE MODE 2 模式下表面充血，表面呈绒毛叶片状结构。OE MODE 1 模式下观察表面结构排列尚规则，白区均匀一致。病理提示大量炎症细胞浸润，极性存在，证实为反流所致的炎性息肉。此种息肉无须内镜下治疗，经有效抗反流治疗后可完全消失。

贲门齿状线观察要点

病例

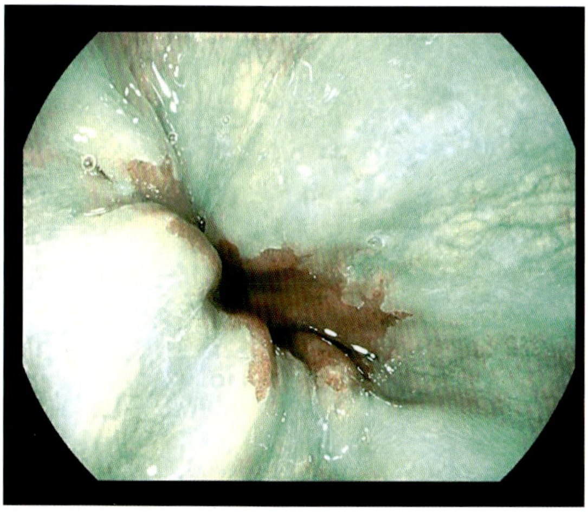

图 1 OE MODE 1（1）

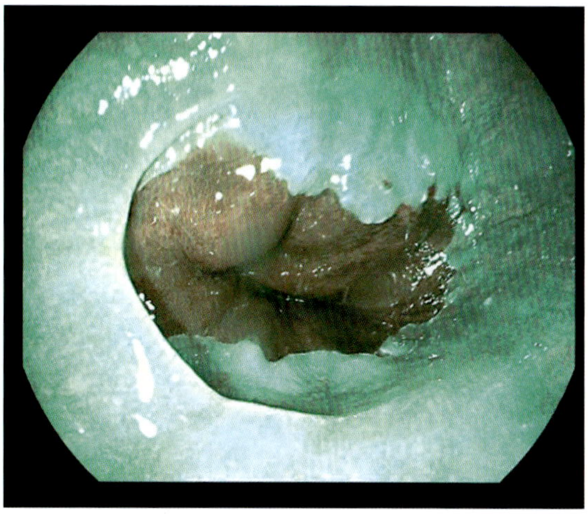

图 2 OE MODE 1（2）

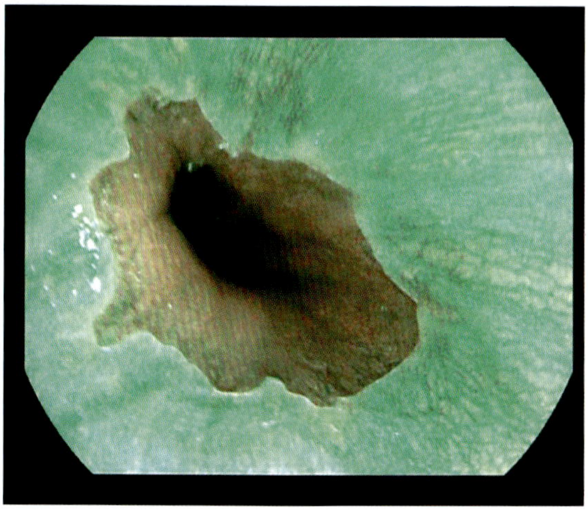

图 3 OE MODE 1 充气状态

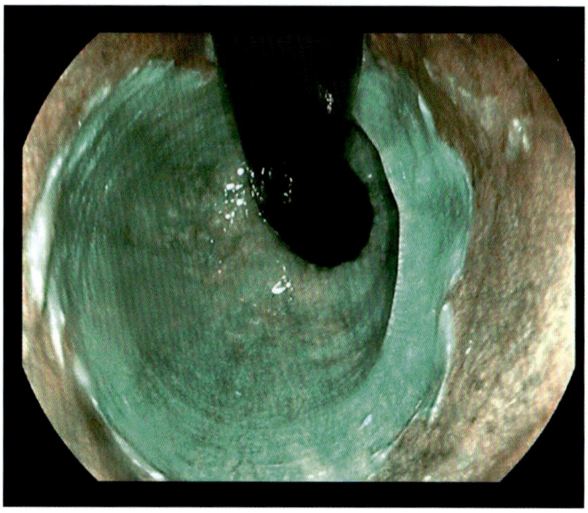

图 4 倒镜观察

内镜发现

贲门观察需关注两条线，即 SCJ 和 EGJ，前者为食管鳞状上皮与胃柱状上皮交界线，后者为胃与食管交界线。普通胃镜时嘱患者深吸气以充分暴露 SCJ，无痛胃镜时可于食管下段充分注气，仍可良好暴露 SCJ。倒镜状态下，患者情况允许、内镜角度足够时，应拉镜至充分暴露 SCJ。

贲门肉芽肿性息肉

病例

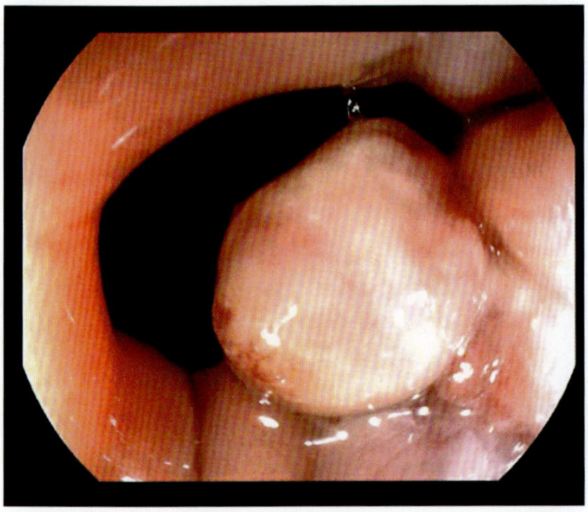

图 1　普通白光

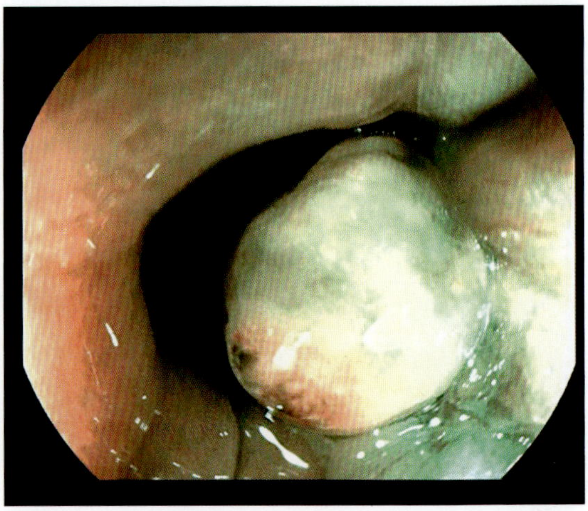

图 2　OE MODE 1

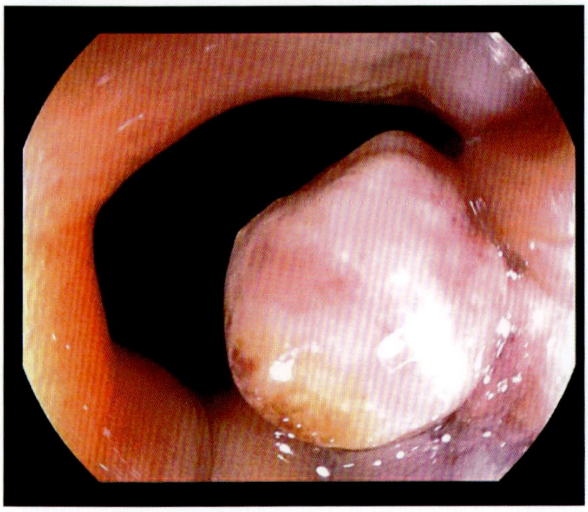

图 3　OE MODE 1 充气状态

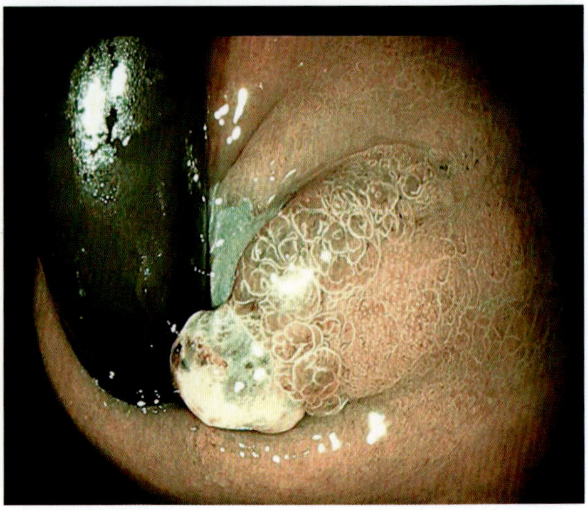

图 4　OE MODE 1+ 倒镜

内镜发现

常常继发于损伤之后黏膜修复过程中而形成的隆起，发生于贲门者常与反流有关，病变表面的渗出物白苔较厚，息肉隆起形态有紧实感，白苔下可见增粗密集的血管，警惕与深浸润癌相鉴别。仔细观察深浸润癌周边，往往存在表浅癌的内镜征象，而肉芽肿性息肉周边伴随的是黏膜水肿等炎性改变。必要时活检以及抗反流后复查以明确诊断。

贲门黏膜下肿瘤（SMT）（平滑肌瘤 / 间质瘤）（1）

病例

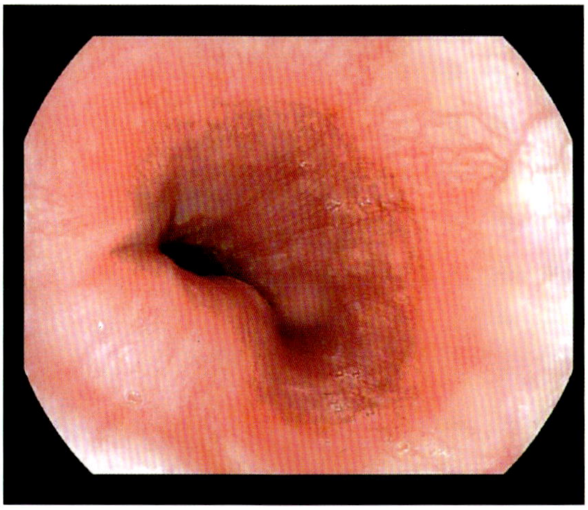

图 1　普通白光

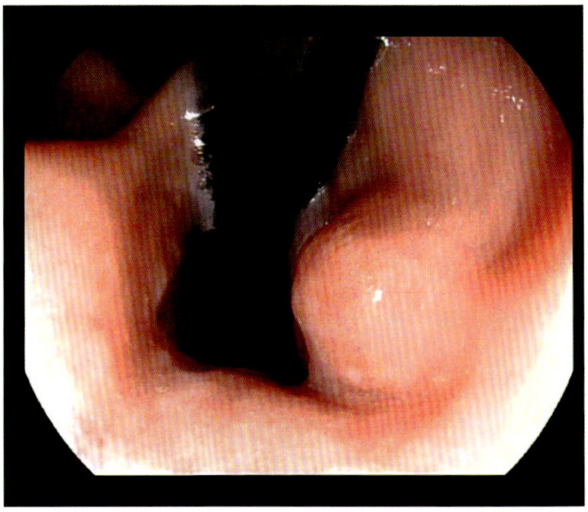

图 2　普通白光 + 倒镜

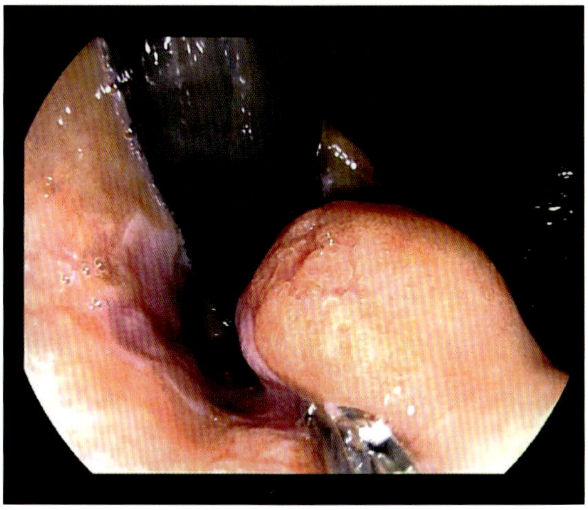

图 3　OE MODE 2+ 倒镜

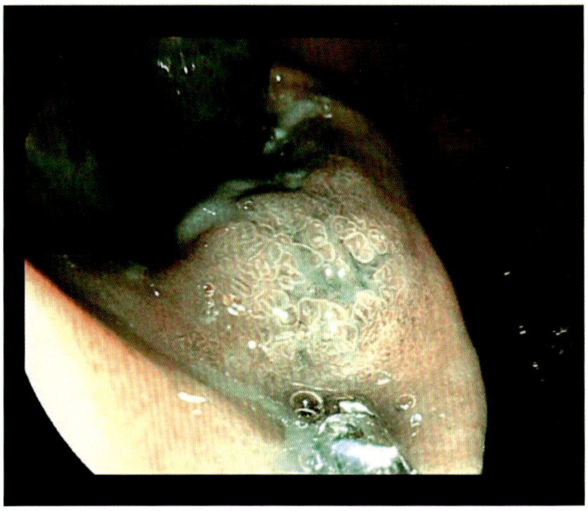

图 4　OE MODE 1+ 倒镜

内镜发现

贲门可见黏膜下隆起，正镜结合倒镜，并灵活使用活检钳推、压、挑，充分暴露病灶全貌，普通白光下病灶边缘呈缓坡状，中央可见发红凹陷。OE MODE 1 模式下凹陷呈青色、边缘不规则，凹陷边缘黏膜表面结构增大、欠规则。整体考虑是黏膜下肿瘤来源，如间质瘤、平滑肌瘤，不排除深在性囊性胃炎可能，超声内镜对了解来源及性质有一定帮助。

贲门黏膜下肿瘤（SMT）（平滑肌瘤 / 间质瘤）（2）

病例

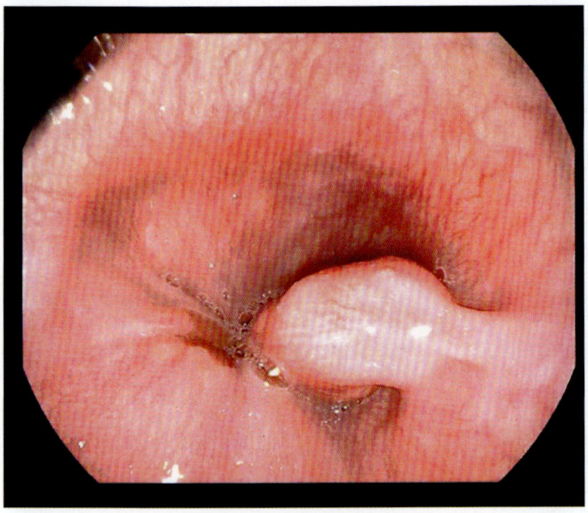

图 1　普通白光

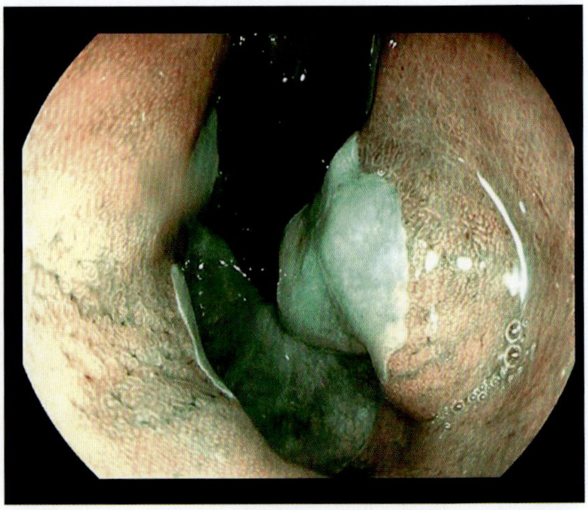

图 2　OE MODE 1+ 倒镜

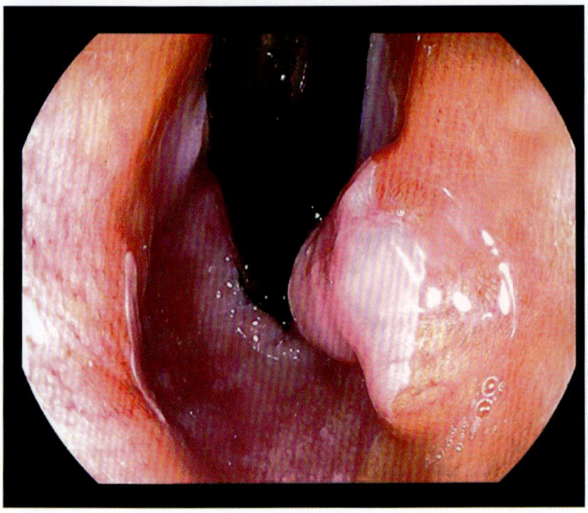

图 3　OE MODE 2+ 倒镜

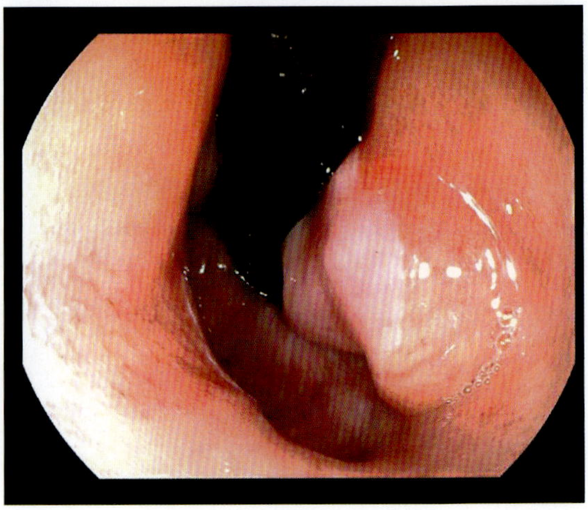

图 4　普通白光 + 倒镜

内镜发现

贲门可见一黏膜下隆起，骑跨 SCJ，正镜与倒镜相结合观察，病灶表面黏膜光滑、与周边黏膜一致，口侧可见桥状黏膜改变，肛侧边缘呈缓坡状。超声内镜有助于判断其来源及性质。起源于黏膜肌，腔内生长为主型可行黏膜切除术（EMR）切除；起源于固有肌，腔外生长为主型可行隧道法切除。

皮脂腺异位

病例

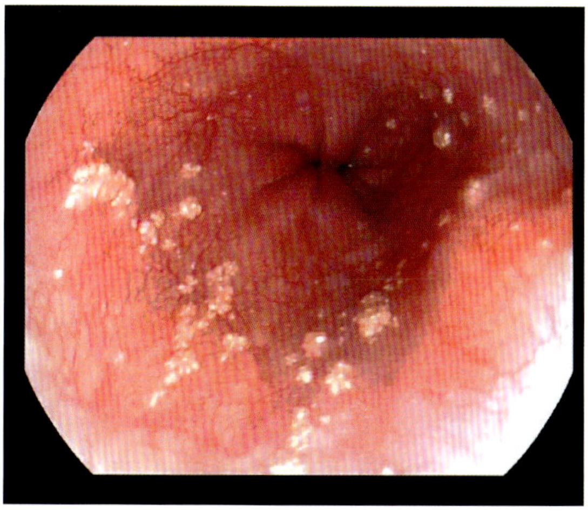

图 1　普通白光

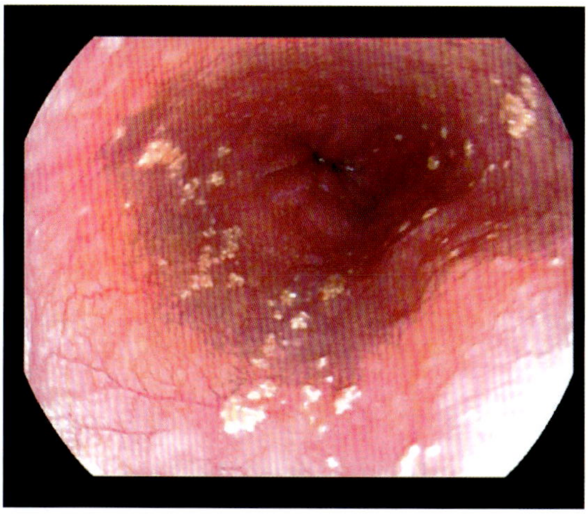

图 2　OE MODE 2

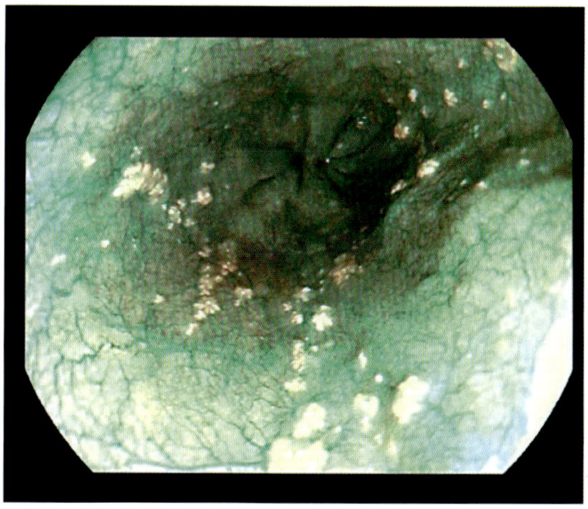

图 3　OE MODE 1

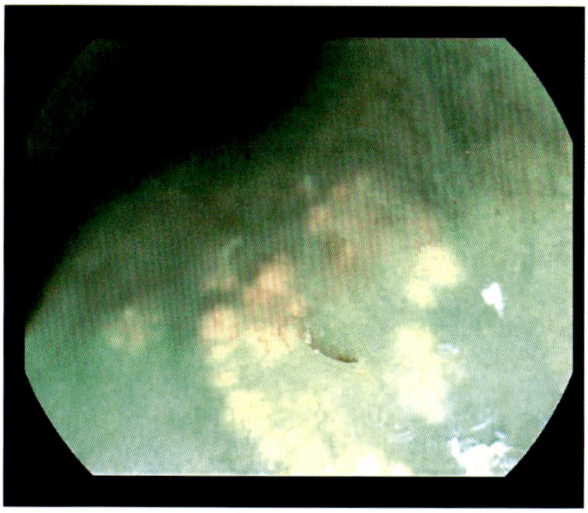

图 4　OE MODE 1 放大

内镜发现

食管中下段上皮下可见散在多发性点状、颗粒状、斑片状黄白色扁平隆起，大小 0.1 ~ 0.5cm 不等，分布排列不规则，较大的病灶边缘呈花瓣状。仔细观察可见黄色病变顶端点状的、异位的皮脂腺腺管的开口，此征有助于与食管黄色瘤相鉴别。

白塞病

病例

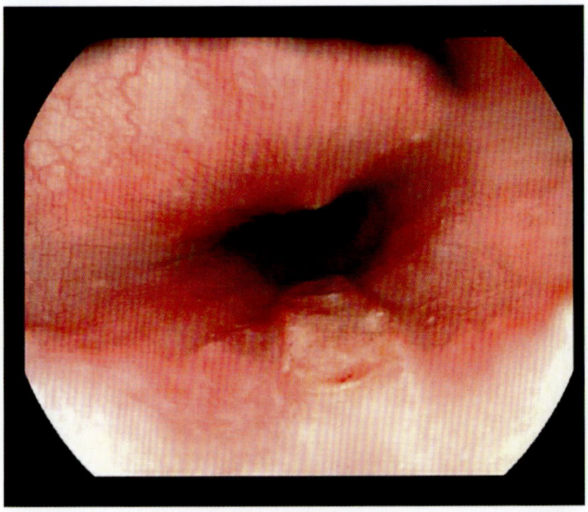

图 1　普通白光

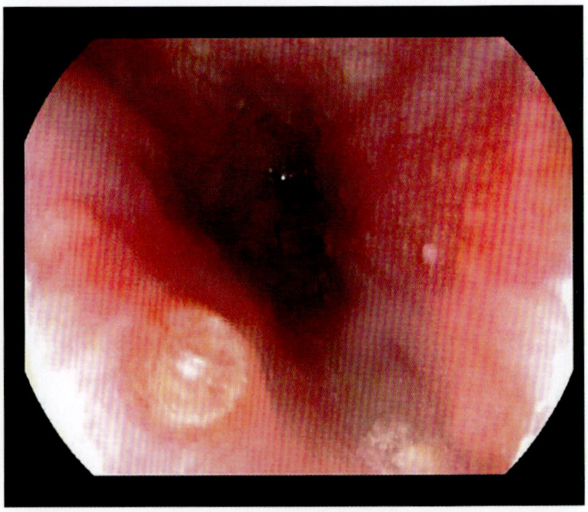

图 2　OE MODE 2

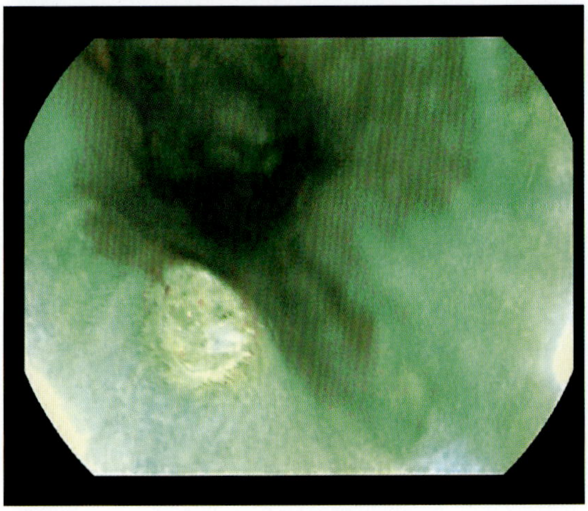

图 3　OE MODE 1

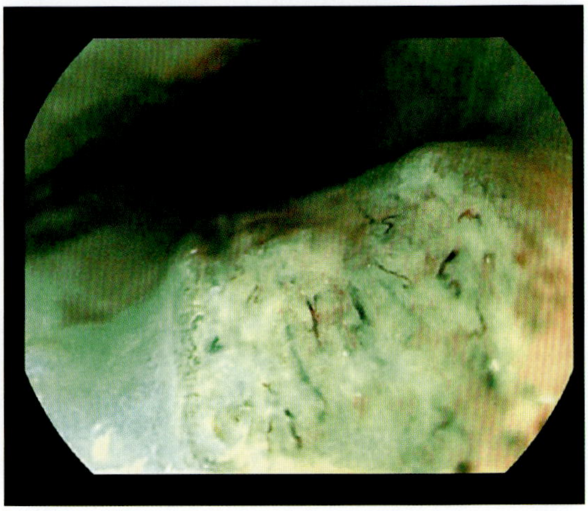

图 4　OE MODE 1 放大

内镜发现

普通白光、OE MODE 2 模式下可见圆形或类圆形的溃疡，溃疡底部覆黄白苔，边界清晰，可单发可多发。OE MODE 1+ 放大下病灶内可见扭曲扩张的短小血管像。该病是一种全身性免疫系统疾病，属于血管炎的一种。主要表现为反复口腔和会阴部溃疡、皮疹、下肢结节性红斑、眼部虹膜炎、食管溃疡、小肠或结肠溃疡及关节肿痛等。

食管黑色素沉着症

病例

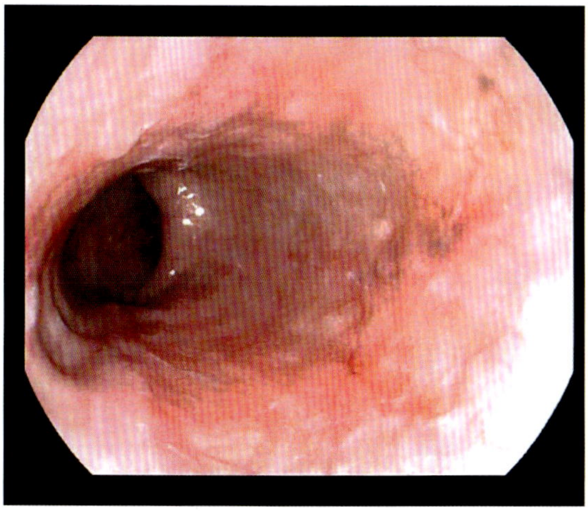

图 1　普通白光

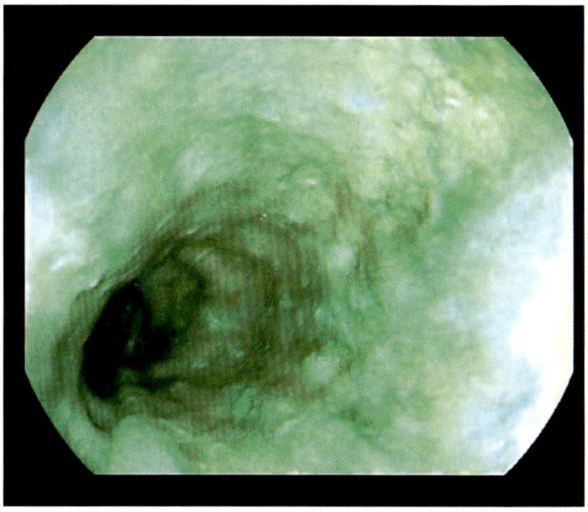

图 2　OE MODE 1

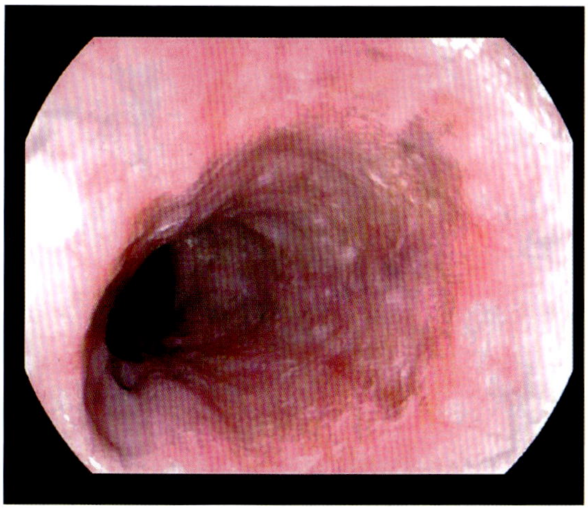

图 3　OE MODE 2

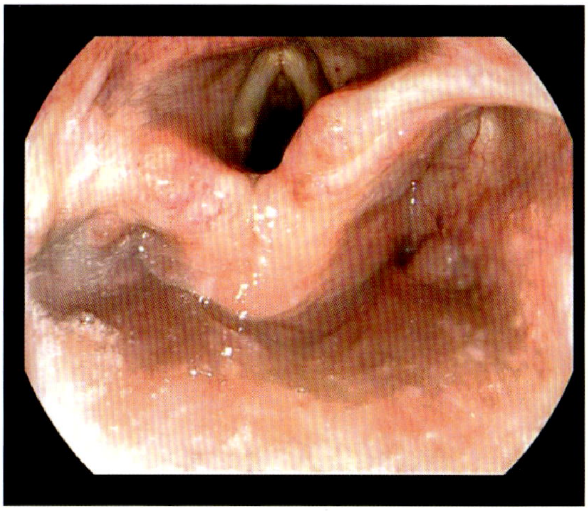

图 4　伴咽部黑素色沉着

内镜发现

普通白光下可见下咽部及食管点片状、斑状棕褐色或黑色色素沉着，深浅不一，边界不清晰。病因主要有两大类，一类为先天性发育异常导致黑色素沉着，另一类与后天长期吸烟、饮酒等因素刺激食管上皮导致黑色素沉着有关。无须特殊治疗，定期随访即可。面积较大者需警惕是否合并有食管鳞癌。此外，需与食管黑色素瘤等相鉴别。

第四章　胃

标准胃镜 M 路径观察法

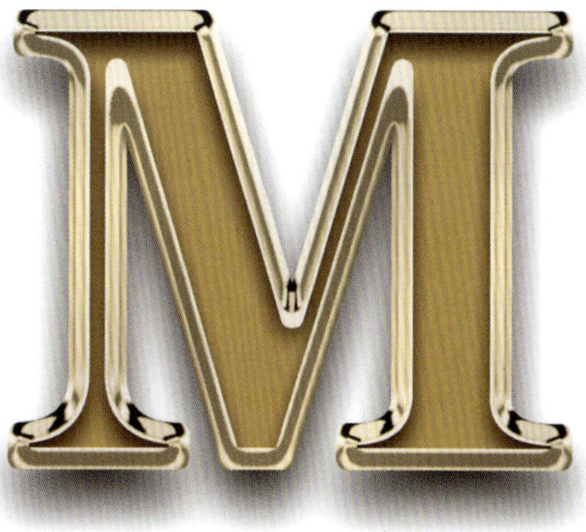

一个合格的胃镜一定是从一个标准 360 度无死角全面观察胃黏膜的胃镜开始的，这里给大家介绍一下我们团队的“标准胃镜 M 路径观察法”。灵感来源于我们在做胃镜的过程中会发现传统的“一插到底”的胃镜方式会出现以下弊端：

1. 贲门部放到最后观察。经常会出现因为镜身反复摩擦和压迫贲门而造成的黏液增多，甚至渗血的情况；

2. 遇到 Hp 阴性的胃，大弯侧往往会出现条状压痕及白色黏液，难以冲洗，并且此处恰恰是印戒细胞癌的好发部位；

3. 遇到 Hp 阳性的胃，白浊黏液较多黏稠时，冲洗费时费水费力；

4. 传统的螺旋观察，在同一个平面顺时针或逆时针拍图时，眼睛的跳跃度较大，容易视力疲劳。基于以上几点，我们创建提出“标准胃镜 M 路径观察法”，其遵循先观察胃再观察肠的大原则，结合四壁直线观察及摄图的顺序。

下面我们将以图文并茂的形式给大家详细讲解一下。

以下内镜图片均由宾得 i5500c 机型所拍摄。

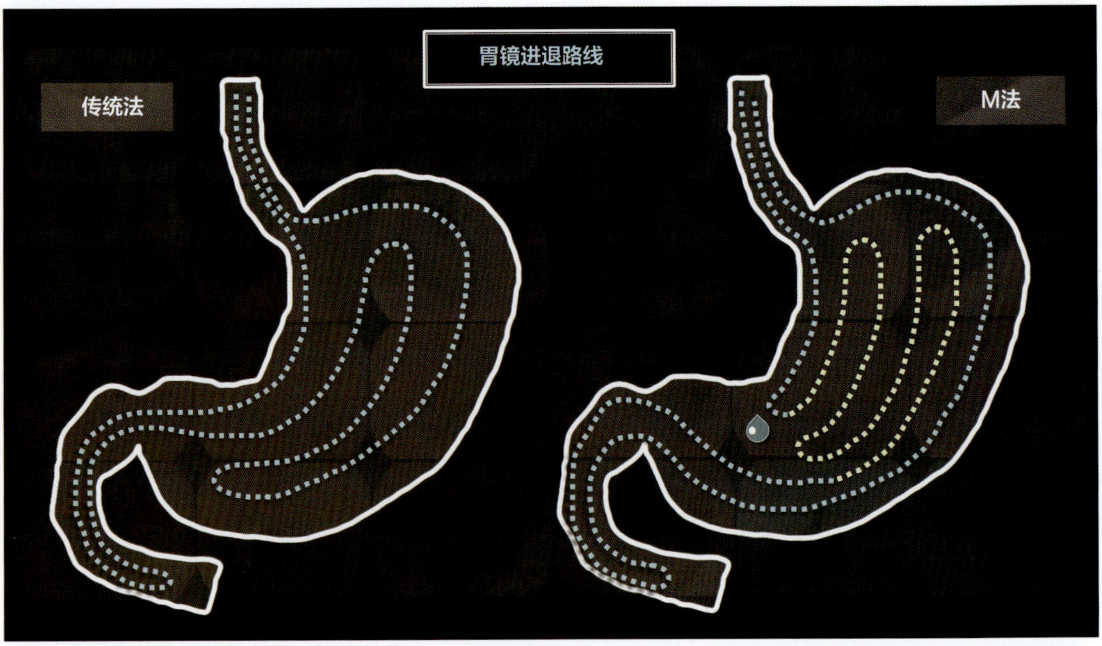
胃镜进退路线
传统法
M法

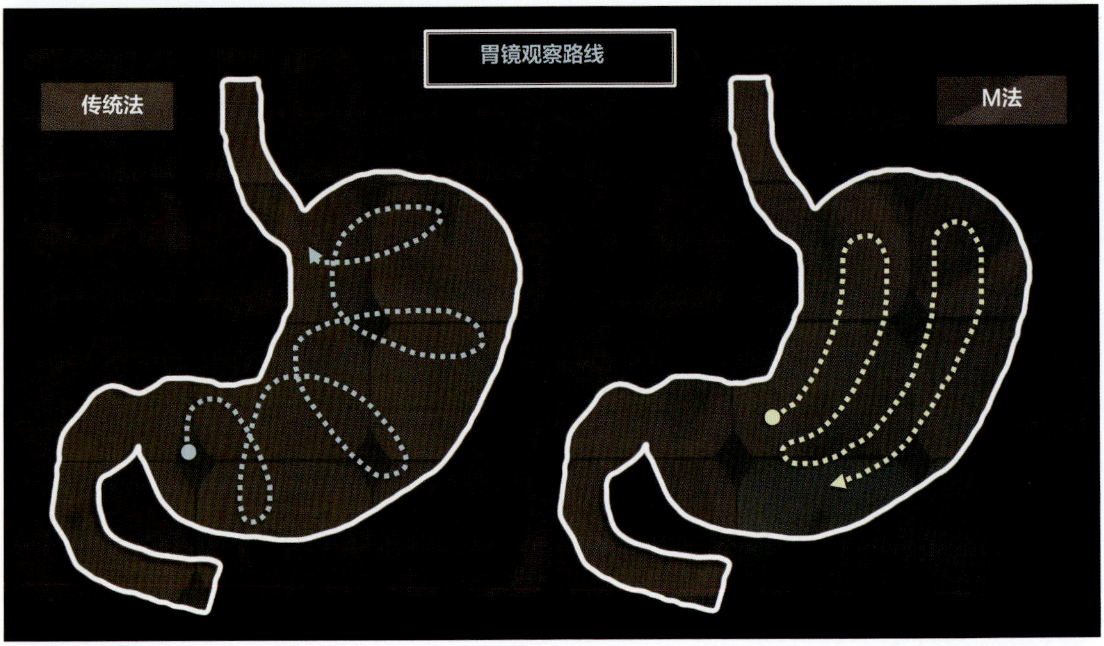
胃镜观察路线
传统法
M法

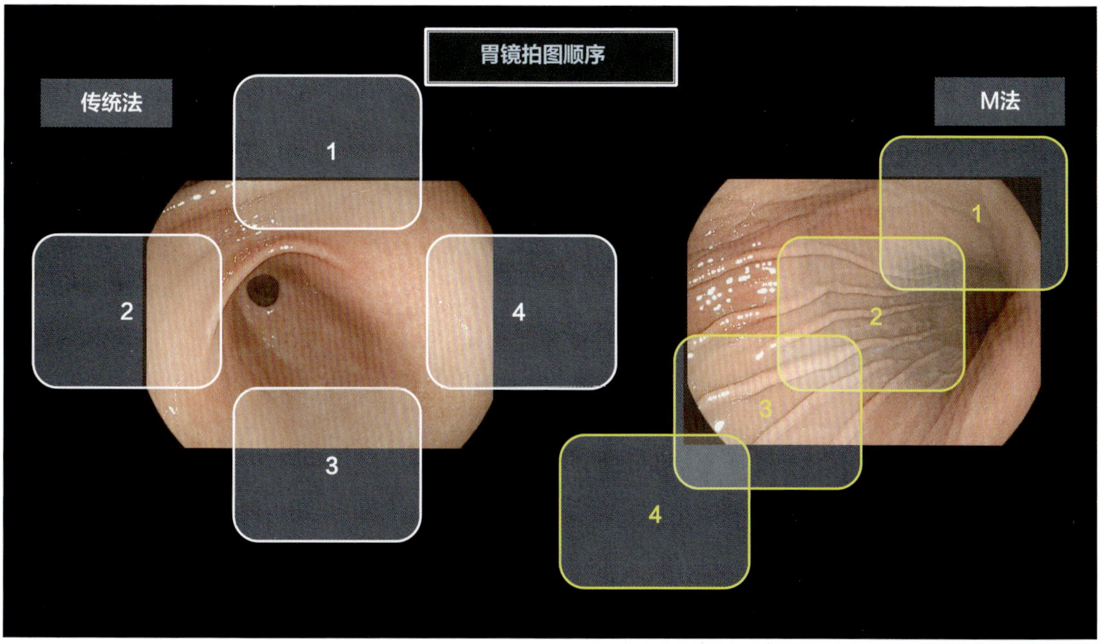

现在的胃镜除了观察食管、胃、十二指肠以外，已经肩负起了观察部分咽部黏膜的任务。所以胃镜的观察是从咽部开始的。在未进入食管之前，我们对下咽部的黏膜进行白光及电子染色（IEE）的观察。咽部的远中近，杓状软骨的左中右分别要进行 3 ~ 6 张图的观察摄图。

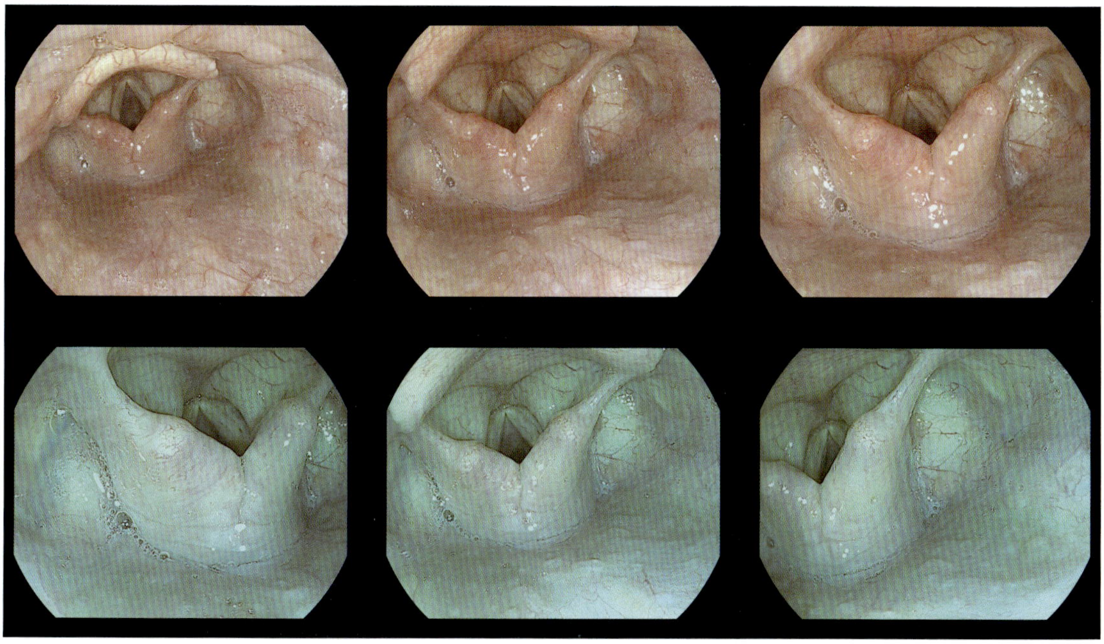

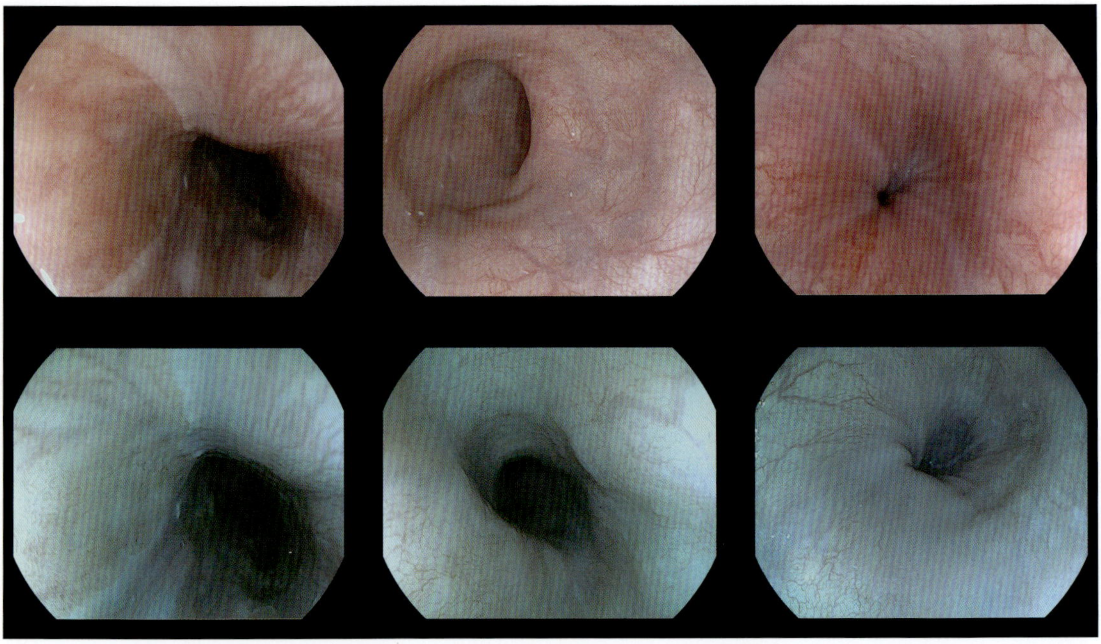

针对食管的全面观察，在 3 个狭窄分别进行 3 张白光、3 张 IEE 的摄图。至贲门齿状线后，在未进入胃之前，即要对齿状线全周进行尽可能 360 度的观察及摄图，此部位重点需留意 12 点 ~ 3 点位的右上象限的黏膜，反流及肿瘤好发于此。因为无痛下贲门较平时紧缩状态，如观察效果欠佳，可先越过齿状线进入胃内一点点吸气顺带出来再观察齿状线往往观察效果可获改善。

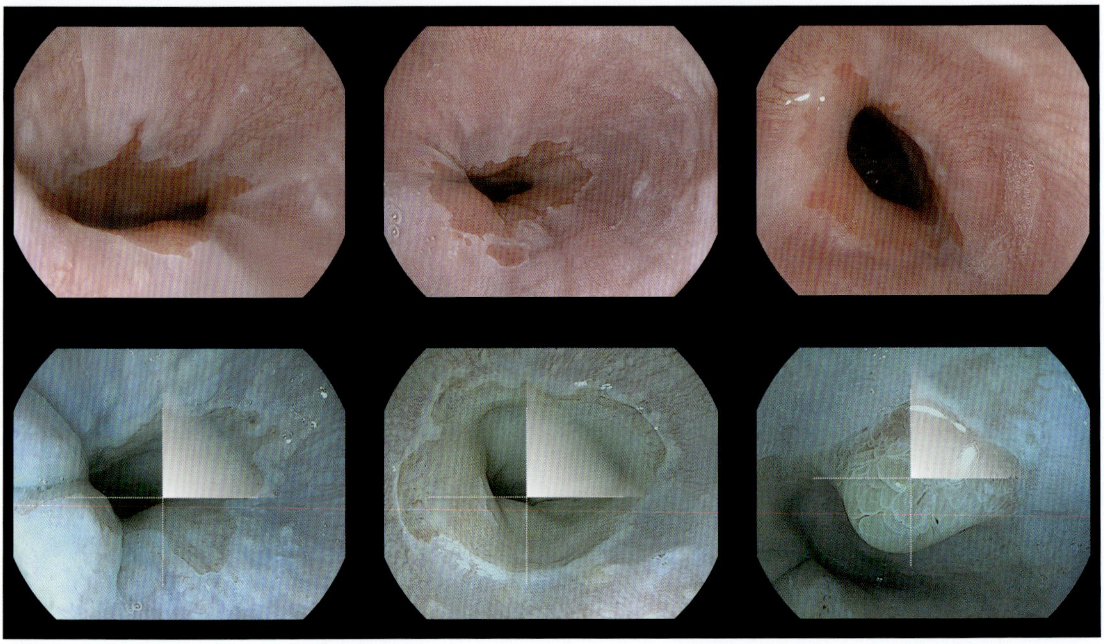

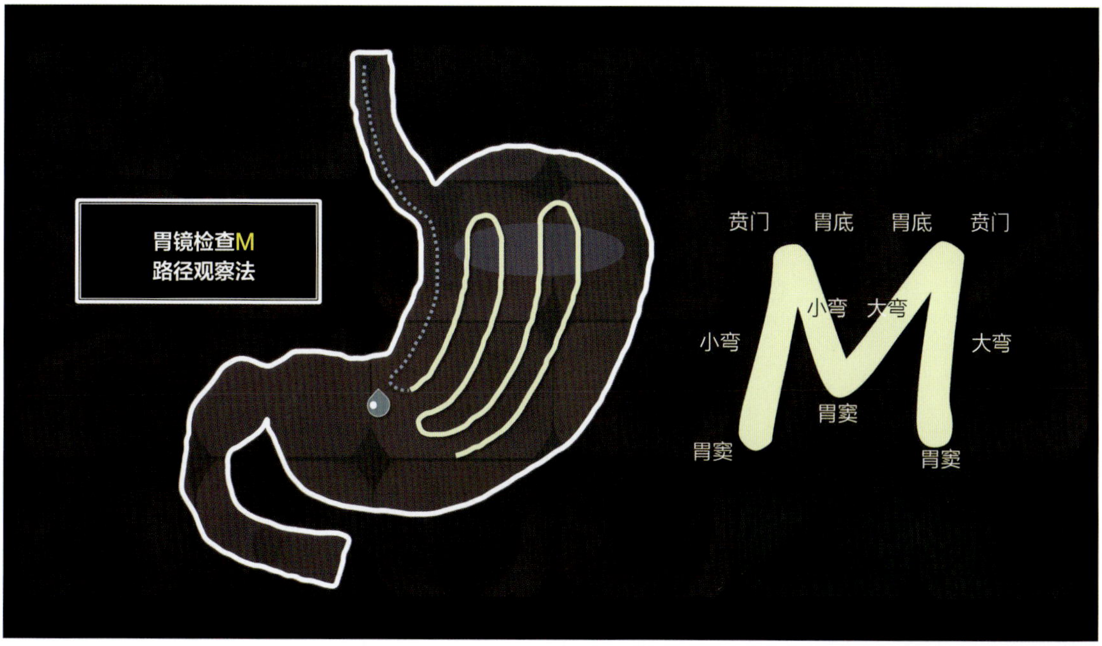

进入到胃内开始我们的“M”路径观察法。M一共有4笔，第一笔是我们的冲洗胃的路线；第二笔是倒镜从贲门、穹隆，经胃角，至胃窦，重点观察小弯侧和前壁侧；第三笔是正镜从胃窦大弯、胃体大弯下部、中部、上部，重点观察大弯侧黏膜；第四笔是正镜从胃体后壁上部、中部、下部，经胃窦，至幽门，重点观察后壁侧。这样“M”写完后，分别对胃内的四壁进行了直线观察及摄图，此法确保如果存在病变，一定可以在直线状态下采集到远景、中景、近景的内镜图像。

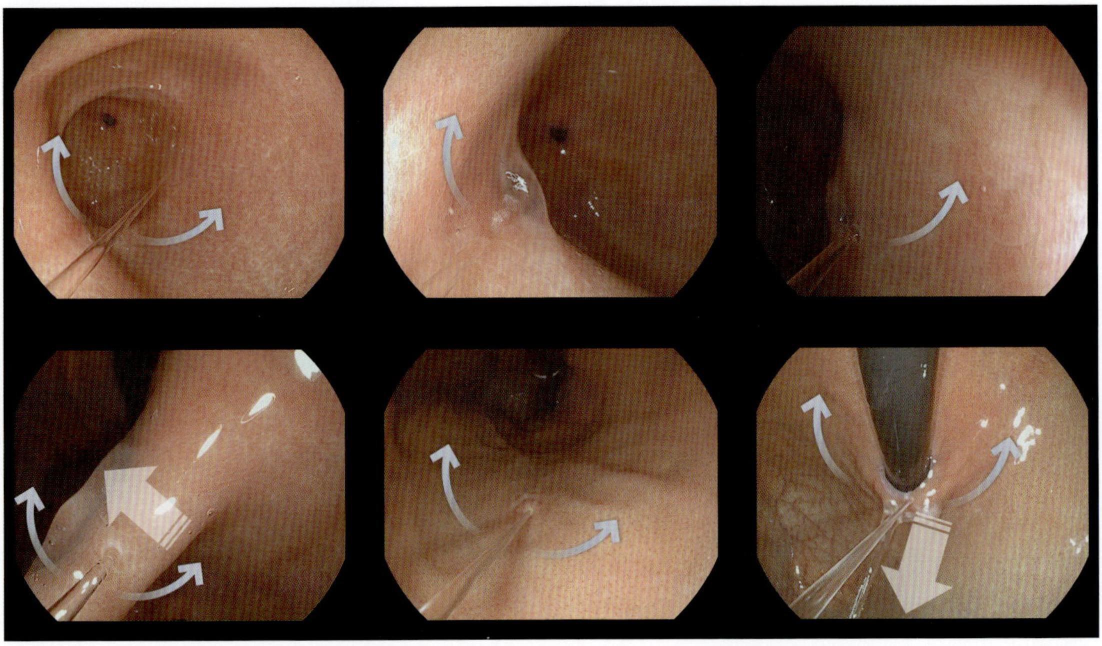

冲水顺序也很重要，目前许多内镜都带有附送水功能，冲洗胃内黏液的顺序要高效快捷。从胃窦部大弯开始，左右轻摆镜身，水会沿着前后壁流向小弯侧，胃窦冲洗后，镜子向上打角度，冲胃角、前角、后角，翻过胃角以后需在小弯侧冲洗；左右轻摆镜身，水会沿着前后壁流向胃底大弯；拉镜至贲门下，对贲门黏液冲洗后，所有的黏液都会聚集在胃底大弯。此时倒镜状态将吸引孔没入黏液湖，进行切线位吸引，可最大限度避免垂直吸引造成的黏膜“红圈”。上下图白色箭头为水流方向。

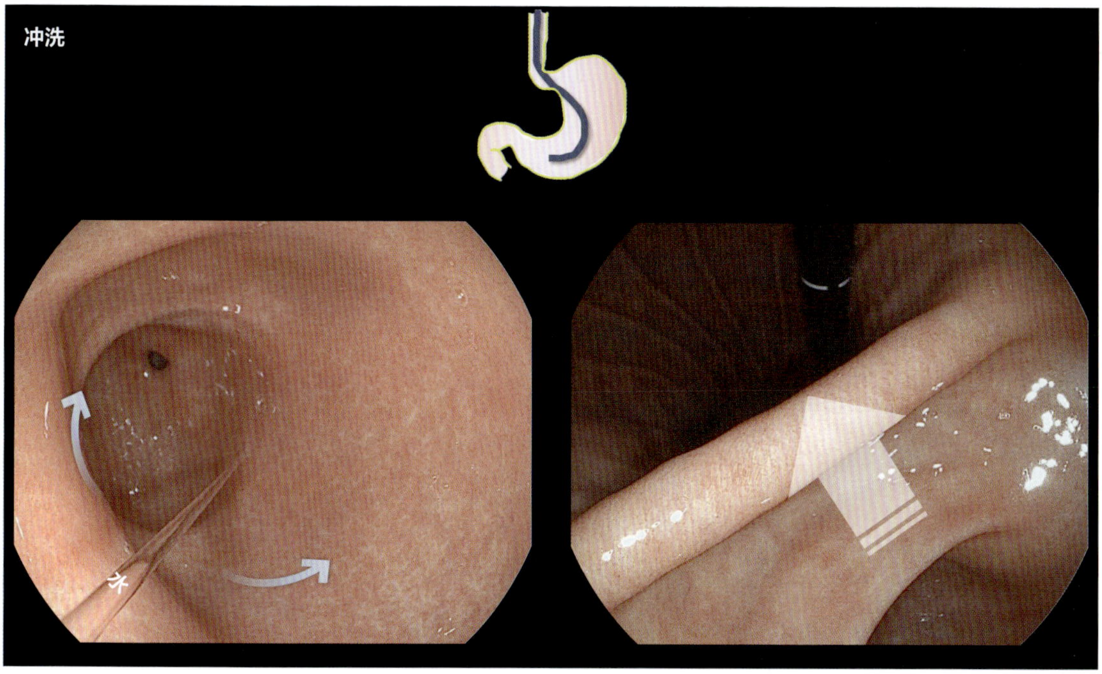
冲洗
水

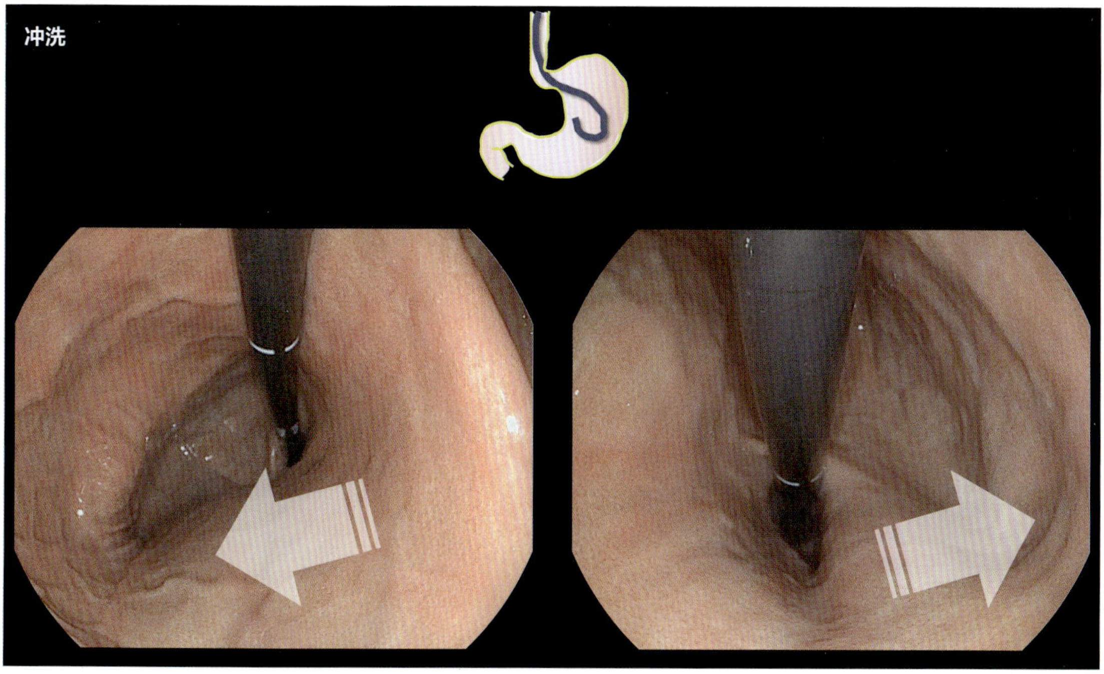
冲洗

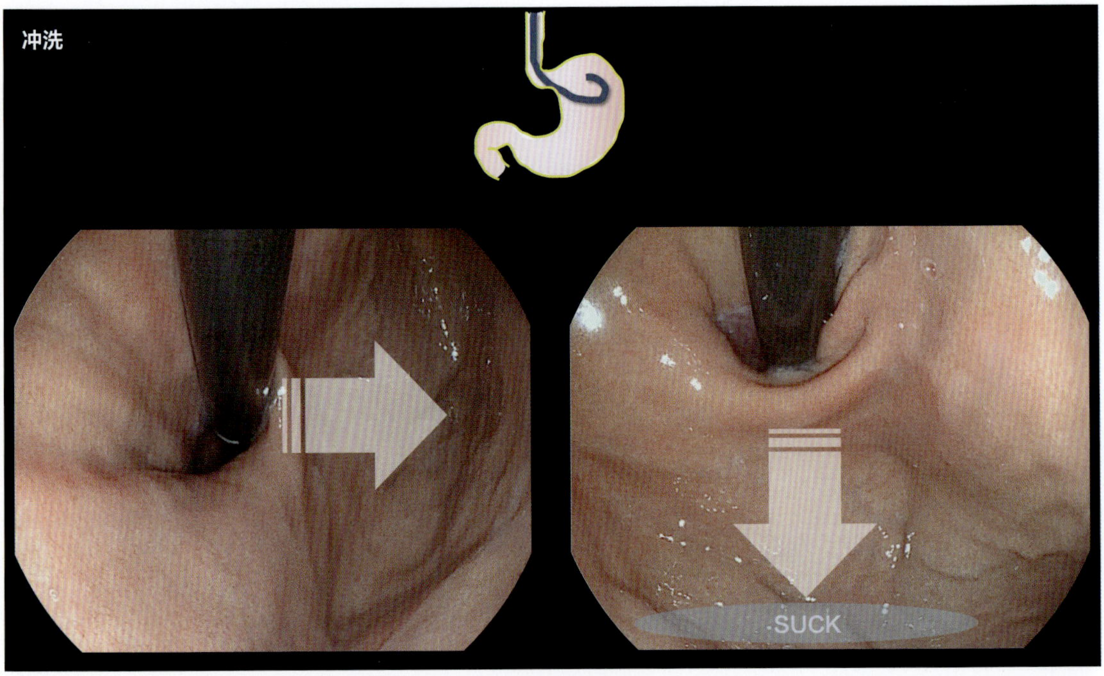

黏液湖吸干净以后即完成了对胃内的全面清洗，此时“M”的第一笔随即完成。真正的观察从 M 的第二笔开始，即从贲门开始，倒镜对齿状线进行 360 度观察，特别是小弯侧黏膜（下图红点处）。观察完贲门，随即推镜即可对穹隆部观察及摄图。

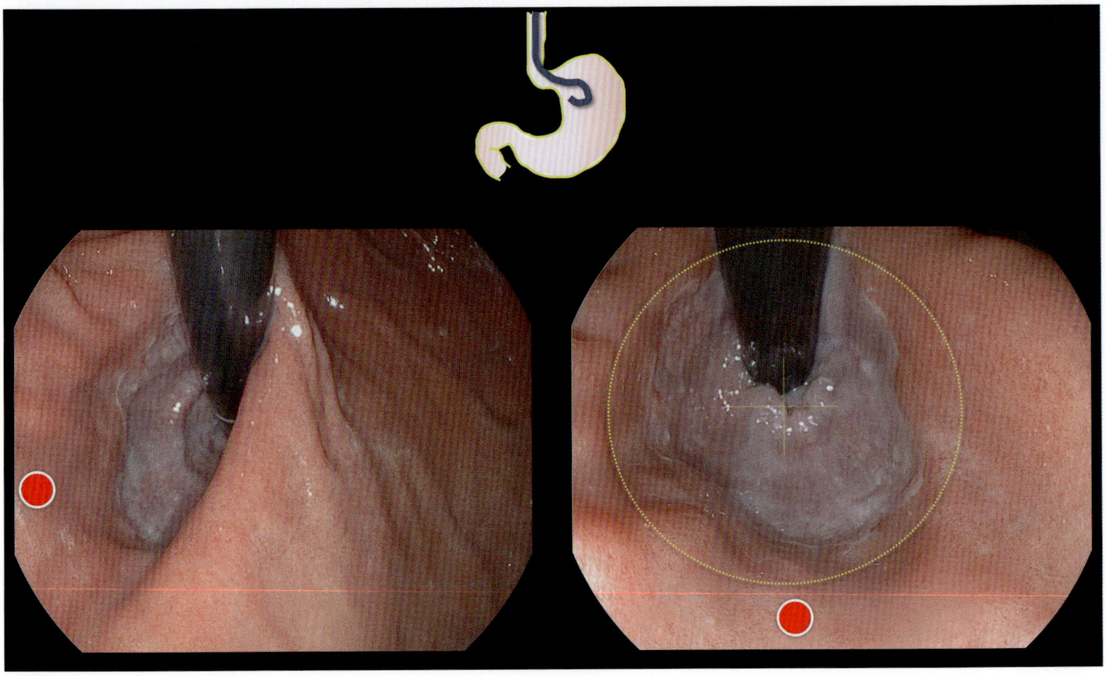

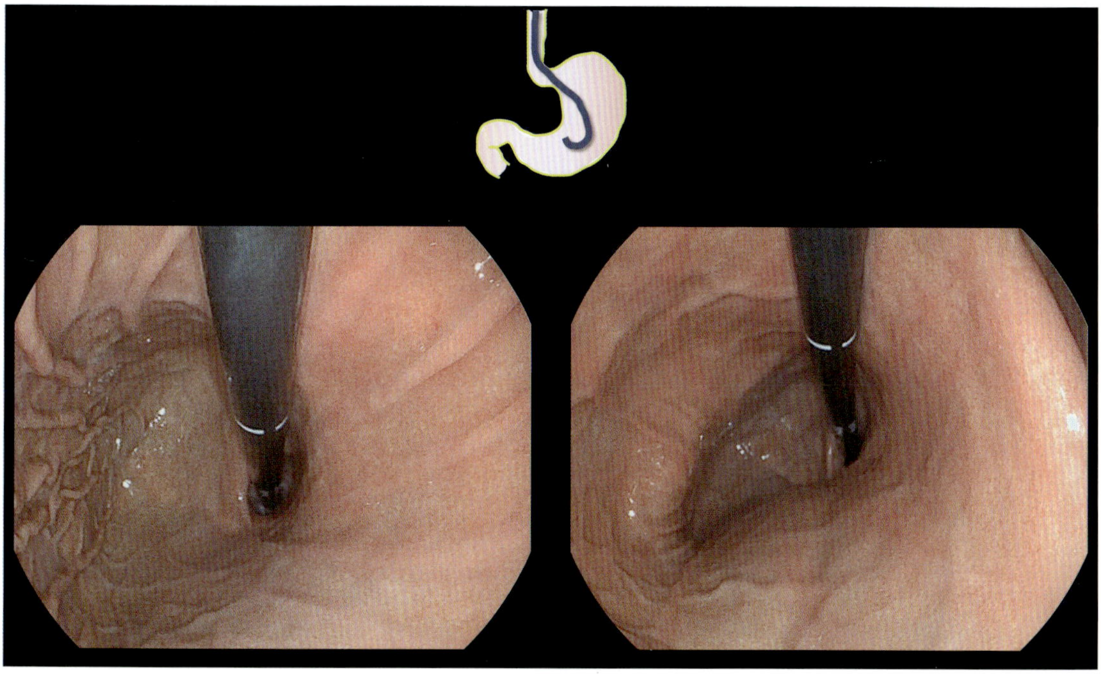

观察完穹隆部，继续推镜，倒镜状态下观察小弯侧及前壁侧。此时小弯及前壁是视野最好的观察角度，分别对小弯及前壁的上中下观察及留图。同时注意镜身后边的黏膜通过旋转角度避免观察角度不佳。

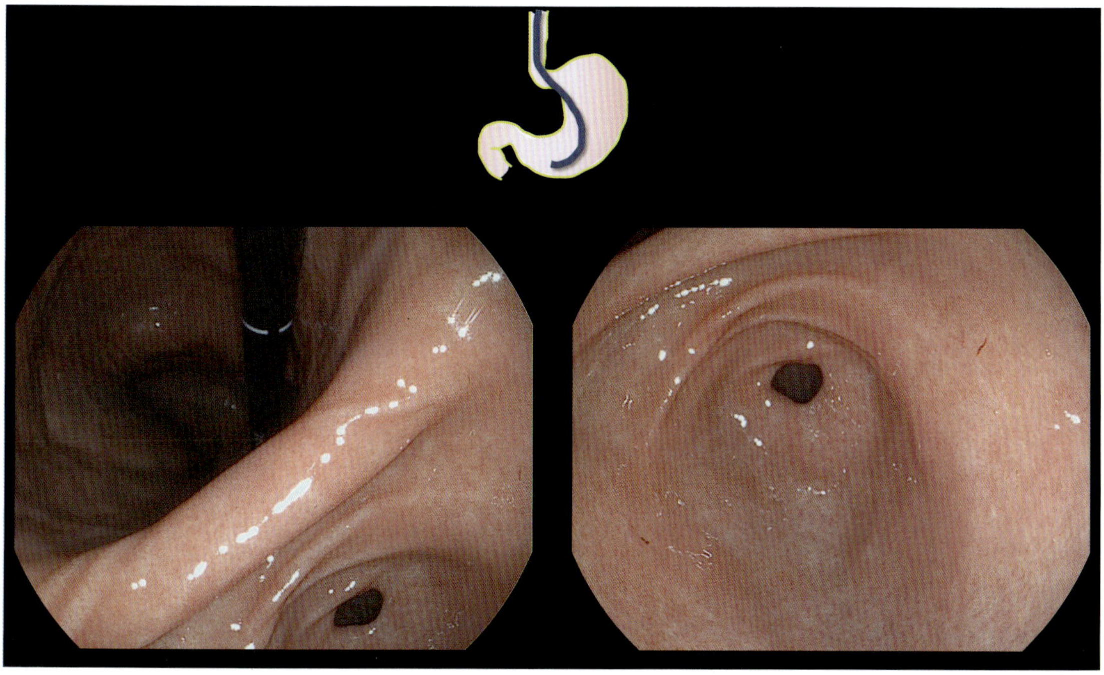

翻过胃角观察并留图后，镜身打直，此时切勿进入十二指肠，而应拔镜，在直视下观察胃窦四壁，重点是大弯侧。

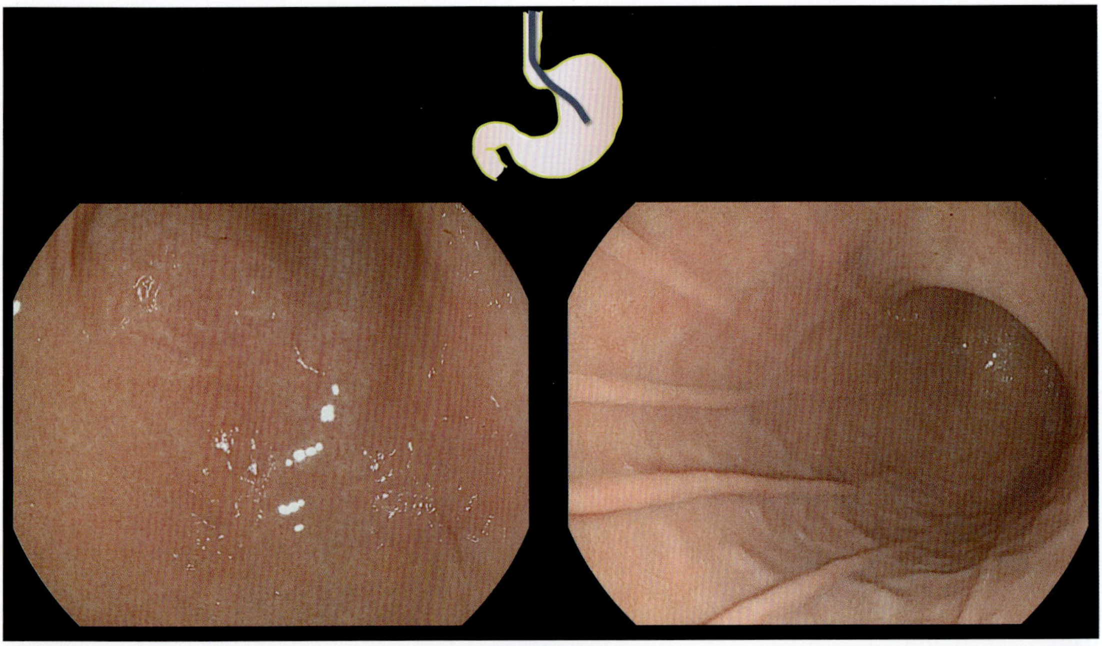

正镜状态下继续拔镜，直线观察胃窦大弯，窦体交界，胃体大弯下部、中部、上部等部位并留图。

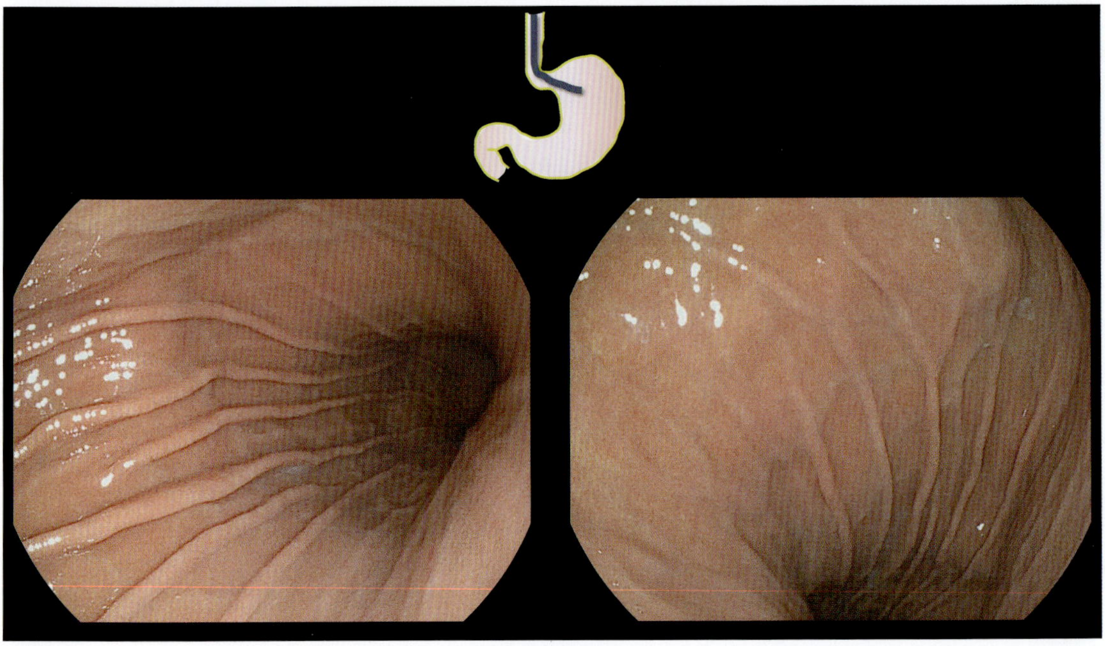

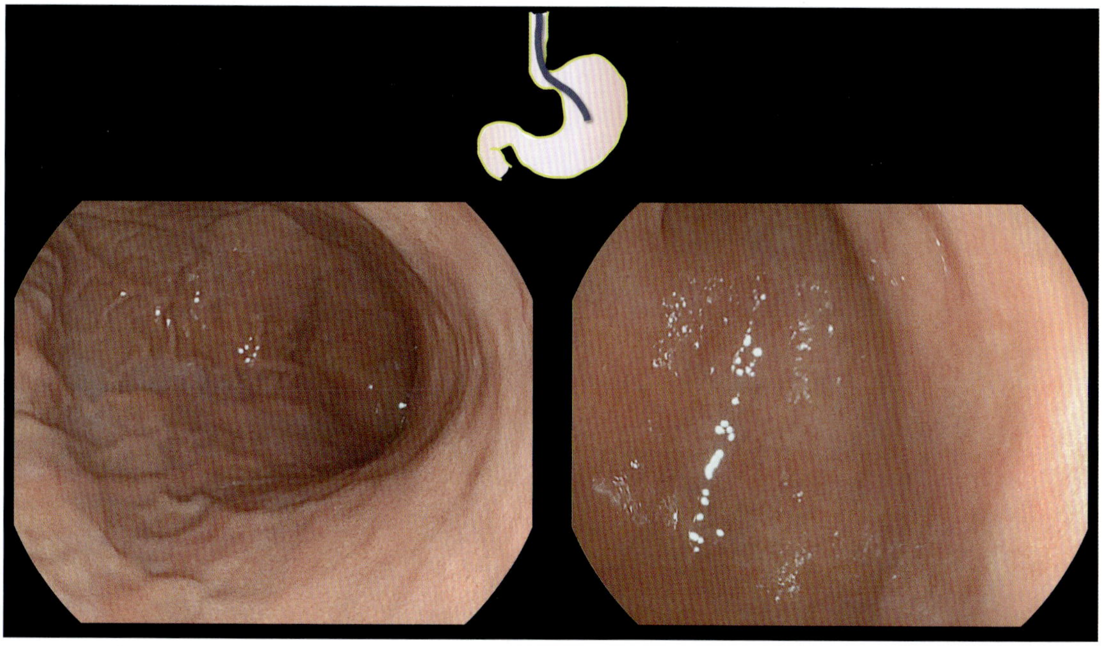

大弯侧直线观察并留图完毕后，基本退至贲门下，微微右旋镜身，可配合小角度钮，吸气，此时后壁的胃黏膜会最大限度由切线位变至斜线位，更有利于观察。推镜依次观察后壁的胃体上部、中部、下部，再次来到胃窦。

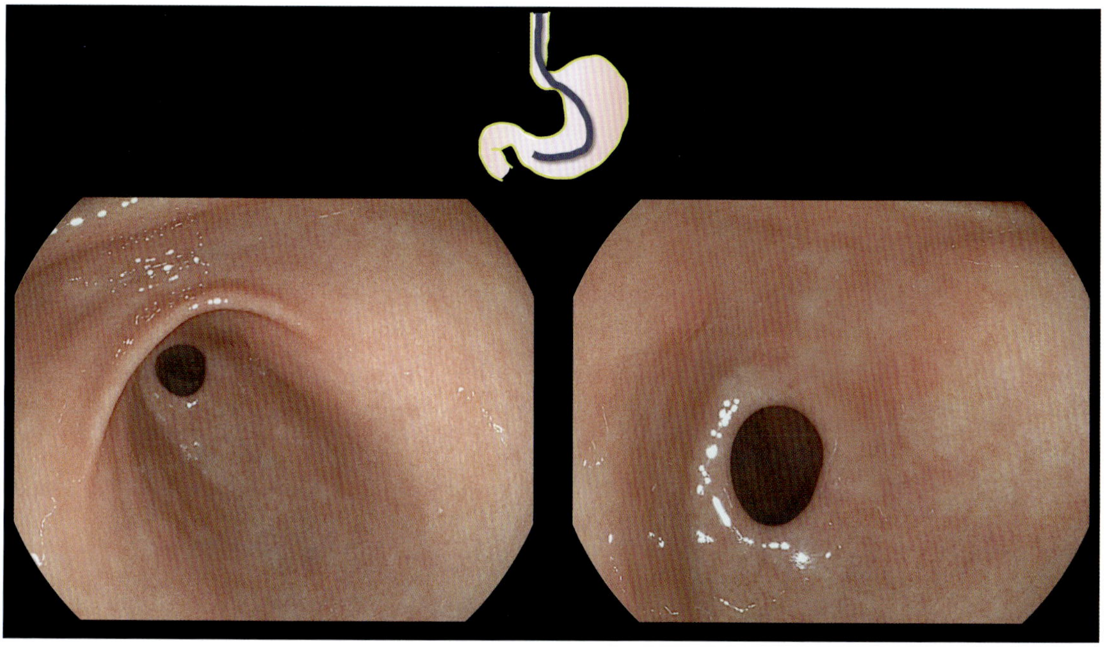

此时，对胃内已经基本完成全面观察，可以向十二指肠进镜了。在进镜的过程中，稍微打角度向上，即可以最佳角度的垂直位观察胃窦至胃角的小弯侧黏膜。如无异常即可进入幽门观察十二指肠。

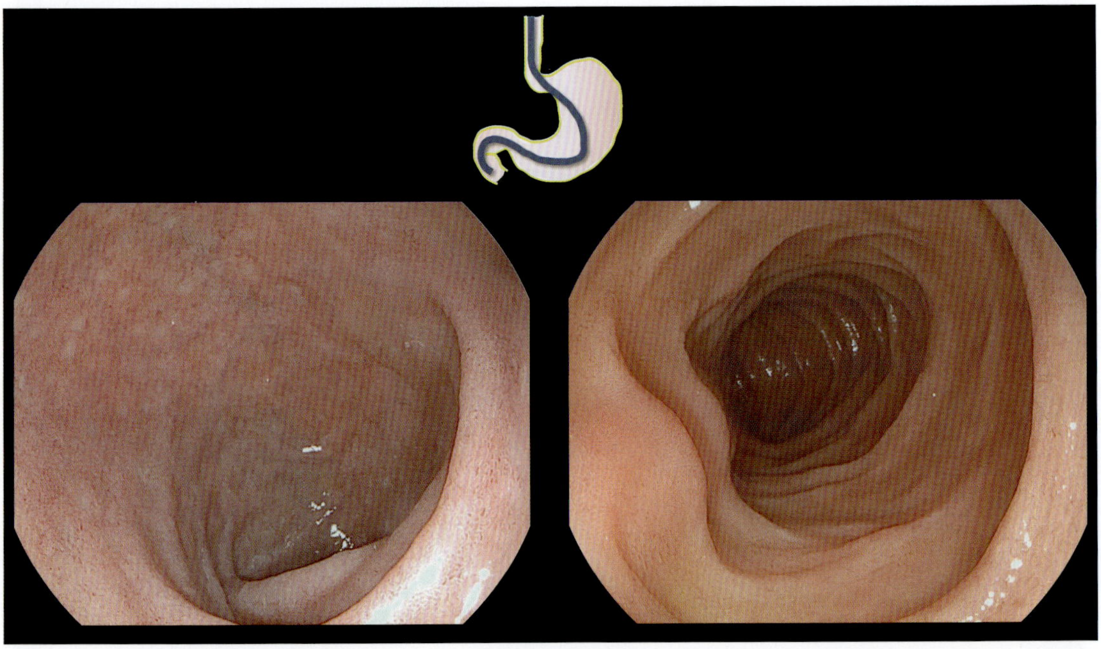

十二指肠球部及降部如无异常，分别留 2 张摄图。球部对于后壁黏膜是观察的难点，降部尽量观察显示乳头形态。退镜时应慢，稍微给一点点向内的力，这样最大限度避免突然大幅度滑脱到胃内。如需可再次进镜观察。

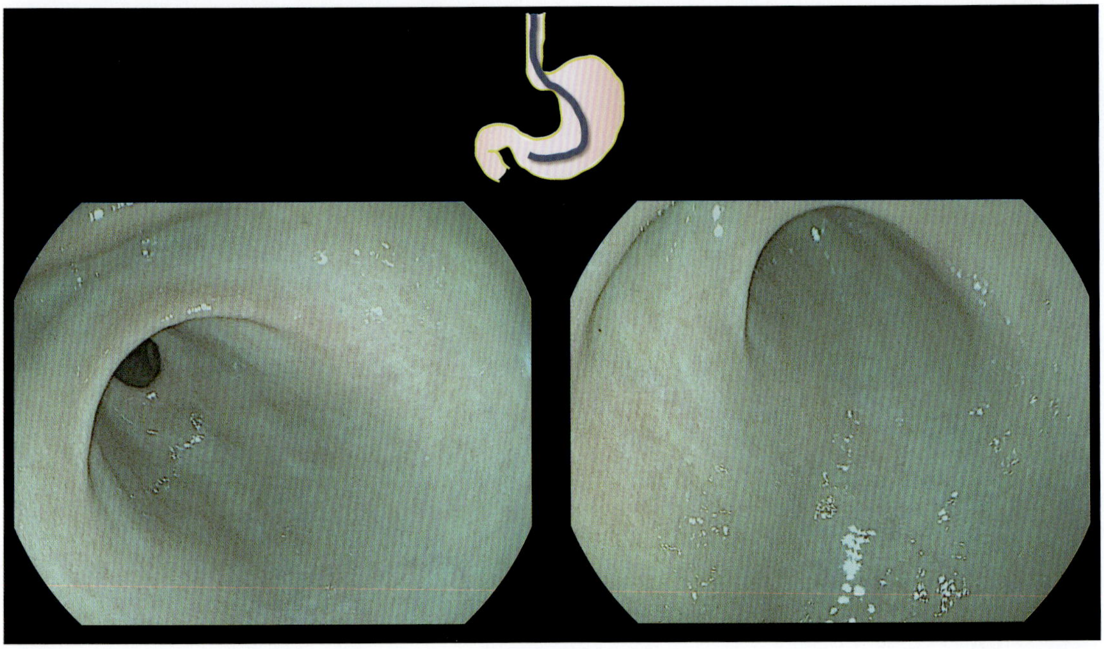

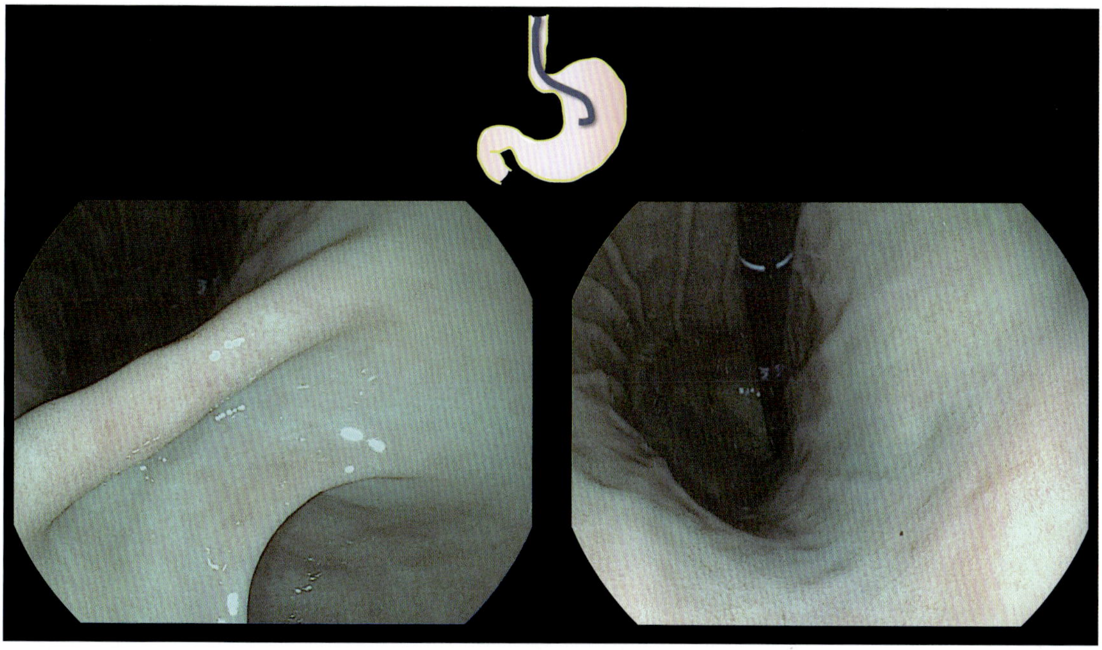

目前几乎所有的内镜厂家都有自己的电子染色内镜（IEE），其功能大同小异，一键切换。在 Hp 阴性及除菌后的胃内，建议对窦体交界处再用 IEE 观察一圈弥补白光在色泽上的差异。

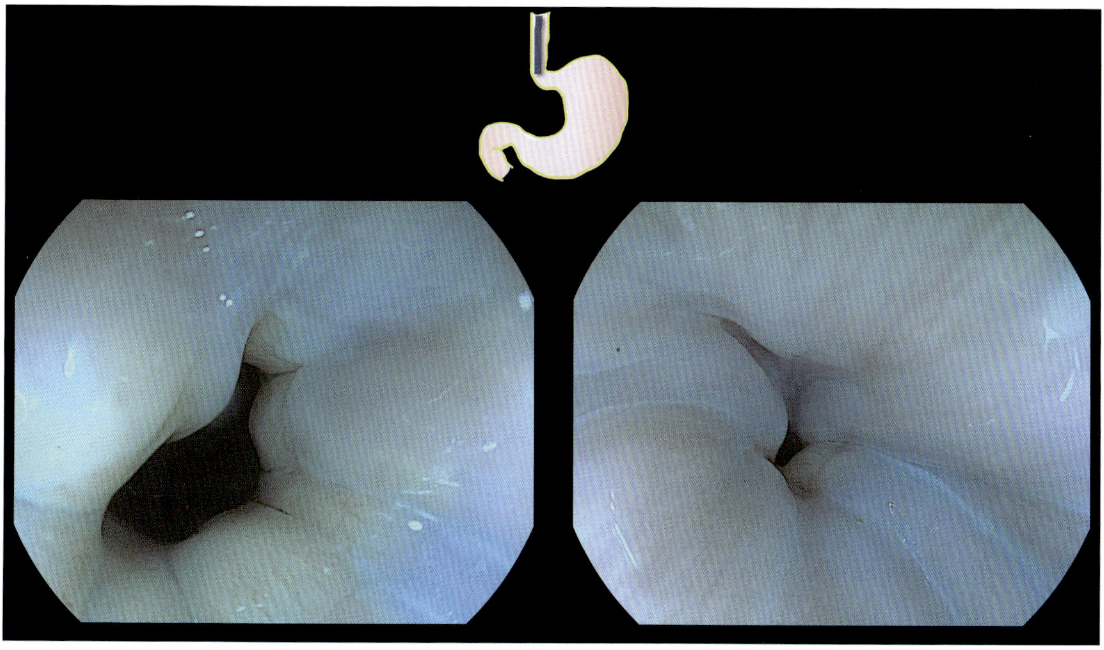

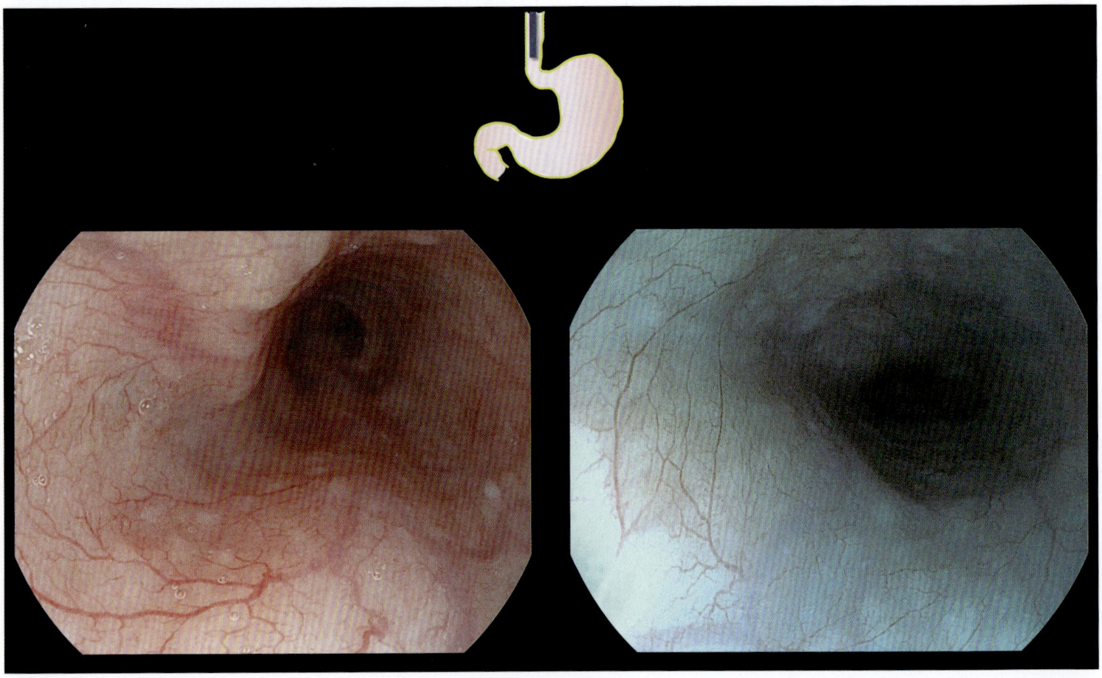

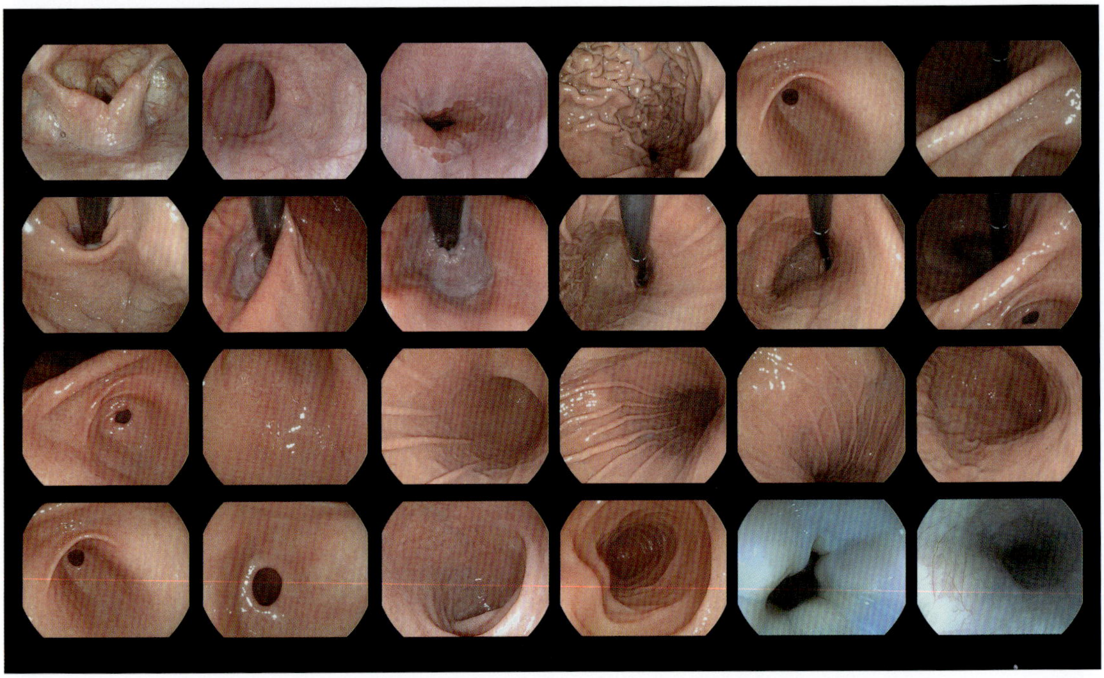

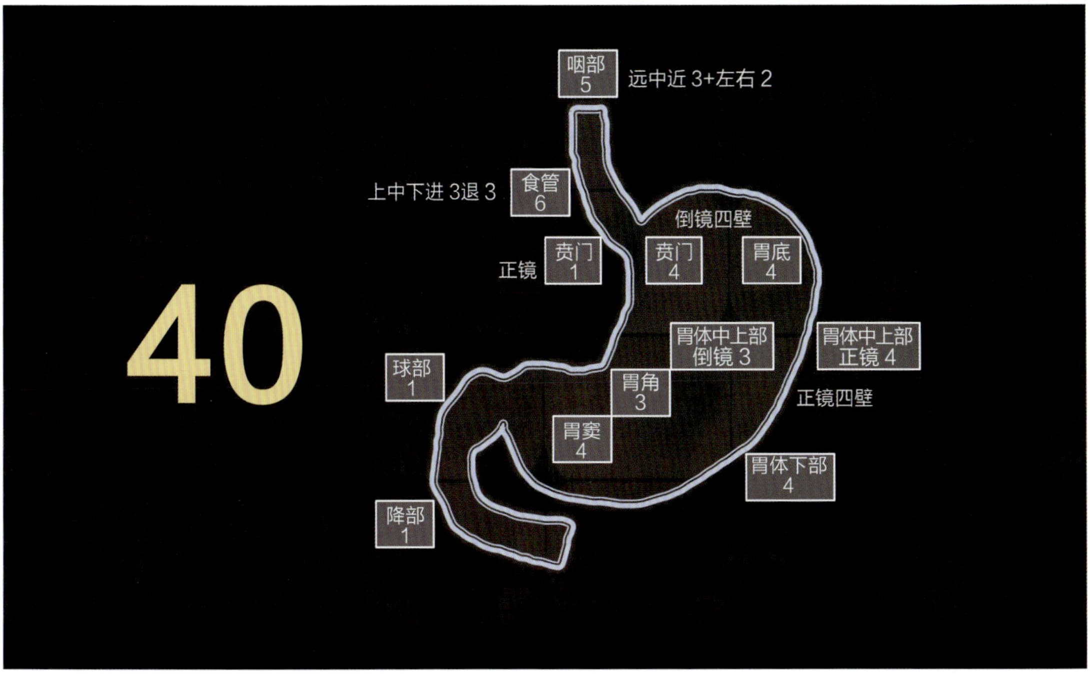

观察食管的时候，如进镜是用白光观察，退镜就用 IEE 观察；如进镜是用 IEE 观察，退镜就用白光观察；相互补充一下。

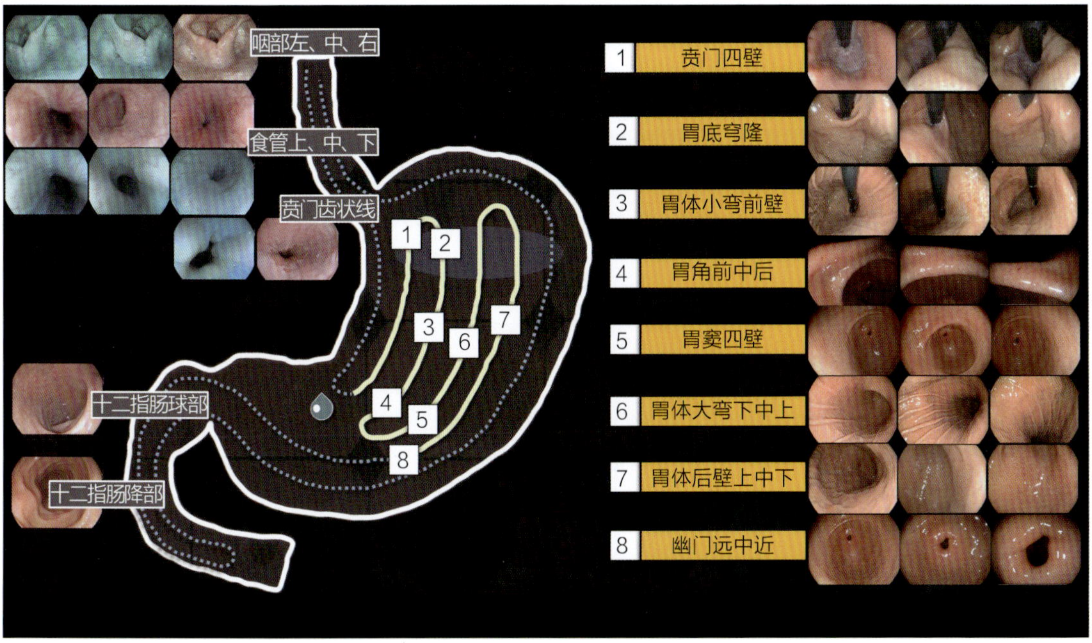

幽门口胃黏膜脱垂

病例

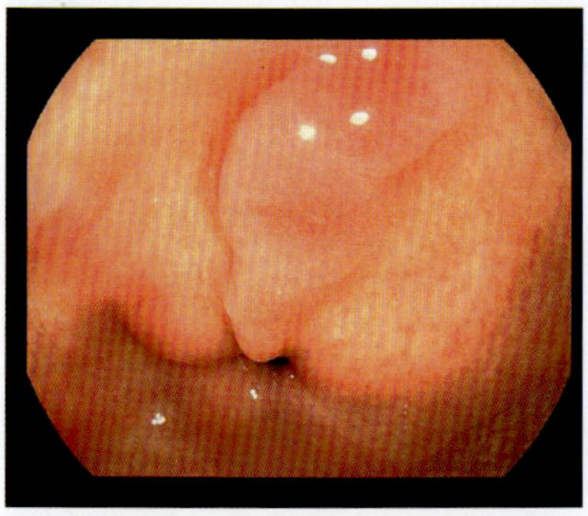

图 1　普通白光

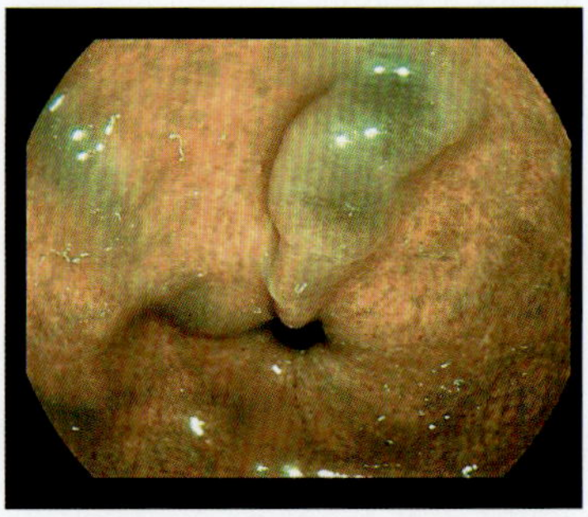

图 2　OE MODE 1

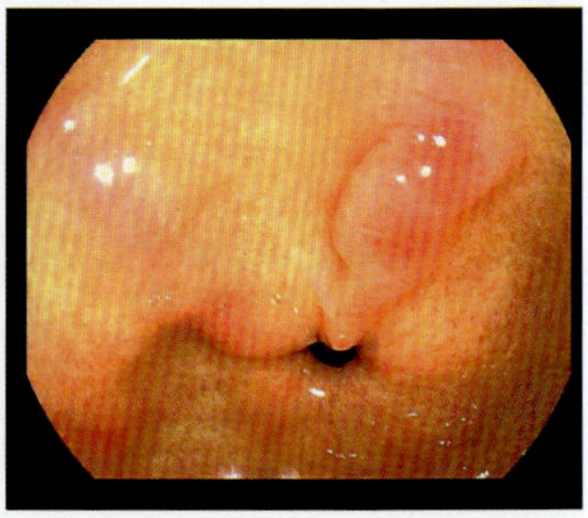

图 3　OE MODE 2

内镜发现

幽门口小弯侧可见纵行条状黏膜隆起，部分突入幽门环内，质地较软。常因摩擦等原因其黏膜表面可出现局部发红甚至糜烂灶，发红糜烂处 OE MODE 1 模式下呈绿色，OE MODE 2 模式下呈紫红色。随访观察。

疣状胃炎 / 成熟型糜烂性胃炎

病例

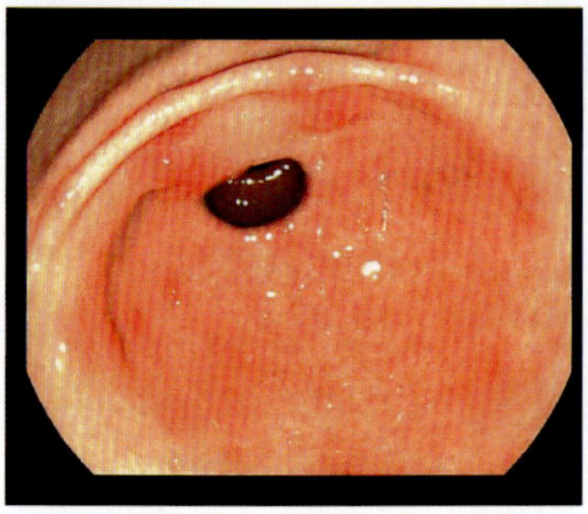

图 1　普通白光

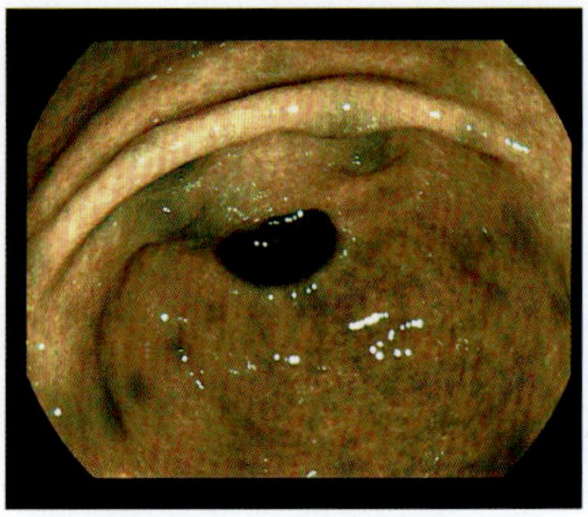

图 2　OE MODE 1

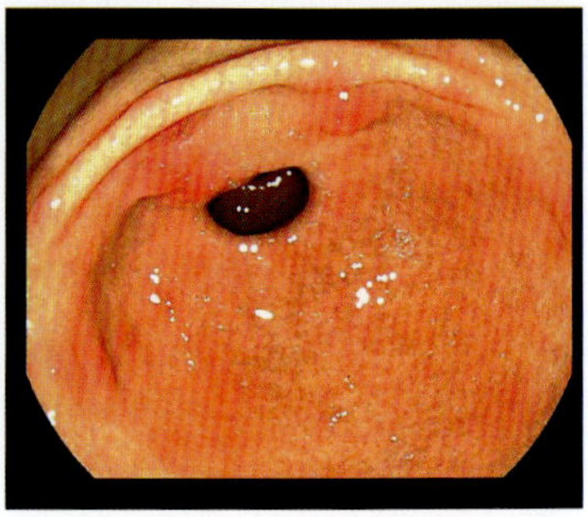

图 3　OE MODE 2

内镜发现

好发于幽门前区，可单发可多发，边界不清，多发者可呈串珠样排列或散在无规律排列。普通白光下呈发红的山田Ⅰ型或Ⅱ型隆起，顶端可伴糜烂面及渗出。多见于幽门螺杆菌（Hp）阴性胃，也可见于 Hp 阳性胃。多发时需警惕其中藏匿分化型早癌。药物治疗。

疣状胃炎

病例

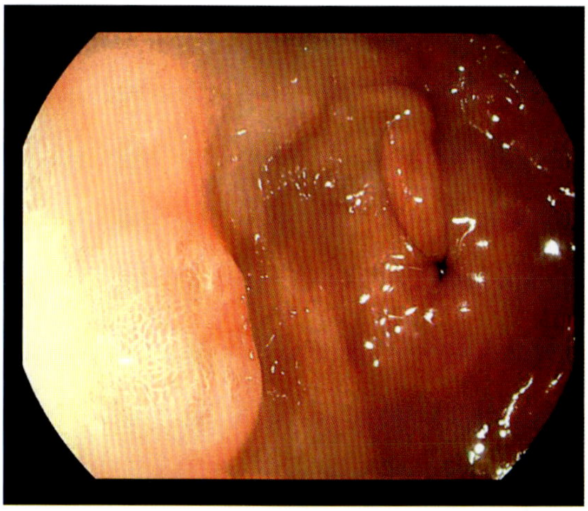
图 1 普通白光

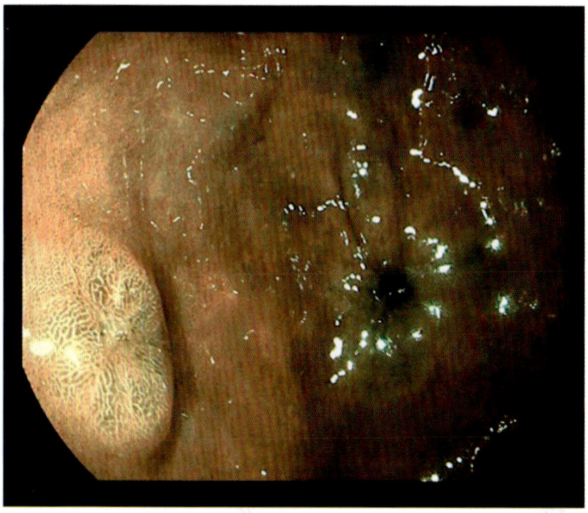
图 2 OE MODE 1（1）

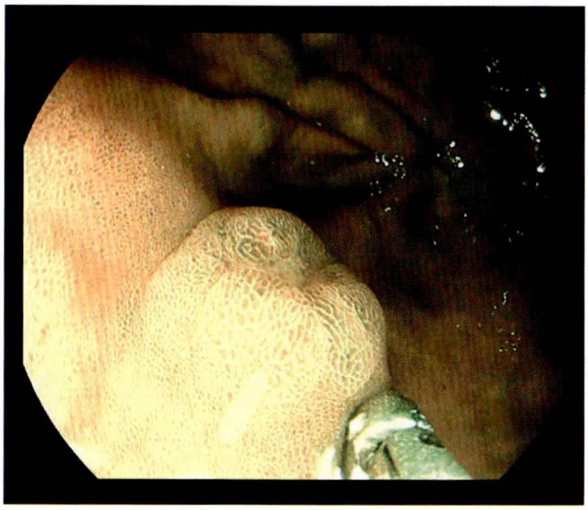
图 3 OE MODE 1（2）

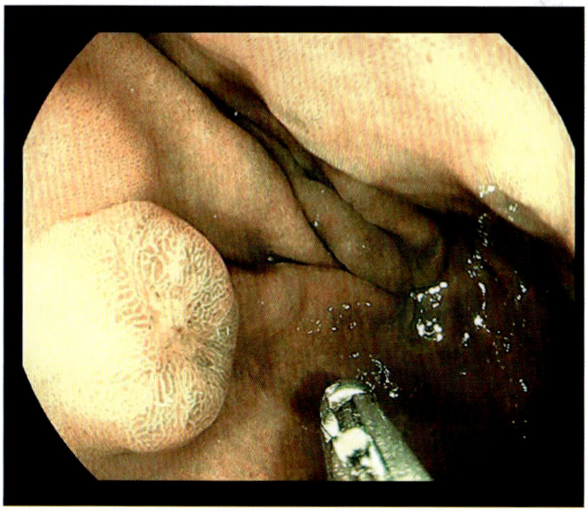
图 4 OE MODE 1（3）

内镜发现

胃窦前壁可见一Ⅱa + Ⅱc 型隆起，大小约 0.6cm。Ⅱa 型隆起边界与周围边界不清；Ⅱc 型凹陷面色红，可见少量白色炎性渗出。以活检钳抵近病灶口侧，缓慢吸气，可使病灶逐渐垂直于镜头而有利于全面观察表面结构及表面血管。经活检证实为炎性病灶。

炎性糜烂

病例

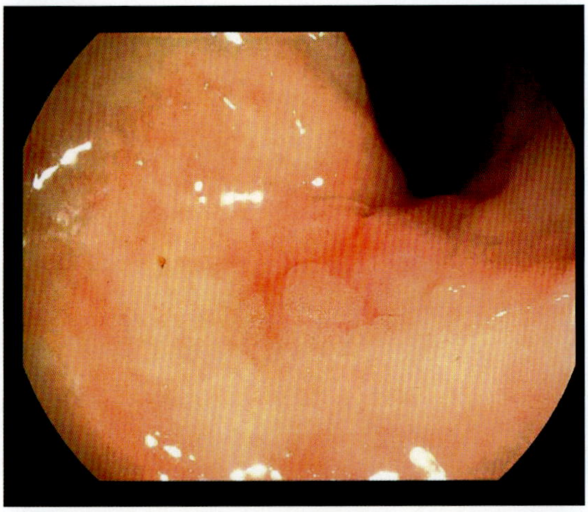

图 1　普通白光

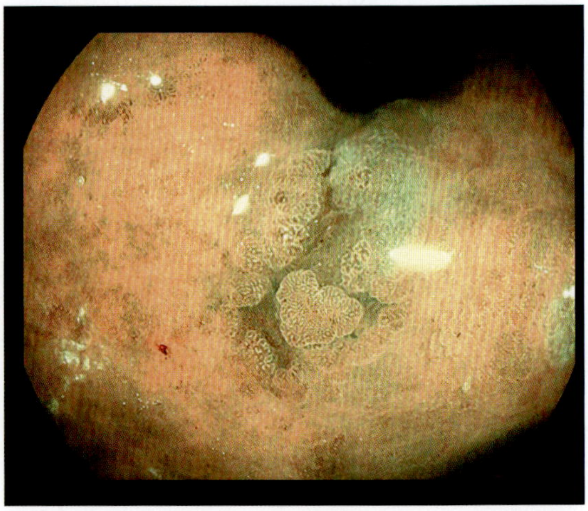

图 2　OE MODE 1

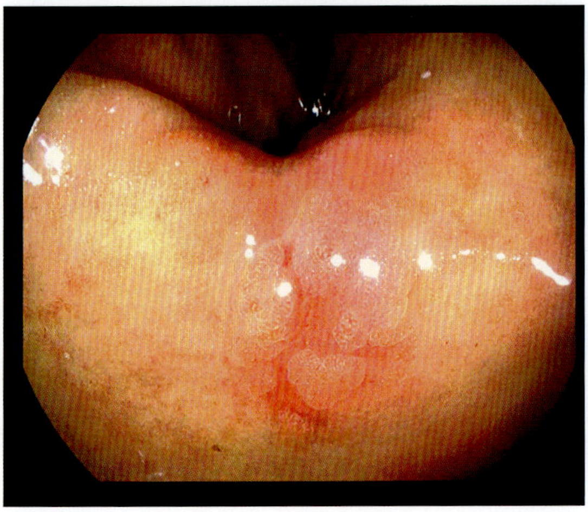

图 3　OE MODE 2

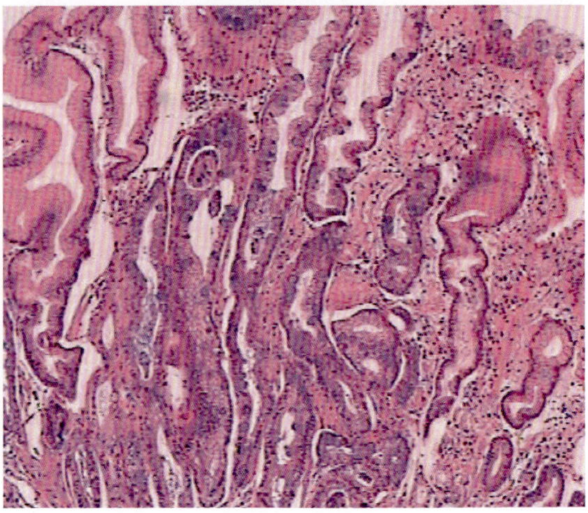

图 4　病理

内镜发现

胃角可见一不规则发红的凹陷性病灶，大小约 1.2cm × 1.0cm，边界清晰，周围黏膜充血、水肿。OE MODE 1 模式下观察凹陷呈绿色，OE MODE 2 模式下观察凹陷呈紫红色。活检组织病理显示黏膜内可见大量炎症细胞聚集，小凹上皮呈螺旋状改变。随访观察。

胃底腺息肉

病例

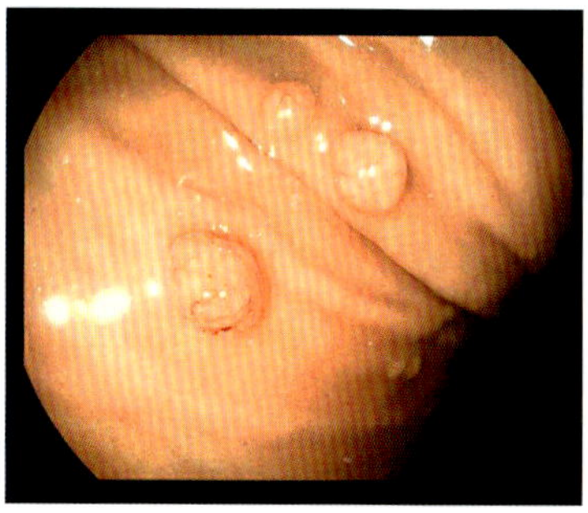

图 1 普通白光

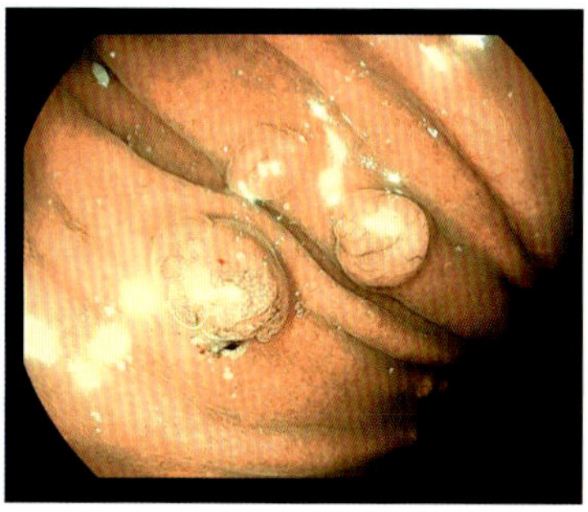

图 2 OE MODE 1

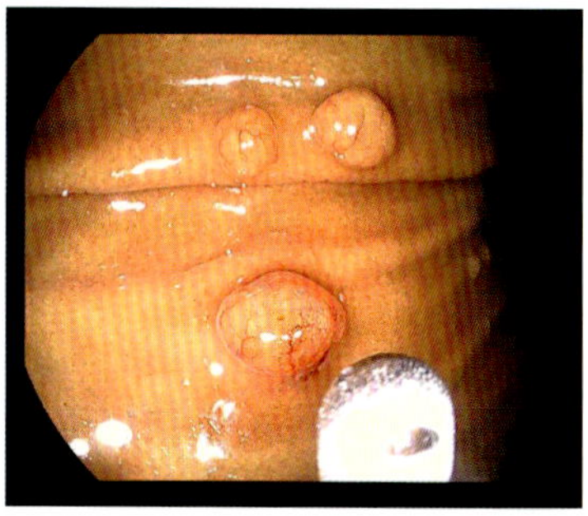

图 3 OE MODE 2

内镜发现

胃体大弯侧可见多发的山田Ⅱ型、Ⅲ型的黏膜隆起，表面光滑，表面结构及色泽与周围黏膜一致，可见扩张的血管，只存在于胃底腺区域（胃底部及胃体部），多为数毫米大小，常多发。组织学上以胃底腺组织增生、腺管囊泡状扩张为特征的隆起型病变。大部分见于无 Hp 感染、无萎缩的胃体腺黏膜，发生胃癌风险极低。随访观察。

胃窦脂肪瘤

病例

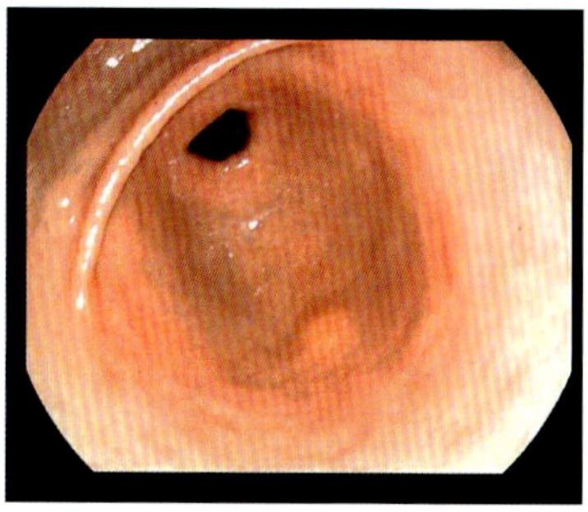

图 1 普通白光

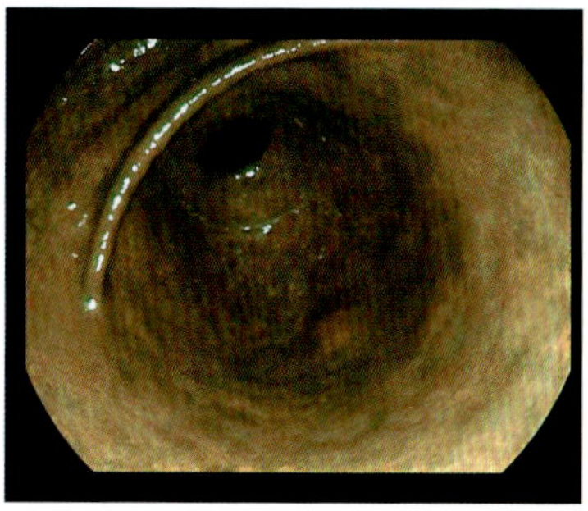

图 2 OE MODE 1

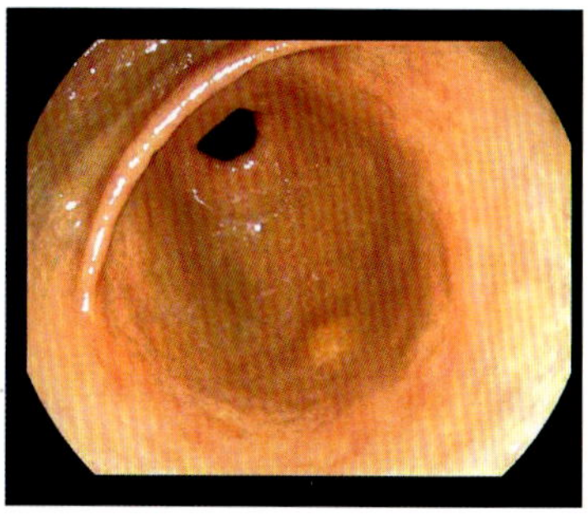

图 3 OE MODE 2

内镜发现

胃窦大弯侧可见 1.2cm×1.2cm 黏膜下隆起病灶，表面发黄，被覆正常黏膜，光滑。多数起源于黏膜下层，呈坡度较缓的隆起病灶，良性肿物，若用活检钳触之，一般较软，有弹性。随访观察或内镜下切除。

食管胃结合部（EGJ）腺癌发生位置图

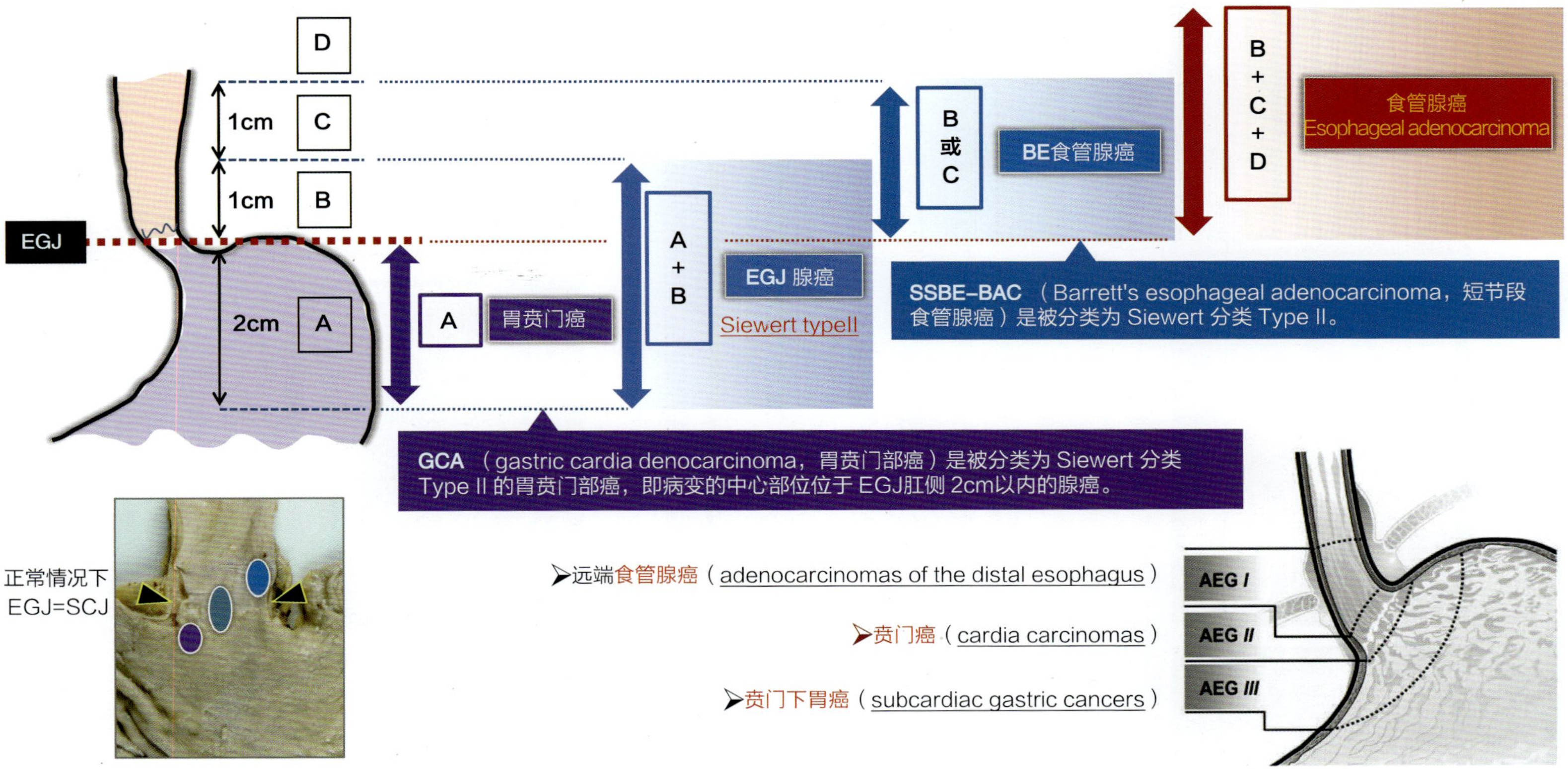

D
1cm
C
1cm
B
EGJ
2cm
A
A
胃贲门癌
A
+
B
EGJ 腺癌
Siewert typeII
B
或
C
BE食管腺癌
B
+
C
+
D
食管腺癌
Esophageal adenocarcinoma
SSBE-BAC （Barrett's esophageal adenocarcinoma，短节段食管腺癌）是被分类为 Siewert 分类 Type II。
GCA （gastric cardia denocarcinoma，胃贲门部癌）是被分类为 Siewert 分类 Type II 的胃贲门部癌，即病变的中心部位位于 EGJ肛侧 2cm以内的腺癌。
正常情况下
EGJ=SCJ
➤远端食管腺癌（adenocarcinomas of the distal esophagus）
➤贲门癌（cardia carcinomas）
➤贲门下胃癌（subcardiac gastric cancers）
AEG I
AEG II
AEG III

内镜确认食管胃结合部指标

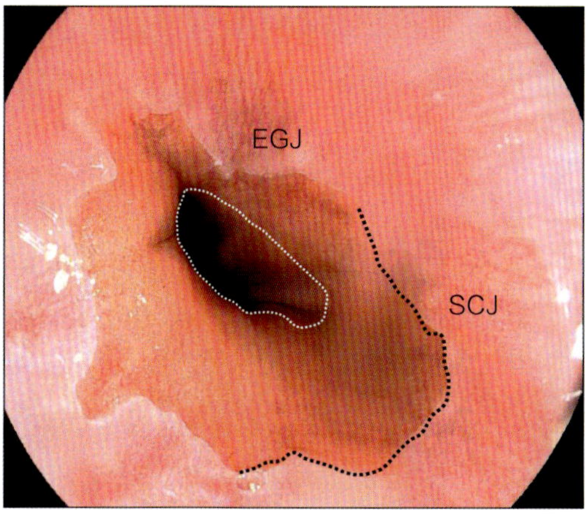

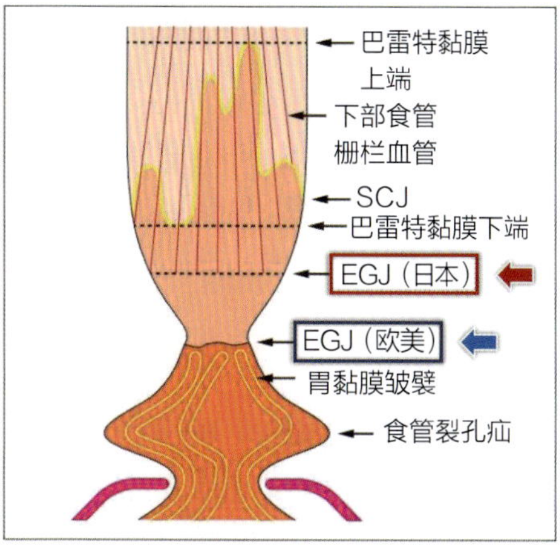

EGJ：食管胃结合部　　**SCJ：鳞柱状上皮交界处（Z线）**

在贲门部有两个概念容易混淆：一个是食管胃结合部（EGJ），另一个是鳞柱状上皮交界处（SCJ）。食管胃结合部是指胃和食管相连接的地方，确切来说就是食管的固有肌与胃的固有肌连接的地方，是解剖学概念，所以它相对固定不变。鳞柱交界线是我们内镜下可以看见的食管的鳞状上皮（粉白色）与胃的柱状上皮（橘红色）形成的一条边界线，它是可以变化的，比如食管下段充气多的时候，它可以暂时地滑动上移，比如反流严重的时候，它可以因反流刺激而出现永久性上移，被称为巴雷特食管（BE）。当出现食管裂孔疝的时候，食管胃结合部与鳞柱交界线可以同时上移。

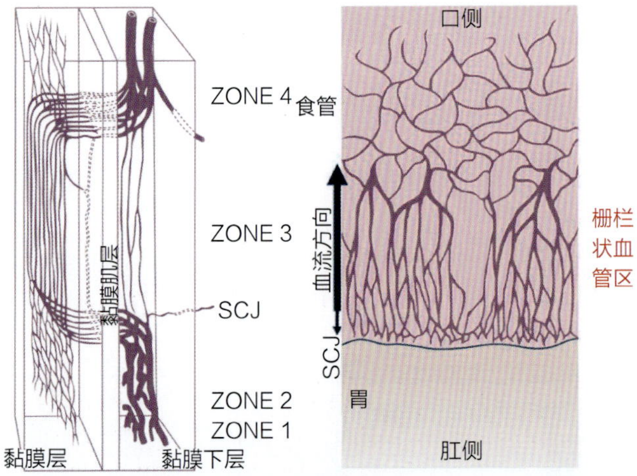

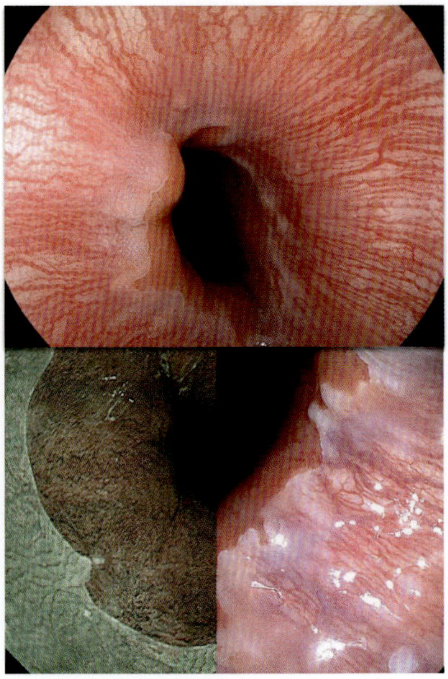

栅栏状血管：图上方为食道，图下方为胃。在ZONE 3的黏膜内纵行的静脉为栅栏状血管。正常情况下，ZONE 2 和 ZONE 3的交界处存在SCJ（line of epithelial transition）。

食管胃结合部（EGJ）与鳞柱交界线（SCJ）在正常情况下基本是相互重叠一致的。欧美和日本对于判断食管胃结合部采取了不同的内镜下所见的判断方法。欧美是以胃皱襞消失的地方为标准，而日本是以栅栏状血管消失的地方为标准。日本的理由是基于对此处血管的研究，食管下段黏膜下层的血管在贲门部上方会穿行至黏膜层内走行，当越过食管下段高压带（LES）到贲门下方后血管再由黏膜层穿行回黏膜下层，这一特殊的血管结构于内镜下观察即可见食管下段纵行的栅栏状血管明显增多，而胃内却看不见这种栅栏状血管。故日本认为栅栏状血管消失的地方即为食管胃结合部。此处血管会有如此走行，我个人推测：因为食管下段没有瓣膜结构防止反流，故由肌层形成此处的高压带预防反流，而高压带势必带来此处的常规血管被压迫，可能导致缺血，而血管为了避免缺血，就要远离肌层，走向黏膜层，这样可以最大限度地远离高压带肌肉的影响，待越过此区后再回到黏膜下层，血管的这一绕道而行的“跨层避险”常常使我惊叹人体之玄妙啊！

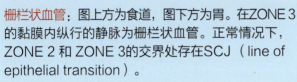

食管胃结合部（EGJ）

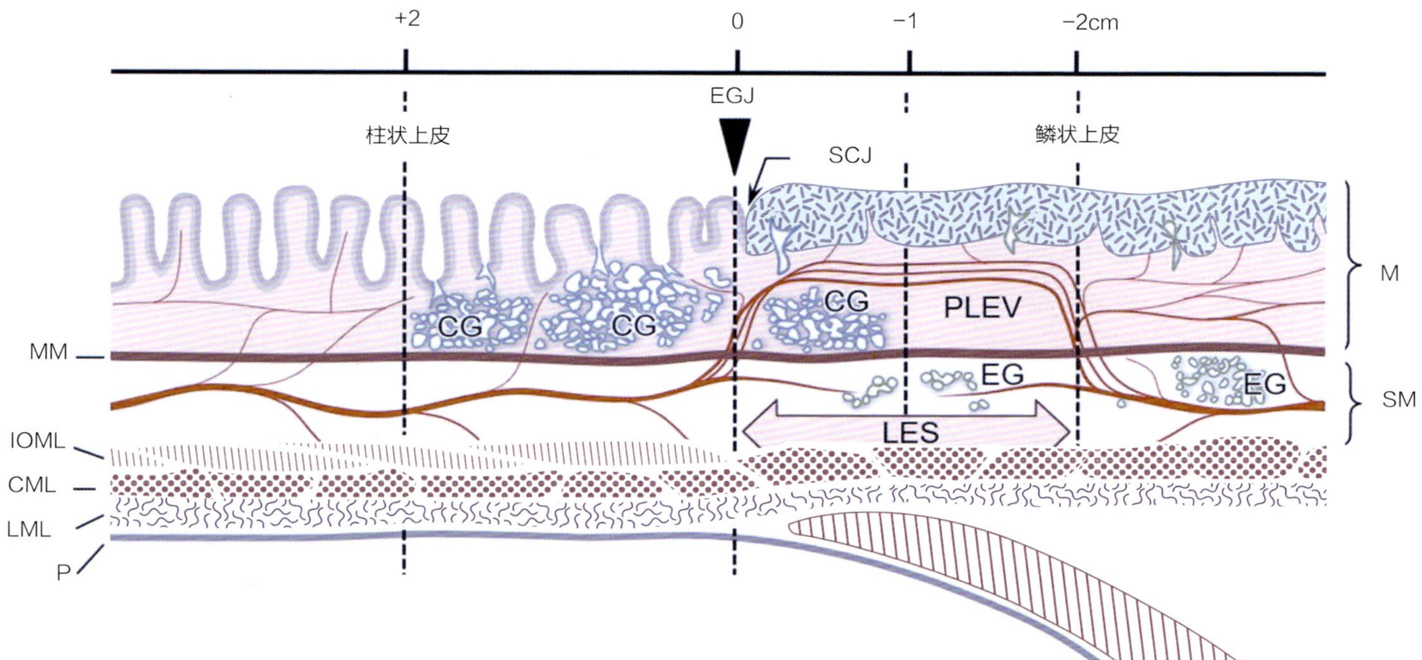

贲门腺（CG）分布在黏膜肌层（MM）上方的EGJ近端约1cm和远端约2cm处。食管腺（EG）存在于食管的MM下方。栅栏状食管纵向血管（PLEV）穿过最接近真正的EGJ线的MM，位于固有层黏膜（M），与食管下括约肌（LES）一致（约2cm）。齿状线（SCJ）位于EGJ稍近端。

CML，环形肌层；IOML，内斜肌层；LML，纵行肌层；P，腹膜；SM，黏膜下层；CG，贲门腺；EG，食道腺；PLEV，栅栏状食管纵行血管；LES，食管下段括约肌

西分类与 Siewert 分类

西分类（1973）

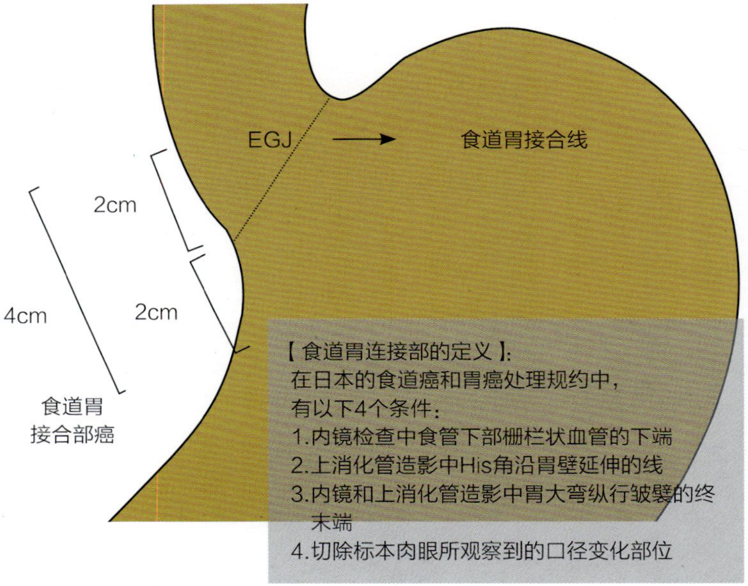
EGJ
食道胃接合线
2cm
2cm
4cm
食道胃
接合部癌
【食道胃连接部的定义】:
在日本的食道癌和胃癌处理规约中，
有以下4个条件:
1.内镜检查中食管下部栅栏状血管的下端
2.上消化管造影中His角沿胃壁延伸的线
3.内镜和上消化管造影中胃大弯纵行皱襞的终末端
4.切除标本肉眼所观察到的口径变化部位

■肿瘤中心位于EGJ附近上下2cm以内，不论其肿瘤类型，其中也包含鳞状细胞癌

Siewert分类（1996）

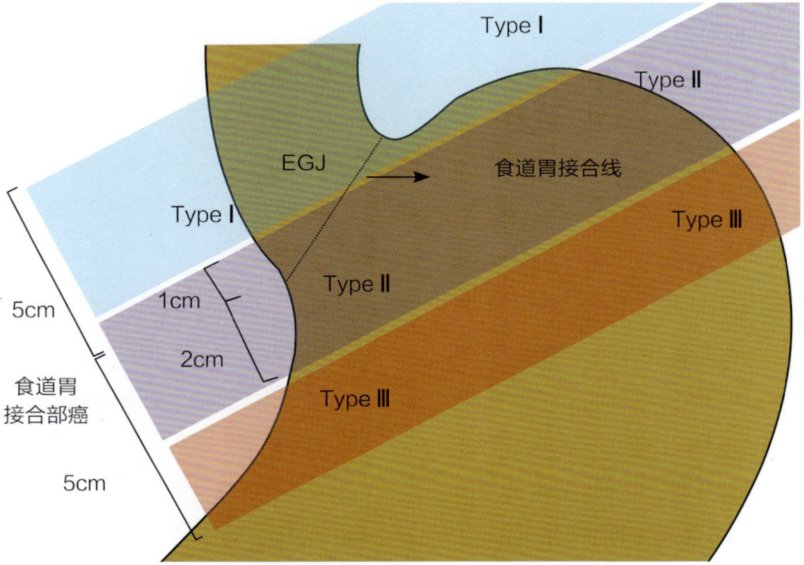
Type Ⅰ
Type Ⅱ
Type Ⅲ
EGJ
食道胃接合线
Type Ⅰ
Type Ⅱ
Type Ⅲ
1cm
2cm
5cm
食道胃
接合部癌
5cm

■肿瘤中心位于EGJ上下5cm范围内的腺癌:

·type Ⅰ：EGJ口侧1～5cm（食管远端腺癌）

·type Ⅱ：EGJ口侧1cm至肛侧2cm【狭义的EGJ癌】（贲门癌）

·type Ⅲ：EGJ肛侧2～5cm（贲门下胃癌）

《京都国际共识：食管胃结合部（2022）》

京都国际共识（2022）

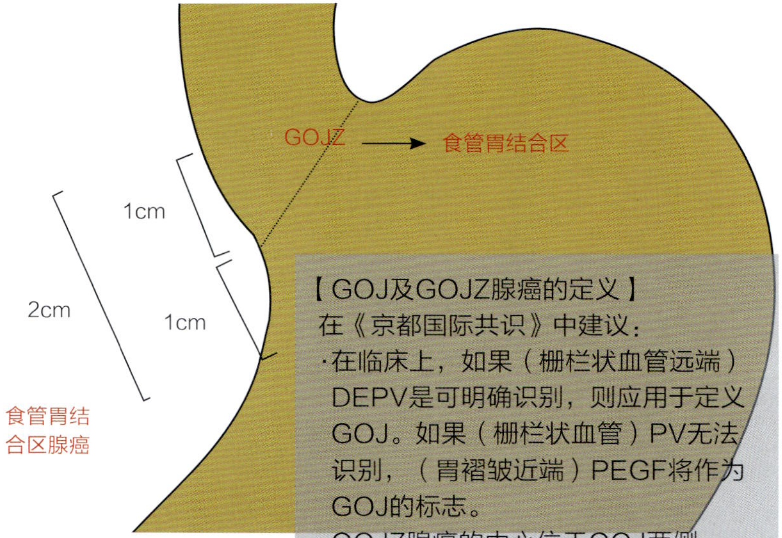

【GOJ及GOJZ腺癌的定义】

在《京都国际共识》中建议：

·在临床上，如果（栅栏状血管远端）DEPV是可明确识别，则应用于定义GOJ。如果（栅栏状血管）PV无法识别，（胃褶皱近端）PEGF将作为GOJ的标志。

·GOJZ腺癌的中心位于GOJ两侧10mm范围内被定义为GOJZ腺癌。

■肿瘤中心位于GOJ附近上下1cm以内的腺癌

■GOJZ中发生的癌被认为是Siewert Ⅱ型癌同义

Siewert分类（1996）

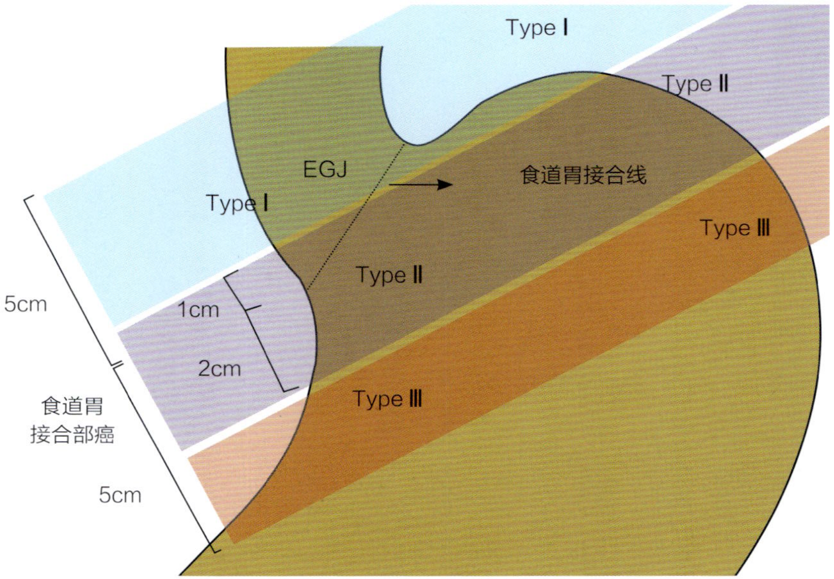

■肿瘤中心位于EGJ上下5cm范围内的腺癌：

·type Ⅰ：EGJ口侧1～5cm（食管远端腺癌）

·type Ⅱ：EGJ口侧1cm至肛侧2cm【狭义的EGJ癌】（贲门癌）

·type Ⅲ：EGJ肛侧2～5cm（贲门下胃癌）

巴雷特食管

- 日・英、存在巴雷特（Barrett）黏膜的食道被称为 Barrett 食道，Barrett 黏膜被定义为：“从胃连续延伸到食道的柱状上皮，不管有无肠化。”
- 德・美、人们常说“No goblets，No Barrett”，将 Barrett 黏膜定义为：“在正常状态下覆盖远端食道的复层鳞状上皮引起容易发生癌症的化生性变化的柱状上皮置换的状态。”

日本与欧美标准中对长度定义的差异：

日本：BE定义为CLE的任意长度。长节段BE（LSBE）定义为环周CLE≥3cm。

欧美：BE定义为CLE≥1cm。LSBE定义为CLE最大长度≥3cm。

・*CLE＜1cm称为超短节段BE（USSBE）。

・** 不规则z线，或EGJ的特殊IM。

各国的Barrett食道诊断标准

指南	长度标准	病理标准
AGA	any extent	intestinal metaplasia
ASGE	none	intestinal metaplasia
BSG	≥ 1cm	columnar epithelium
Australia	any extent	intestinal metaplasia
ACG	≥ 1cm	intestinal metaplasia
ESGE	≥ 1cm	intestinal metaplasia

AGA：美国胃肠病协会；ASGE：美国胃肠内镜协会；BSG：英国胃肠协会；ACG：美国胃肠大学；ESGE：欧洲胃肠镜协会

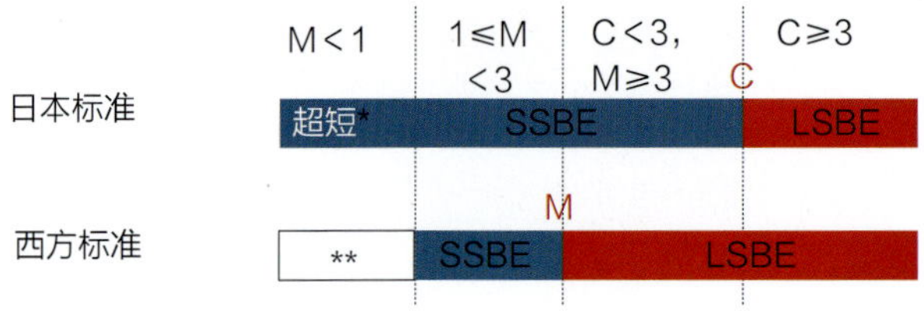

在布拉格分类中巴雷特食管（BE）需同时描述环周长度（C）、最长长度（M），以 3cm 为界限分为长节段巴雷特食管（LSBE）和短节段巴雷特食管（SSBE）。值得一提的是长节段和短节段在欧美与日本的评判标准是不一样的。日本的标准是只有全周（C）的长度超过 3cm 才称为 LSBE；而欧美只要最大（M）的长度超过 3cm 即为 LSBE。此外日本承认超短节段 BE。* 柱状上皮（CLE）＜ 1cm 称为超短节段 BE （USSBE）。** 不规则 z 线，或食管胃结合部（EGJ）的特殊肠化（IM）。

简化巴雷特食管癌放大内镜诊断的流程图（日本 2022）

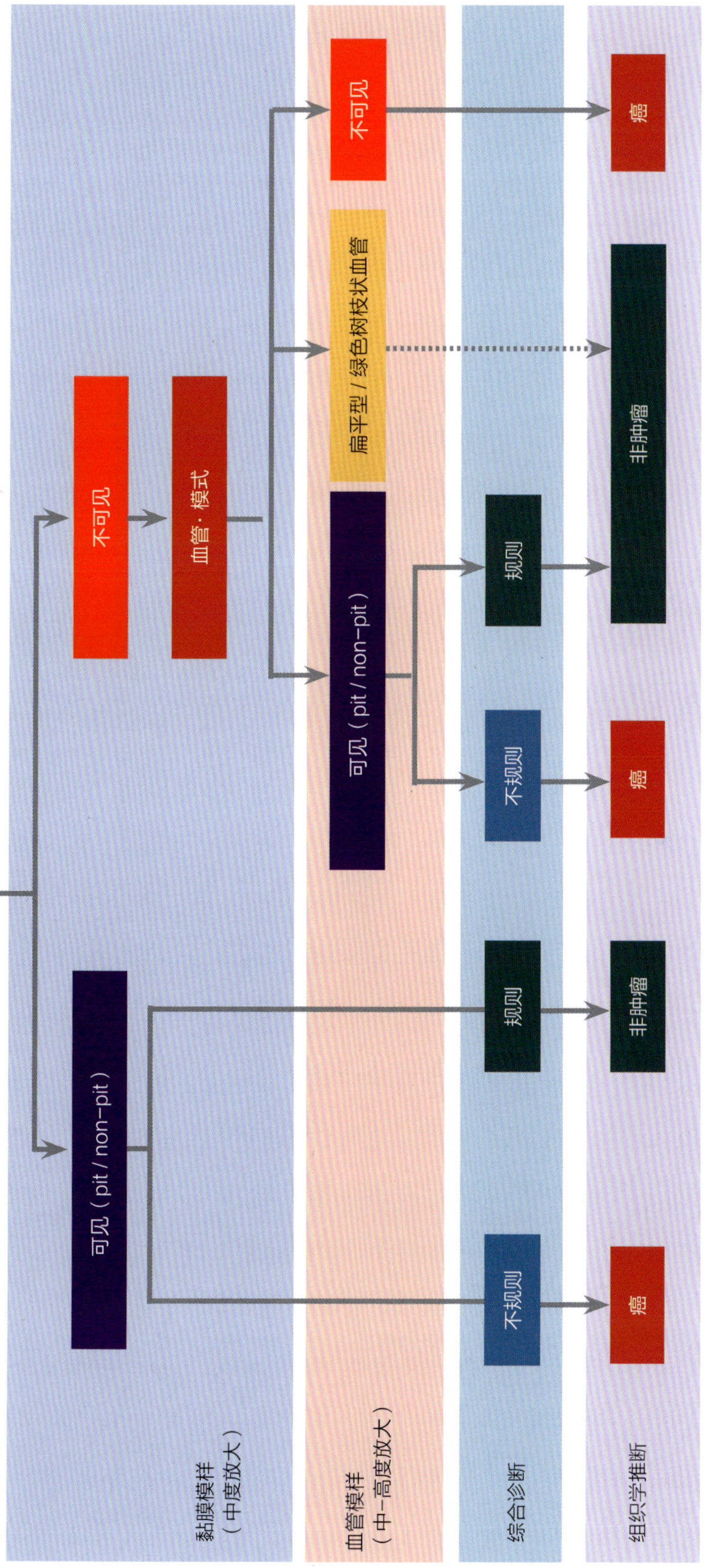

低异型度上皮性肿瘤的评判标准

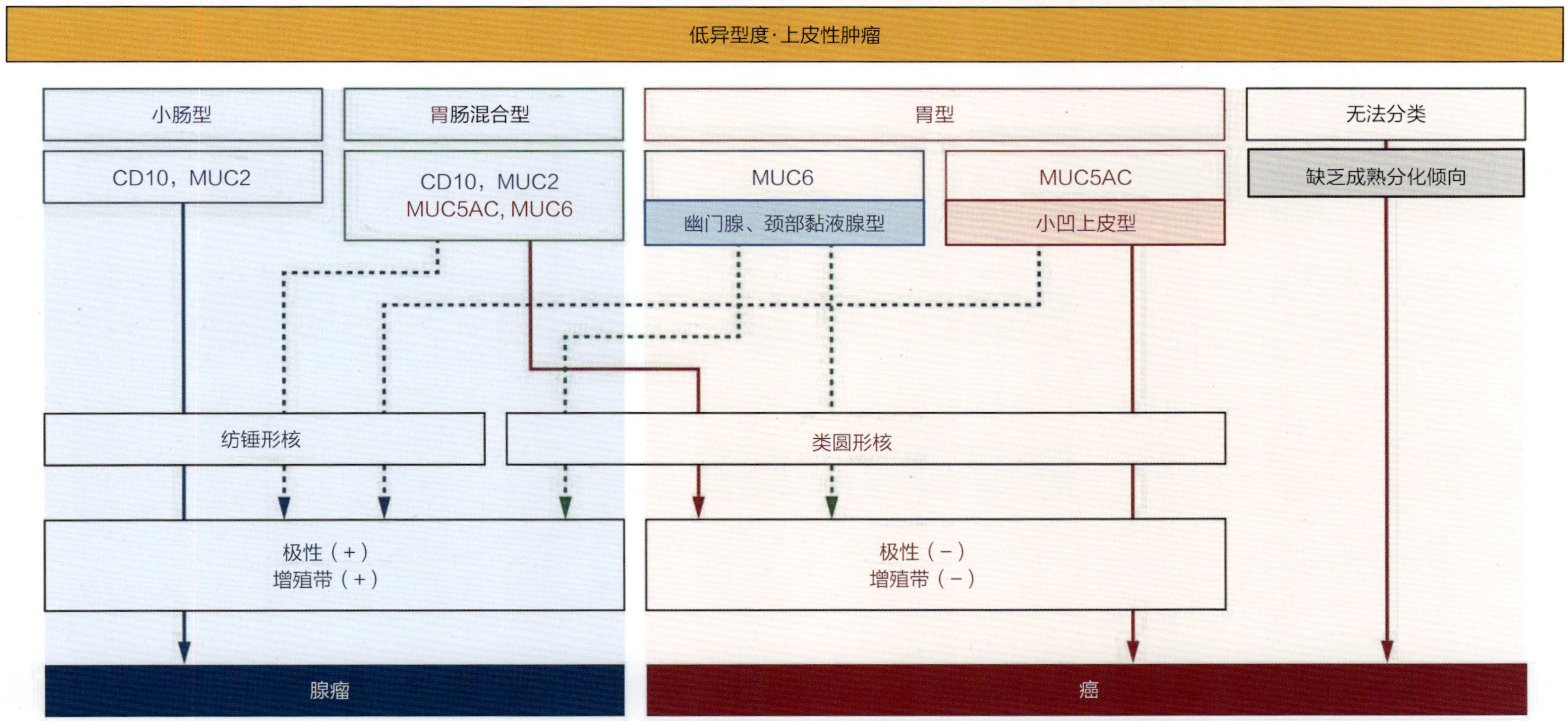

实线:common（频率高）；虚线:rare（频率低）

胃窦异位胰腺

病例

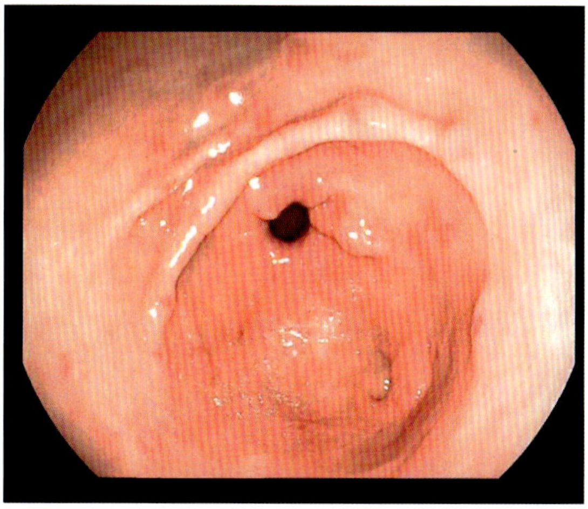

图 1　普通白光

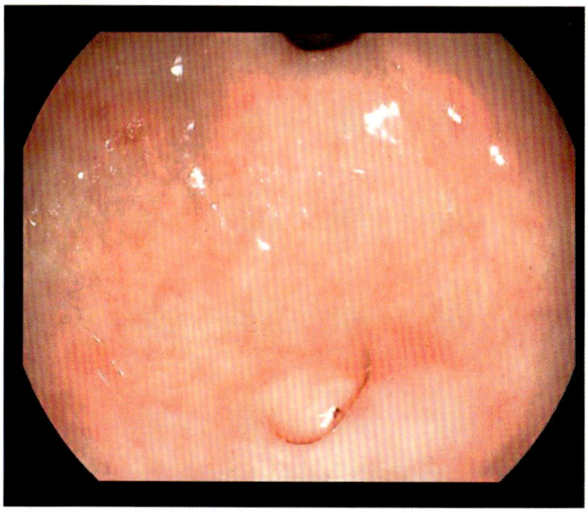

图 2　普通白光近照

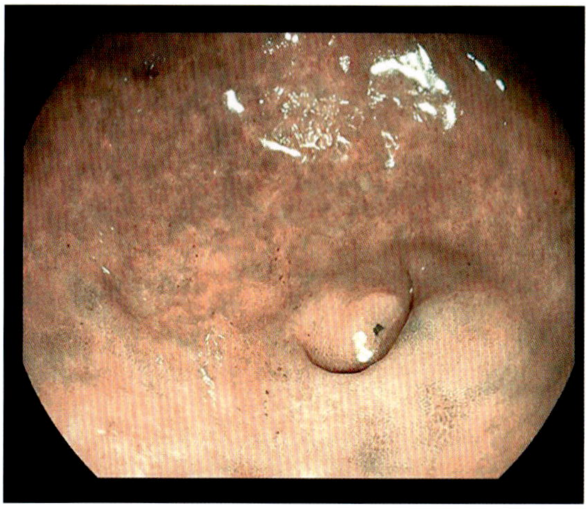

图 3　OE MODE 1

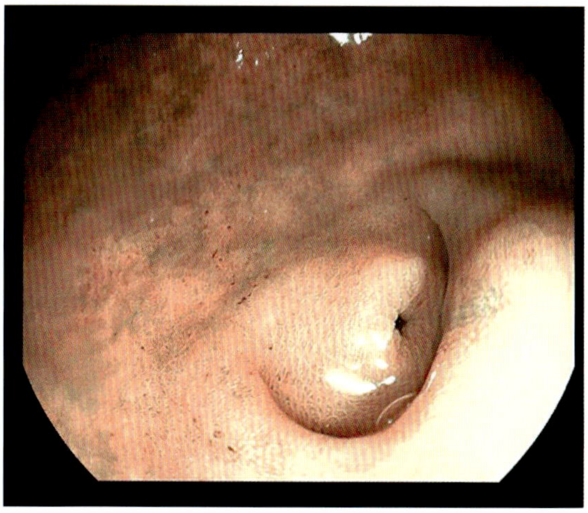

图 4　OE MODE 1 近照

内镜发现

胃窦大弯侧可见大小约 1.5cm 的隆起，坡度较缓，表面光滑，伴有旋涡状的凹凸改变，中心凹陷处可见胰腺组织的导管开口。异位胰腺是一种良性非上皮性肿瘤样病变，大多数位于胃窦大弯侧，大多数伴有旋涡状的凹凸，顶端可伴脐样凹陷。随诊观察。

胃体异位胰腺

病例

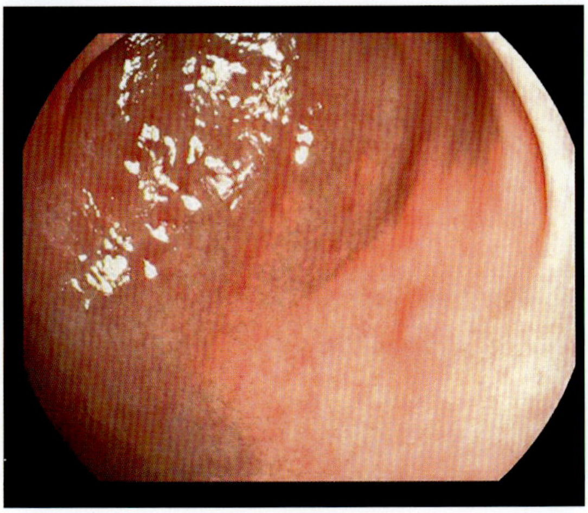

图1　普通白光

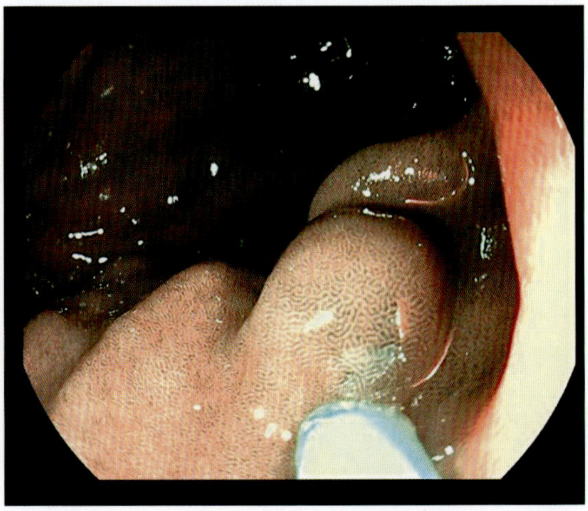

图2　OE MODE 1

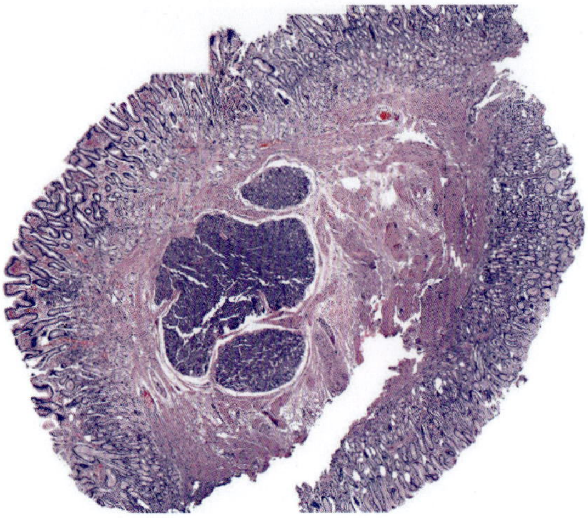

图3　病理（1）

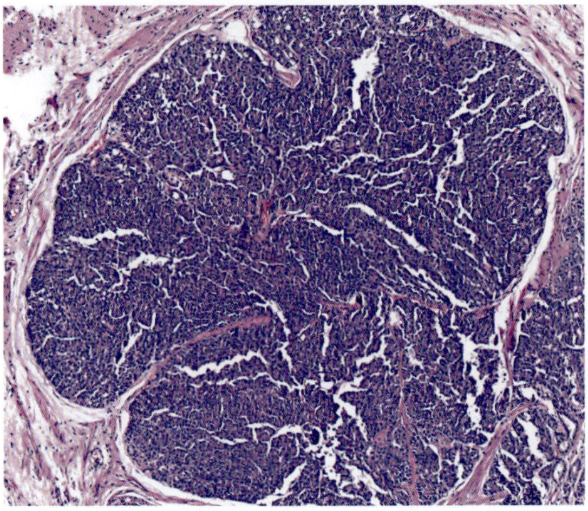

图4　病理（2）

内镜发现

胃体可见一SMT样隆起病灶，大小约0.5cm×0.5cm，表面颜色与周边黏膜同色，OE MODE 1模式下观察表面腺管结构规则、边界不清。整体切除后组织病理显示黏膜肌层及黏膜下层之间可见大量胰腺外分泌部的浆液腺腺泡组织呈膨胀推挤式生长，细胞游离侧胞浆呈红色、基底侧胞浆呈紫色。边界清晰。

胃窦毛细血管扩张症

病例

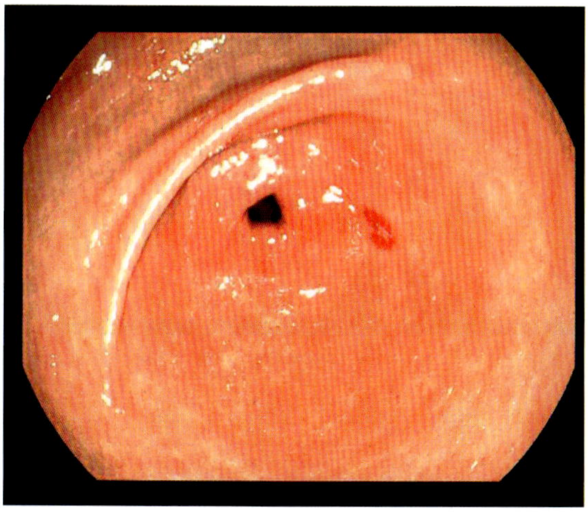

图 1　普通白光

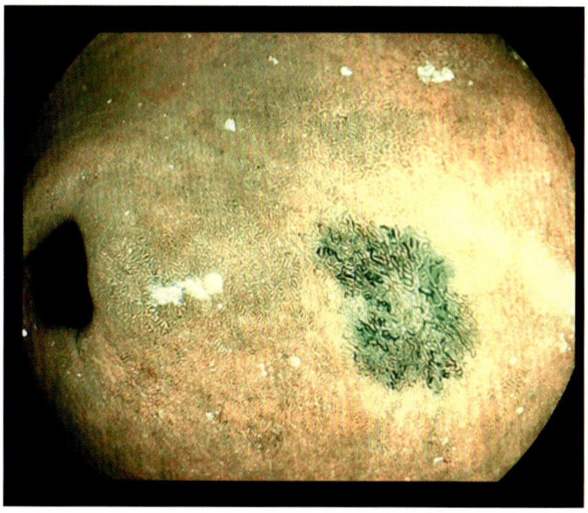

图 2　OE MODE 1

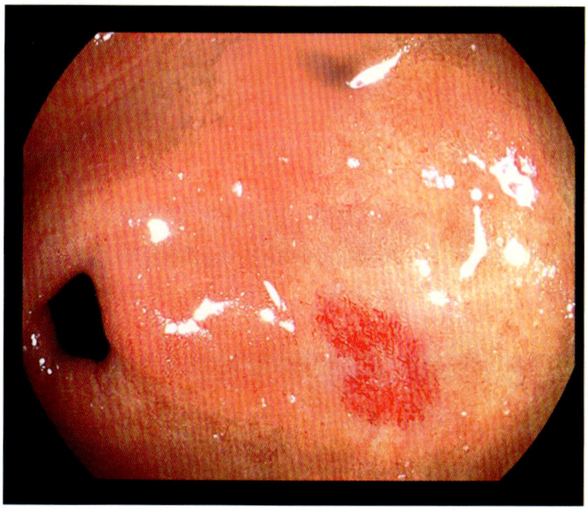

图 3　OE MODE 2

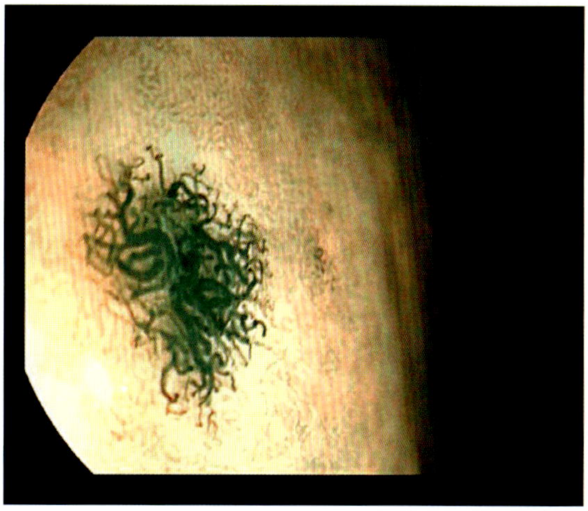

图 4　放大

内镜发现

胃窦后壁可见一 0.8cm × 0.8cm 大小的平坦发红区域，发红区域周围伴白晕，其成因多为中央血管区盗血，边界清晰。近距离观察可见扩张的毛细血管增粗、扭曲、密集，但管径变化顺滑、有过渡感，缺乏陡然的变化。随访观察。

胃体毛细血管扩张症

病例

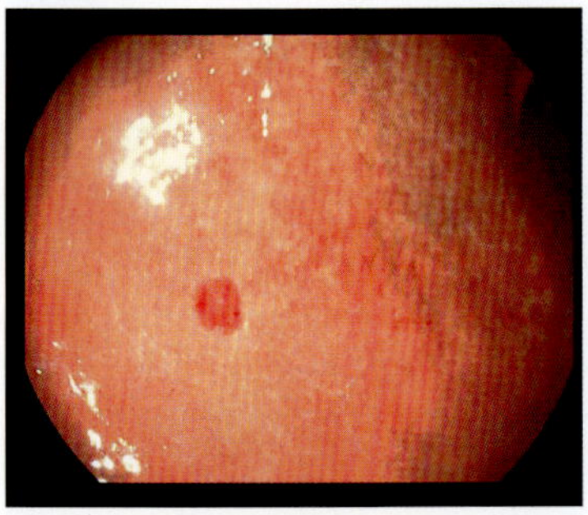
图 1　普通白光

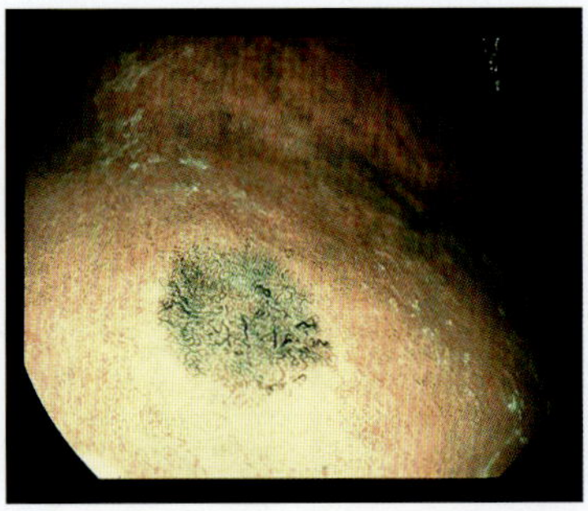
图 2　OE MODE 1

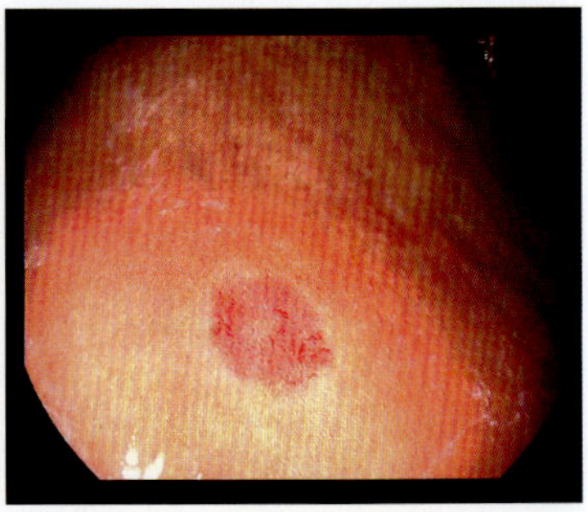
图 3　OE MODE 2

内镜发现

胃体下部可见一 0.8cm × 0.8cm 大小的平坦发红区域，发红区周围伴白晕，边界清晰，近距离观察可见扩张的毛细血管。普通白光下血管呈红色。OE MODE 1 模式下血管呈墨绿色。OE MODE 2 模式下血管呈紫色，周围白晕更加明显。无须特殊处理。

贲门下增生性息肉（1）

病例

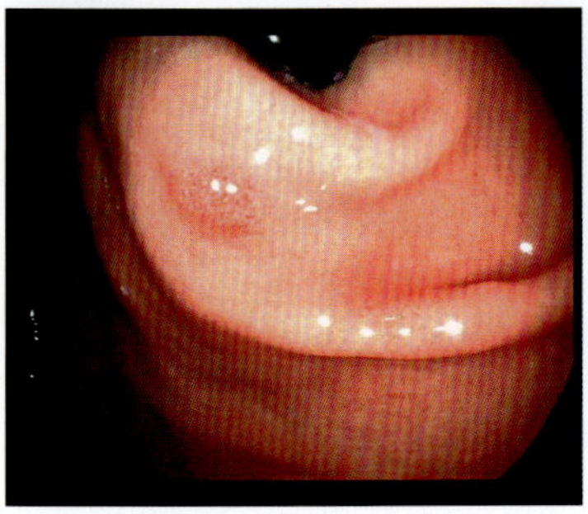
图 1　普通白光

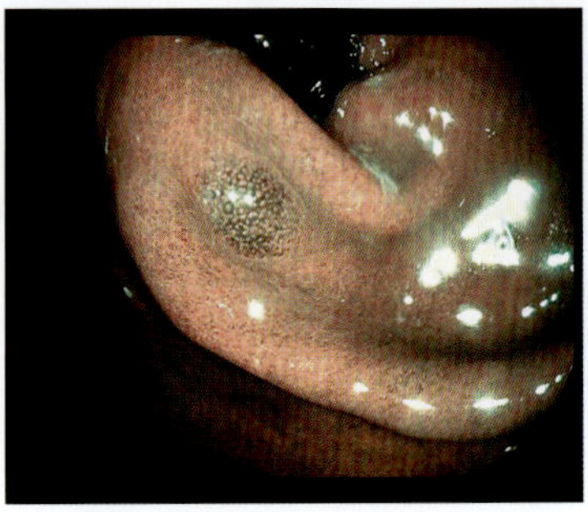
图 2　OE MODE 1

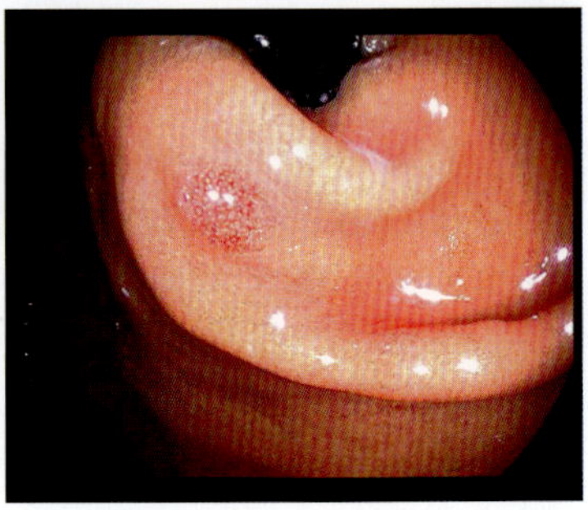
图 3　OE MODE 2

内镜发现

贲门下可见一 0.4cm × 0.4cm 大小、发红的缓坡样黏膜隆起病灶，山田 Ⅰ 型，边界清晰。随着息肉的增长，将会出现隆起高度增加，充血更加明显，IP 增宽拉长，表面结构向乳头状或绒毛状甚至叶片状结构的过度生长，局部出现糜烂、炎性白苔附着，甚至局部异型增生等情况。

贲门下增生性息肉（2）

病例

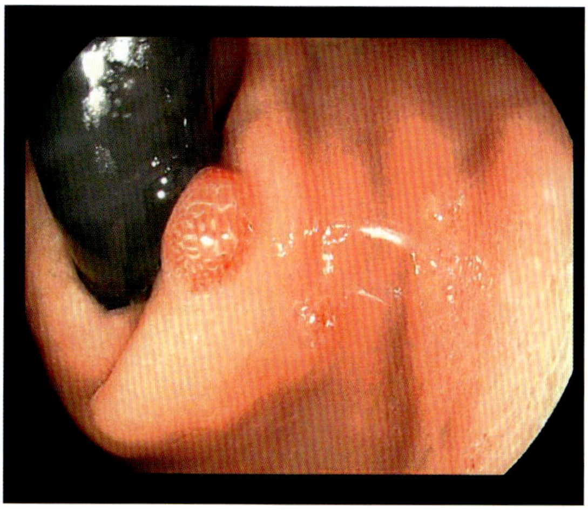

图 1 普通白光

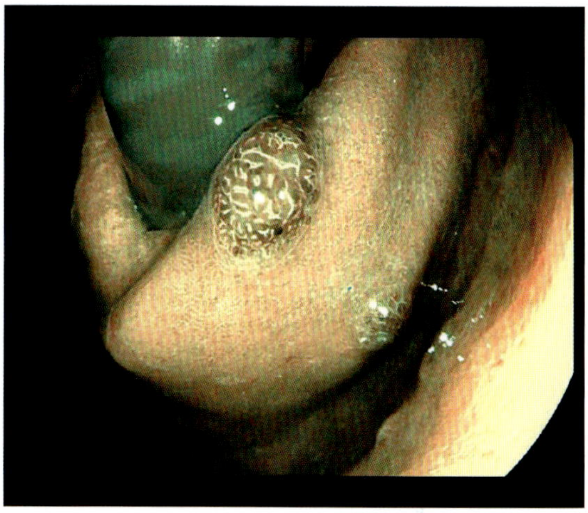

图 2 OE MODE 1（1）

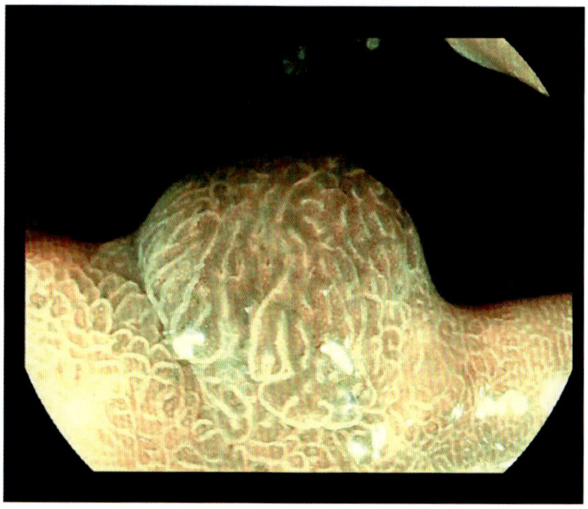

图 3 OE MODE 1（2）

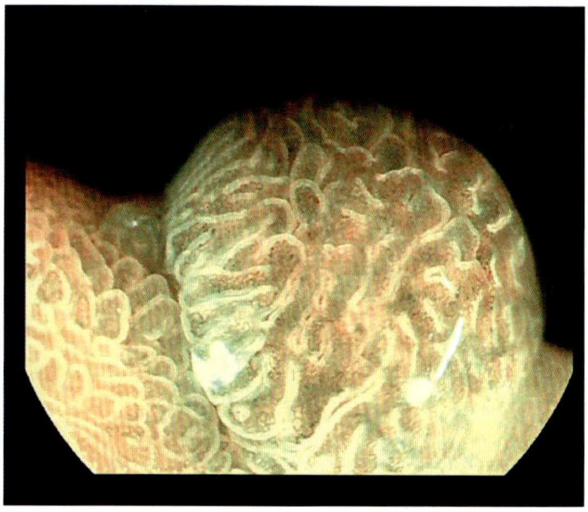

图 4 放大

内镜发现

倒镜下贲门处可见一 0.5cm × 0.5cm 大小的半球形黏膜隆起病灶，表面发红。放大观察表面腺管结构呈大型化，微血管扩张，因弥散性充血而显示不清。增生性息肉（HP）多出现在 Hp 感染的背景黏膜上，Hp 根治后，有时会明显缩小甚至完全消失。

胃黄色瘤（1）

病例

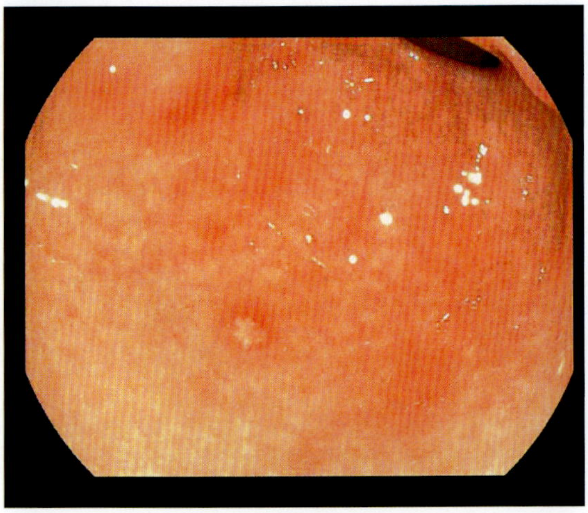

图 1　普通白光

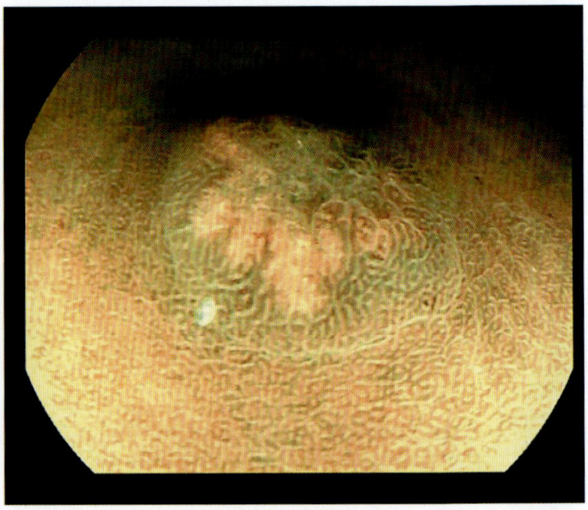

图 2　OE MODE 1（1）

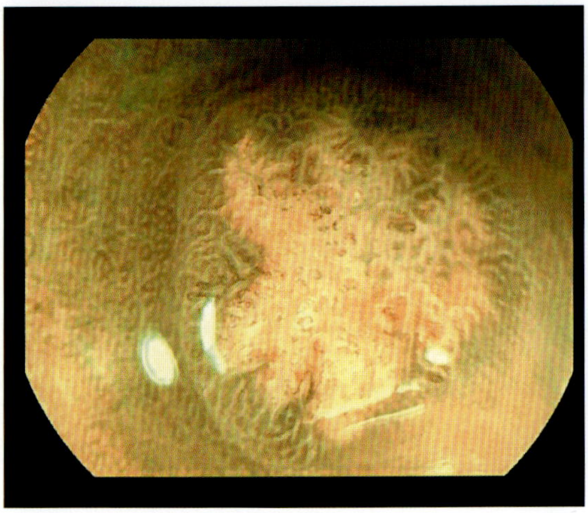

图 3　OE MODE 1（2）

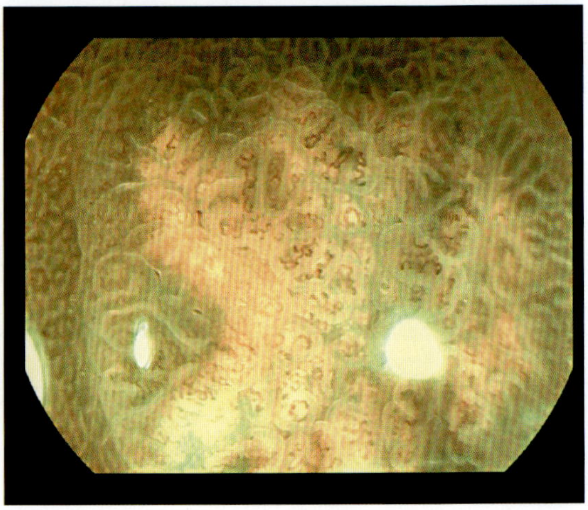

图 4　放大

内镜发现

胃窦大弯侧可见约 0.5cm × 0.5cm 大小的Ⅱa 型隆起病灶，表面呈黄色。放大观察可见明显的细颗粒状的表面结构。强放大下可于黄色成分表面见到正常轻度扩张的微血管。黄色瘤一般提示 Hp 现症感染或既往感染，黄色瘤本身合并癌变者非常罕见。随访观察。

胃黄色瘤（2）

病例

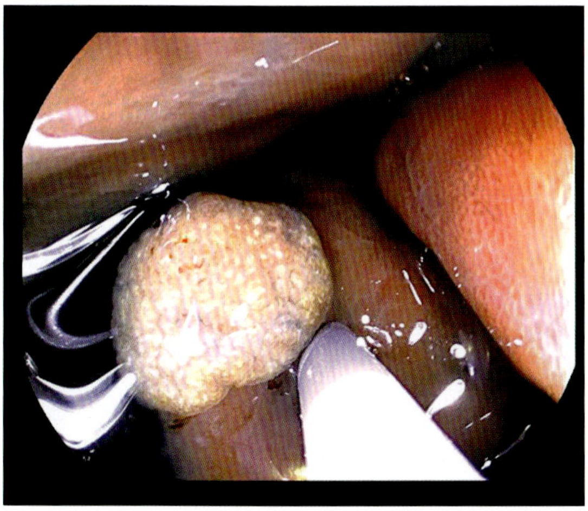

图1　普通白光

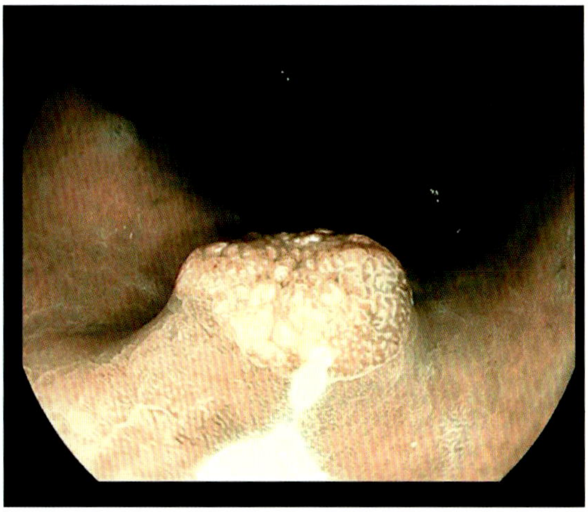

图2　OE MODE 1

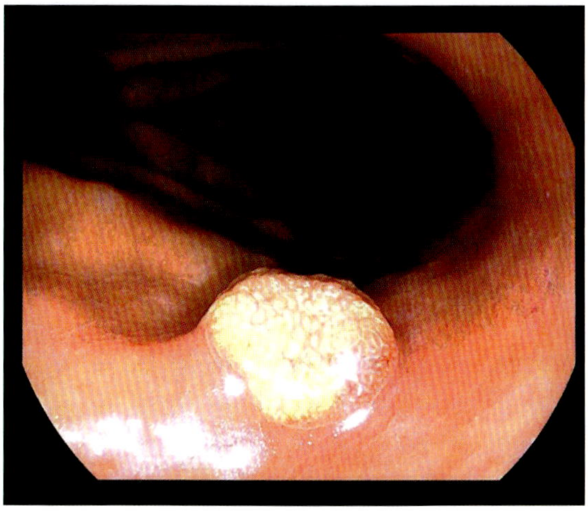

图3　OE MODE 2

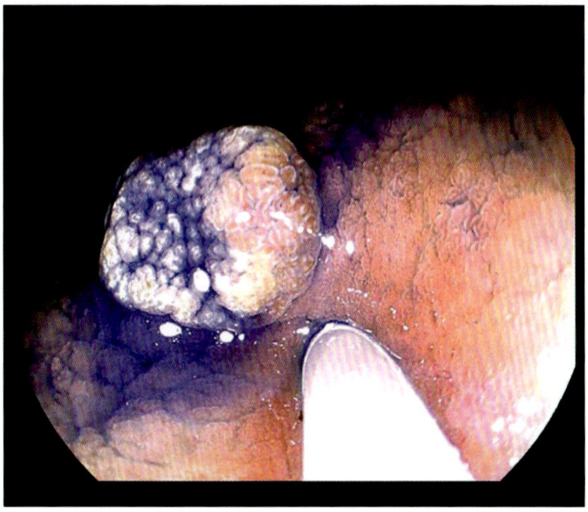

图4　OE MODE 2 染色

内镜发现

胃体上部可见大小约 1.0cm × 1.0cm 的半球形隆起病灶，表面呈黄色乳头颗粒状。美蓝＋ OE MODE 2 模式下观察病灶边界清晰，颗粒之间可见沟状美蓝沉积。黄色瘤一般出现于 Hp 现症感染或既往感染的胃黏膜。组织学上可见黏膜固有层表层细胞质呈空泡状的圆形细胞，考虑为巨噬细胞吞噬脂质后簇集的表现，黄色瘤在 Hp 除菌后仍会残留。随访观察。

胃窦增生性息肉

病例

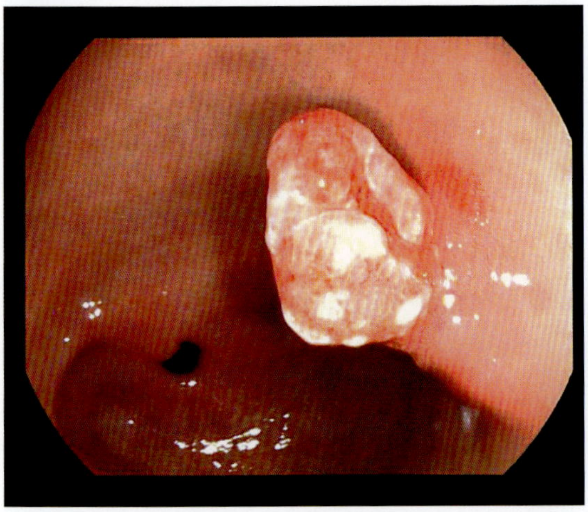

图 1　普通白光

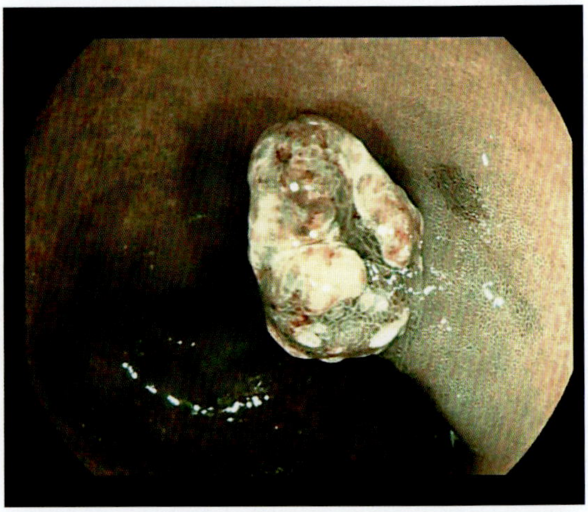

图 2　OE MODE 1

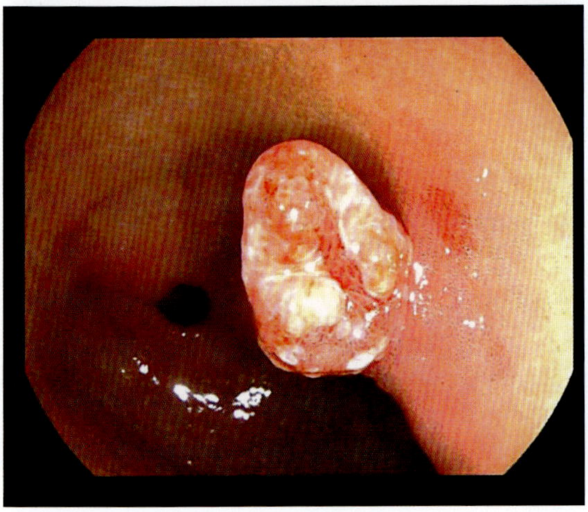

图 3　OE MODE 2

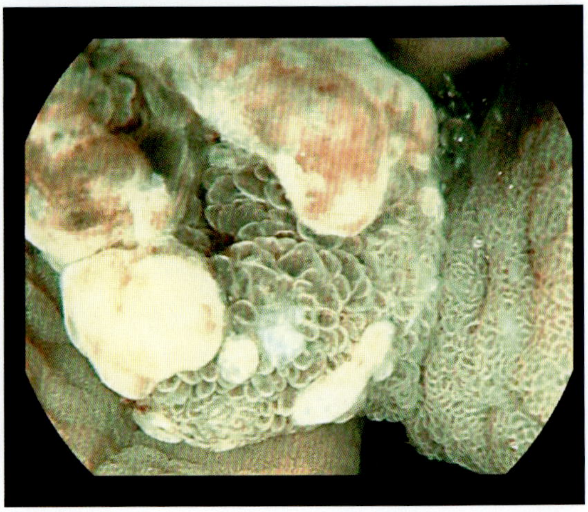

图 4　放大

内镜发现

胃窦后壁可见一 1.2cm × 1.2cm 大小的亚蒂隆起型病变，呈山田Ⅲ型，表面凹凸不平，红色调，附着少许白苔。放大观察表面腺管结构扩张，但形态规则。1cm 以下可以随访观察，1cm 以上建议行内镜下切除治疗。值得注意的是，胃窦区的 HP 有可能越切反而长得越大。

胃体增生性息肉

病例

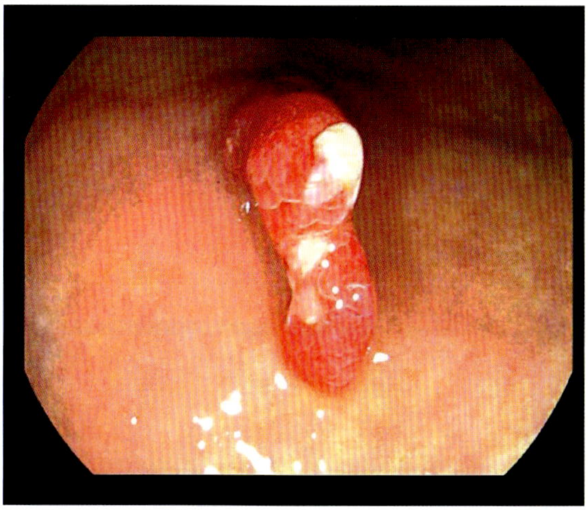

图 1 普通白光

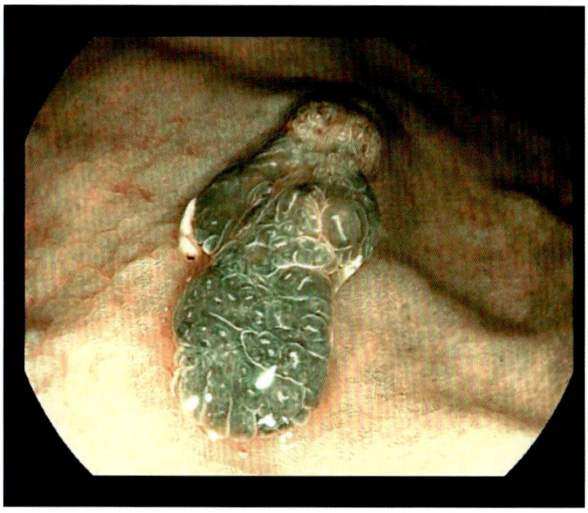

图 2 OE MODE 1

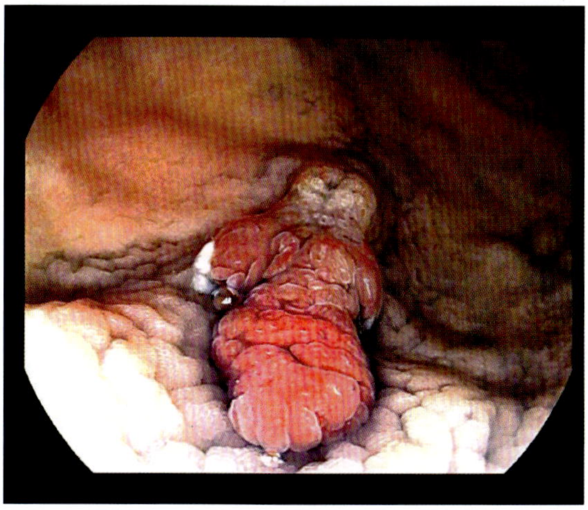

图 3 OE MODE 2

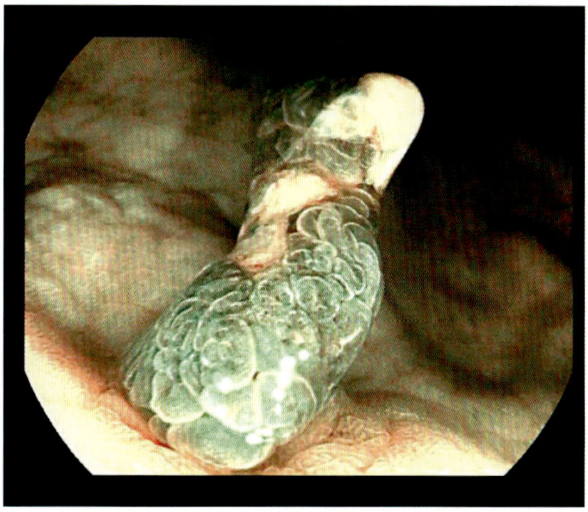

图 4 放大

内镜发现

胃体下部大弯偏前壁侧可见一 1.5cm × 1.5cm 大小的黏膜带蒂隆起病灶，表面血管丰富，充血明显而呈红色调，形如鸡冠，附少许白苔，隆起头端黏膜呈分叶状改变，微结构扩张。OE MODE 1 模式下观察呈绿色，OE MODE 2 模式下观察呈鲜亮的紫红色。

当胃内多发此种鸡冠样红色增生性息肉时，应注意观察胃内背景黏膜，警惕是否存在自身免疫性胃炎（A 型胃炎）的可能性。

结节性胃炎 / 鸡皮样胃炎（1）

病例

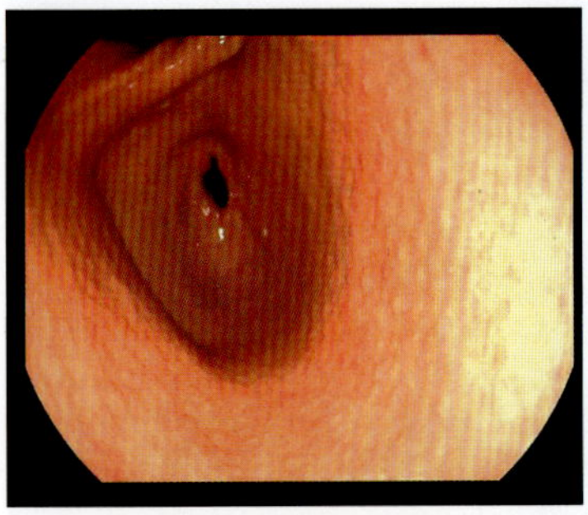

图 1 普通白光

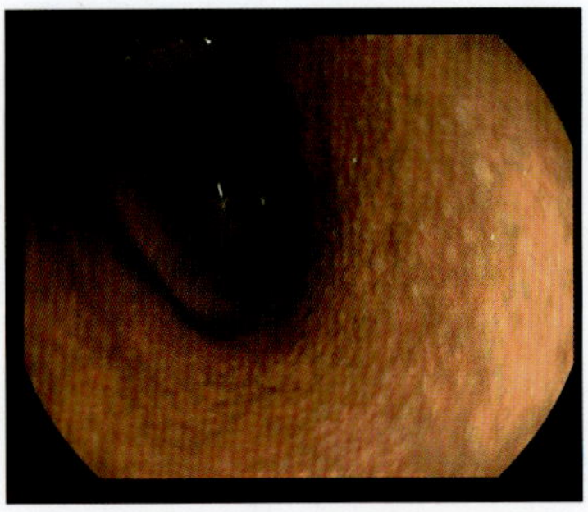

图 2 OE MODE 1

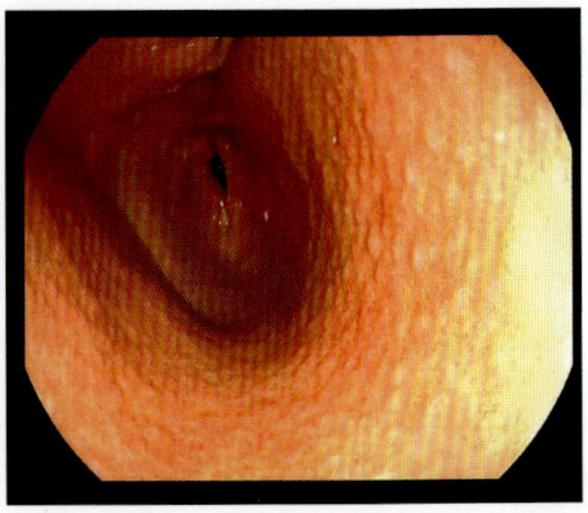

图 3 OE MODE 2

内镜发现

胃窦部可见密集的、均匀的白色小颗粒状隆起，我国称为“结节性胃炎”，日本称为“鸡皮状胃黏膜”。鸡皮样胃炎是怀疑 Hp 现症感染的表现，多见于年轻女性，是年轻人胃癌，尤其是未分化胃癌的母地。此种胃重点需注意 F 线附近可能存在未分化癌发生的高风险。

结节性胃炎 / 鸡皮样胃炎（2）

病例

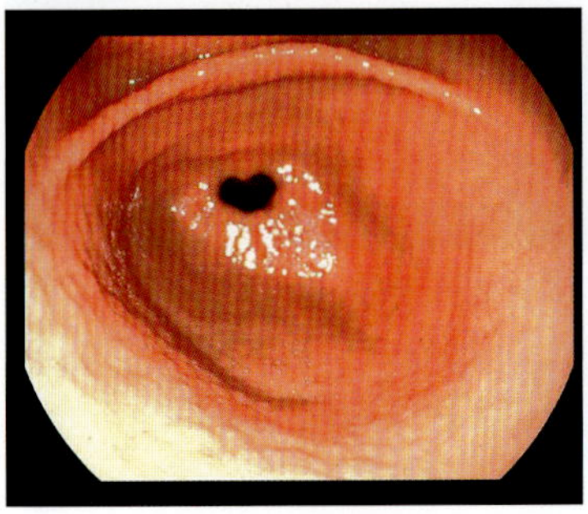

图 1 普通白光

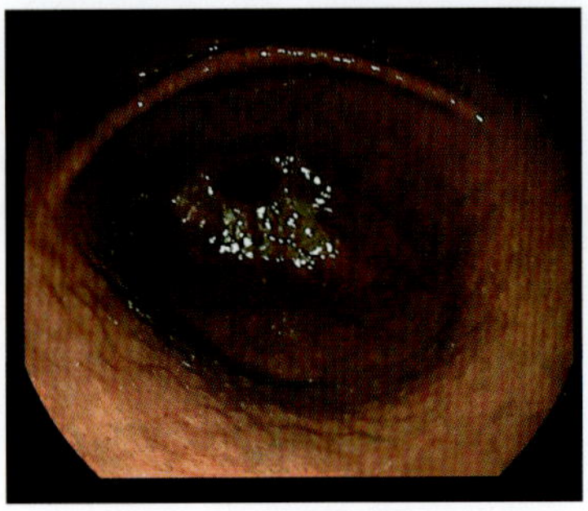

图 2 OE MODE 1

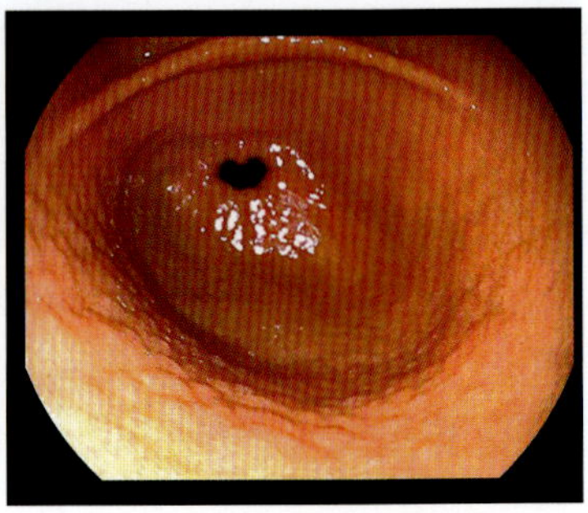

图 3 OE MODE 2

内镜发现

胃窦部可见密集的、均匀的白色小颗粒状隆起，形如鸡皮，故也称为“鸡皮状胃黏膜”。鸡皮样胃炎为高度提示 Hp 现症感染的表现之一，组织病理学上表现为淋巴滤泡增生。除菌后随着时间的推移，其鸡皮样黏膜外观可逐渐消失而恢复正常黏膜形态。

胃底多发扁平隆起 / 春间·川口病（1）

病例

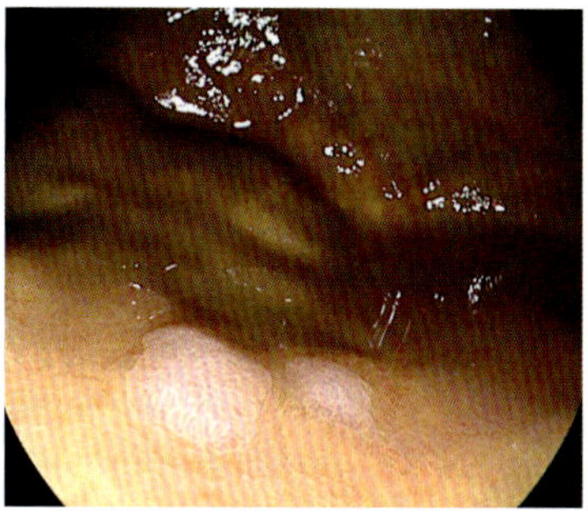
图 1 普通白光

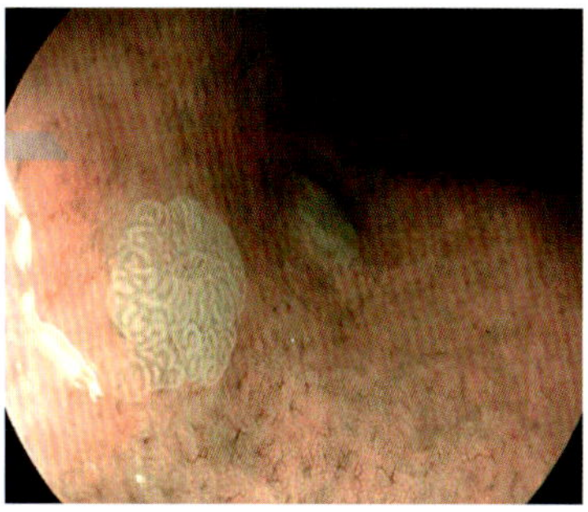
图 2 OE MODE 1

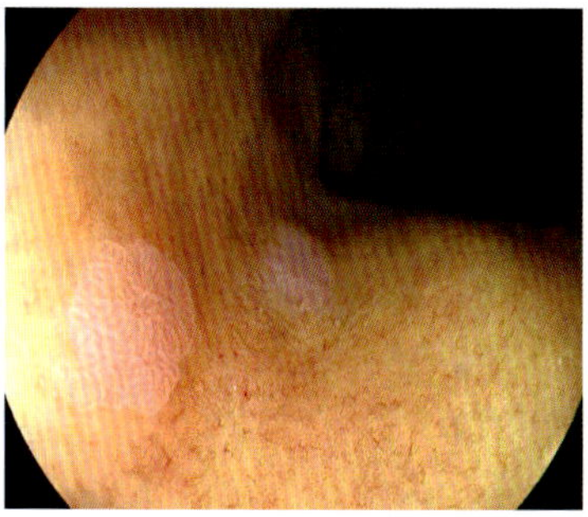
图 3 OE MODE 2

内镜发现

胃底可见多发的白色平坦隆起病灶，大小为 0.3 ~ 0.5cm，表面腺管结构规则，背景黏膜可见规则集合静脉（RAC）。常为多发，活检组织病理显示小凹上皮增生。多见于质子泵抑制剂（PPI）口服患者。与内镜下肠化相比，多见于胃底、胃体部的非萎缩黏膜。随访观察。

肠化

病例

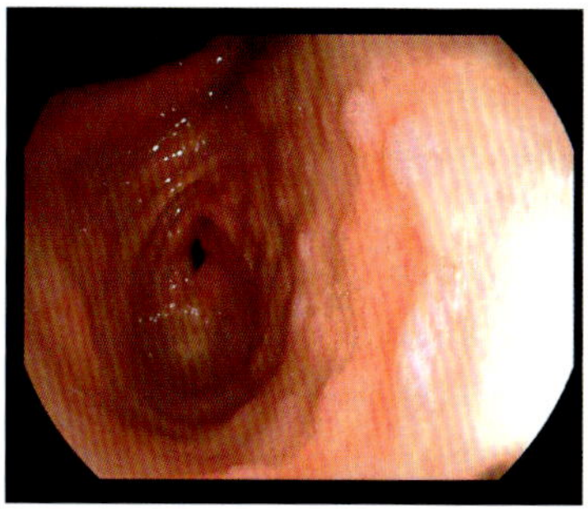
图 1 普通白光

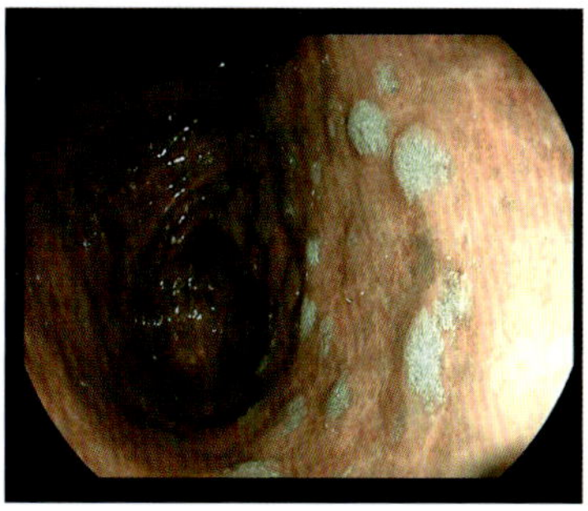
图 2 OE MODE 1

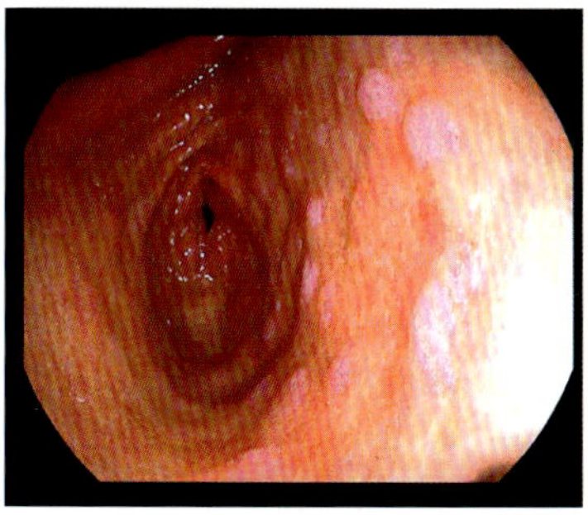
图 3 OE MODE 2

内镜发现

胃窦可见散在 2 ~ 5mm 大小的白色扁平隆起，边界清晰。一般可见于 Hp 感染所致的慢性胃炎的病例，但也可以出现在既往 Hp 感染史的病例。这种特异性肠化随着萎缩性胃炎的发展，也可散见于胃体部黏膜。

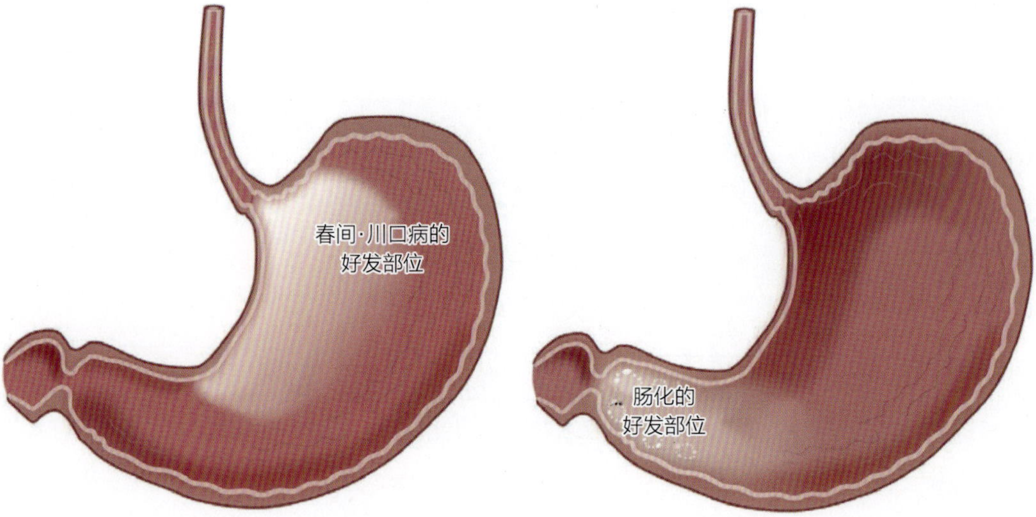

春间·川口病与肠化有时候表现同为白色结节，但发生部位与背景黏膜不同。春间·川口病多发生在无萎缩背景的胃底体部；而肠化往往发生在萎缩背景下的胃窦部。基于以上两点，二者应该不难鉴别。

春间·川口病多见于 Hp 未感染胃以及长期口服 PPI 的胃内，通过病理我们可以了解到其实质是小凹上皮的局部增生拉长，可以算是一种扁平隆起的增生性息肉。增生性息肉还可以表现为红色的鸡冠样的表现，色红、隆起明显、顶端可伴分叶状改变，此种红色增生性息肉除了小凹上皮的增生延长外，常常伴随着水肿和腺体的增加，表面糜擦糜烂，甚至会出现不典型增生及癌变等情况。值得一提的是，如果遇到多发的红色增生性息肉，应详细观察背景黏膜，警惕自身免疫性胃炎（A 型胃炎）为常见的发生环境。

肠化可有多种形态，最常见的是白色结节样扁平隆起形态和红色凹陷形态，有一些肠化形态内镜下很难察觉和分辨，当 IEE（电子染色）内镜观察到 LBC（亮蓝冠）时往往提示肠化的存在。胃窦部多见的白色扁平隆起形态的肠化又叫特异性肠化（specific type）；红色凹陷形态的肠化又叫非特异性肠化（Non-specific type）。至于两种形态的具体成因目前不详。笔者推测，白色隆起型可能与胃窦部胆汁反流有关，而红色凹陷型可能与幽门螺杆菌相关。

胃底多发扁平隆起 / 春间・川口病（2）

病例

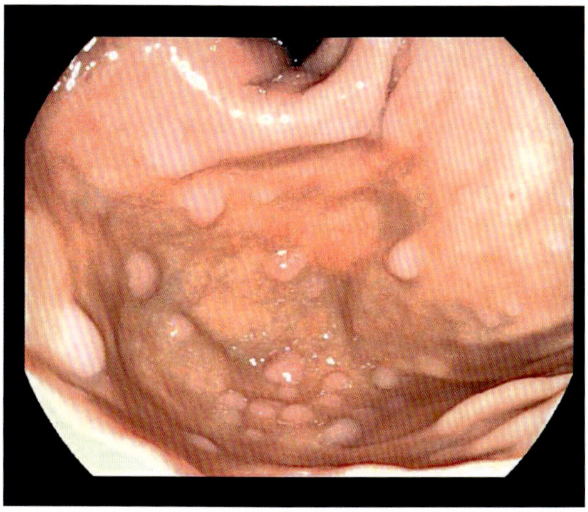
图 1 普通白光

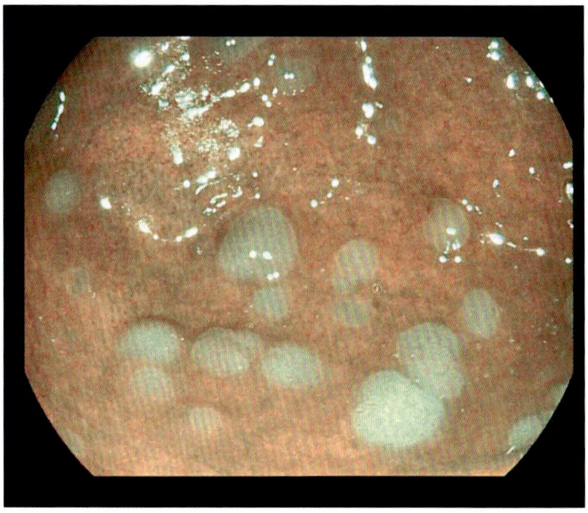
图 2 OE MODE 1

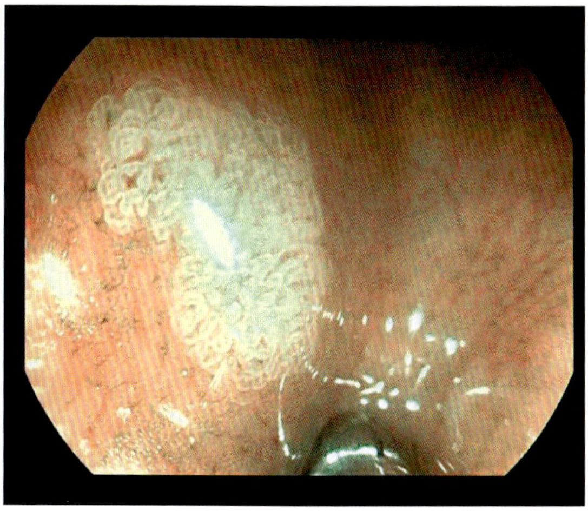
图 3 OE MODE 2

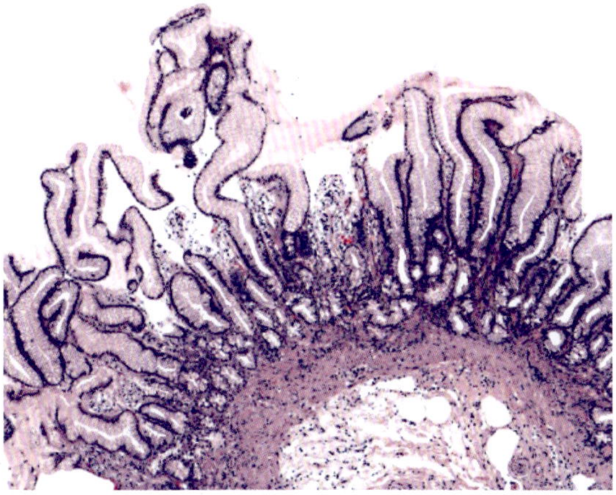
图 4 放大

内镜发现

胃底可见多发的白色平坦隆起病灶，大小为 0.2 ~ 0.8cm 不等。放大观察表面腺管结构呈绒毛状改变，形态规则，边界清晰，周围黏膜可见规则的圆形小坑样（pit）结构，提示非萎缩，见于 PPI 口服患者。无须特殊处理。

慢性炎症伴淋巴滤泡形成

病例

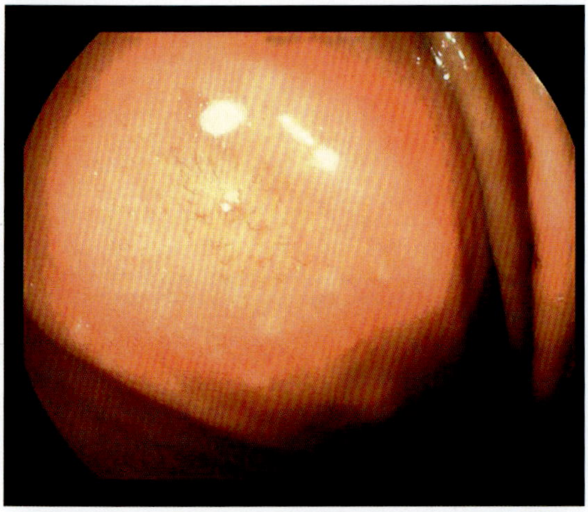
图 1　普通白光

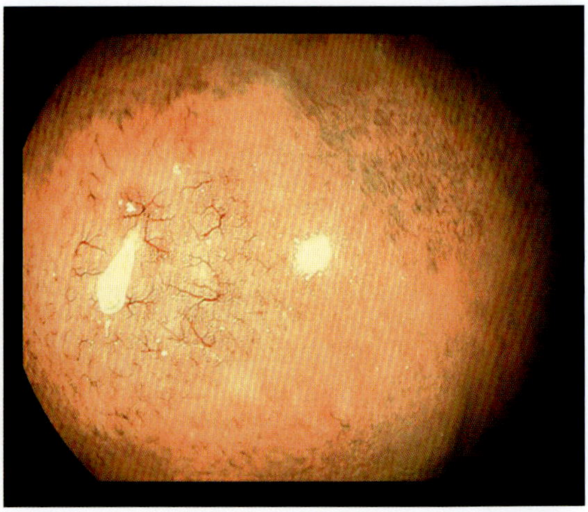
图 2　OE MODE 1

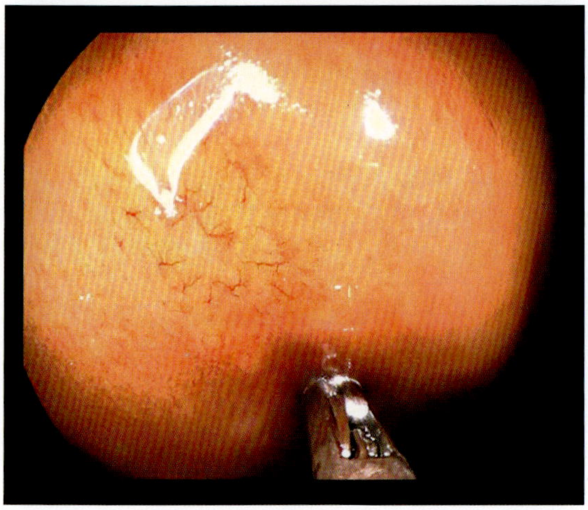
图 3　OE MODE 2

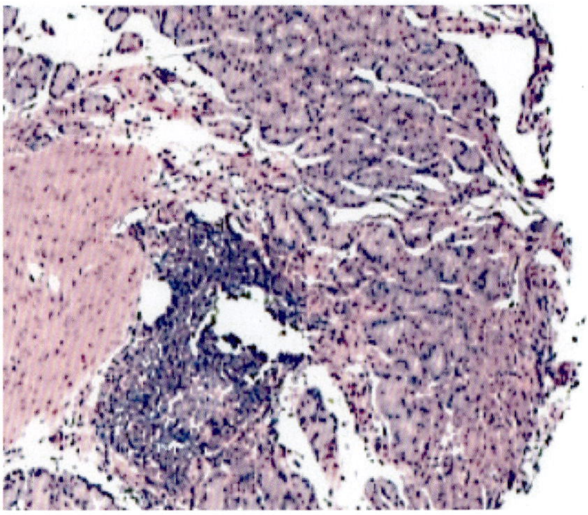
图 4　放大

内镜发现

胃体大弯侧可见褪色的平坦区域，边界不清，表面腺管规则，突出特点是可见扩张的微血管结构。活检病理组织可见淋巴细胞聚集，淋巴滤泡形成。随访观察。此种形态的病变需警惕与胃泌酸型腺瘤（日本称为胃底腺型胃癌）相鉴别。

良性胃溃疡

病例

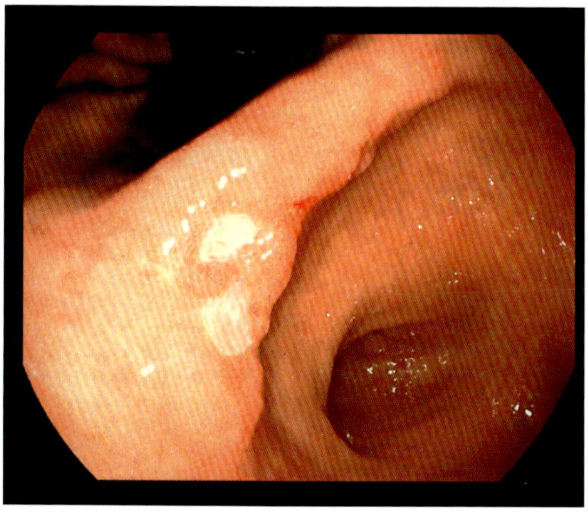

图 1　普通白光

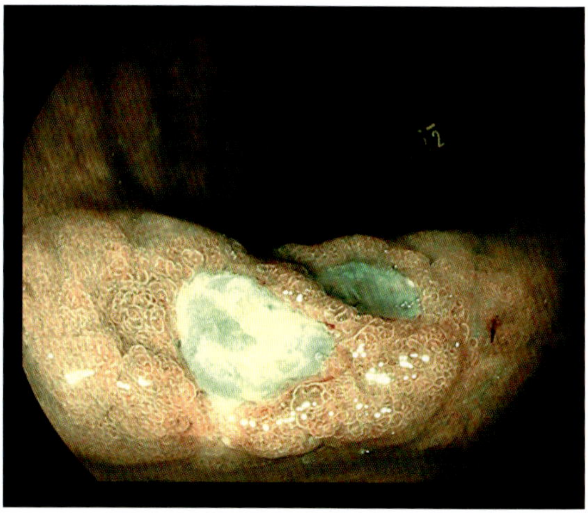

图 2　OE MODE 1

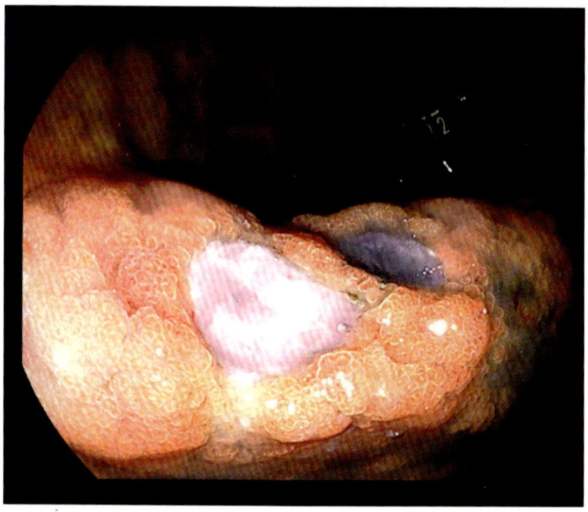

图 3　OE MODE 2

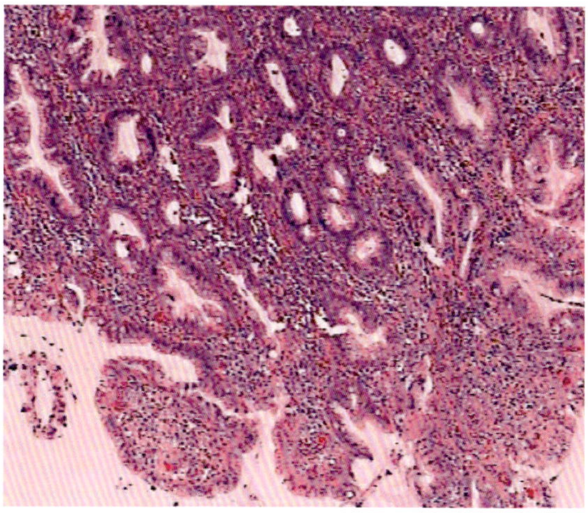

图 4　病理

内镜发现

胃角前壁可见两处凹陷性溃疡灶，底覆白苔，周围黏膜充血、水肿，边缘光滑，边界清晰。临床症状常为进食后腹痛。抗溃疡药物治疗后可痊愈。值得注意的是，部分胃癌可表现为溃疡形态，并有恶性循环周期。内镜需观察溃疡周边是否存Ⅱc 型或Ⅱb 型病变，必要时活检鉴别。

胃异位胃腺（黏膜下异位性胃腺）

病例

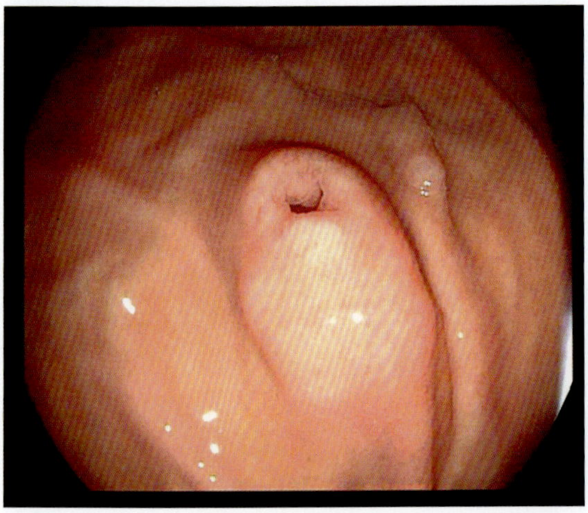

图 1　普通白光

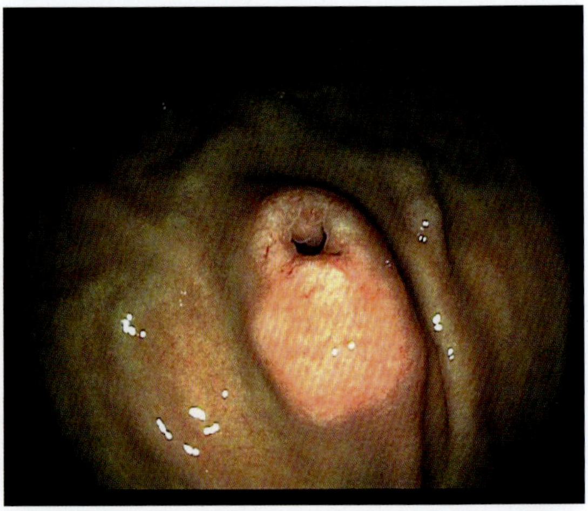

图 2　i-scan

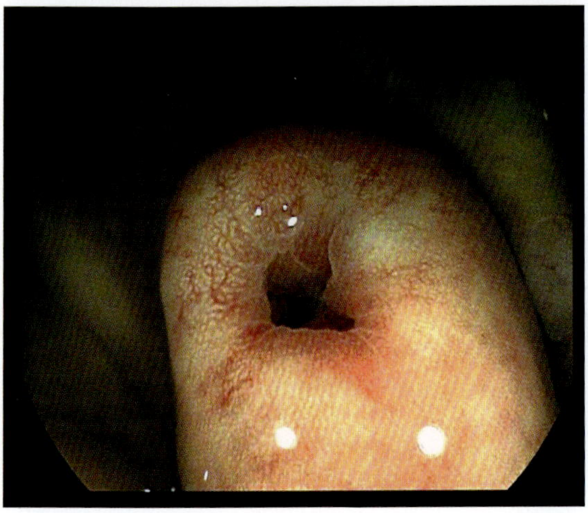

图 3　OE i-scan

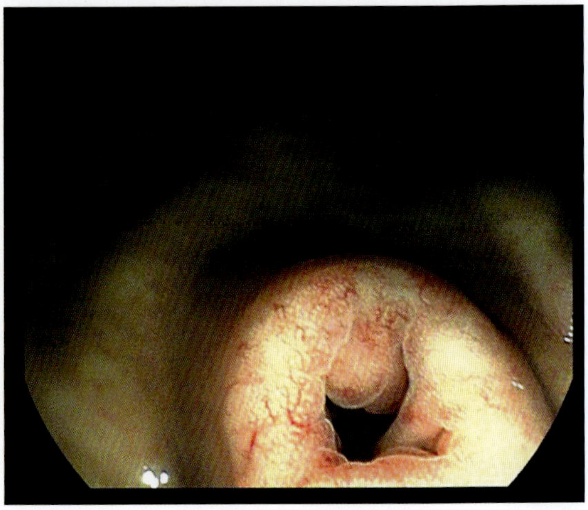

图 4　放大

内镜发现

胃体大弯侧可见一 1.5cm × 1.2cm 缓坡样隆起的黏膜下肿物，表面黏膜光滑，在中央处可见一凹陷形开口和露出的腺体，有时开口处可见黏液分泌。其成因多为黏膜内腺体或上皮成分突破黏膜肌层进入黏膜下层生长而逐渐形成 SMT 样隆起形态。需与异位胰腺相鉴别。

肠型胃癌的发生模式假说（Correa 模式）

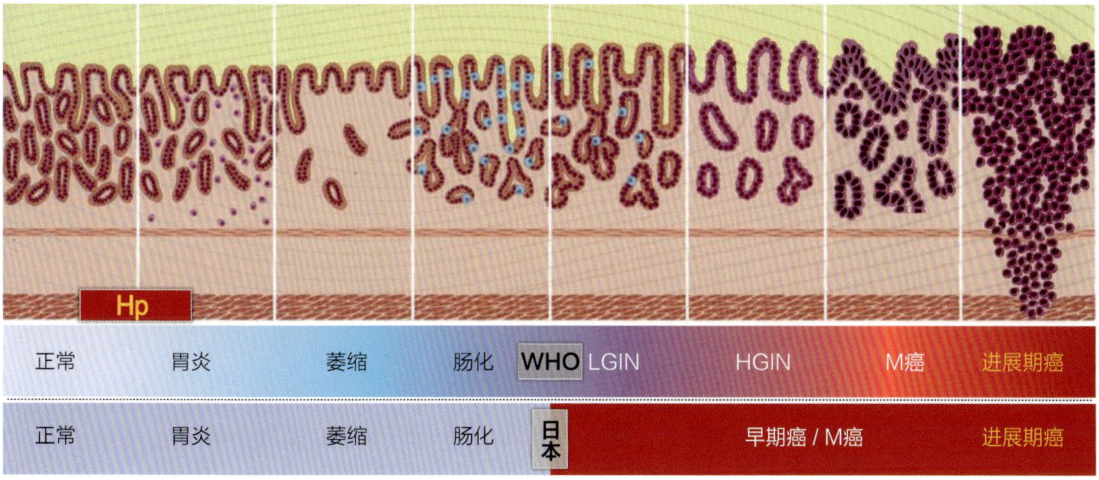

对于癌的认识，西方和日本一直存在着差异，即便是有了东西方探讨后的维也纳分型，这种差异依然存在，归根到底是因为他们的评判标准从底层逻辑上就是不同的。西方认为癌的产生是一个渐变的过程，所以存在由非肿瘤性病变向低级别、高级别、原位癌、黏膜内癌、进展期癌这样一个由非肿瘤到肿瘤、由轻到重的转变过程，而低级别、高级别因为没有浸润证据，所以不能被称为“癌”，只能叫“瘤变”，强调的是一个变化的过程。

而日本对于癌的认识，一直认为癌是“生而为癌”，它不存在渐变的过程，而是一出现就是“癌”，早癌至进展期癌只不过是癌细胞数量上和质量上的累积与变化，他们在癌的判别上遵循非黑即白的原则。他们认为肿瘤只有两种，良性肿瘤叫腺瘤，永远不会恶变；而恶性肿瘤叫癌，一开始它就是癌，不是由腺瘤恶变而来。从某种意义上来说，日本认为所有的癌都是“denovo”癌。所以日本消化道肿瘤的诊断体系里几乎没有上皮内瘤变的称呼，没有低级别、高级别这些术语，有的只是低异型度癌、高异型度癌等。这让初学者往往一头雾水，我建议初学者可以先有个简单的对应关系：欧美的低级别上皮内瘤变对应日本的腺瘤或低异型度癌，欧美的高级别上皮内瘤变对应日本的高异型度癌，后面的黏膜内癌、浸润癌概念基本一致。关于腺瘤的诊断标准，其实西方和日本之间也不尽相同，虽然大家都叫“腺瘤”，但腺瘤的具体含义却不尽相同。比如在胃里 WHO 承认有 4 种腺瘤：肠型腺瘤、小凹上皮型腺瘤、泌酸型腺瘤、幽门腺腺瘤。而在日本只存在两种腺瘤：肠型腺瘤和幽门腺腺瘤（胃型腺瘤），而西方定义的“小凹上皮型腺瘤”和“泌酸型腺瘤”，日本对应分别叫作“小凹上皮型腺癌”和“胃底腺型胃癌”。

胃癌危险分层（ABC 分类）

胃癌危险分层（ABC分类）

		Hp抗体（－）	Hp抗体（＋）
PG法	（－）	A群	B群
PG法	（＋）	C群（D群）	C群（C群）

PG阳性：PG1≤70ng/ml或Ⅰ/Ⅱ≤3

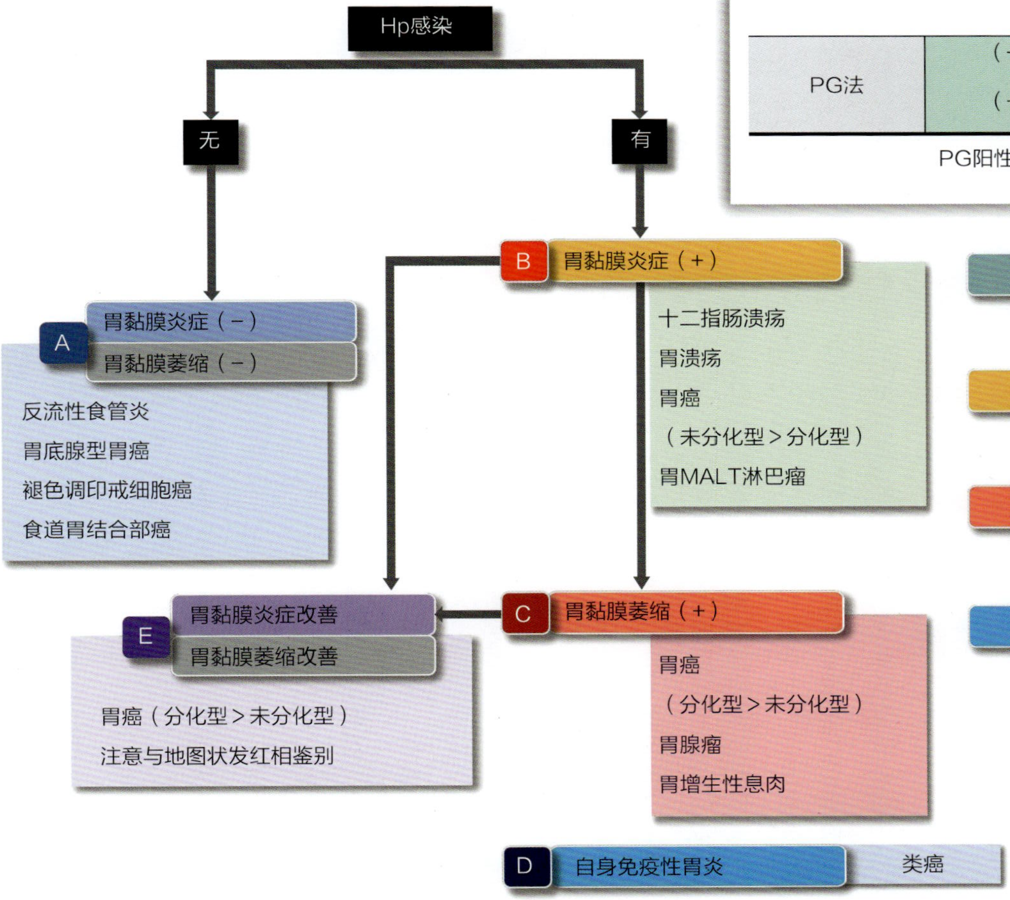

·Hp（－）、PG（－）：A群：

提示**正常胃黏膜**，无炎症，无萎缩

·Hp（＋）、PG（－）：B群：

提示以炎症为主，伴轻度萎缩

（C型萎缩）

·Hp（＋）、PG（＋）：C群：

提示以萎缩为主**（O型萎缩）**

·Hp（－）、PG（＋）：D群：

较少见自身免疫性胃炎

（A型胃炎）

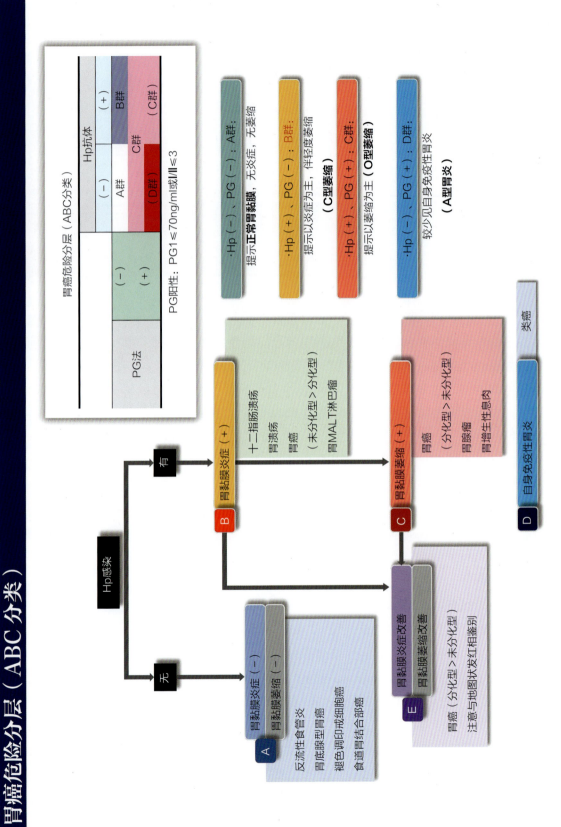

我国胃癌筛查流程（李氏评分）

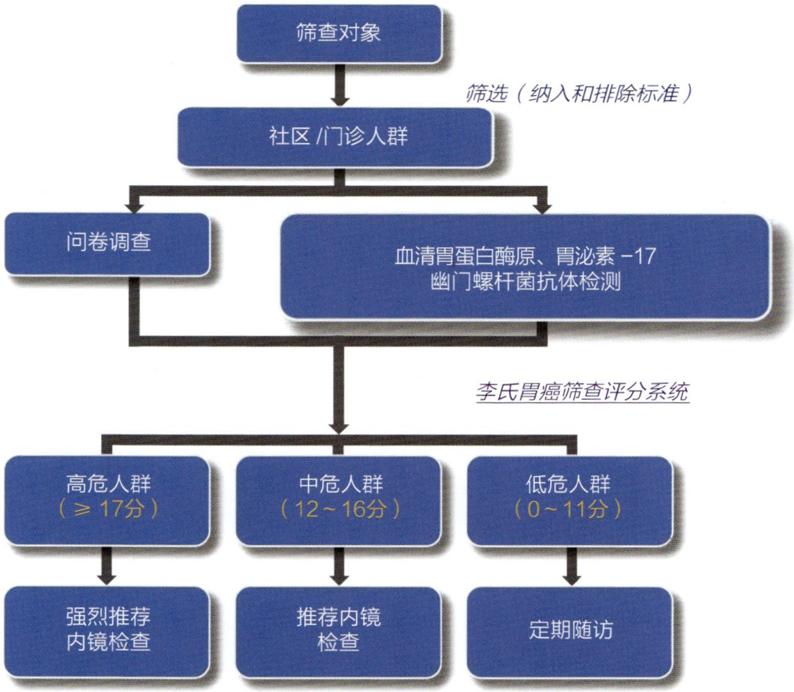

国家消化系统疾病临床医学研究中心，中华医学会消化内镜学分会，中华医学会健康管理学分会，等. 中国早期胃癌筛查流程专家共识意见（草案）（2017年，上海）[J]. 中华健康管理学杂志, 2018, 12(1): 8–14.

李氏胃癌筛查评分系统		
年龄（岁）	40～49	0
	50～59	5
	60～69	6
	＞69	10
性别	女	0
	男	4
Hp感染	否	0
	是	1
PGR	≥3.89	0
	＜3.89	3
G–17 (pmol/L)	≤1.49	0
	1.5～5.7	3
	＞5.70	5

Hp为幽门螺杆菌；G–17为血清胃泌素 17；PGR为胃蛋白酶原比值

慢性胃炎的炎症进程

胃炎

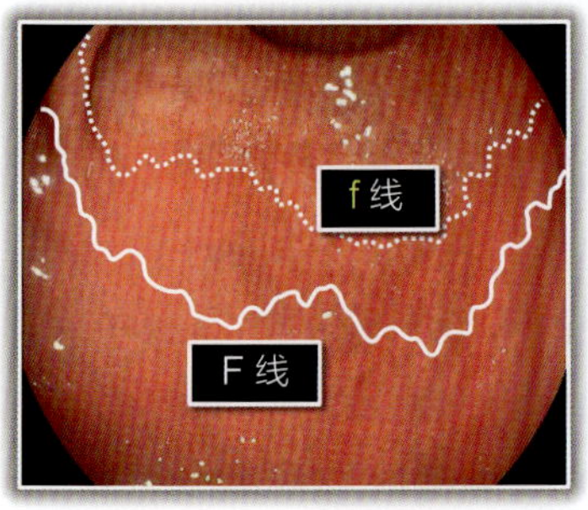

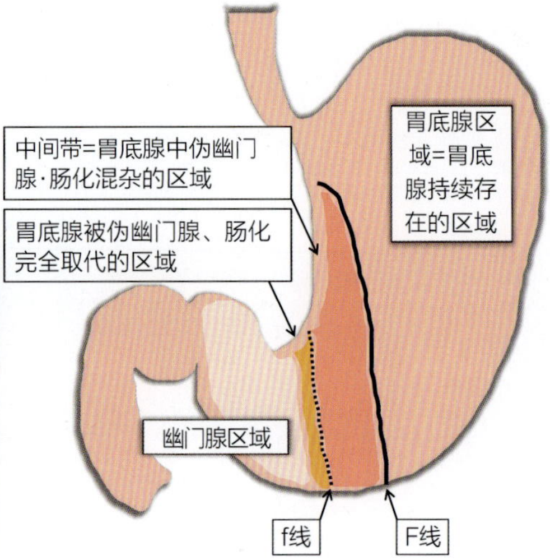

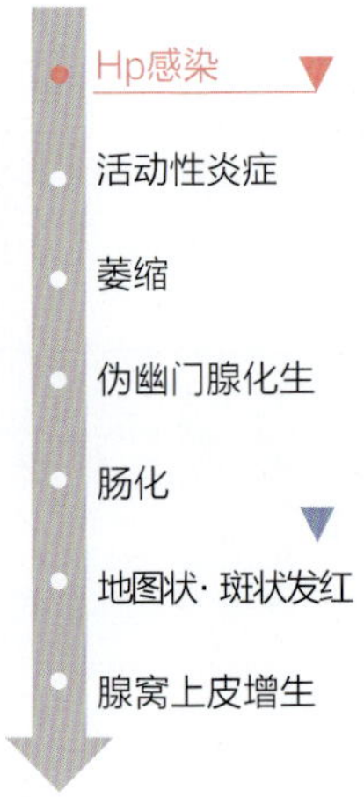

① Hp 慢性感染初期——胃窦部胃炎

•活动炎症　●伪幽门腺化生　●肠化　●斑状· 地图状发红　●不红· 肠化　○腺窝上皮增生

Hp慢性感染初期 =胃窦部活动性胃炎：

C1萎缩，无肠化；Hp感染初期会产生以胃窦部为中心的活动性炎症（胃窦部胃炎），炎症也会波及靠近幽门腺区域的胃底腺区域。萎缩程度很轻，看不到肠化，年轻人淋巴滤泡增生，呈现鸡皮样胃炎，胃底腺产生幽门腺，形成假幽门腺。

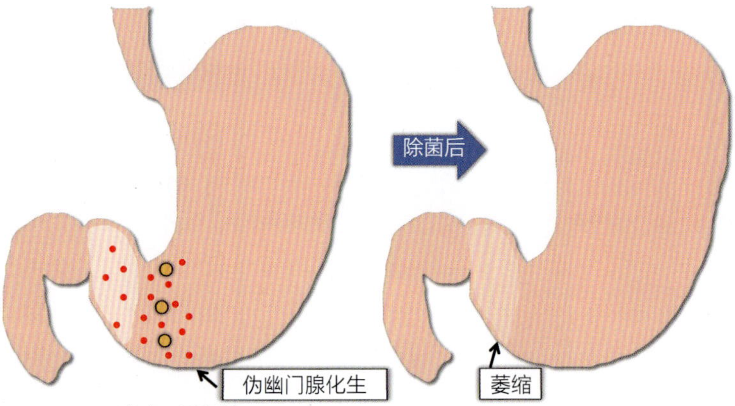

· 炎症：胃窦部 +
· 萎缩：C1
· 肠化：－

② Hp 慢性感染中期——胃窦部 + 胃体部胃炎（泛胃炎）

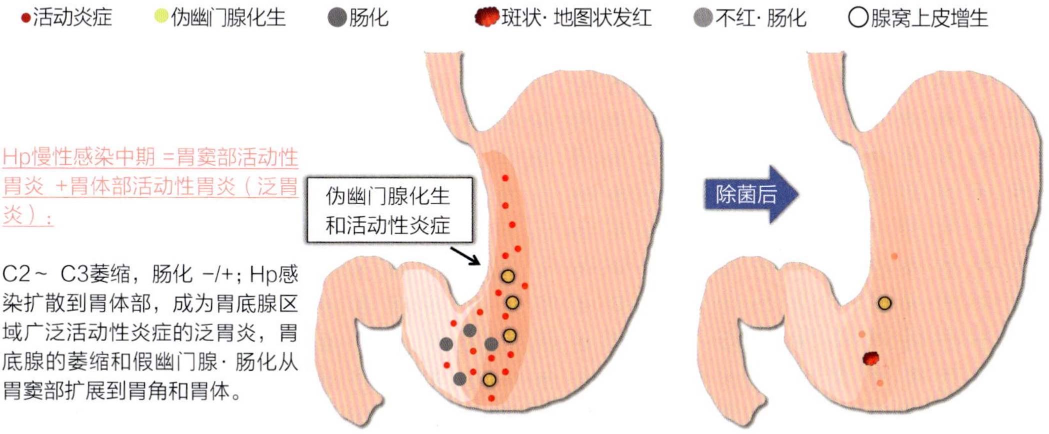

Hp慢性感染中期 =胃窦部活动性胃炎 +胃体部活动性胃炎（泛胃炎）：

C2～ C3萎缩，肠化 −/+；Hp感染扩散到胃体部，成为胃底腺区域广泛活动性炎症的泛胃炎，胃底腺的萎缩和假幽门腺·肠化从胃窦部扩展到胃角和胃体。

· 炎症：F线附近 +++
· 萎缩：C2 ～ C3
· 肠化：−/+

③ Hp 慢性感染后期——胃体部优势胃炎（肠化）

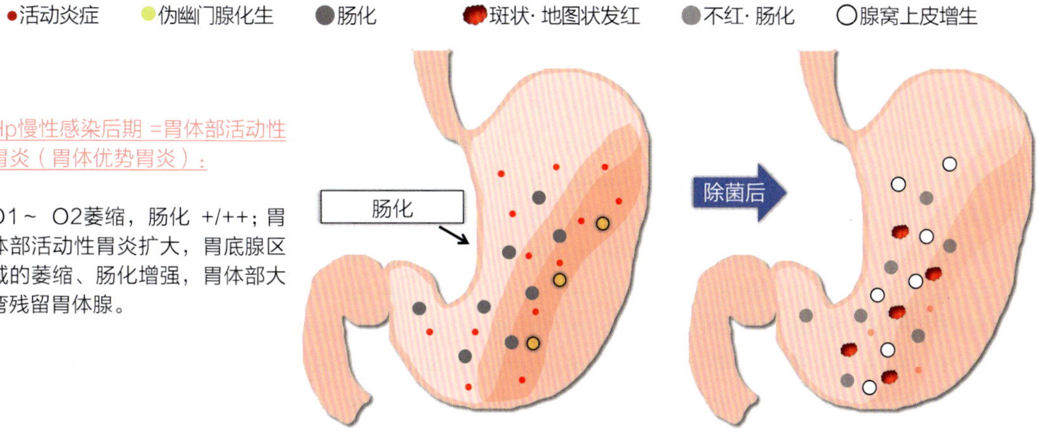

Hp慢性感染后期 =胃体部活动性胃炎（胃体优势胃炎）：

O1～ O2萎缩，肠化 +/++；胃体部活动性胃炎扩大，胃底腺区域的萎缩、肠化增强，胃体部大弯残留胃体腺。

· 炎症：胃体 ++
· 萎缩：O1～ O2
· 肠化：+/++

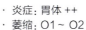

④ Hp 慢性感染晚期——高度萎缩性、化生性胃炎

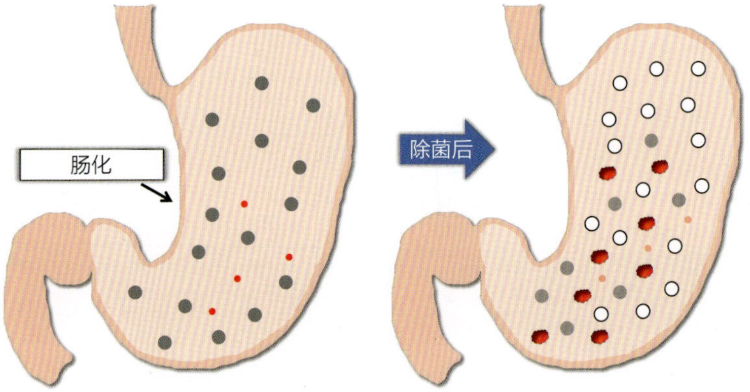

Hp慢性感染晚期 =高度萎缩性、化生性胃炎：

O3萎缩，肠化 +++；Hp慢性胃炎晚期，胃体大弯萎缩，活动性炎症消退，以高度萎缩和肠化为主。

内镜胃炎诊断流程图

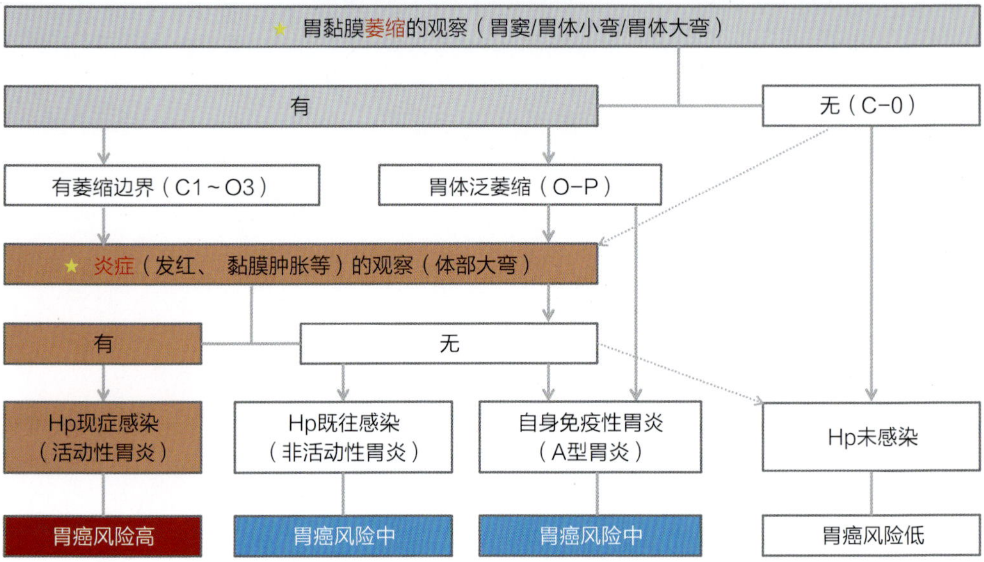

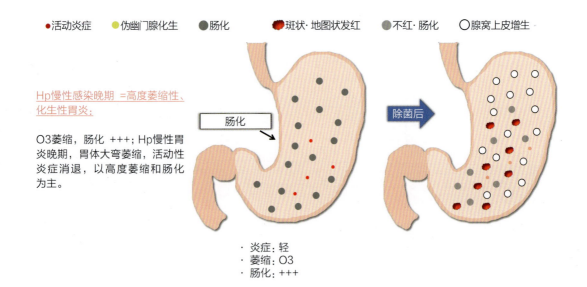

京都胃炎分类（第 1 版）

修改自《京都胃炎共识》（2014）

部位	内镜所见	英文描述	Hp感染	Hp未感染	Hp根除后	胃底	体上	体中	体下	胃角	胃窦
整个胃黏膜	萎缩	atrophy	○	×	○~×						
	弥漫性发红	diffuse redness	○	×	×						
	增生性息肉	foveolar-hyperplastic polyp	○	×	○~×						
	地图状发红	map-like redness	×	×	○						
	黄色瘤	xanthoma	○	×	○						
	陈旧性出血斑	hematin	△	○	○						
	条带状发红	red streak	△	○	○						
	肠化	intestinal metaplasia	○	×	○~△						
	黏膜肿胀	mucosal swelling	○	×	×						
	斑状发红	patchy redness	○	○	○						
	凹陷性糜烂	depressive erosion	○	○	○						
胃体	皱襞肿大、蛇形	enlarged fold, tortuous fold	○	×	×						
	白色混浊黏液	sticky mucus	○	×	×						
胃体/胃底部	胃底腺息肉	fundic gland polyp		○	○						
	点状发红	spotty redness	○	×	△~×						
	多发白色扁平隆起	multiple white flat elevated less.	△	○	○						
体下小弯/胃角	RAC	regular arrangement collecting v.	×	○	△~×				（小弯侧）	（小弯侧）	
胃窦	鸡皮样	nodularity	○	×	△~×						
	隆起型糜烂	raised erosion	△	○	○						19

京都胃炎分类（第1版，饼图）

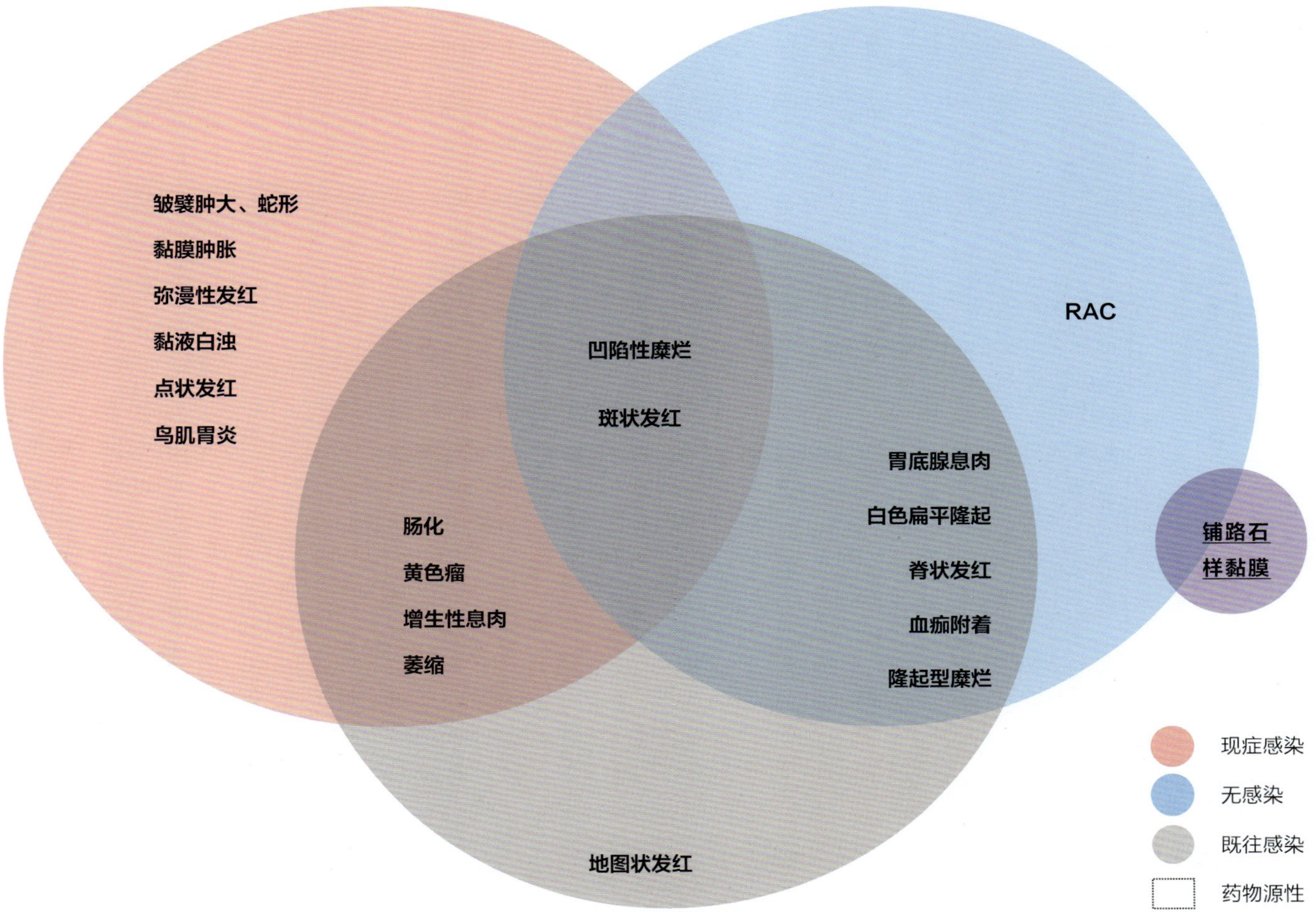
皱襞肿大、蛇形
黏膜肿胀
弥漫性发红
黏液白浊
点状发红
鸟肌胃炎
凹陷性糜烂
斑状发红
RAC
胃底腺息肉
白色扁平隆起
脊状发红
血痂附着
隆起型糜烂
肠化
黄色瘤
增生性息肉
萎缩
地图状发红
铺路石
样黏膜
现症感染
无感染
既往感染
药物源性

京都胃炎分类（第2版）

修改自《京都胃炎共识》第2版（2018）

部位	内镜所见	AIG	NHPH感染	NSAID/ASA	PPI/P-CAB	嗜酸胃炎	穹隆	体上	体中	体下	胃角	胃窦
胃体部	萎缩	○										
	伪息肉	△										
	铺路石样黏膜				○							
	多发白色扁平隆起				○							
	黑点				○							
	点状发红				○							
	胃底腺息肉				○							
	腺窝上皮增生性息肉				○							
	弥漫性发红				○	○						
	陈旧性出血斑			△								
	体部糜烂					△						
胃角部	霜降状（白色大理石花纹）		○									
胃窦部	鸡皮样		△									
	萎缩		○									
	平坦糜烂			○		△						
	斑状发红			○								

多见 ○　可见 △　此表列出16项总项19+4=23

■ AIG：自身免疫性胃炎；NHPH：非Hp感染胃炎；NSAID/ASA：非甾体抗炎药/乙酰水杨酸；P-CAB：钾离子阻滞剂　常见部位或诊断重要部位；通常可见部位

京都胃炎分类（第 2 版，饼图）

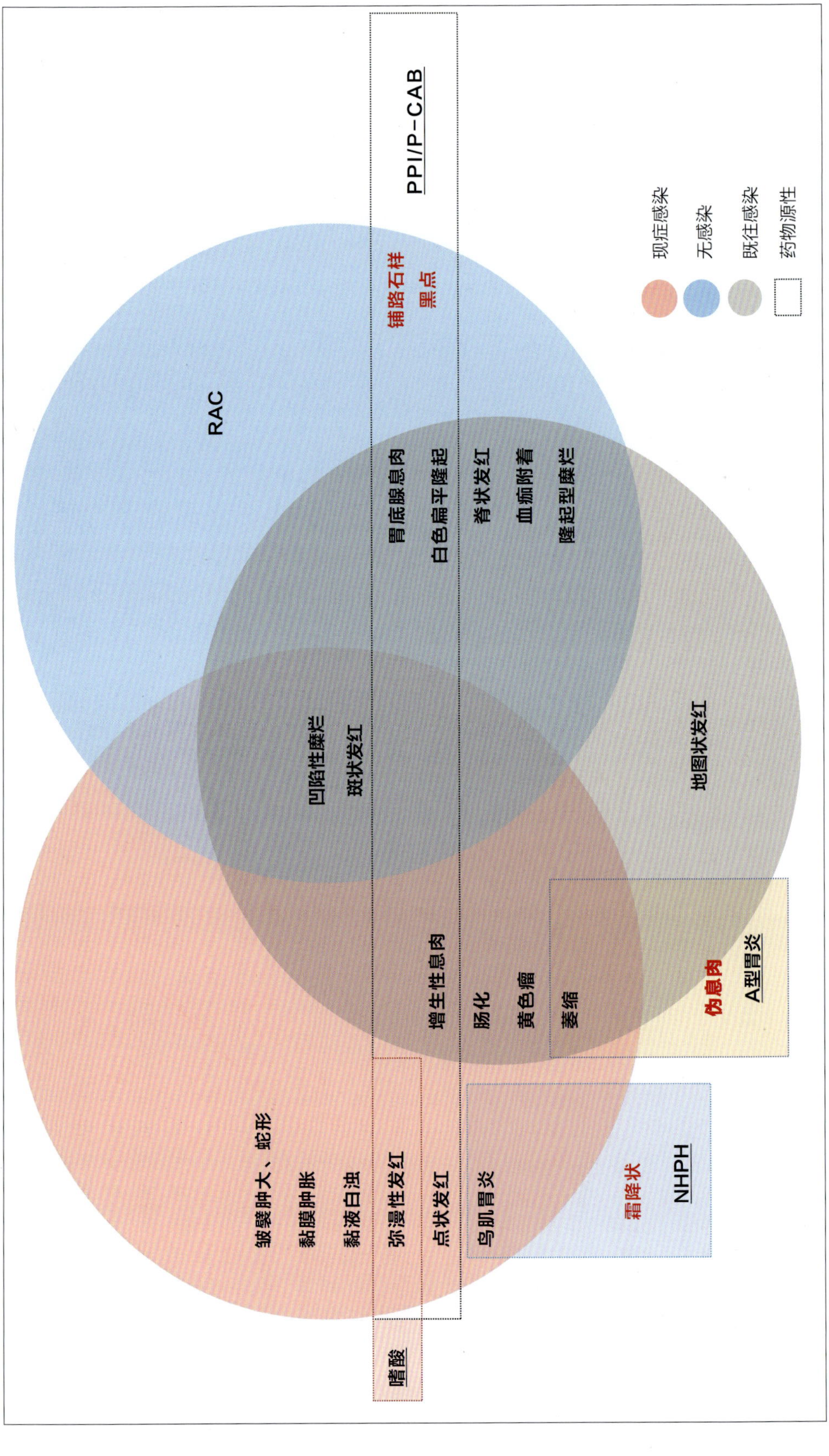

PPI/P-CAB
RAC
铺路石样
黑点
胃底腺息肉
白色扁平隆起
脊状发红
血痂附着
隆起型糜烂
凹陷性糜烂
斑状发红
地图状发红
增生性息肉
肠化
黄色瘤
萎缩
伪息肉
A型胃炎
皱襞肿大、蛇形
黏膜肿胀
黏液白浊
弥漫性发红
点状发红
鸟肌胃炎
霜降状
NHPH
嗜酸
现症感染
无感染
既往感染
药物源性

京都胃炎分类（1）（第3版，表1）

修改自《京都胃炎共识》（第3版）（2023）

内镜所见	英文描述	Hp未感染	Hp除菌后	Hp感染	穹隆	体上	体中	体下	胃角	胃窦	幽门胃窦
RAC	regular arrangement of collecting venules	○	○~×	×				诊断	诊断		
划痕征	scratch sign	○	○~×	×							
胃底腺息肉	fundic gland polyp	○	○~×	×							
地图状发红	map-like redness	×	○	×							
藤壶征	fujitsubo`s sign	×	○	△							
弥漫性发红	diffuse redness	×	×	○							
黏膜肿胀	mucosal swelling	×	×	○							
点状发红	spotty redness	×	△~×	○							
鸡皮样	nodularity	×	△~×	○							
皱襞肿大、蛇形	enlarged fold, tortuous fold	×	△~×	○							
白色混浊黏液	sticky mucus	×	△~×	○							
萎缩	atrophy	×	○~×	○							
肠化	intestinal metaplasia	×	○~×	○							
增生性息肉	foveolar-hyperplastic polyp	×	○~×	○							
黄色瘤	xanthoma	×	○	○							
陈旧性出血斑	hematin	○	○	△							
条带状发红	red streak	○	○	△							
隆起型糜烂	raised erosion	○	○	△							
多发白色扁平隆起	multiple white and flat elevated lesions	○	○	△							
斑状发红	patchy redness	○	○	○							
凹陷性糜烂	depressive erosion	○	○	○							
胃体部糜烂	erosion of the corpus	○	○	○							19+3=22

京都胃炎分类（2）（第 3 版，表 2）

修改自《京都胃炎共识》（第3版）（2023）

内镜所见	英文描述	AIG	NHPH感染	嗜酸胃炎	NSAID/ASA	PPI/P-CAB	穹隆	体上	体中	体下	胃角	胃窦	幽门胃窦
逆萎缩	reverse atrophy	○											
残存胃底腺黏膜（伪息肉）	remnants of oxyntic mucosa (pseudopolyp)	○											
固着黏液	sticky adherent dense mucus	○											
白点	white spot	○				○							
增生性息肉	foveolar-hyperplastic polyp	○				○							
霜降状	white marbled appearance		○										
裂纹状黏膜	cracked mucosa		○			○							
萎缩	atrophy		○										
鸡皮样	nodularity		○										
弥漫性发红	diffuse redness			○		○							
糜烂（凹陷型·体部）	erosion(depressive/of corpus)			○	○								
斑状发红	patchy redness				○	○							
陈旧性出血斑	hematin				○								
铺路石样黏膜	cobblestone-like mucosa					○							
黑点	black spot					○							
多发白色扁平隆起	multiple white and flat elevated lesions					○	诊断	诊断					
胃底腺息肉	fundic gland polyp					○							
蛛网样黏液	web-like mucus					○							16-3+5=18

■ AIG：自身免疫性胃炎；NHPH：非Hp感染胃炎；NSAID/ASA：非甾体抗炎药/乙酰水杨酸；P-CAB：钾离子阻滞剂　常见部位或诊断重要部位；通常可见部位

京都胃炎分类（第3版，饼图）

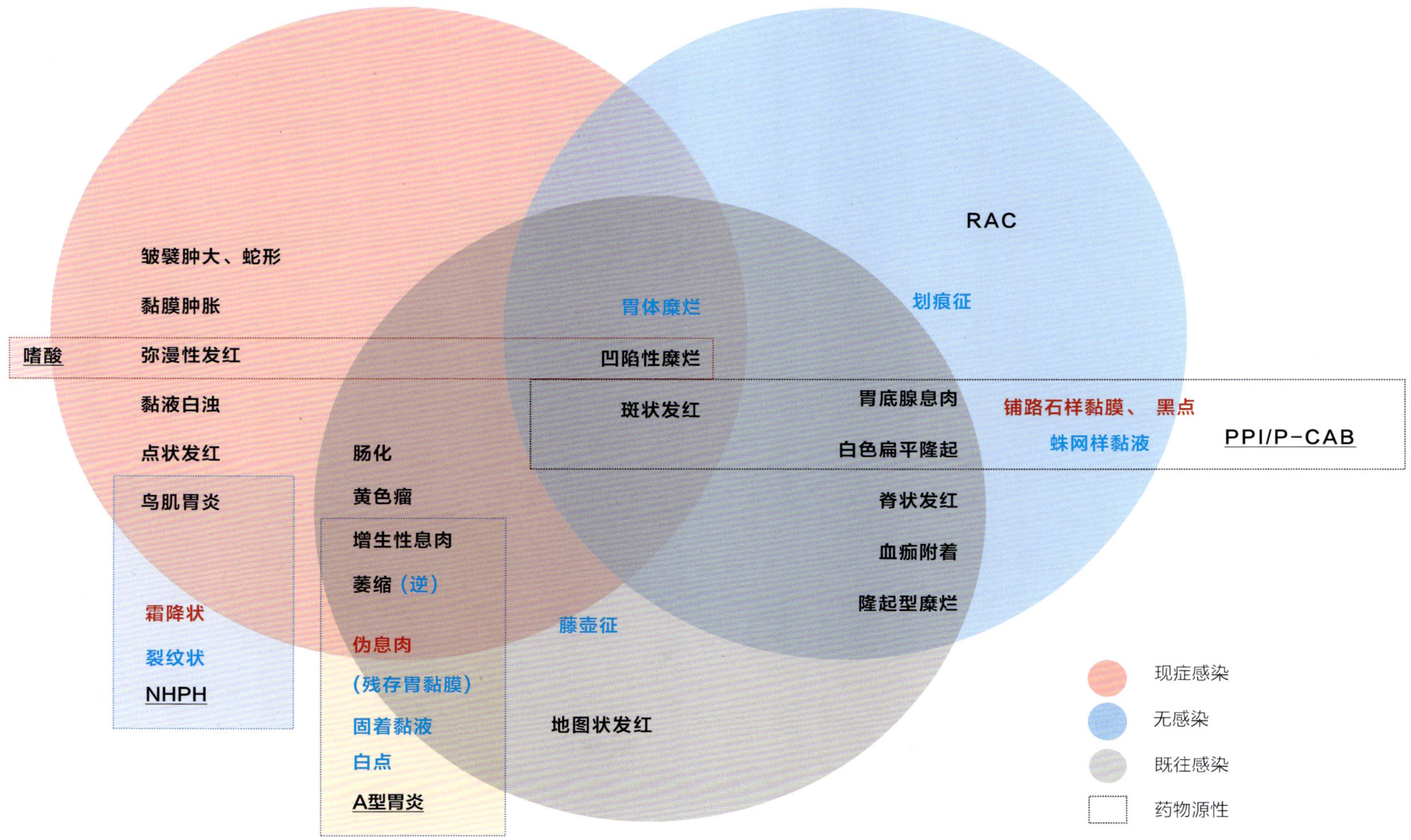

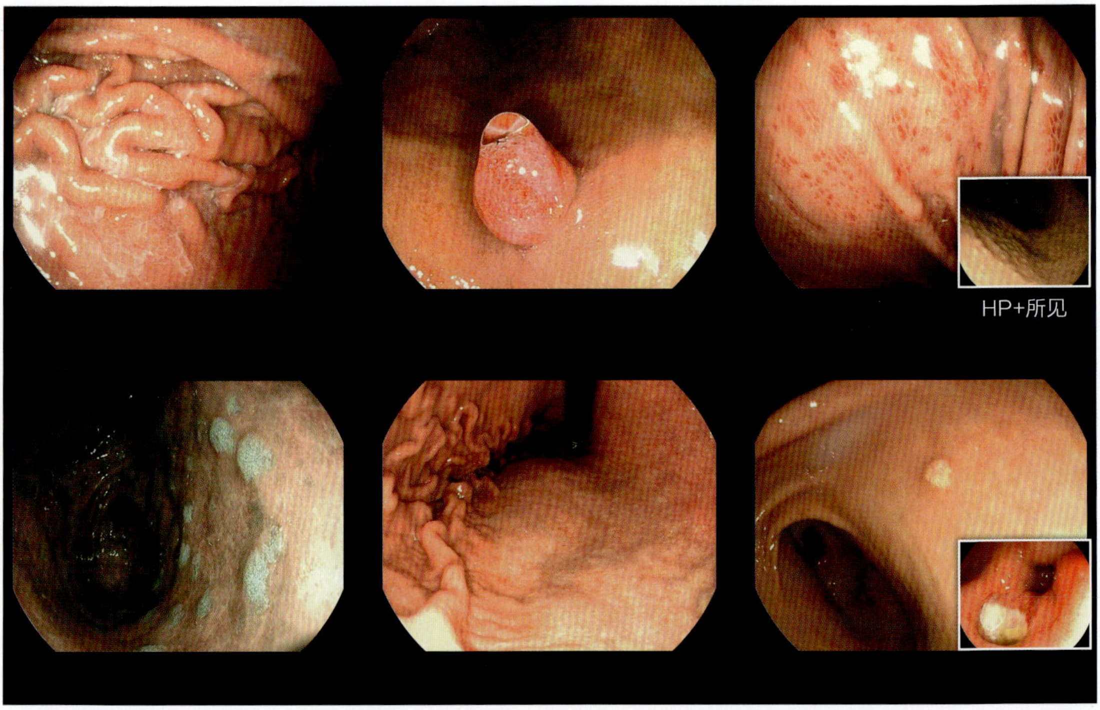
HP+所见

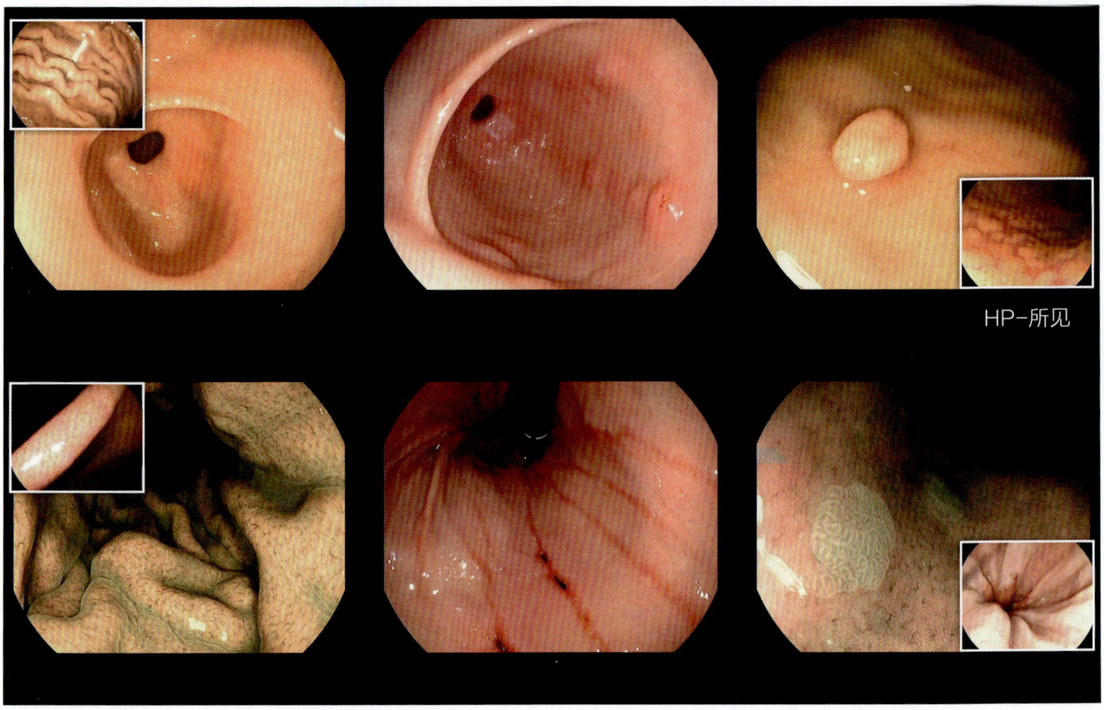
HP−所见

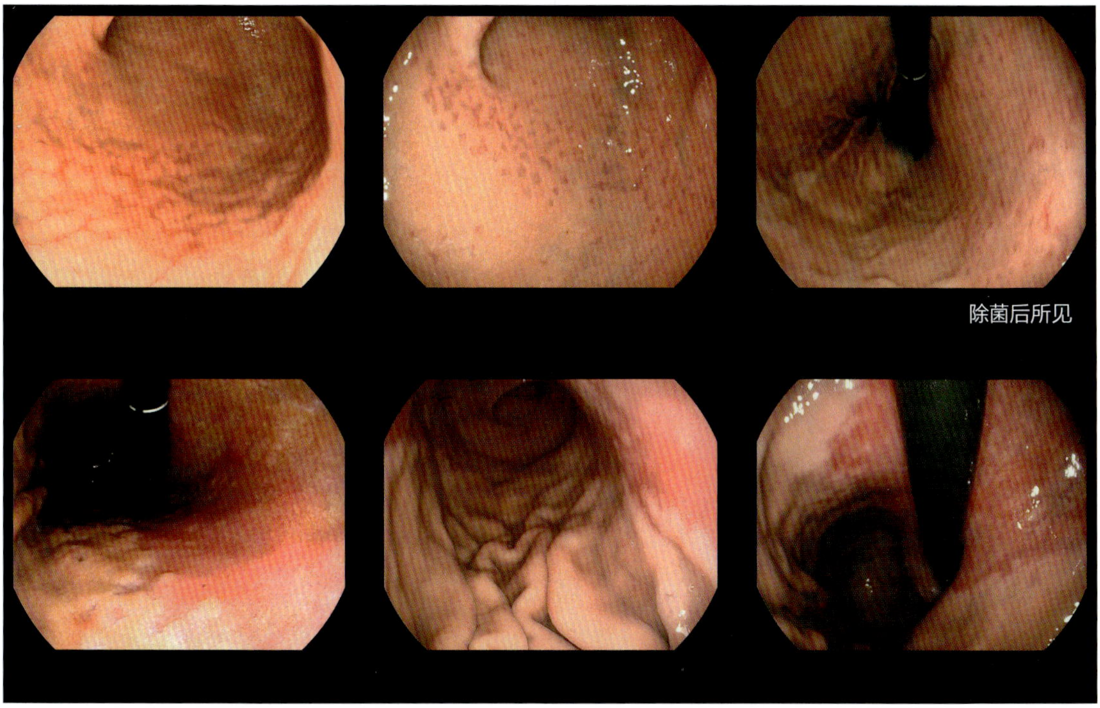
除菌后所见

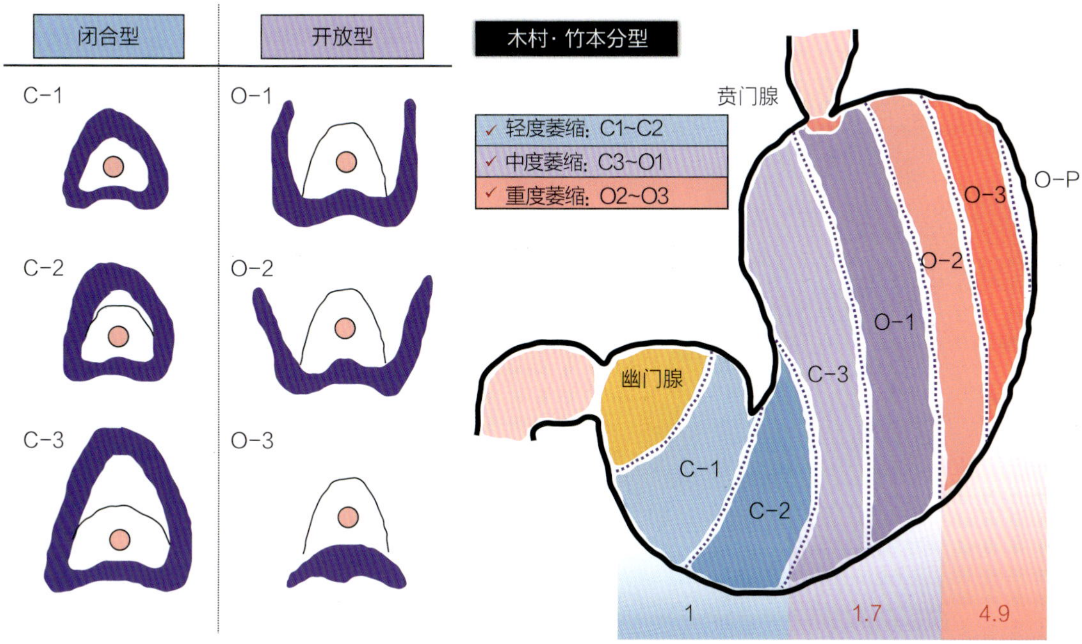
闭合型
开放型
C-1
C-2
C-3
O-1
O-2
O-3
木村· 竹本分型
贲门腺
轻度萎缩：C1~C2
中度萎缩：C3~O1
重度萎缩：O2~O3
O-P
O-3
O-2
O-1
C-3
幽门腺
C-1
C-2
1
1.7
4.9

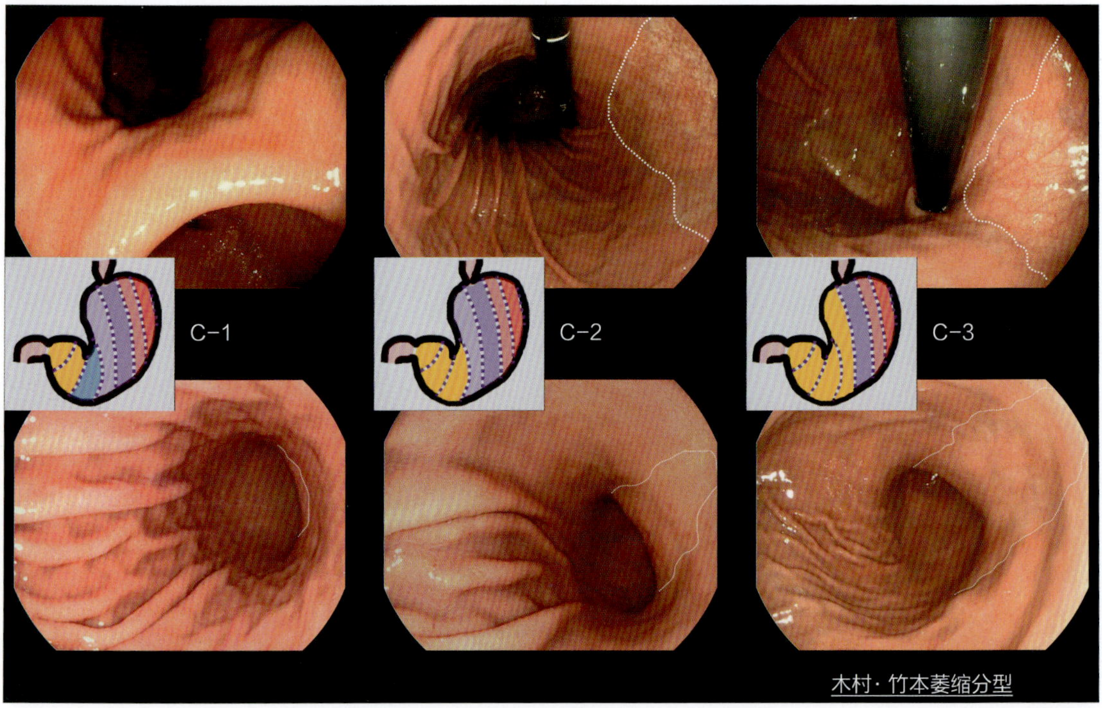
C–1
C–2
C–3
木村 · 竹本萎缩分型

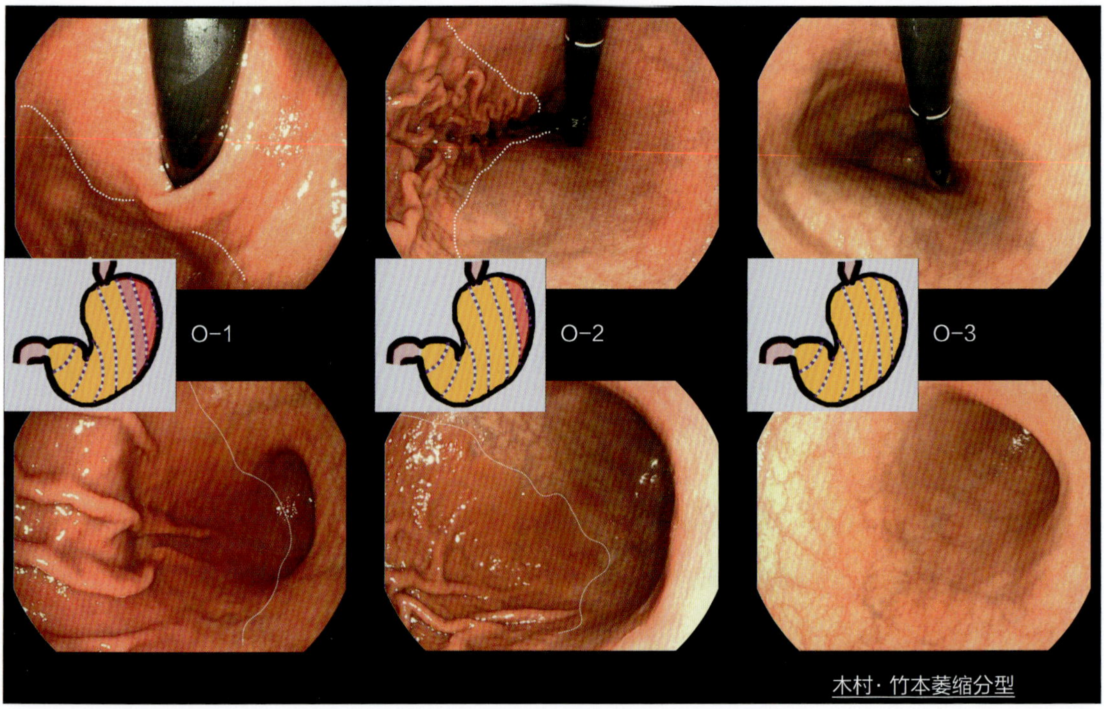
O–1
O–2
O–3
木村 · 竹本萎缩分型

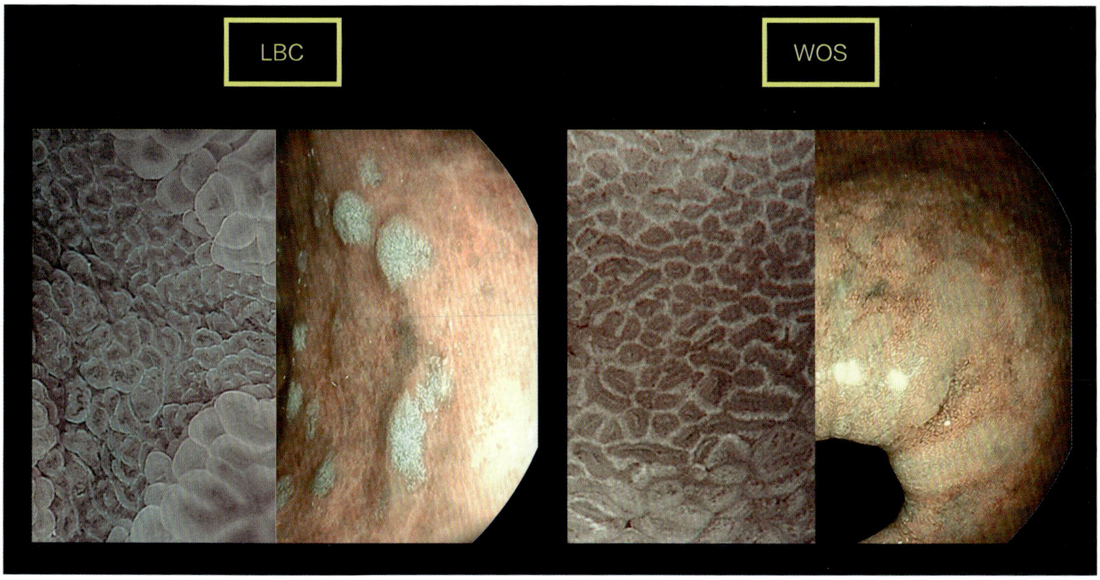

胃炎可简单地分为 A 型胃炎、B 型胃炎、C 型胃炎。A 型胃炎又称自身免疫性胃炎，主要原因为抗壁细胞抗体或抗内因子抗体的产生，从而引起全胃萎缩的胃炎。C 型胃炎又称胆汁反流性胃炎，主要有胆汁反流刺激胃黏膜产生的黏膜慢性炎。B 型胃炎临床见的最多，主要由幽门螺杆菌（Hp）引起，继而产生黏膜急慢性炎、萎缩、（伪）幽门腺化生、肠化等。

幽门螺杆菌最适宜的生活空间位于胃窦部，更确切地说是窦体交界处，也就是大 F 线与小 f 线之间，此区域幽门腺与泌酸腺同时存在，酸碱度最适合幽门螺杆菌生存。幽门螺杆菌一旦寄生下来就会不断发展壮大，想办法开疆扩土，肠道内的碱性环境不利于其生存，所以只能向口侧的胃体进军，通过蚕食胃底泌酸腺把战火引向胃体底区域。胃底腺在幽门螺杆菌与自身的炎性细胞的对抗战斗中不断被毁损坍塌，此即萎缩。此时为了支撑局面，胃体会动用其储备细胞上战场，具有分裂能力的干细胞会快速化生出伪幽门腺，用来增加黏液以消除炎症对抗幽门螺杆菌，此即伪幽门腺化生。甚至有些主细胞也主动逆向分化成类似幽门腺的黏液细胞，此即解痉多肽化生（SPEM）。以上行动后胃体腺如果依然不能阻滞幽门螺杆菌的进攻，那么机体就会请外援，主动把胃上皮转变成肠上皮，让肠上皮的碱性微环境来抵御嗜酸的幽门螺杆菌，此即肠化。这就是胃黏膜感染幽门螺杆菌（Hp）后引起急慢性炎、萎缩、伪幽门腺化生、肠化的整个过程。当然在不断肠化的漫长路上，不断累积的基因突变和修复中难免出错，如果此时机体抵抗力差、修复能力不良的时候，就会出现所谓的异型增生、上皮内瘤变，甚至癌变的结果。

肠化进展示意图

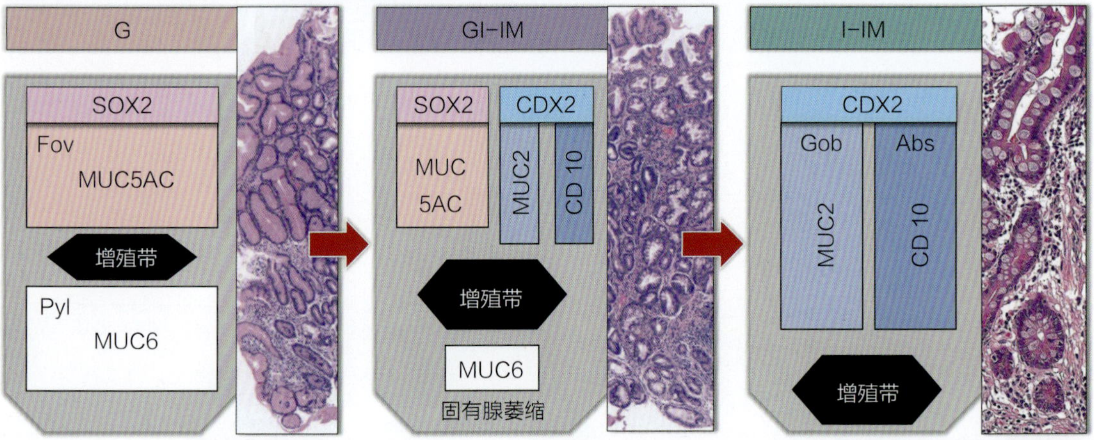

肠化就是胃黏膜逐渐向肠上皮转变转化的过程。所有的化生都是机体为了适应新的环境而主动做出的调整。胃黏膜在长期幽门螺杆菌感染的情况下会启动肠化机制。先让肠黏膜核表达的 CDX2 进入，继而出现黏液表达 MUC2 的杯状细胞和表达 CD10 的刷状缘，数量由少到多；而胃黏膜核表达的 SOX2、黏液表达 MUC5AC 的小凹上皮、黏液表达 MUC6 的幽门腺则由多变少，此消彼长，从而逐渐完成胃黏膜最终完全被肠黏膜取代的过程。在此演变过程中，当黏膜内既有胃黏膜又有肠黏膜的时候称为不完全肠化，当黏膜内只有肠黏膜的时候称为完全性肠化。

色调逆转

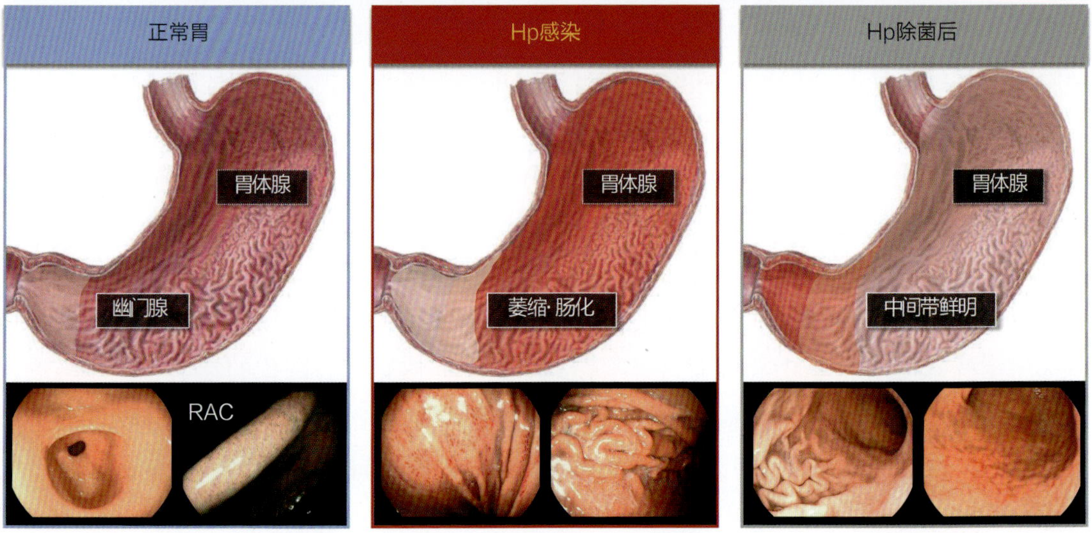

Hp 感染后相继出现炎症、萎缩、肠化、异型增生等，除菌后可使炎症改善，出现色调逆转（地图状发红）

胃窦糜烂（1）

病例

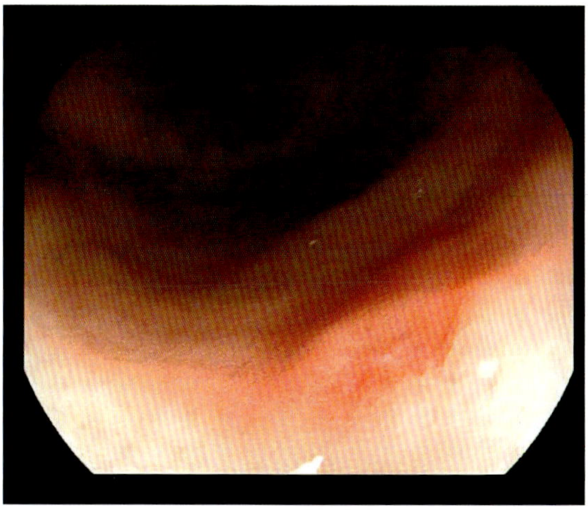

图 1　普通白光

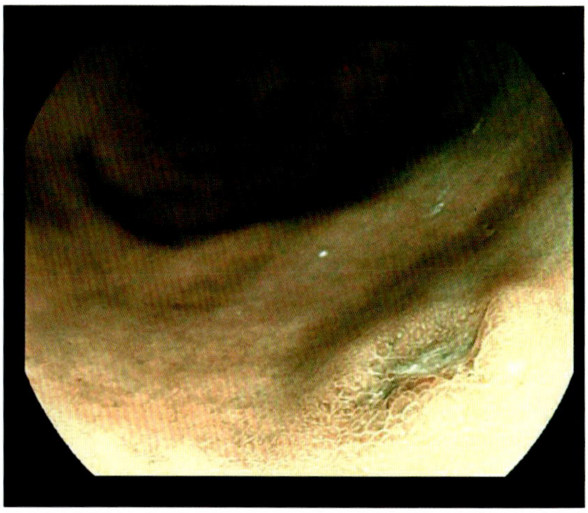

图 2　OE MODE 1（1）

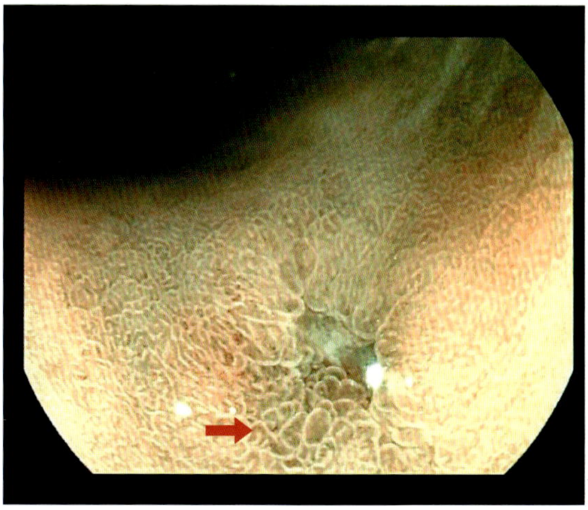

图 3　OE MODE 1（2）

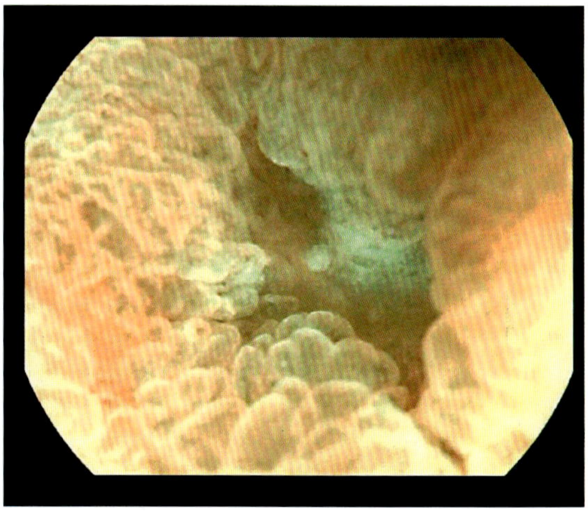

图 4　放大

内镜发现

胃体大弯侧可见一大小约 0.6cm 的平坦凹陷性病灶，表面发红，覆薄苔，凹陷中央腺管结构不清晰。箭头所指区域腺管结构增大，但排列尚规则，口侧边界不清。活检证实为良性糜烂灶。药物治疗一般可痊愈。这种孤立性的糜烂灶需与胃分化型早癌相鉴别。

鉴别点包括边界是否清晰、边界是否存在多凸面形态、内部血管及腺管是否规则等。

胃窦糜烂（2）

病例

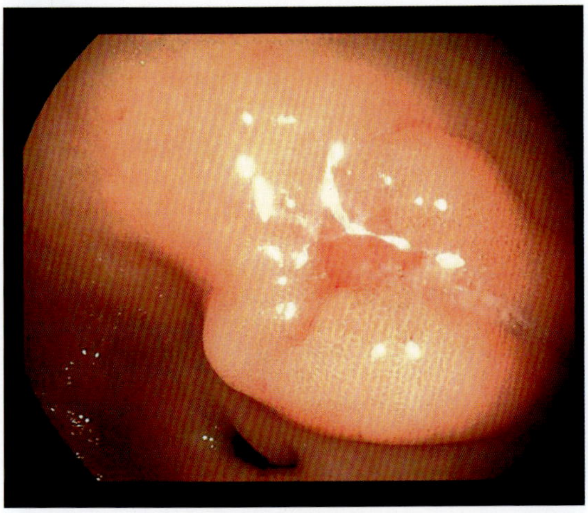

图 1　普通白光

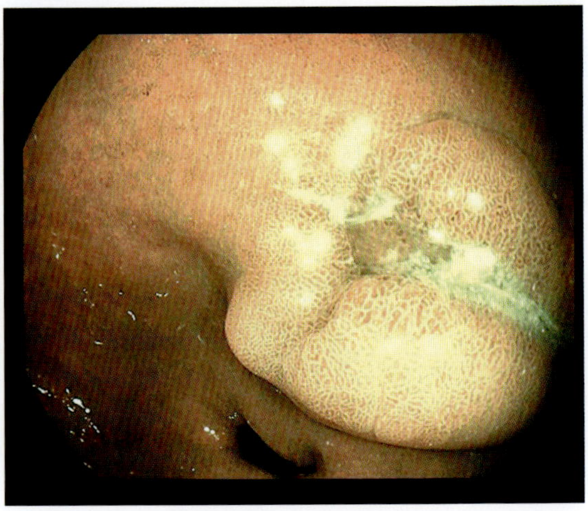

图 2　OE MODE 1

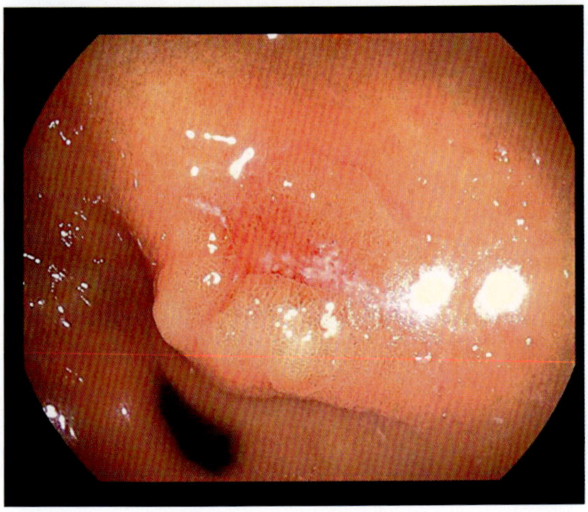

图 3　OE MODE 2

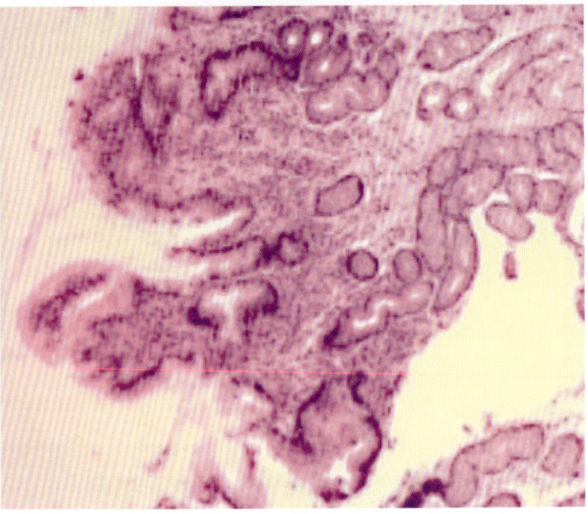

图 4　病理

内镜发现

胃窦小弯侧可见一发红的凹陷性病灶，白色黏液附着，周围黏膜水肿。OE MODE 1 模式下观察凹陷处呈棕色；OE MODE 2 模式下观察发红更加明显，表面腺管结构不清晰。活检病理显示黏膜内炎症细胞浸润，未见异型细胞。药物治疗。

泌酸型腺瘤 / 胃底腺型胃癌

病例

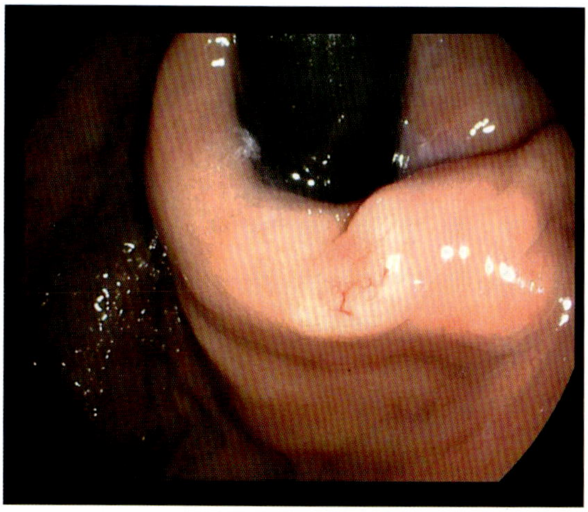

图 1 普通白光

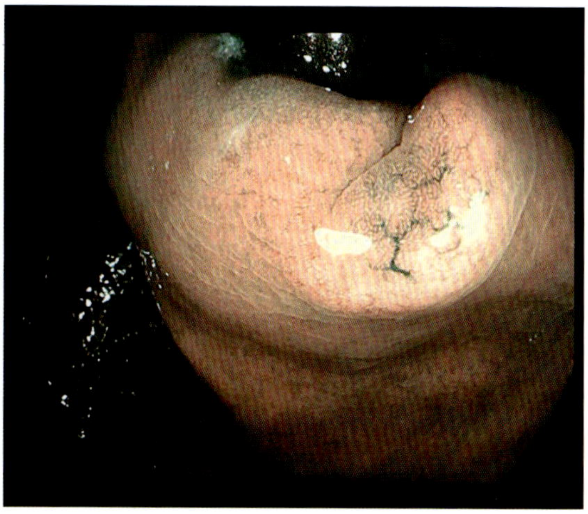

图 2 OE MODE 1

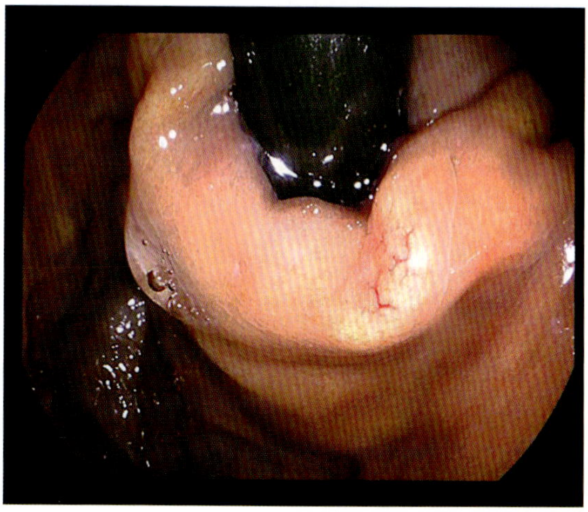

图 3 OE MODE 2

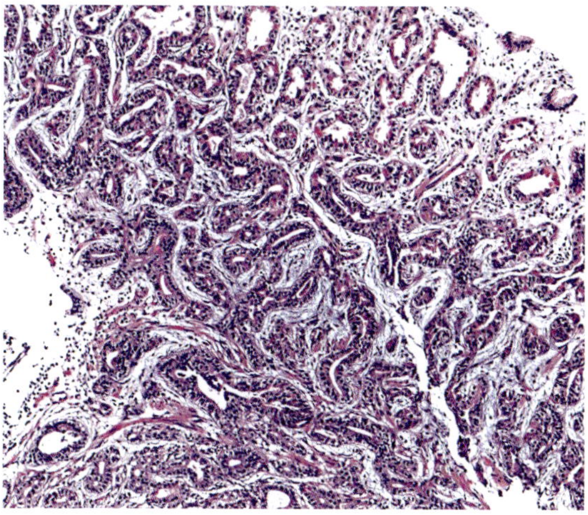

图 4 病理

内镜发现

贲门下可见一 0.8cm × 0.8cm 褪色的平坦病灶，表面结构规则，可见扩张的微血管结构。活检病理可见肿瘤表面覆盖非肿瘤性小凹上皮，黏膜中下层见不规则、融合性生长的腺管，类似主细胞分化的肿瘤细胞异型性低、胞浆紫红色、嗜双色性，散在壁细胞。此类肿瘤的特征：（1）通常起源于胃底腺区的胃黏膜，背景无胃炎萎缩肠化；（2）表面呈 SMT 样病变，褪色调，被覆正常黏膜，肿瘤表面有血管扩张或分支血管；（3）常侵及黏膜下层，但只表现出轻微的组织学异型性，罕有淋巴或静脉侵犯；（4）免疫组化常表达 MUC6 和胃蛋白酶原 -1（pepsinogen 1）；（5）复发风险低，预后良好。可行内镜下治疗。

小凹上皮型腺瘤 / 小凹上皮型胃癌

病例

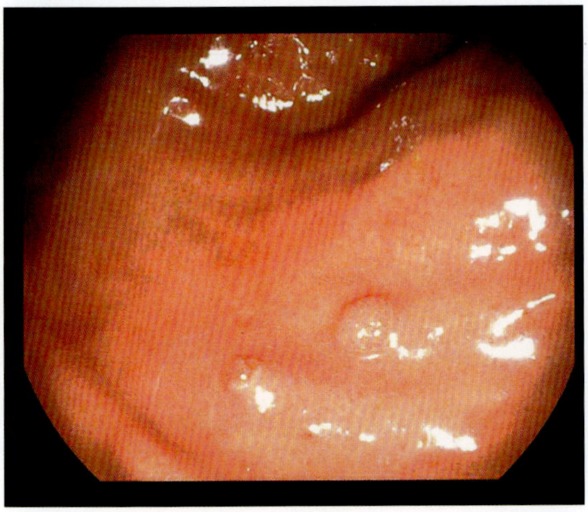

图 1　普通白光

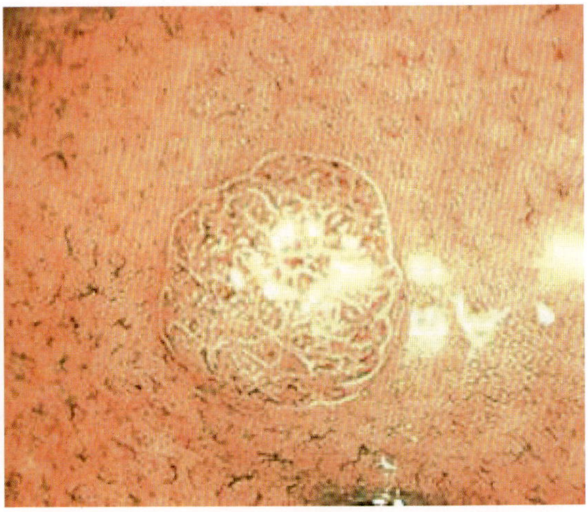

图 2　病变 1

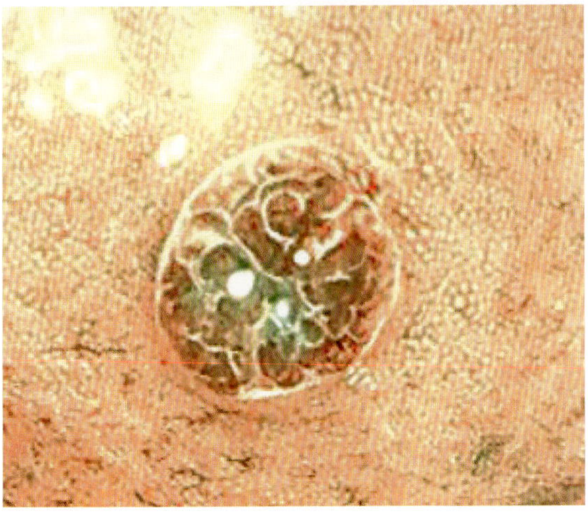

图 3　病变 2

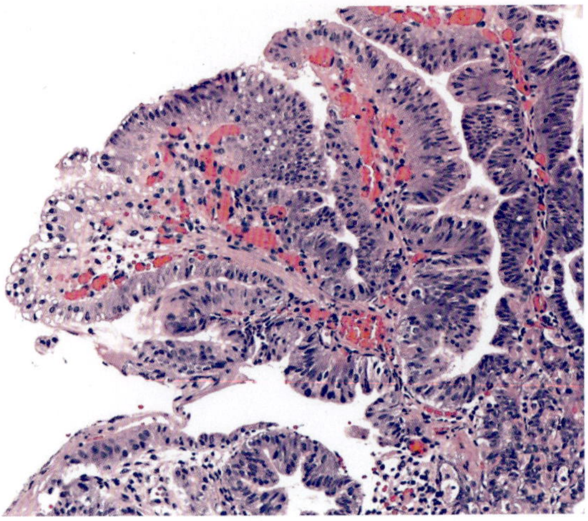

图 4　病理

内镜发现

胃体上部可见两处黏膜隆起病灶，图 2 为右侧稍大的同色调的黏膜隆起，表面腺管结构扩张，但排列规则，考虑为胃底腺息肉；图 3 为左侧较小的、红色的黏膜隆起，呈现出树莓样（raspberry）外观。OE MODE 1 模式下表现为形状不同的乳头状或脑回状微结构，微血管不规则扩张、密集、模糊，边界清晰，提示为肿瘤性病变。周围黏膜呈规则排列的小坑样结构，提示黏膜无萎缩、Hp 未感染。活检钳钳除后组织病理显示小凹上皮的肿瘤细胞核呈卵圆形，细胞异型性低，极性丧失。

低分化胃癌（1）

病例

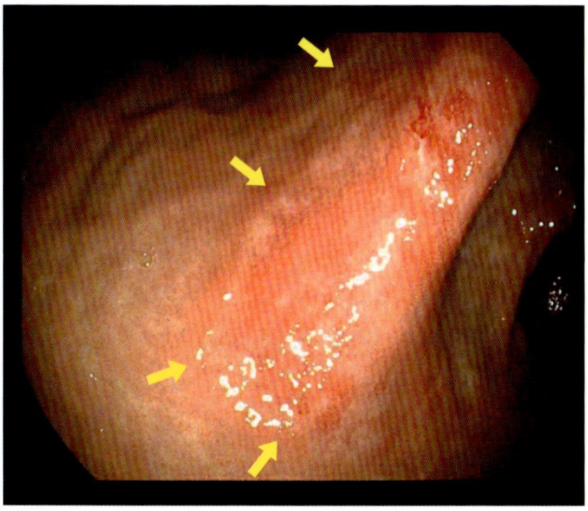

图 1　普通白光

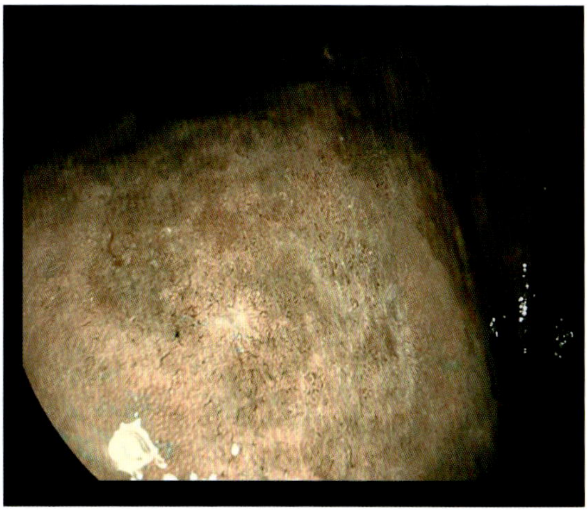

图 2　OE MODE 1

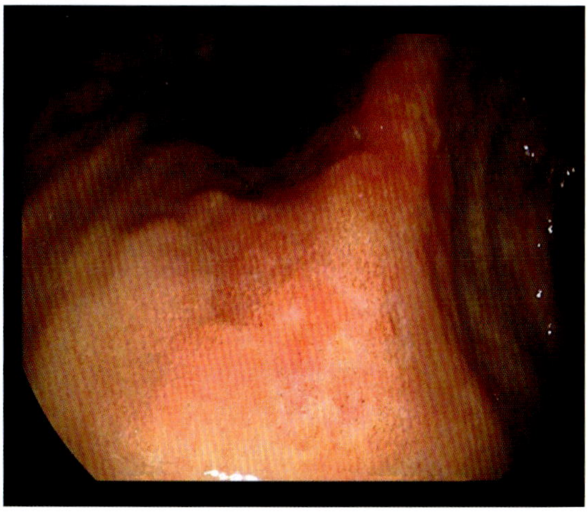

图 3　OE MODE 2

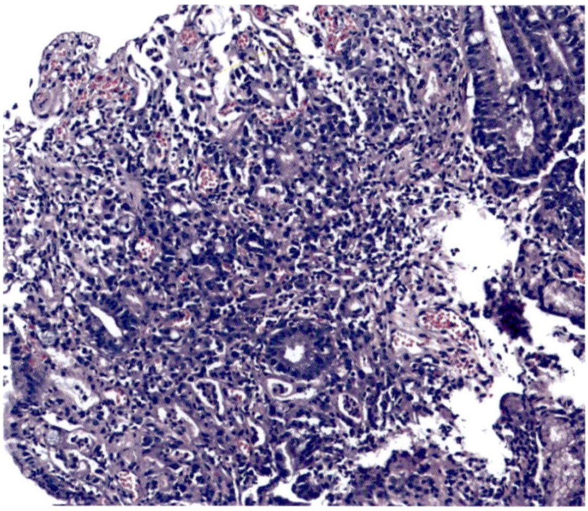

图 4　病理

内镜发现

胃角前壁可见一边缘清晰呈断崖状的凹陷性病变（黄箭头），主体发红，边缘发白，呈“白里透红”，表面粗糙不平，整体塌陷感。OE MODE 1 模式下病变呈褪色。活检病理为黏膜浅层可见未形成腺管结构的癌细胞破坏表面小凹上皮的腺窝结构，导致内镜下看不到腺管结构。外科手术切除。

低分化胃癌（2）

病例

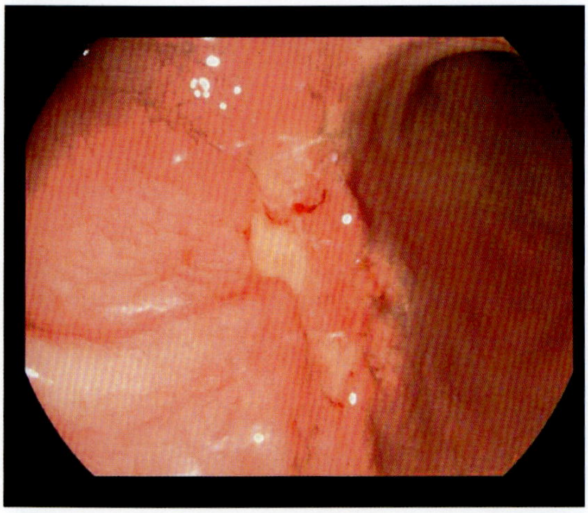

图1　普通白光

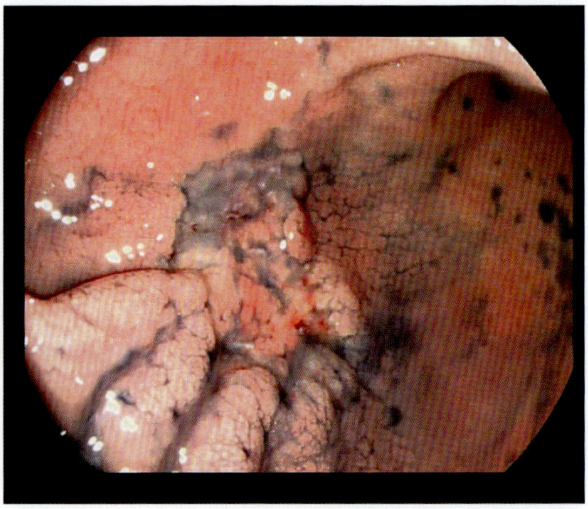

图2　染色

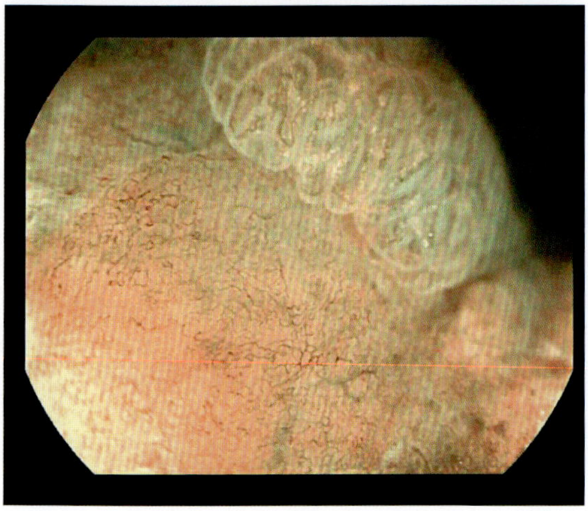

图3　OE MODE 1放大

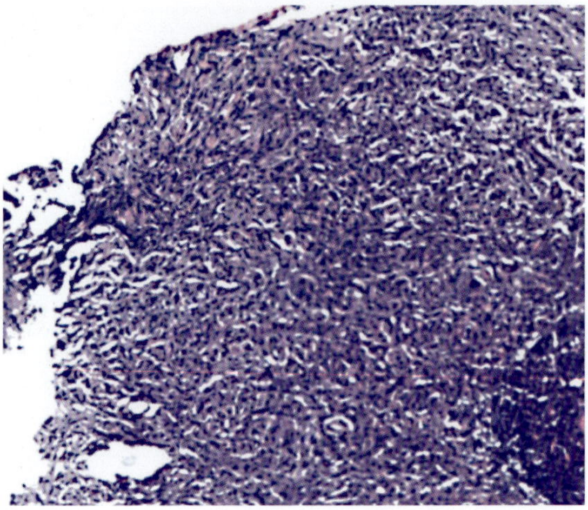

图4　病理

内镜发现

胃体下部F线口侧可见一“白里透红”的凹陷性病灶，界限清晰，凹陷处凹凸不平，呈颗粒状隆起，集中的黏膜皱襞在凹陷的边缘中断，呈断崖状改变，靛胭脂染色后断崖征更加明显。放大观察凹陷边缘处腺管扩张，凹陷处内部腺管结构不可见，如同幽灵般消失，并可见螺旋状血管（CSP）。活检病理提示无腺管结构的低分化腺癌。

黏膜相关样组织淋巴瘤（MALT）

病例

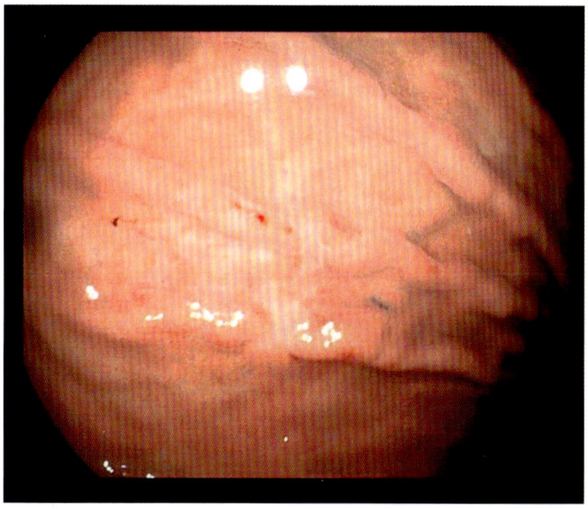

图 1 普通白光

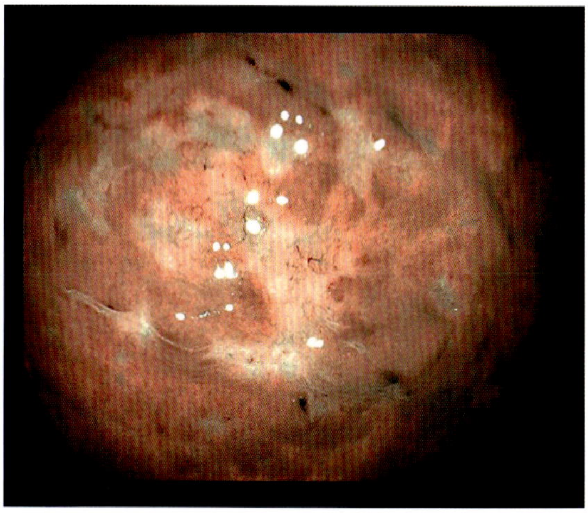

图 2 OE MODE 1

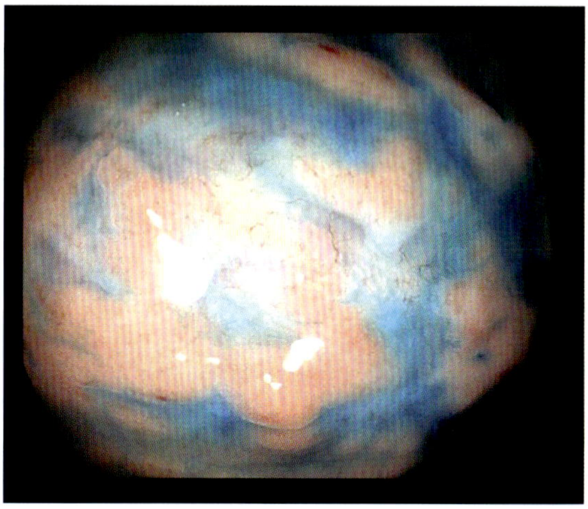

图 3 染色

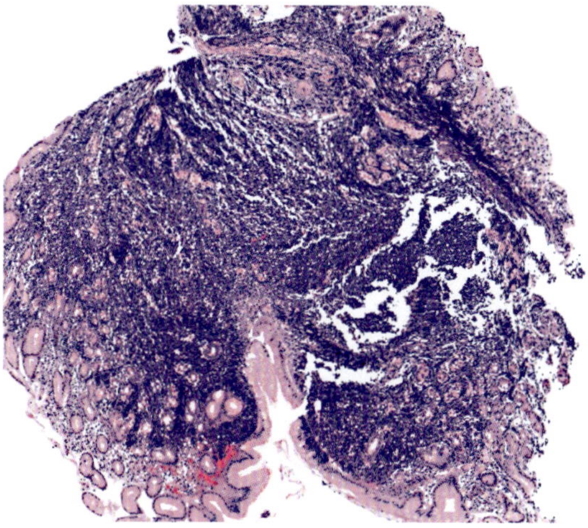

图 4 病理

内镜发现

胃体中段大弯侧见一大片状黏膜呈发白褪色调凹陷性病灶，表面凹凸不平，不规整，边界不清，黏膜皱襞中断，病灶内可见粗大树枝状微血管结构，美蓝染色后边界仍不清晰。活检组织病理显示黏膜固有层可见淋巴组织弥漫性增生，免疫组化证实为黏膜相关样组织淋巴瘤（MALT）。一般认为 MALT 跟 Hp 感染相关，治疗首先需要根治 Hp。

低级别上皮内瘤变

病例

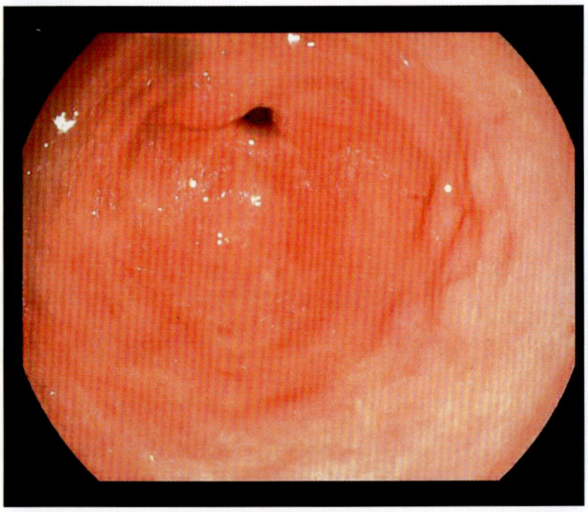

图 1　普通白光

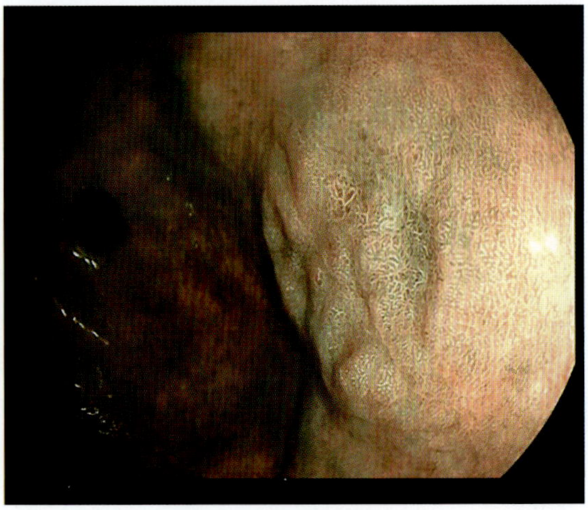

图 2　OE MODE 1

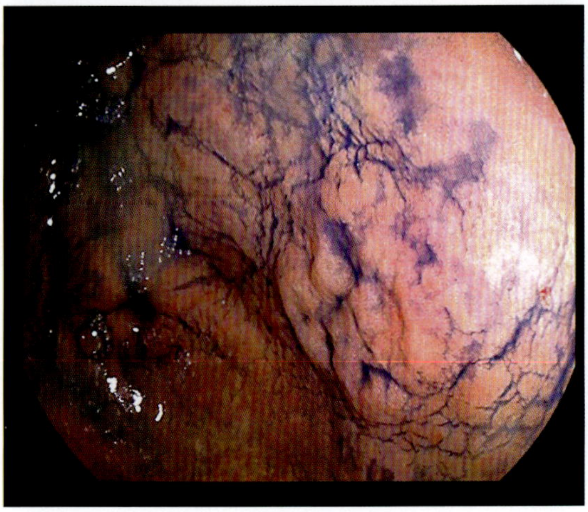

图 3　OE MODE 2

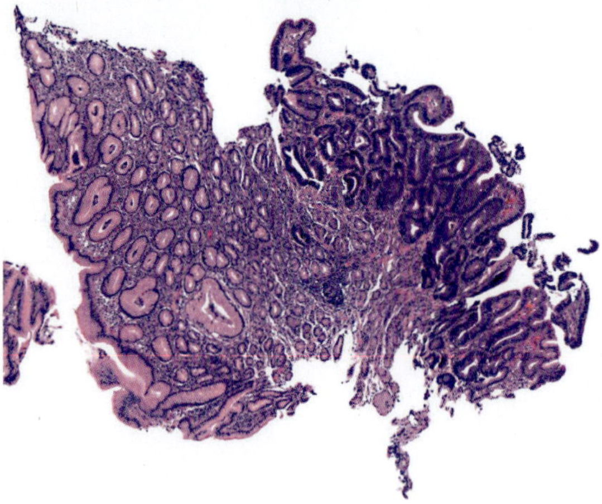

图 4　病理

内镜发现

胃窦后壁可见一 0～Ⅱc 型病灶，大小约 1.5cm×1.5cm，表面粗糙发红。少量黏液。OE MODE 1 模式下观察口侧凹陷处呈深棕色，内可见排列不规则的、粗大的腺管结构，美蓝喷洒后病灶边界清晰。活检组织病理提示右侧为肿瘤腺管，左侧为正常腺管，分界线（DL）清晰，肿瘤区域腺管密集增生、局部分支，极性消失，细胞核增大深染、局部缺乏成熟分化极性。诊断为低级别上皮内瘤变（《WHO 标准》）。可行内镜下切除。

高级别上皮内瘤变

病例

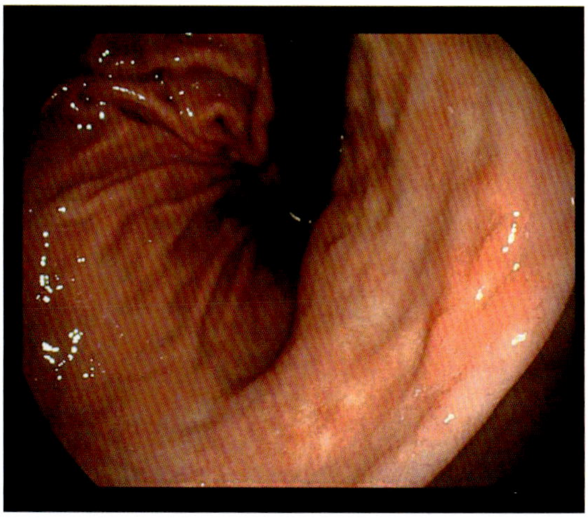

图 1　普通白光（1）

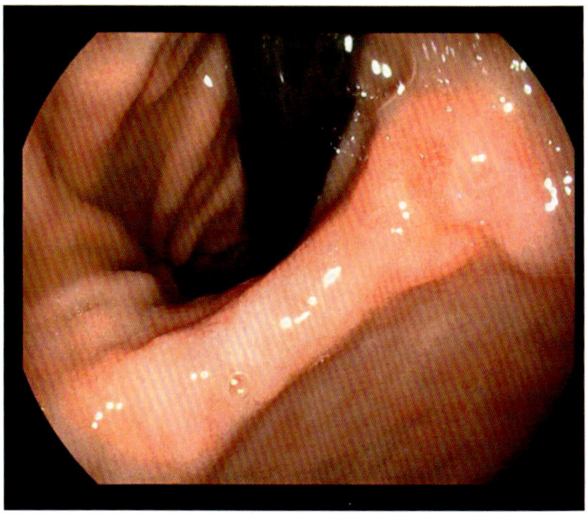

图 2　普通白光（2）

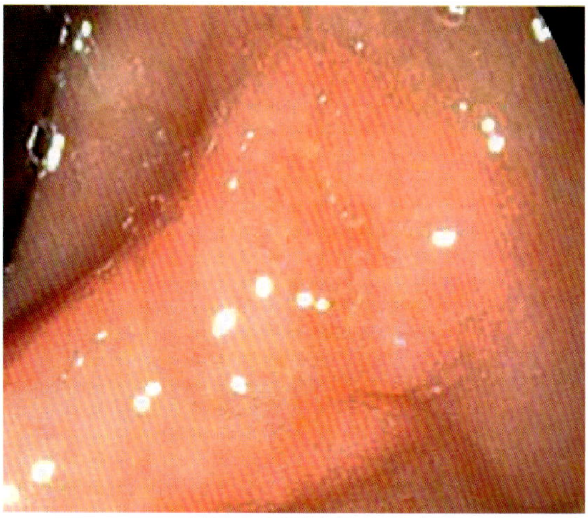

图 3　放大

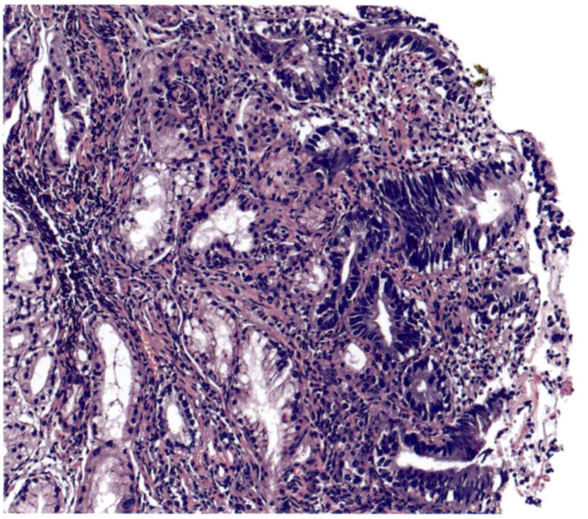

图 4　病理

内镜发现

胃角后壁可见一发红Ⅱc 型凹陷性病灶，大小约 1.2cm × 0.6cm，周围黏膜充血、水肿反应性隆起。接近观察凹陷区域边缘呈星芒状，胃体小弯侧可见发白的萎缩黏膜。活检组织病理提示肿瘤腺管缺乏表层成熟现象，细胞核增大深染、排列极性紊乱。内镜下切除。

胃腺瘤

病例

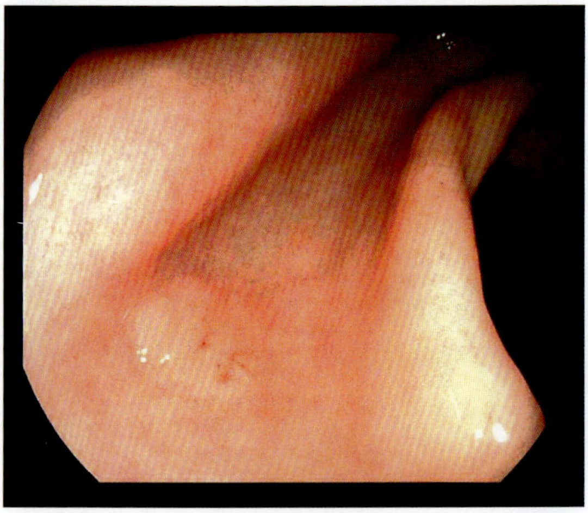

图 1　普通白光

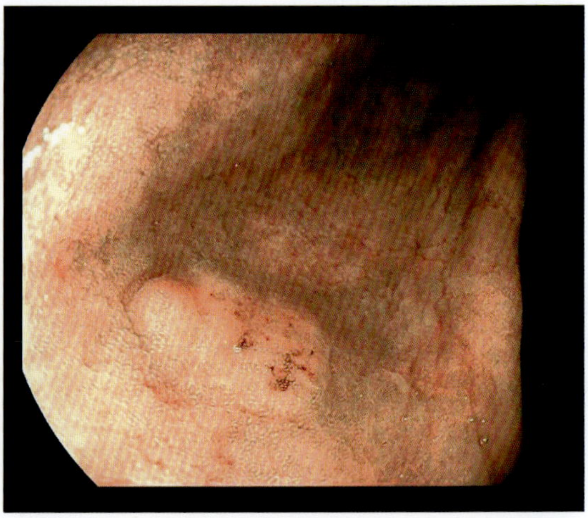

图 2　OE MODE 1

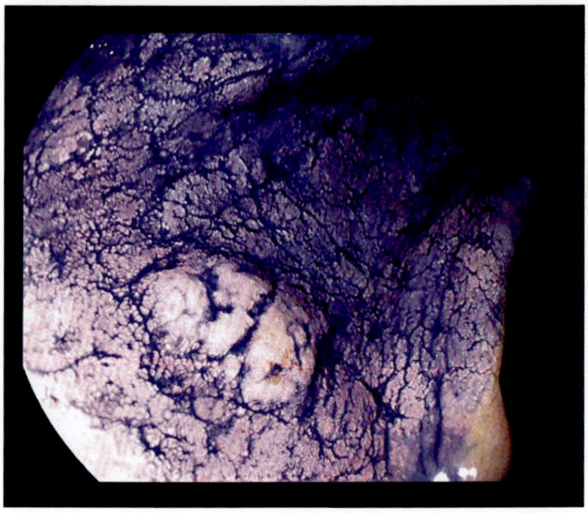

图 3　OE MODE 2+ 染色

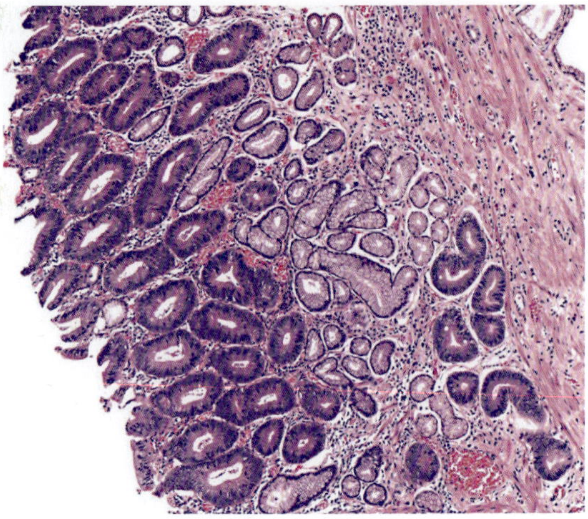

图 4　病理

内镜发现

胃窦前壁近胃角处可见一褪色 0 ~ Ⅱa型病灶，大小约 0.8cm × 0.6cm，表面黏膜光滑，边界清晰。活检组织病理显示肿瘤腺管排列密集、轮廓较规则，细胞核呈杆状、大小较一致，均排列在腺管基底膜侧；深层可见正常的黏液腺，呈“二层楼”结构。内镜下切除。

高分化管状腺癌（1）

病例

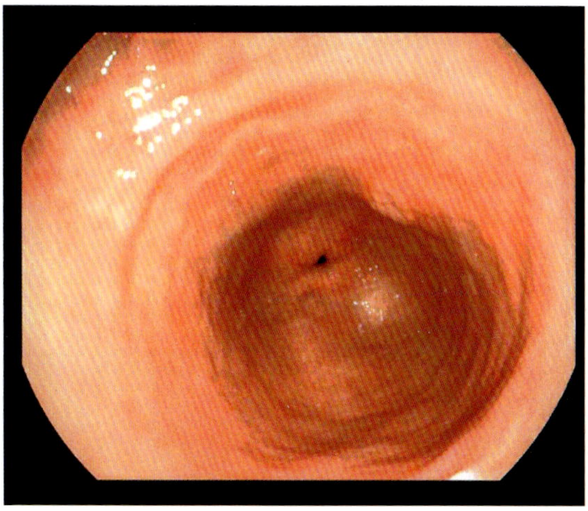

图 1　普通白光

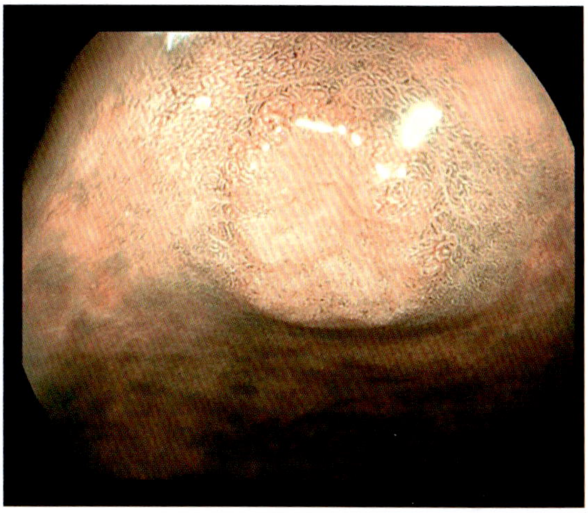

图 2　OE MODE 1

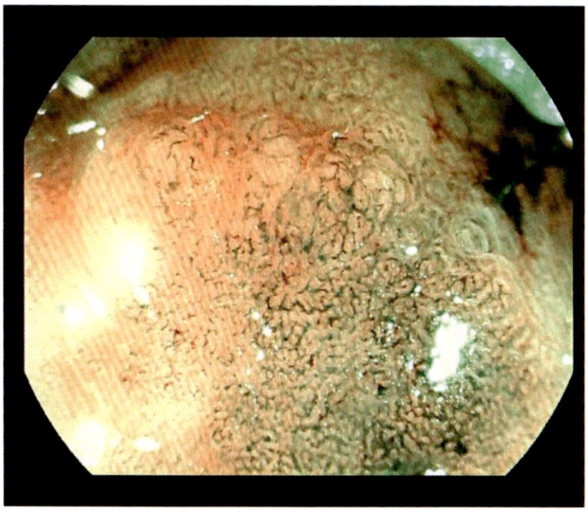

图 3　OE MODE 1 放大

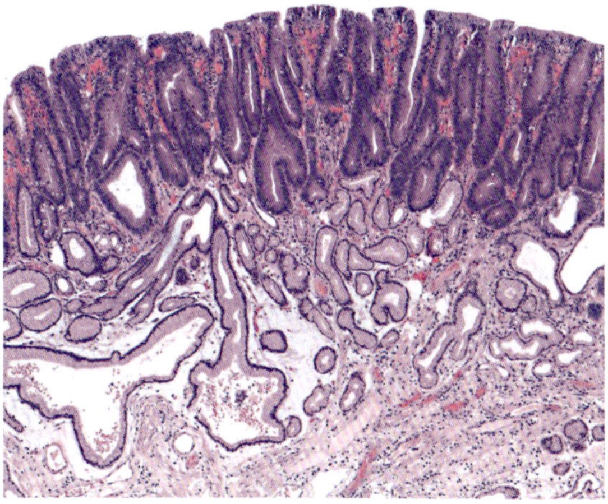

图 4　病理

内镜发现

胃窦小弯后壁可见一大小 1.0cm × 0.8cm 的 0 ~ Ⅱa + Ⅱc 型病灶，表面褪色调，OE MODE 1 模式下观察呈红茶色改变，边界清晰，放大观察隐窝边缘上皮（MCE）不鲜明化，并可见微血管结构增粗、扭曲，呈网格状改变，提示该病变为肿瘤性病变。活检组织病理显示分化良好的癌性腺管密集增生，肿瘤细胞核浆比增大，核深染、呈卵圆形至圆形、大小不一，极性消失。内镜下切除。

高分化管状腺癌（2）

病例

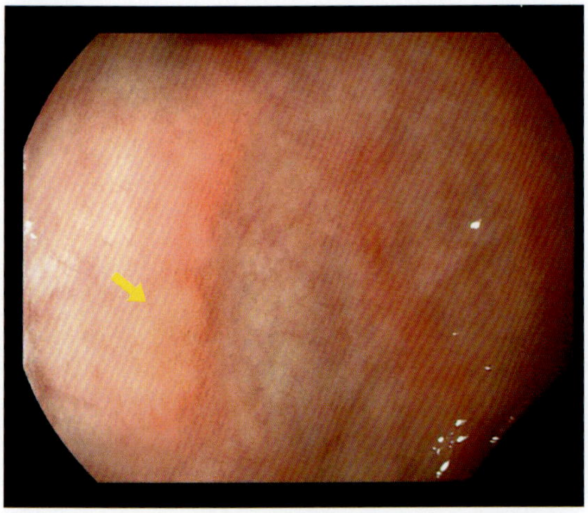

图 1　普通白光

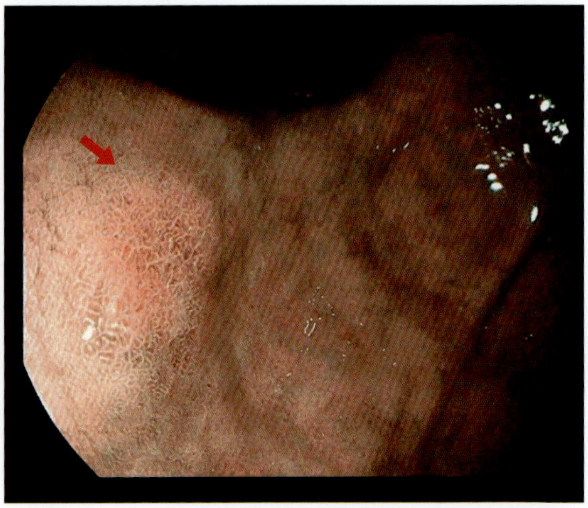

图 2　OE MODE 1

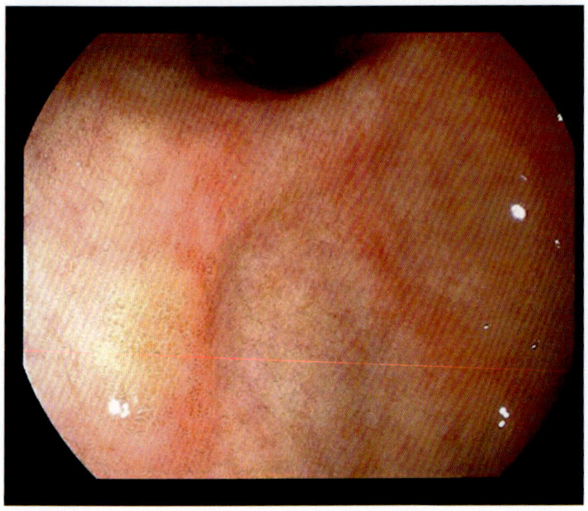

图 3　OE MODE 2

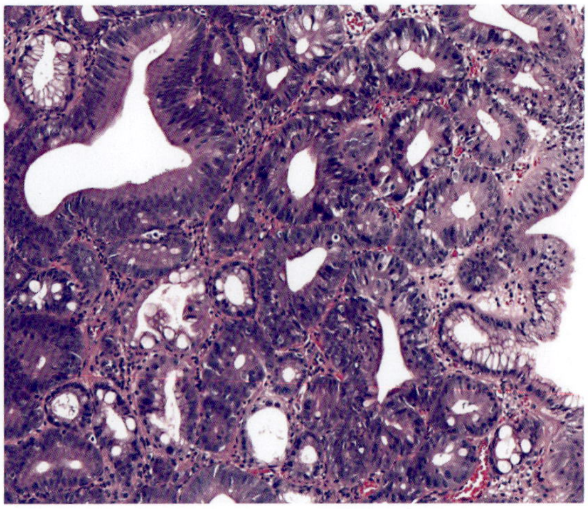

图 4　病理

内镜发现

胃角前壁可见一 0 ~ Ⅱ b 型病变，微黄色调，大小约 0.6cm × 0.6cm（黄箭头）。OE MODE 2 模式下观察黄色调更加显著；OE MODE 1 模式下观察呈红茶色改变，病变边缘存在清晰边界（红箭头），表面腺管结构扩张，大小不一。活检组织病理显示癌性腺管密集增生、大小不一、排列紊乱，细胞核复层化、局部缺乏成熟趋势，考虑高分化管状腺癌。内镜下切除。

印戒细胞癌

病例

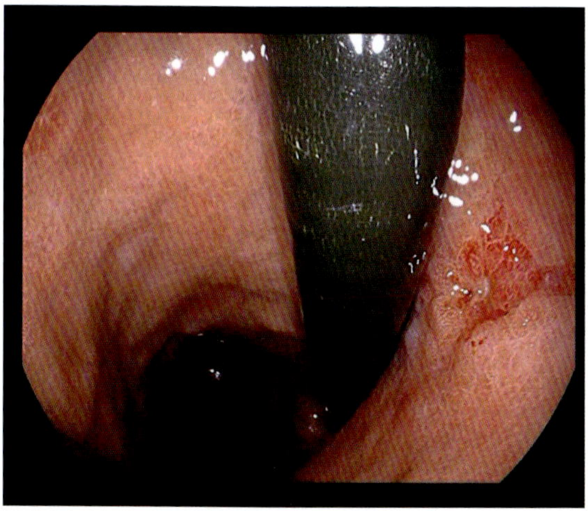

图 1 普通白光

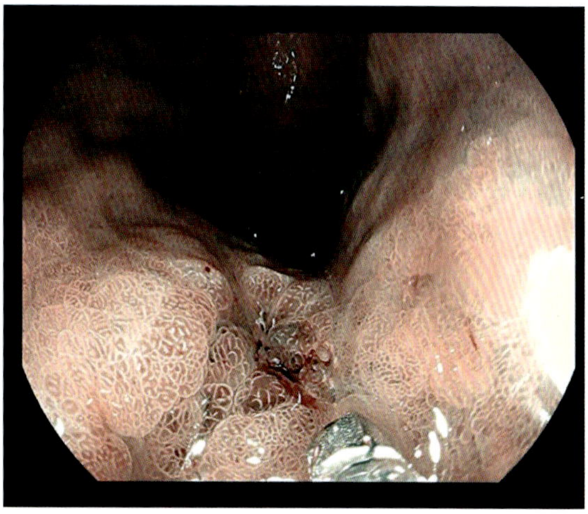

图 2 OE MODE 1

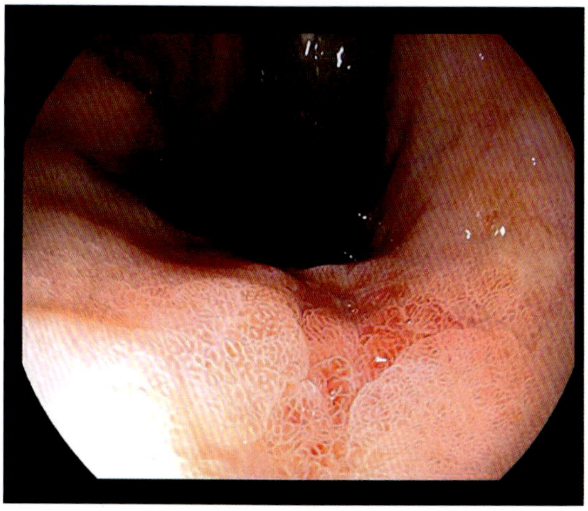

图 3 OE MODE 2

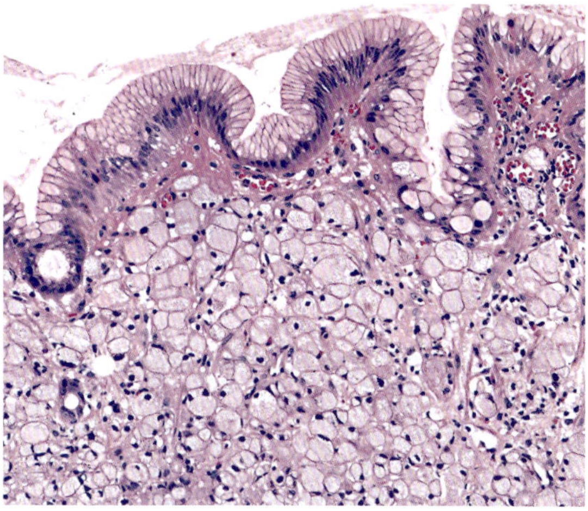

图 4 病理

内镜发现

胃体小弯侧可见一凹陷性病灶，大小约 1.5cm × 1.5cm，表面颜色鲜红，边界尚清。OE MODE 1 模式下观察可见粗大的腺管结构。活检组织病理显示黏膜浅、中层见弥漫浸润的印戒细胞癌（SRC），表面覆盖非肿瘤胃小凹上皮，小凹开口变浅、间区扩大，故内镜下见表面腺管结构扩张。治疗目前建议仍以手术为主。

胃型胃腺瘤

病例

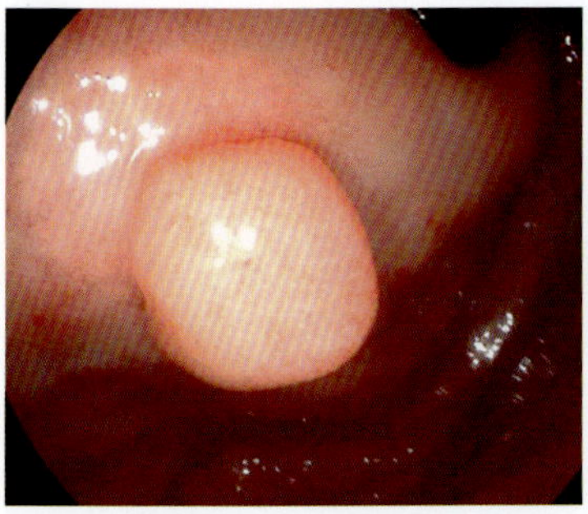

图 1　普通白光

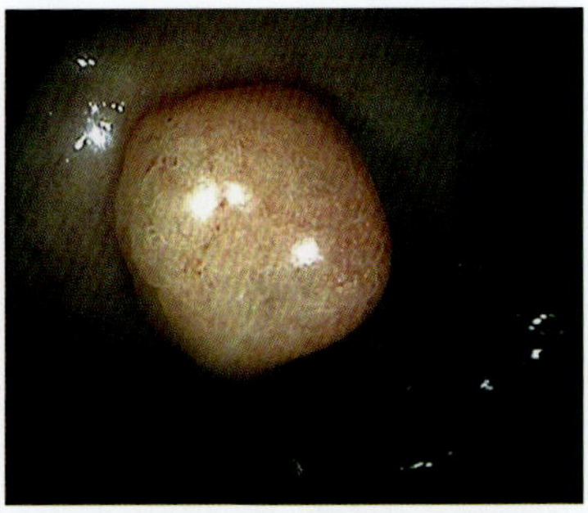

图 2　i-scan 2

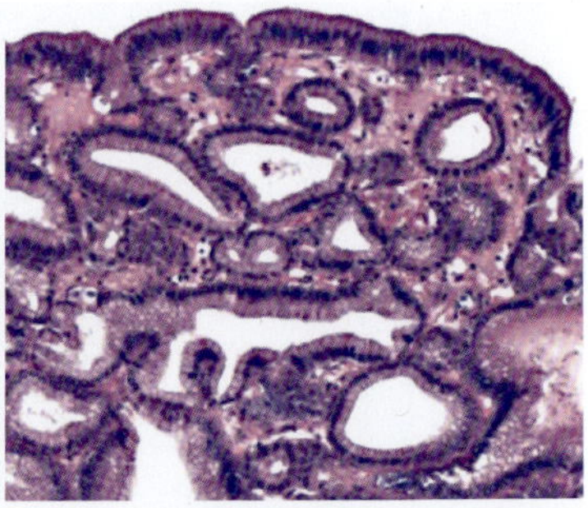

图 3　病理

内镜发现

胃底近贲门处可见一球形亚蒂的黏膜隆起病灶，同色调，呈山田Ⅲ型，大小约 1.5cm × 1.5cm，表面黏膜正常，腺管结构规则，边界清晰。整体切除后组织病理显示肿瘤腺管排列密集、轮廓较规则，细胞核呈轻度异型、大小较一致，排列在腺管基底膜侧，胞浆嗜酸性呈毛玻璃样改变。内镜下切除。

胃型胃腺瘤（幽门腺腺瘤）

病例

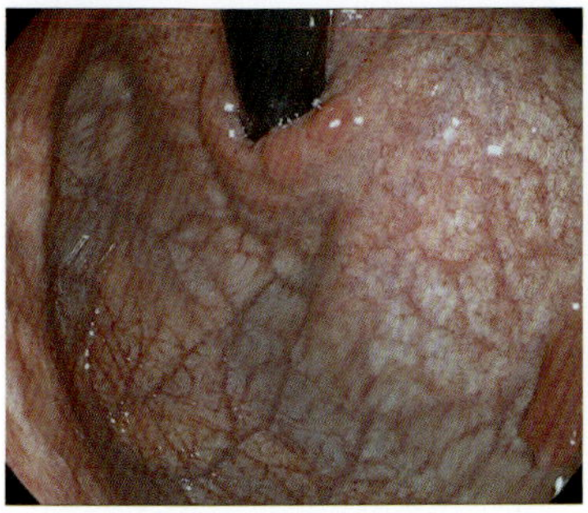

图 1　普通白光

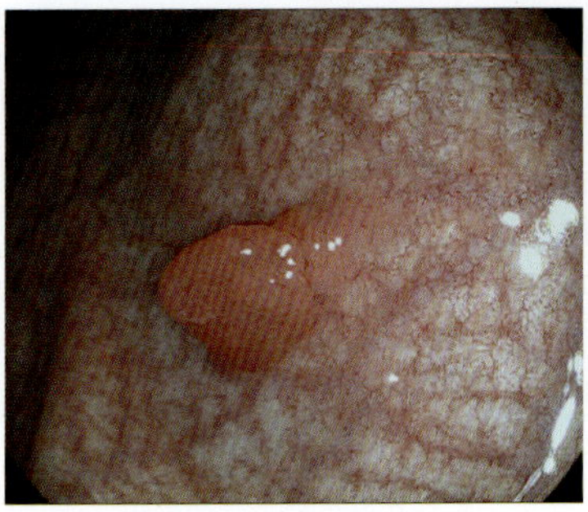

图 2　普通白光

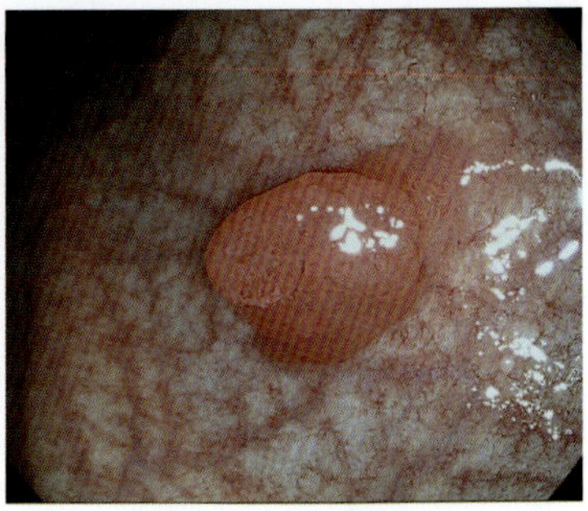

图 3　普通白光

内镜发现

A 型胃炎的背景下，胃底前壁可见一 1cm 左右的亚蒂隆起型肿物，边界清晰，色红，表面光滑，腺管规则，色调均一；病理证实为幽门腺腺瘤。此外贲门处还有两处较小的红色扁平增生性息肉。幽门腺腺瘤多发生于萎缩背景下，约有 30% 的癌变率。如果局部出现不平整（隆起或凹陷）、色泽不均一（发红或发白）需要怀疑是否存在癌变可能。

背景黏膜状态与胃癌的关系

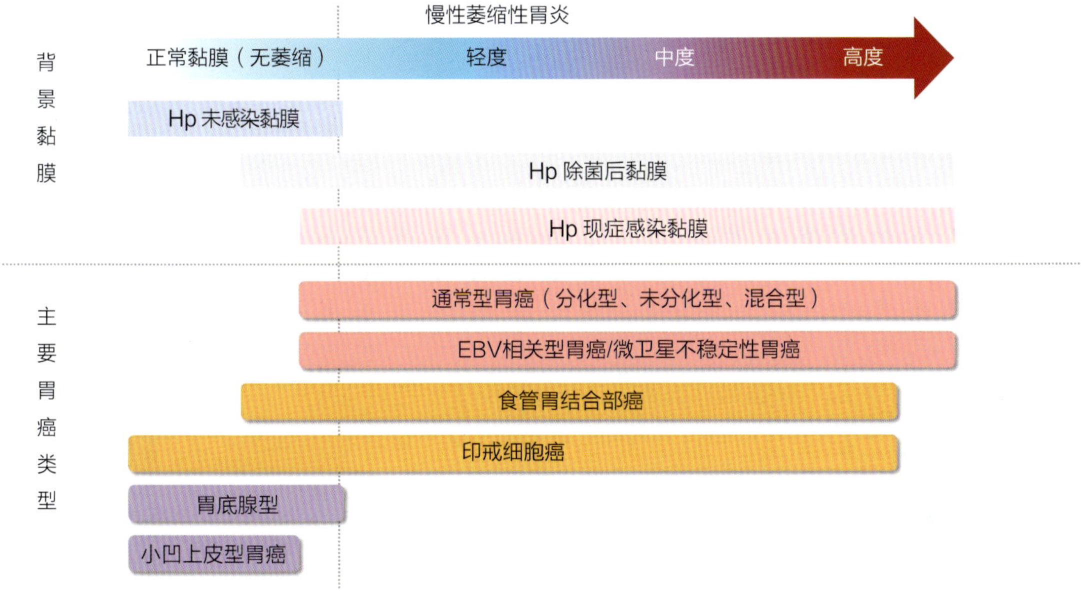

胃内的背景根据幽门螺杆菌（Hp）的状态可以分为：Hp 现症感染的胃、Hp 未感染的胃、除菌后的胃。在 Hp 未感染的胃里好发常见的 4 种胃癌包括小凹上皮型胃癌、胃底腺型胃癌、食管胃结合部癌、印戒细胞癌等，其实在 Hp 阳性的胃里也可以见到，并不是绝对的。

WHO（2019）与日本（2017）病理标准对比

劳伦分型（1965）	中村分类（1968）	日本胃癌处理规约（2017）		WHO（2019）
肠型	分化型	乳头状腺癌：	pap	乳头状腺癌
		高分化管状腺癌：	tub1	高分化管状腺癌
		中分化管状腺癌：	tub2	中分化管状腺癌
不确定型	未分化型	低分化实体腺癌：	por1	低分化管状腺癌
弥漫性	未分化型	印戒细胞癌：	sig	低黏附性癌
		低分化非实体癌：	por2	低黏附性癌其他类型
肠型/弥漫型/不确定型	分化型/未分化型	黏液腺癌：	muc	黏液腺癌
混合型		根据比例描述（例如：非实体低分化癌＞印戒细胞癌＞中分化管状腺癌）		混合型
未定义	未定义	特殊型：		其他病理亚型：
		腺鳞癌		腺鳞癌
		鳞状细胞癌		鳞状细胞癌
		未分化癌		未分化癌
		淋巴间质浸润癌		淋巴间质浸润癌
		肝样腺癌		肝样腺癌
		肠母细胞癌		肠母细胞癌
		胃底腺型癌		胃底腺型癌
				微乳头状腺癌

JGCA: Japanese Gastric Cancer Association；Laurén: 劳伦分类；
Nakamura: 菅野・中村分类

	分化型 /肠型	未分化型 /弥漫型
劳伦分型 （Laurén）	肠型（有腺管） （Intestinal）	弥漫型（无腺管） （Diffuse）
中村分型 （Nakamura）	分化型（肠化） （Differentiated）	未分化型（胃固有） （Undifferentiated）
日本胃癌规约 ［JGCA（2017）］	分化型（有腺管） （pap/tub1/tub2）	未分化型（无腺管） （por/sig/muc）
黏液质分型 （Phenotype）	肠型（肠化） （Intestinal type）	胃型（胃固有） （Gastric type）

对于胃癌的分型，目前主要有这么几种常用分型。

劳伦分型：分为肠型和弥漫型，肠型的实质是有腺管形成，弥漫型是无腺管，癌细胞是分散的。

中村分型：分为分化型和未分化型，分化型主要是来源于肠化背景，未分化型来源于无肠化的胃固有腺体。

日本胃癌规约里的分类同样叫作分化型和未分化型，但表达的意思和中村分型的含义不同。规约里的分化型是指有腺管形成的癌，而未分化型指无腺管形成的癌，实质和劳伦分型具有相同的意义。

最后出现的黏液分型根据胃型黏液（MUC5AC、MUC6）和肠型黏液（MUC2、CD10）的表达分为肠型与胃型。

胃的黏液分型，关于正常黏膜的理解可以认为，肠型黏液是与肠化黏膜具有相关性，而胃型黏液与肠化黏膜不相关，直接来源于胃固有黏膜。但其实牵涉到肿瘤的黏液分型就会非常复杂，分化型癌可以有肠型黏液也可以有胃型黏液，而未分化型癌也可以有肠型黏液或胃型黏液，并且两者可以混合存在以及互相转化。

黏液分型其实是另外的一套分型体系，如果说分化型 / 未分化型这种分类方法相当于把地球上的人类分成了男人和女人，那么黏液分型相当于把人分成了胖人和瘦人。

胃癌前病变和高分化腺癌（WHO 分类与日本分类对比）

肠型 （intestinal-type gastric adenoma）；小凹型 （foveolar-type adenoma）；
幽门腺 （gastric pyloric gland adenoma）；泌酸腺 （oxyntic gland adenoma）

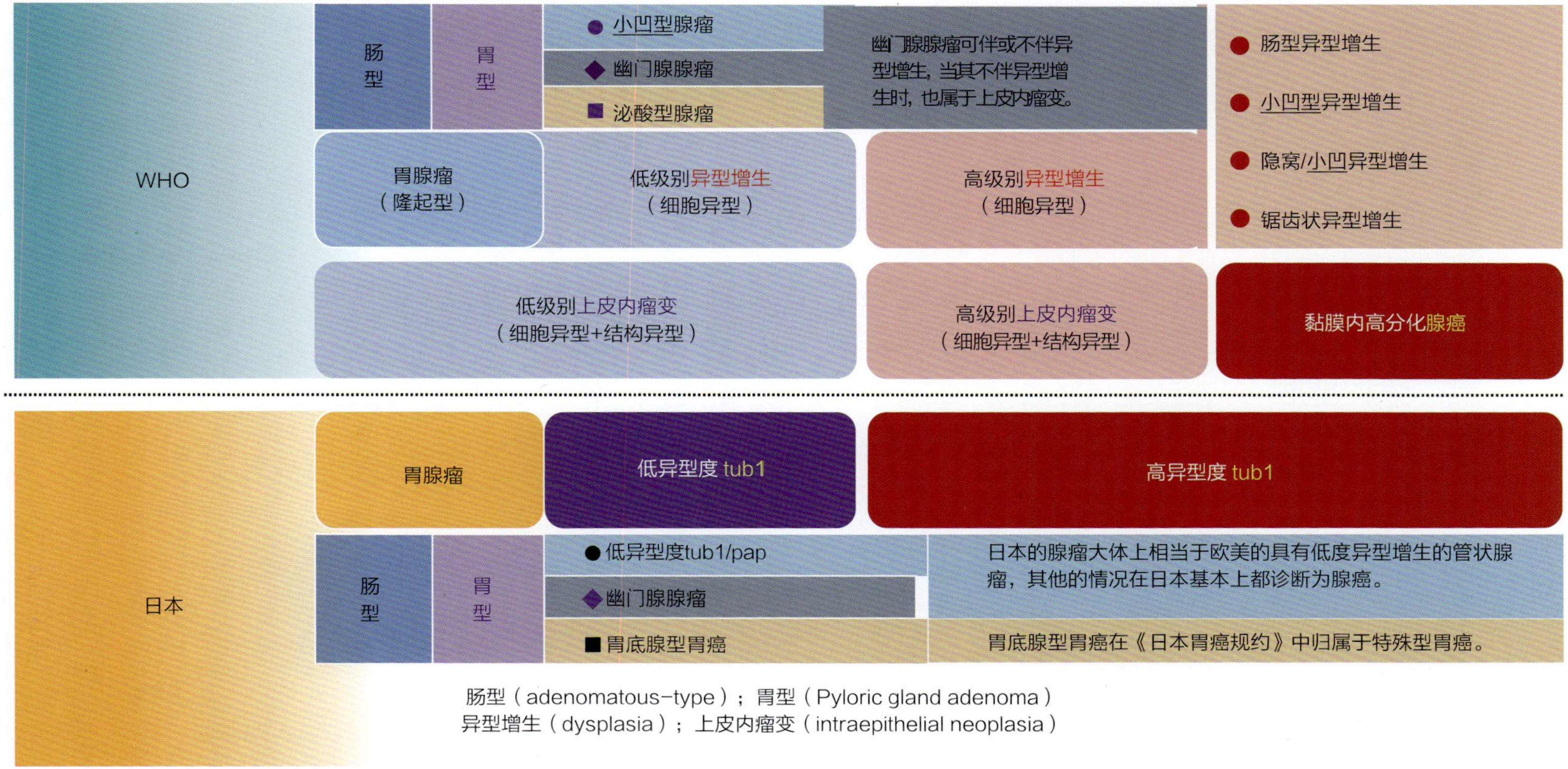

肠型（adenomatous-type）；胃型（Pyloric gland adenoma）
异型增生（dysplasia）；上皮内瘤变（intraepithelial neoplasia）

<table>
<tr><th colspan="2">胃腺瘤</th><th>WHO/日本</th></tr>
<tr><td rowspan="4">胃腺瘤
Adenoma</td><td>肠型
（intestinal-type）</td><td>管状腺瘤·肠型 / 管状腺瘤·肠型
(Intestinal-type·adenomatous-type)</td></tr>
<tr><td rowspan="3">胃型
（gastric-type）</td><td>小凹型腺瘤 / 小凹上皮型胃癌
(Fovelolar-Type）</td></tr>
<tr><td>幽门腺腺瘤 / 幽门腺腺瘤(管状腺瘤·胃型）
（Pyloric Gland Adenoma）</td></tr>
<tr><td>泌酸型腺瘤 / 胃底腺型胃癌
（Oxyntic Gland Adenoma）</td></tr>
</table>

对于胃腺瘤的诊断，日本和西方同名不同义，对于“腺瘤”的定义也不相同。欧美把具有异型增生且隆起型的病变称为腺瘤，即腺瘤是隆起型的异型增生，其含义有二：（1）异型增生首先肯定是肿瘤性病变；（2）异型增生可以转变成癌，所以西方认为腺瘤可以癌变。

日本的腺瘤是个排除性诊断，他们没有异型增生的概念，只要是属于肿瘤性的病变他们首先会考虑“癌”。细胞异型或结构异型，只要够其一，就会定义为癌。而细胞异型和结构异型都不够的时候，首先还是会考虑低异型度癌，如果还不够，且参考内镜所见的因素（大小、色泽、表面是否光滑），才认为是腺瘤。也就是说日本的逻辑是排除了所有的癌以后才会诊断腺瘤，腺瘤在日本诊断体系里是一个极窄范围的存在。

日本的传统观点认为腺瘤是永远不会癌变的。所以胃腺瘤在 WHO 里有 4 种：肠型管状腺瘤、泌酸型腺瘤、小凹上皮型腺瘤、幽门腺腺瘤。但在日本只有两种腺瘤：肠型管状腺瘤、幽门腺腺瘤，而另外两种日本都叫“癌”。

新 / 旧 Group 分类比较（日本）

新 /旧 Group分类关系						
《胃癌处理规范》（第14版） 《胃癌治疗指南》（2010） GroupX:不能进行活检组织诊断/不适宜标本		新Group分类				
		Group1	Group2	Group3	Group4	Group5
旧Group分类	Group I	非肿瘤（无异型）				
	Group II	非肿瘤（有异型）				
	Group III		肿瘤与非肿瘤鉴别困难（非肿瘤，腺瘤，癌）	腺瘤·低异型度	腺瘤·高异型度	
	Group IV		疑癌，但不能确定（非肿瘤，腺瘤，癌）		肿瘤/疑癌（腺瘤·高异型度，癌）	
	Group V					癌

低异型度分化癌与超高 / 极高分化癌的关系

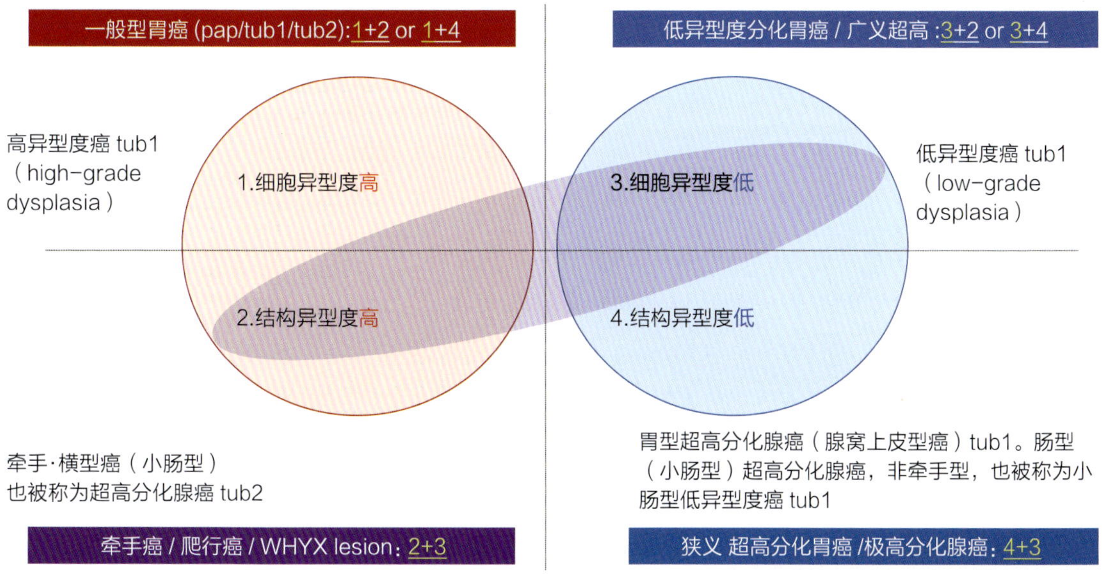

日本诊断体系里存在低异型度分化癌和超高分化癌的概念。这两个概念很多人分不清楚。日本判断癌主要从两个方面：（1）细胞异型度；（2）结构异型度。细胞异型度有高有低，结构异型度也有高有低，所以可以分为四个象限，那么就有 4 种组合形式：（1）当细胞异型度足够时，无论结构异型度高低，直接就可以诊断一般型癌。（2）当细胞异型度低，即所谓的低异型度分化癌（也称广义超高分化癌），其中有两种情况：①细胞异型度低 + 结构异型度高，多见于牵手癌；②细胞异型度低 + 结构异型度低，此时称为狭义的超高分化腺癌。

真正的超高分化腺癌比较少见，很多偏激一些的内镜医生或者病理医生会有很高的超高分化癌或低异型度癌的诊断率，其实这不是客观的，一个地区同一种癌的早癌一定是和此地的进展期癌相当的，可以查一查当地的发癌率，如果早癌和发癌的数字偏差非常大，那可想而知，一定出现了很多的“冤假错案”，切勿沾沾自喜，而应面壁思“过”了吧。

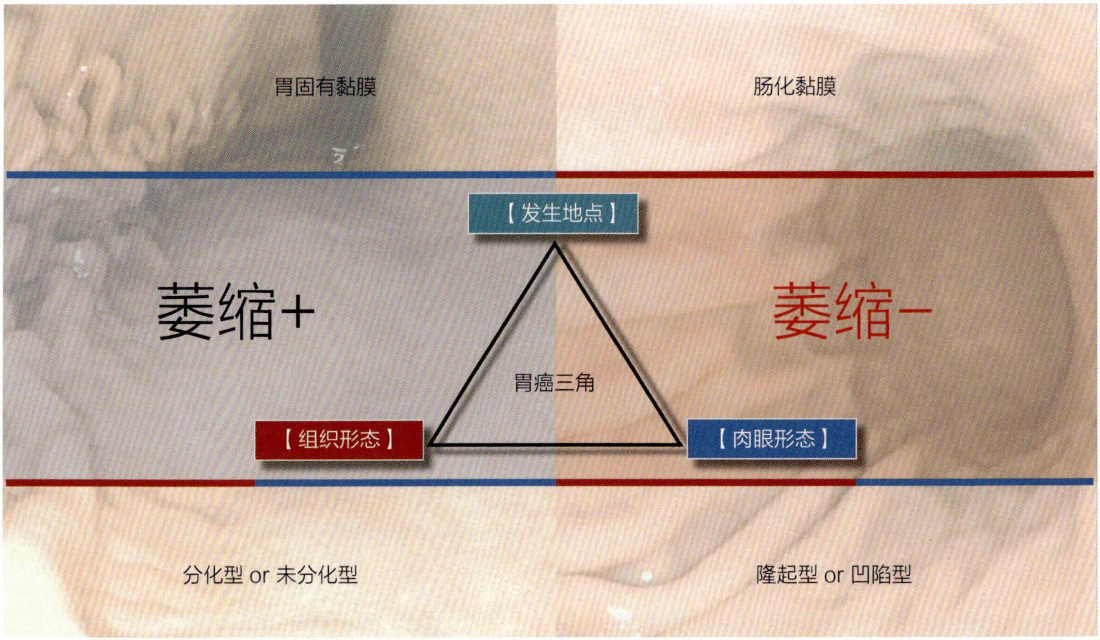

胃癌三角的实质是把胃分成萎缩区和非萎缩区两部分。在萎缩区，也就是肠化背景里找红色凹陷和白色隆起，此二者皆为分化型胃癌；在非萎缩区和交界区，也就是无肠化的胃黏膜固有腺的背景里找Ⅱb 或Ⅱc 形态褪色调病变，多为未分化型胃癌。

胃癌三角

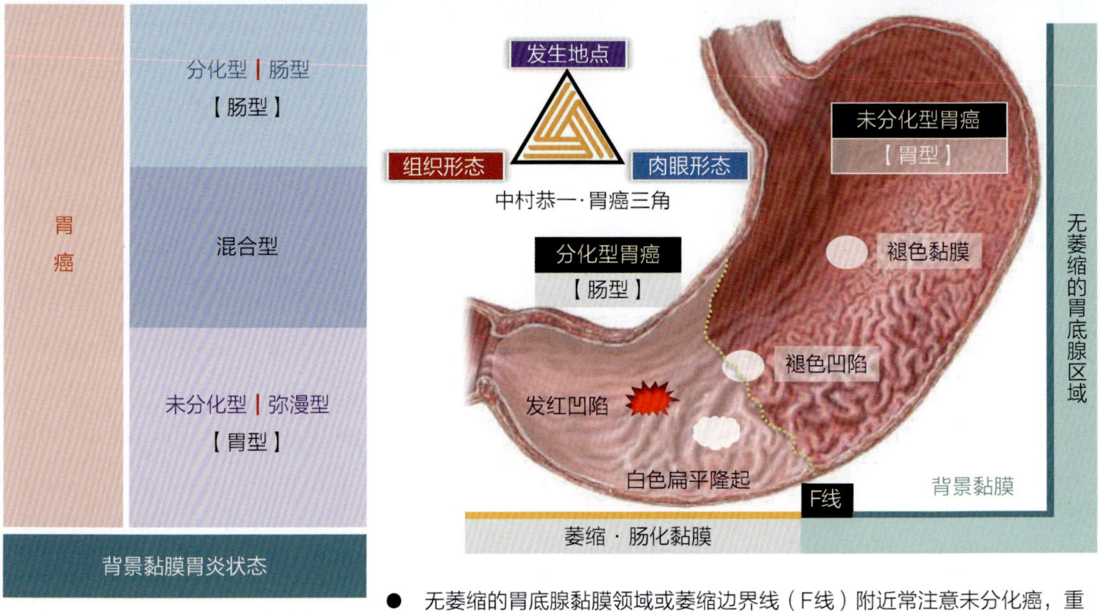

- 无萎缩的胃底腺黏膜领域或萎缩边界线（F线）附近常注意未分化癌，重点寻找褪色调病变；
- 萎缩肠化区域注意分化型胃癌，重点寻找发红的凹陷或白色隆起型病变；

胃癌四角

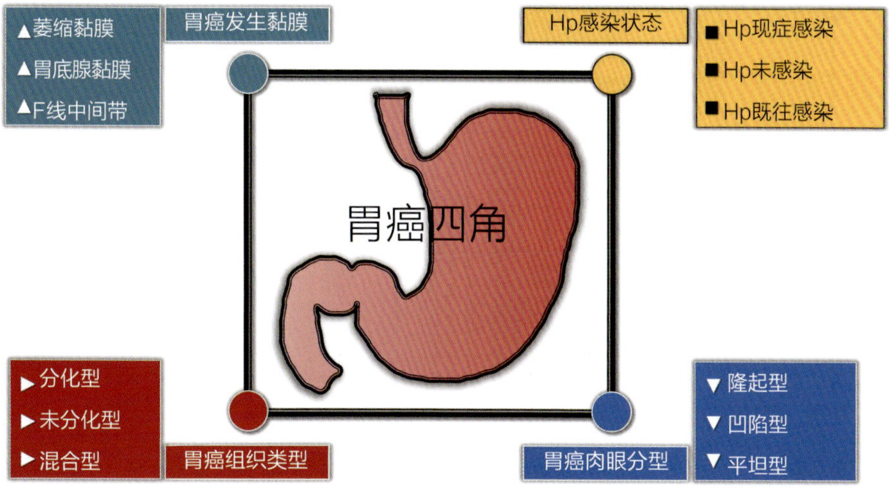

胃癌四角的实质是把胃分成 Hp 感染和 Hp 非感染的两种情况。Hp 感染的胃就应用胃癌三角的原则去寻找胃癌。Hp 非感染的情况，就按好发的 4 种肿瘤去留意即可：（1）食管胃结合部肿瘤；（2）胃底体区域寻找胃型肿瘤，包括小凹上皮型胃癌（树莓样、LST 样）和胃底腺型胃癌（纯的胃底腺型、胃底腺黏膜型）。（3）窦体交界区域寻找褪色调的Ⅱb 印戒细胞癌；（4）胃窦寻找孤立的“痘疮样”低异型度分化癌。

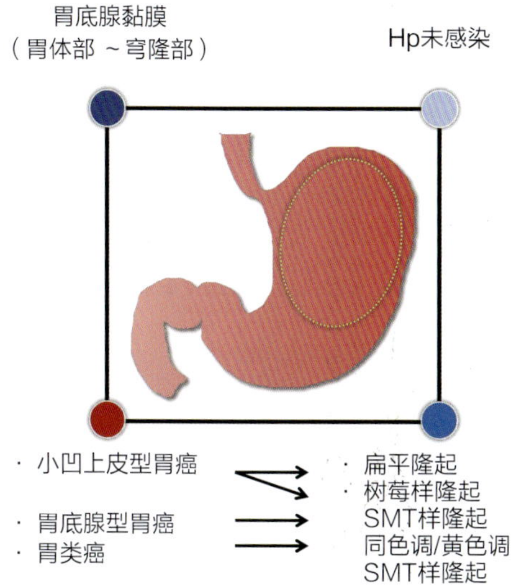

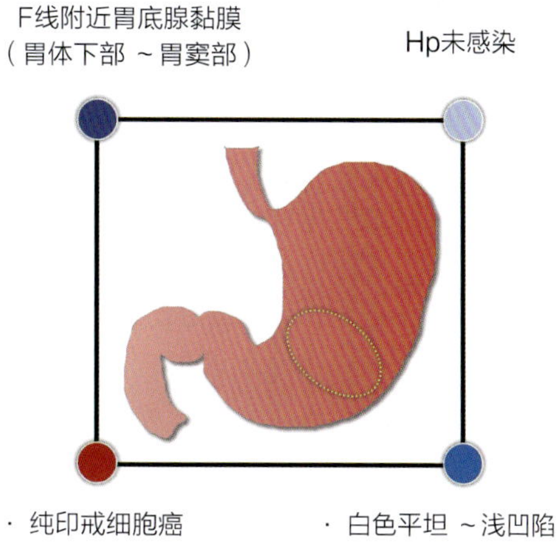

胃幽门腺黏膜（幽门口附近）　Hp 未感染

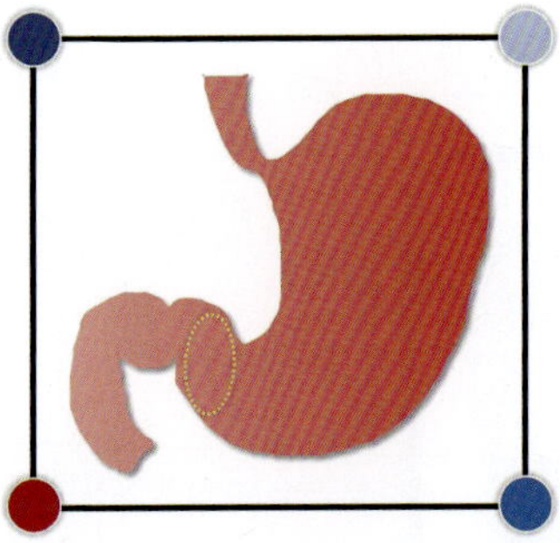

· 高分化管状腺癌　伴边缘隆起的凹陷

食管胃结合部黏膜（贲门口附近）　Hp 未感染

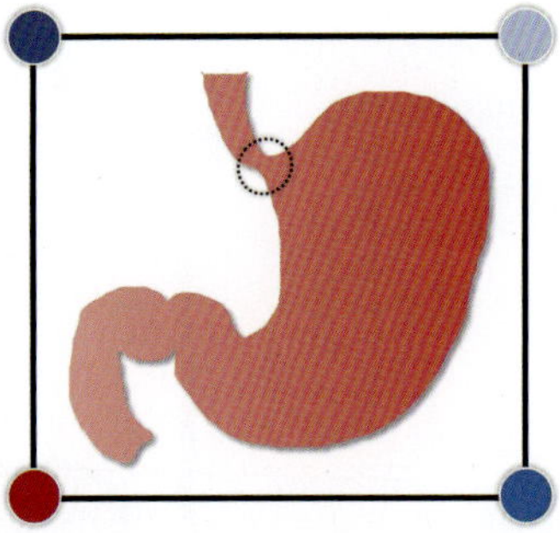

· 管状腺癌　凹陷或隆起型

肠化的胃黏膜　Hp 现症感染　　肠化的胃黏膜　Hp 既往感染

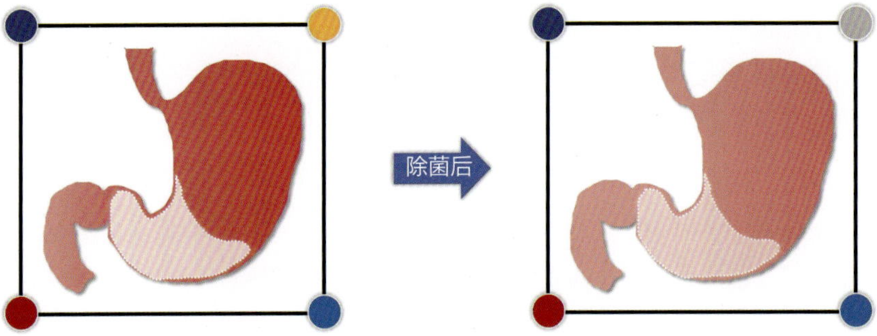

分化型管状腺癌　· 隆起型50%　· 凹陷型/平坦型50%

分化型管状腺癌　· 隆起型30%　· 凹陷型/平坦型70%

中间带黏膜（胃体下部 ~胃窦部）　Hp 现症感染　　中间带黏膜（胃体下部 ~胃窦部）　Hp 既往感染

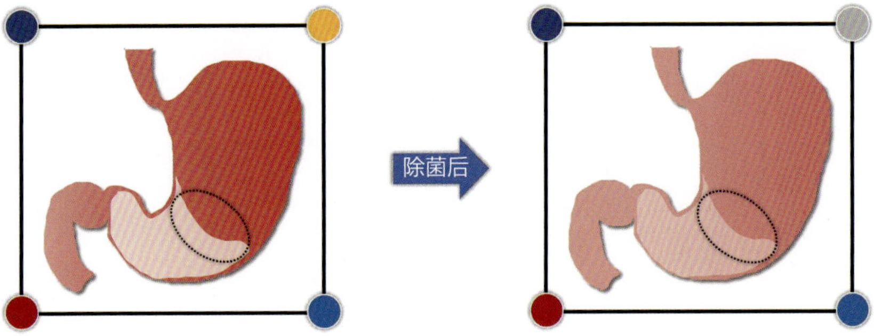

未分化型腺癌　· 凹陷型100%　· 平坦型0

未分化型腺癌　· 凹陷型43%　· 平坦型 57%

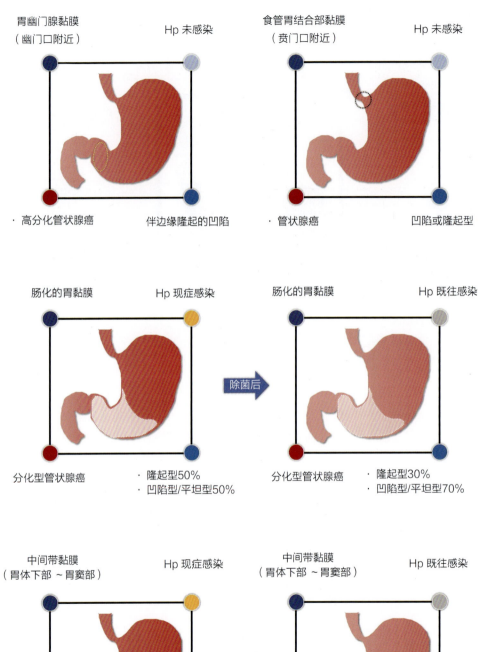

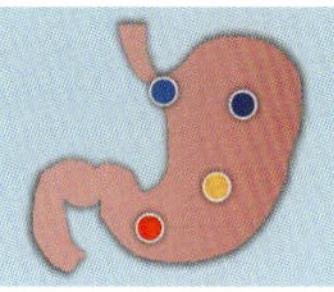	Hp未感染	Hp现感染 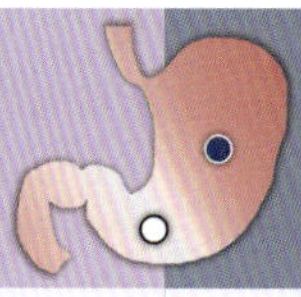	Hp除菌后
胃体底部（胃体腺区域）	小凹上皮型肿瘤 胃底腺型肿瘤	未分化型（胃型）	未分化型（胃型）
窦体交界（F线附近）	纯sig（惰性）	未分化型（胃型） （Ⅱc 100%，Ⅱb 0）	未分化型（胃型） （Ⅱc 43%，Ⅱb 57%）
胃窦部（幽门腺区域）	tub1（低异型度）	分化型（肠型） （Ⅱa 50%，Ⅱb～Ⅱc 50%）	分化型（肠型） （Ⅱa 30%，Ⅱb～Ⅱc 70%）
贲门部（贲门腺区域）	tub（结合部癌）	分化型（肠型）	分化型（肠型）

关于除菌后胃癌的发现，很多人认为是难点，其实除菌后的胃癌发生部位、分化类型都不会有太大变化，在基本形态和色泽上可能与除菌前略有不同。如果除菌前是凹陷型（Ⅱc）或隆起型（Ⅱa），那么除菌后病变会向平坦型转变（Ⅱb），简言之，除菌使胃癌“趋于平坦化”。除此之外，还是在萎缩区域内找分化型癌，非萎缩区域内找未分化型癌，此与现症感染一样。

白光及放大内镜判别早癌的标准

【CS classification system】白光内镜观察早期胃癌的诊断基准：

1. 存在区域性黏膜病变（well-demarcated area）
2. 色调或表面结构的不协调（irregularity in color / surface）

1 或 2 满足为癌，以外为非癌

【VS classification system】放大内镜观察早期胃癌的诊断基准：

1. 不规则微血管（MV）+ 边界线
2. 不规则微腺管（MS）+ 边界线

1 或 2 满足为癌，以外为非癌

胃早癌分析诊断思路流程图（个人综合观点）

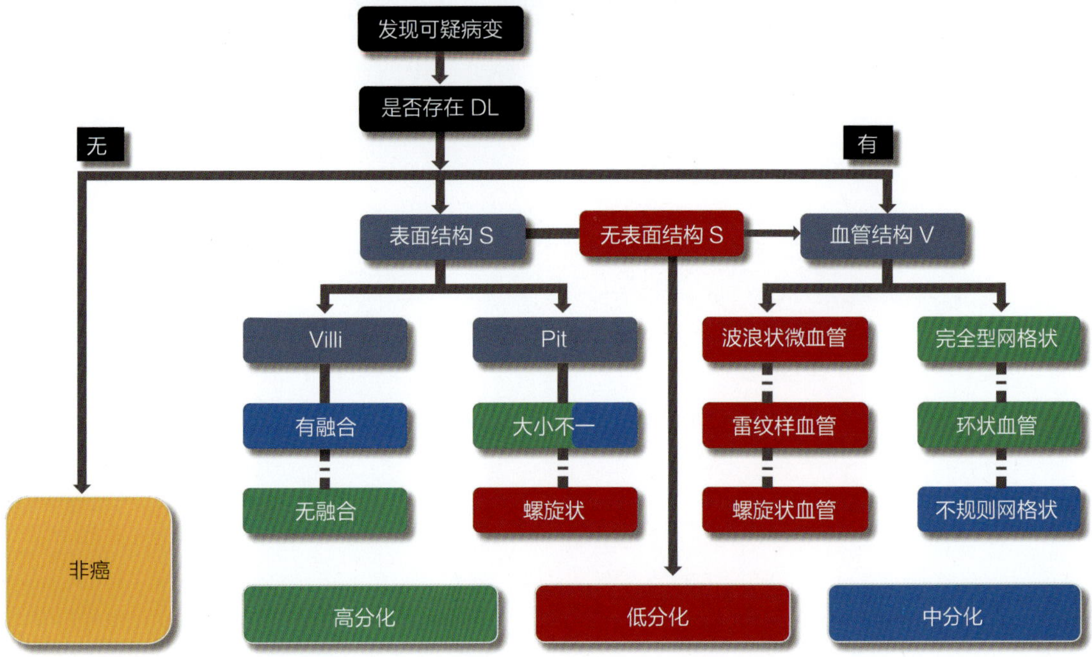

胃肠道染色剂配比

		原理	染色剂	浓度	适用脏器
对比性		增加对比	靛胭脂	0.1%～0.2%	胃/大肠
染色性		染色剂与组织结合	结晶紫	0.02%～0.05%	胃/大肠
反应性		可逆性反应	卢戈氏液	0.5%～2%	食管
			醋酸	1.5%	胃/大肠
			肾上腺素	5%(0.05mg/mL)	胃
复合性		初期增加对比，后期与组织结合	美蓝（亚甲蓝）	0.5～1%	胃/大肠
AI三明治	复方	综合各染色剂特性	0.2%靛胭脂10mL+1.5%醋酸10mL+清水30mL		胃
	序贯		先喷1.5%醋酸，30～60秒后喷0.2%靛胭脂		

根据 Hp 选择不同的胃镜筛查策略

Hp阳性胃癌

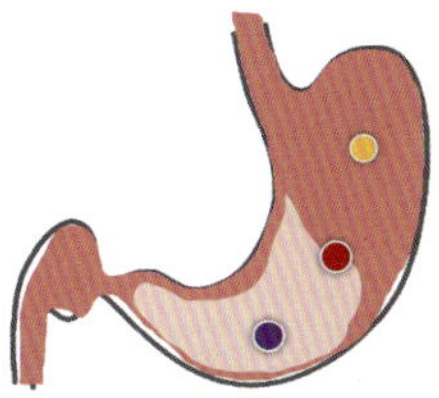

- 炎症萎缩重：根除Hp/复查
- 非萎缩区域·F线：褪色调
- 萎缩区域：红凹陷·白隆起

Hp阴性胃癌

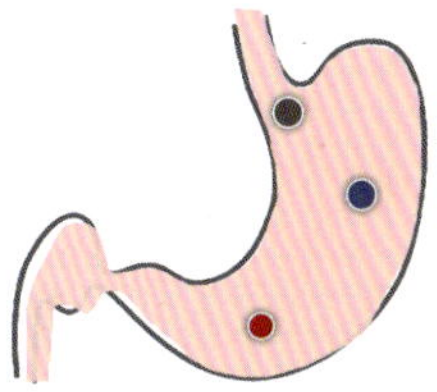

- 贲门：食管胃结合部癌
- 胃底腺区域：胃型腺型
- F线附近：褪色调sig

Hp 阳性胃（现症感染）筛查策略

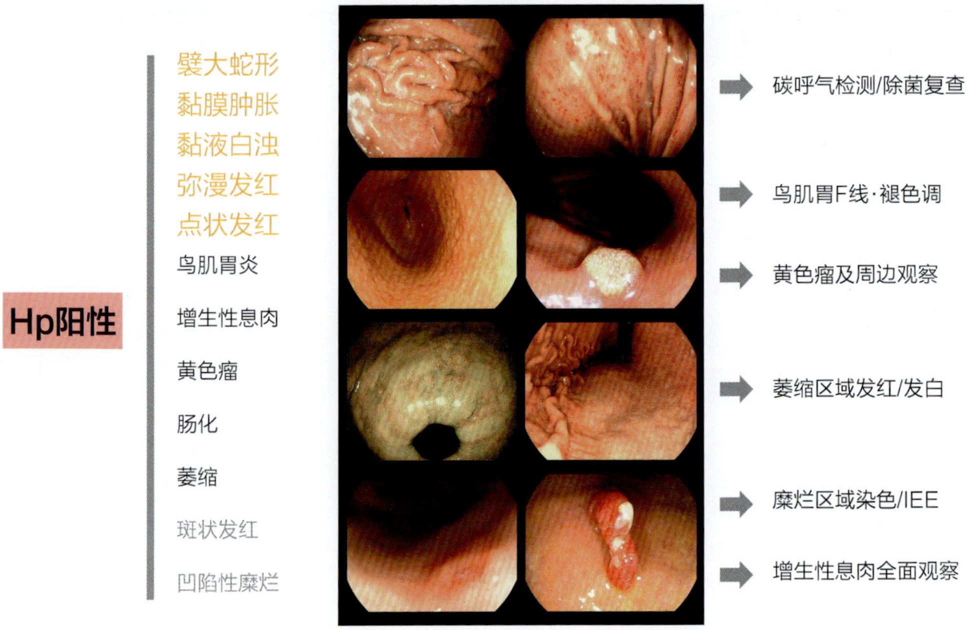

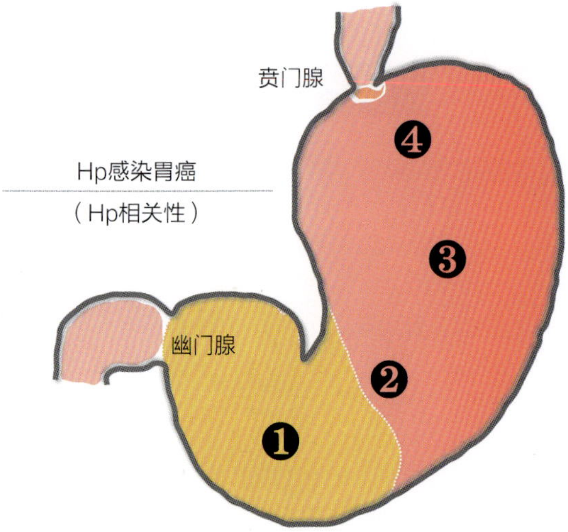

❶ 萎缩区域：
肠型分化型癌

❷ F线边界区域：
未分化型癌

❸ 非萎缩 /胃底腺区域：
未分化型癌

❹ 其他情况：
息肉恶变–EBV鼻咽病毒感染–MALT淋巴瘤–NET神经内分泌瘤

Hp阴性胃（未感染）筛查策略

Hp阴性

RAC
胃底腺息肉
脊状发红
血痂附着
隆起型糜烂
白色扁平隆起
（春间·川口病）
铺路石样黏膜
地图状发红
（色调逆转）
斑状发红
凹陷性糜烂

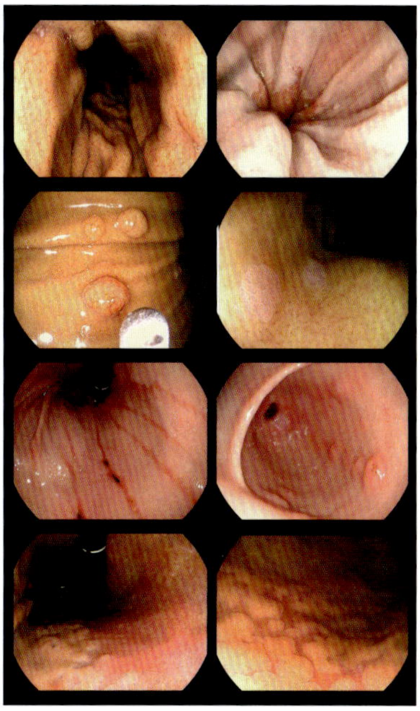

➡ 反流性食管炎贲门区
➡ 胃底腺息肉中找树莓
➡ 白色扁平找大面积者
➡ 胃底腺型胃癌
➡ F线附近找褪色区
➡ 糜烂区域染色/IEE
➡ 低异型度分化型癌

Hp未感染胃癌
（Hp非相关性）

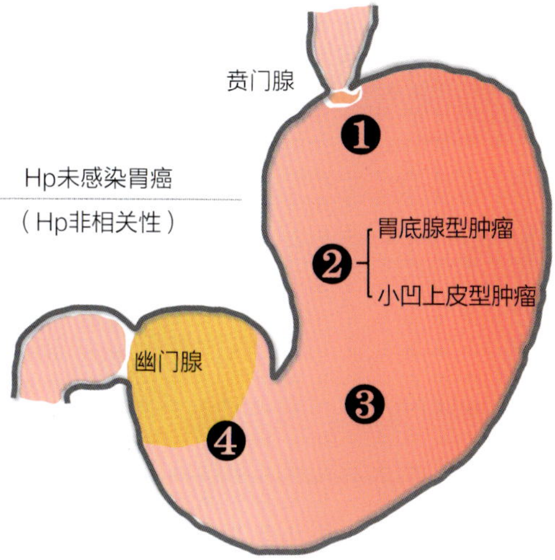

❶ 贲门区域：
食管胃结合部腺癌

❷ 胃底腺区域：
胃型高分化(低异型度)腺癌

❸ 胃底腺幽门腺边界区域：
纯印戒细胞癌

❹ 幽门腺区域：
肠型分化型(低异型度)腺癌

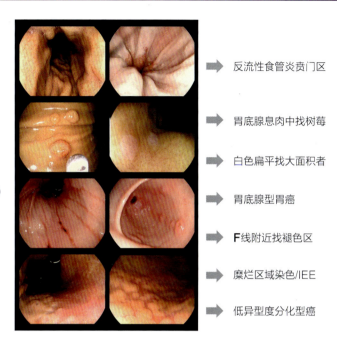

Hp 阳性及阴性之观察点

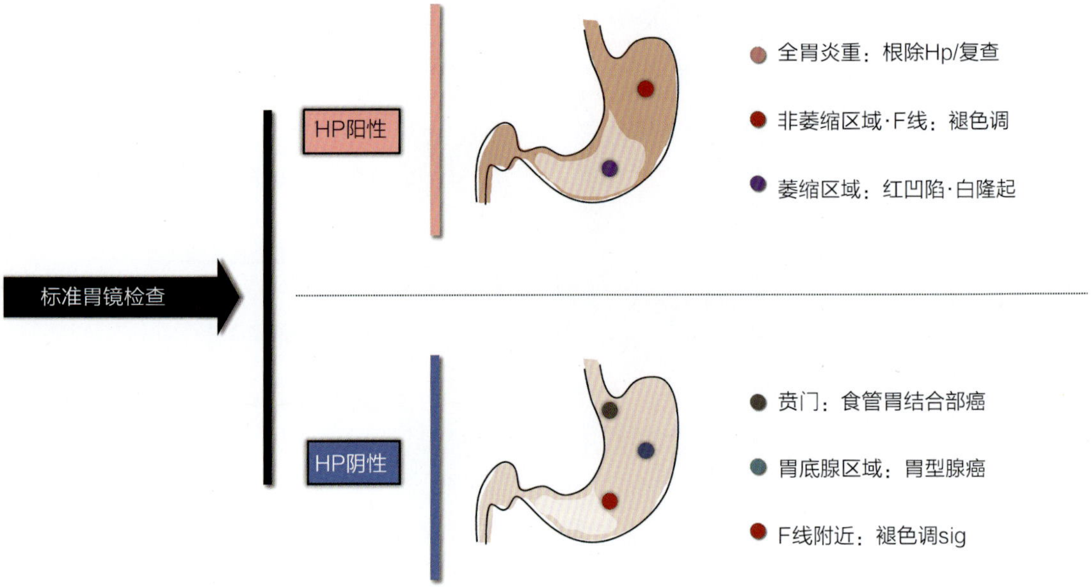

除菌后胃癌观察流程图

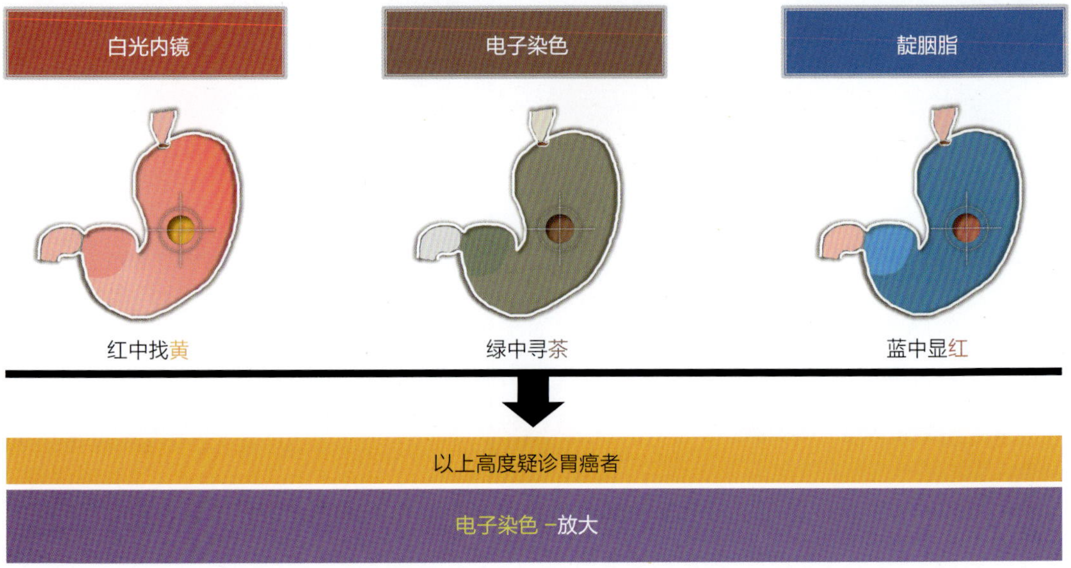

炎性纤维性息肉（IFP）（1）

病例

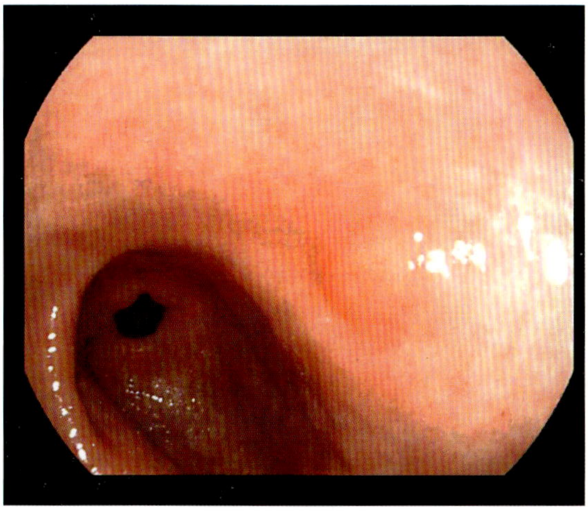

图1 普通白光

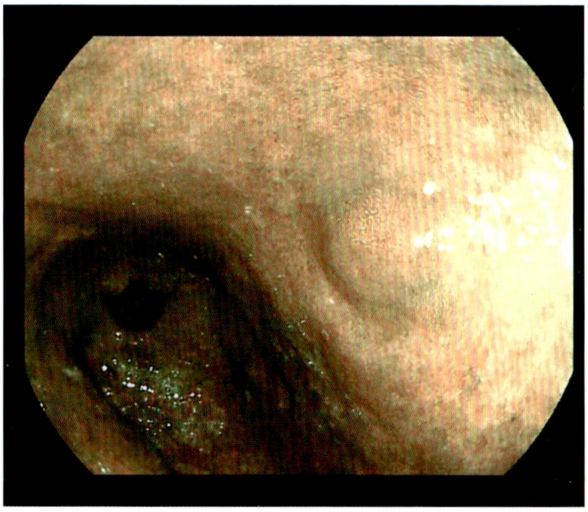

图2 OE MODE 1

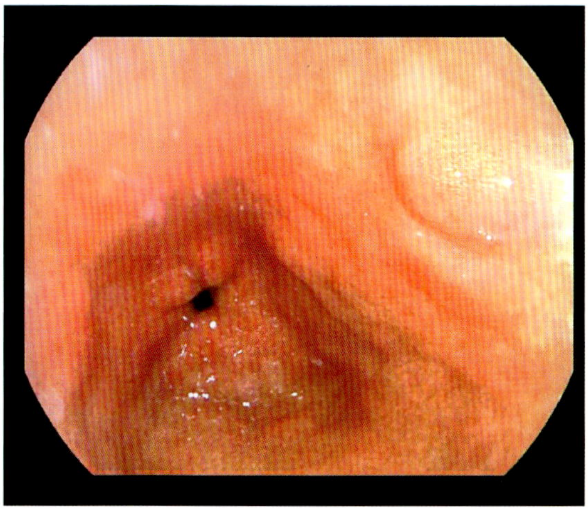

图3 OE MODE 2

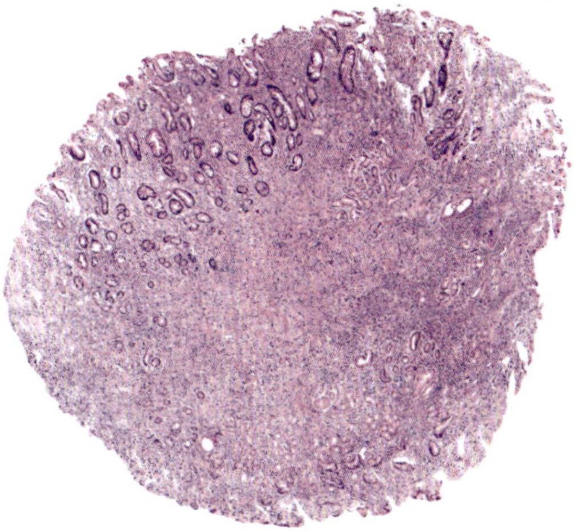

图4 病理

内镜发现

胃窦后壁可见一稍红 SMT 样黏膜隆起病灶，大小约 1.0cm × 1.0cm，表面黏膜未见明显异常，边界不清，质地较韧。活检组织病理显示表面黏膜正常，黏膜固有层的深层至中层可见结缔组织增生、以嗜酸性粒细胞为主的炎症细胞浸润，小血管周围常常可见纤维性结缔组织呈同心圆状排列。随访观察或内镜下切除。

炎性纤维性息肉（IFP）（2）

病例

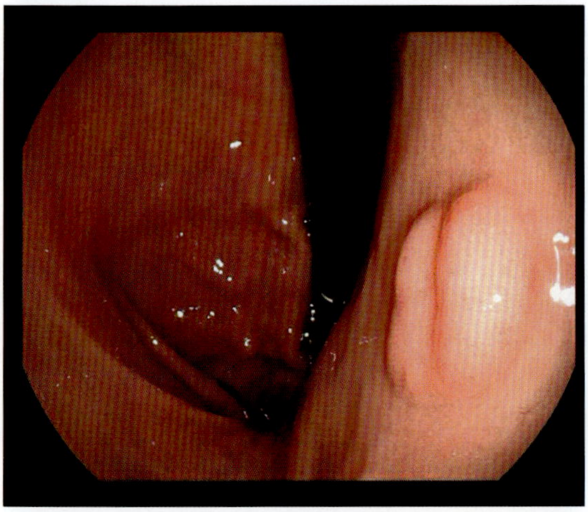

图 1　普通白光

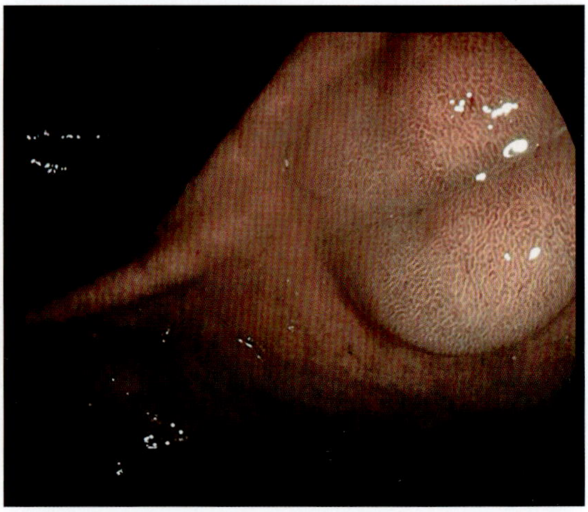

图 2　OE MODE 1

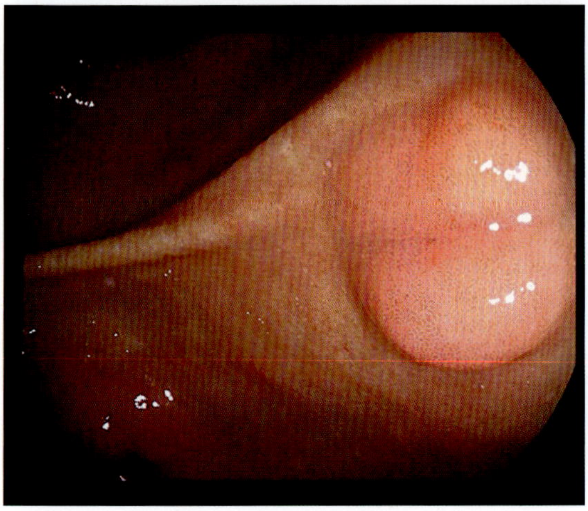

图 3　OE MODE 2

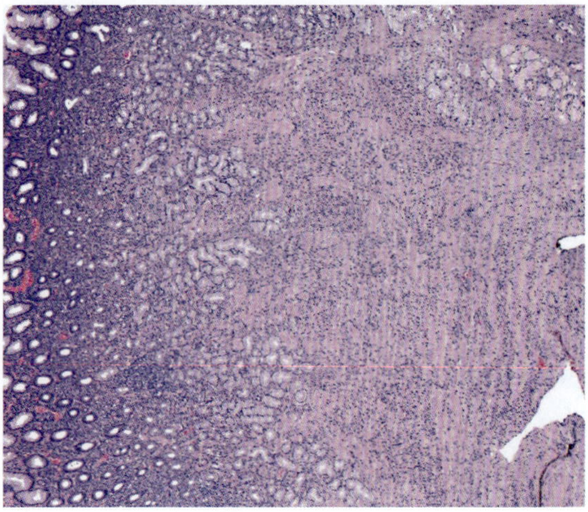

图 4　病理

内镜发现

胃角后壁可见一 SMT 样隆起病灶，大小约 1.5cm × 1.5cm，中央可见一纵行沟裂，表面黏膜未见明显异常。活检组织病理显示表面黏膜正常，深层可见结缔组织增生、炎症细胞浸润。炎性纤维性息肉（IFP）被定义为“以黏膜固有层及黏膜下层为主，由各种程度的纺锤形细胞增殖构成的局限性隆起型病变”，是一种伴有以嗜酸性粒细胞为中心的慢性炎症细胞浸润的息肉。一般为黏膜下肿瘤样的形态，典型病例中阴茎龟头样的外观很容易诊断；非典型病例中缺乏特征，需要与其他黏膜下肿瘤和恶性肿瘤相鉴别。

增生性息肉（小凹上皮增生）

病例

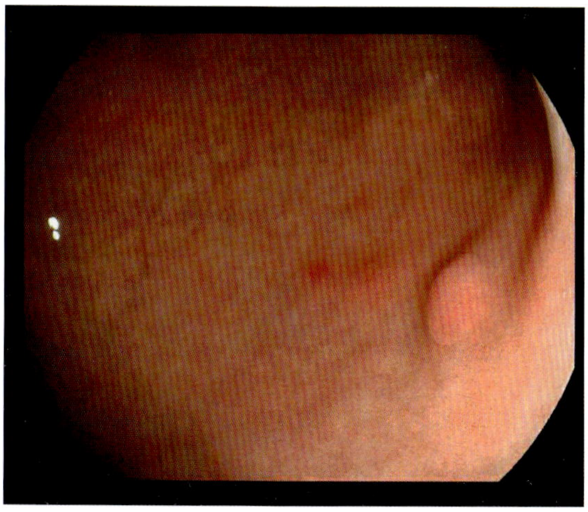

图 1　普通白光

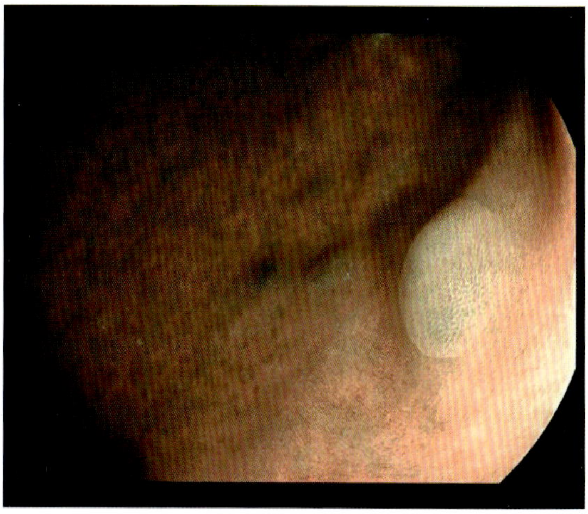

图 2　OE MODE 1

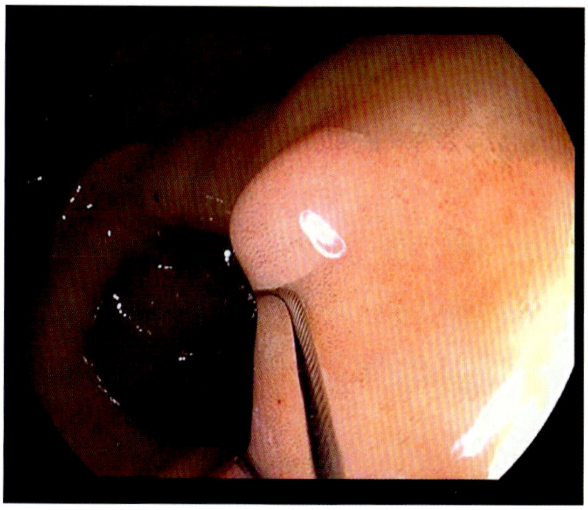

图 3　OE MODE 2

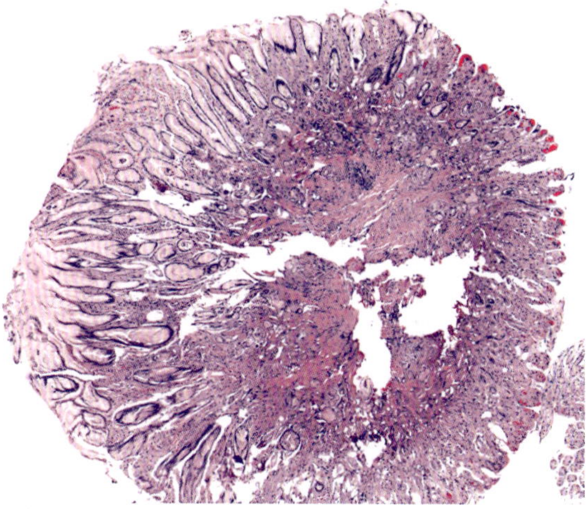

图 4　病理

内镜发现

胃窦体交界处可见一 0.5cm × 0.5cm 黏膜隆起病灶，表面光滑，腺管结构规则，边界清晰。整体切除后组织病理显示小凹上皮腺管增生延长，但腺管形态无异型性，小凹上皮细胞核无异型性，规则排列于基底侧。随访或内镜下切除。

增生性息肉（幽门腺增生）

病例

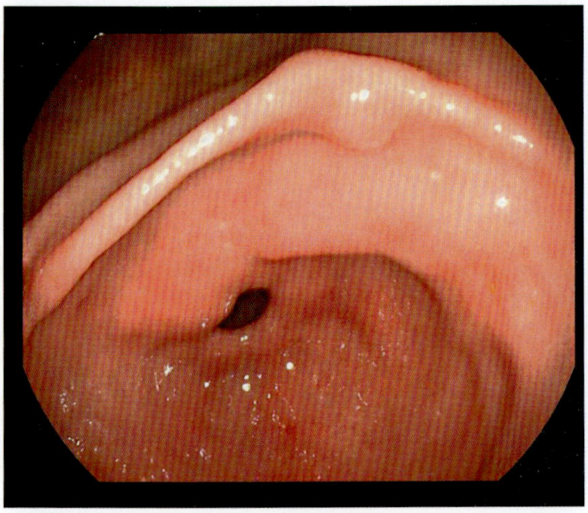

图 1　普通白光

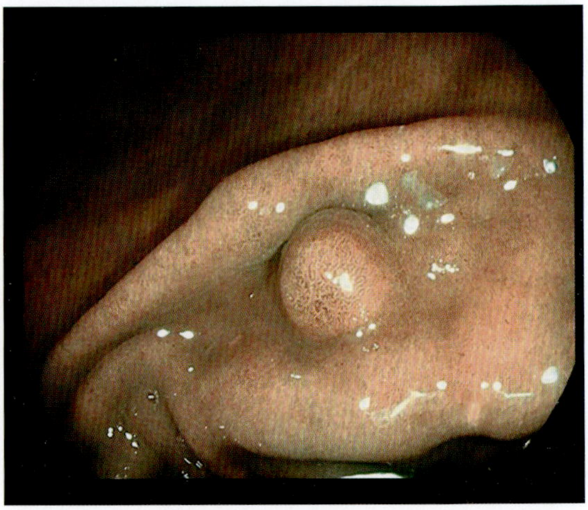

图 2　OE MODE 1

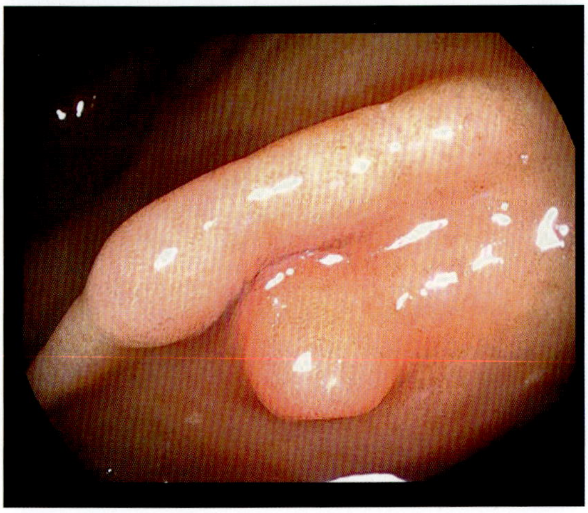

图 3　OE MODE 2

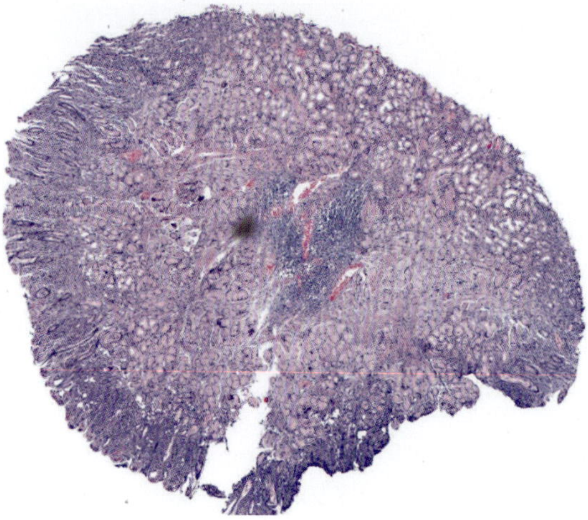

图 4　病理

内镜发现

胃窦小弯侧可见 0.6cm × 0.6cm 黏膜隆起病灶，表面结构正常，边界不清，具有 SMT 样形态。整体切除后组织病理显示黏膜固有层的幽门腺腺管增生，但细胞核无异型性，黏膜深处可见淋巴滤泡形成。随访或内镜下切除。

胃底腺息肉（胃底腺增生）

病例

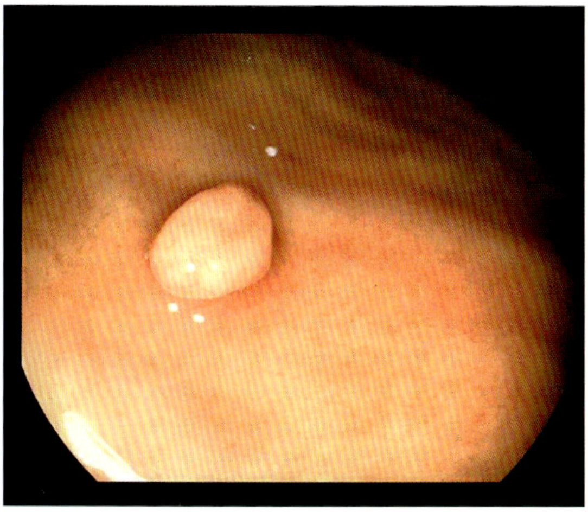

图 1 普通白光

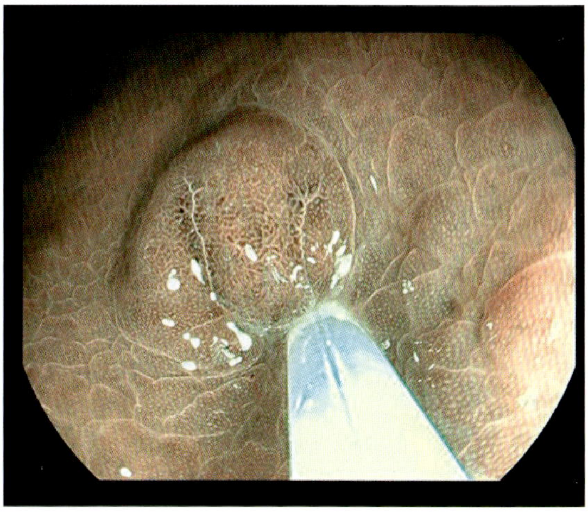

图 2 OE MODE 1

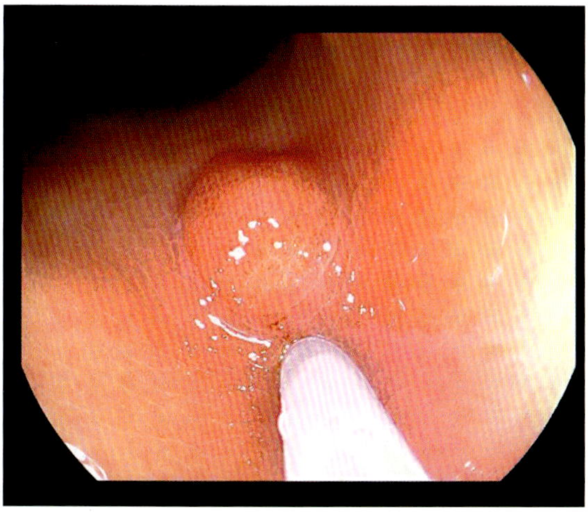

图 3 OE MODE 2

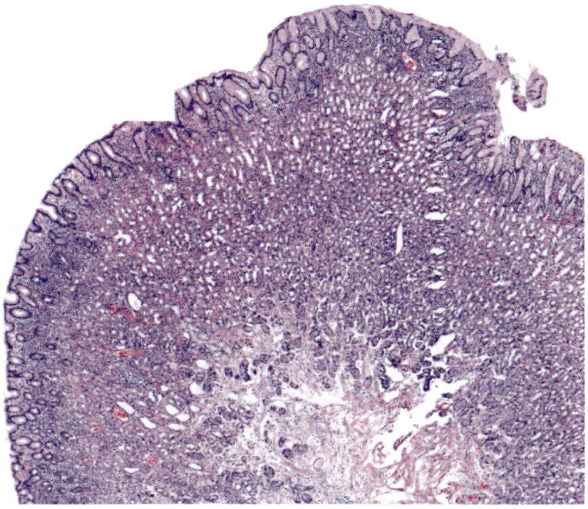

图 4 病理

内镜发现

胃体可见一亚蒂的黏膜隆起病灶，大小约 0.8cm × 0.8cm，表面光滑，表面结构及色泽与周围黏膜一致。胃底腺息肉可呈山田 Ⅰ ~ Ⅳ型的息肉形态。OE MODE 1 模式下观察表面腺管结构规则、边界清晰，周围黏膜呈规则排列的小坑样结构，并可见 RAC。整体切除后组织病理显示胃底腺组织增生。随访。

胃底腺息肉 + 囊性扩张

病例

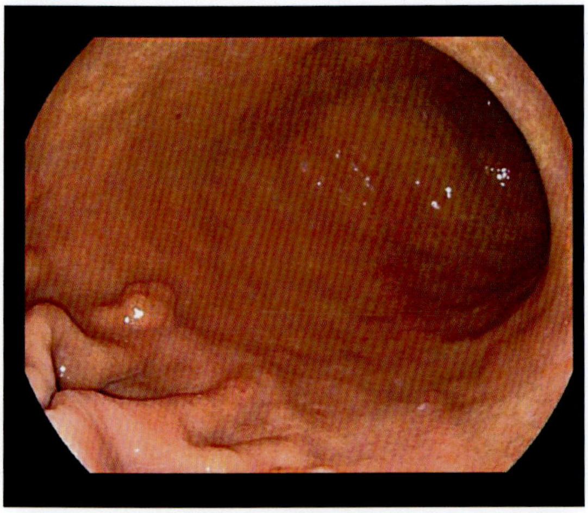

图 1　普通白光

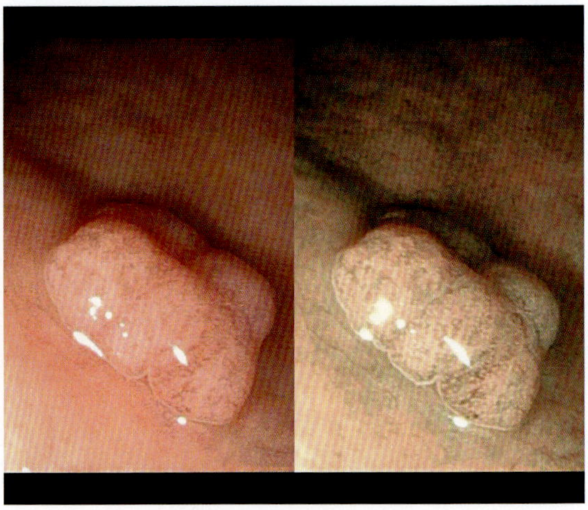

图 2　OE MODE 1

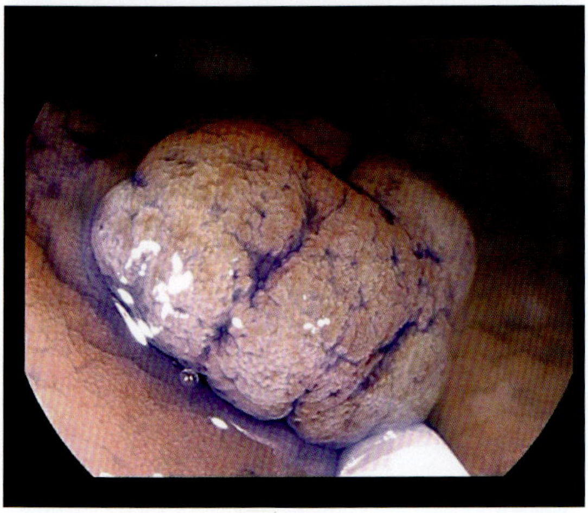

图 3　OE MODE 2+ 染色

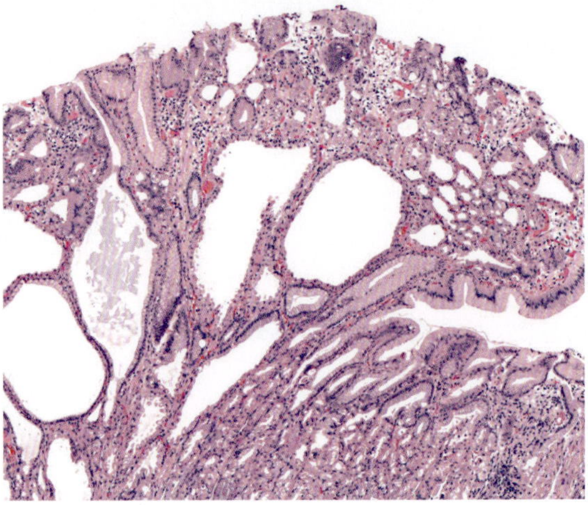

图 4　病理

内镜发现

胃体大弯侧可见同色调黏膜隆起病灶，大小约 1.5cm × 1.5cm，表面光滑，表面黏膜腺管结构排列规则。美蓝＋ OE MODE 2 模式下观察病灶边界清晰，表面结构有细毛刺感。整体切除后组织病理显示为胃底泌酸腺增生至上皮下，深部腺管呈囊性扩张。有报道称，胃底腺息肉、胃底腺息肉 + 囊性扩张、幽门腺腺瘤三者之间存在基因异常的递进关系。

淋巴细胞浸润炎

病例

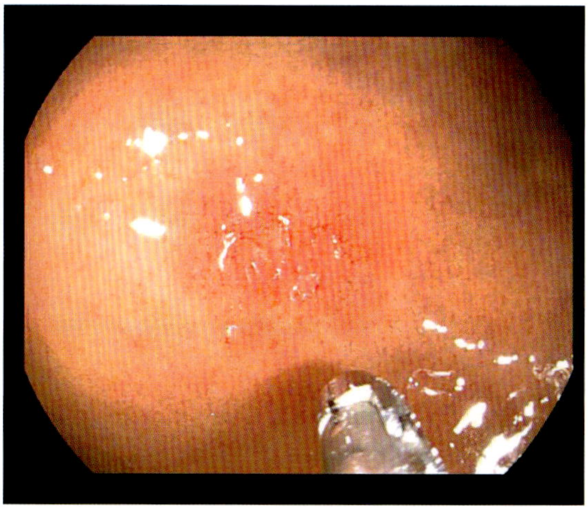

图 1　普通白光

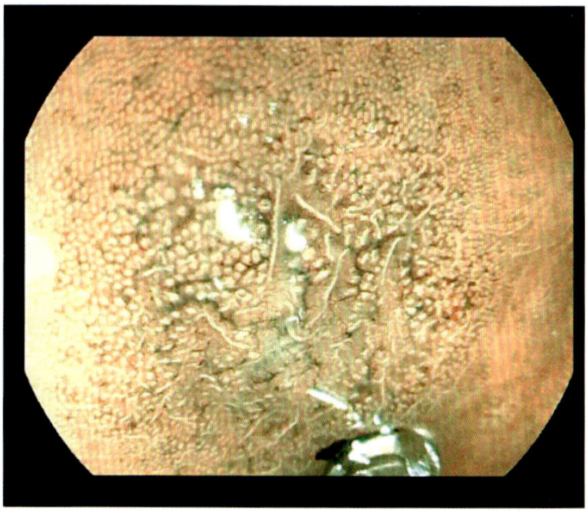

图 2　OE MODE 1

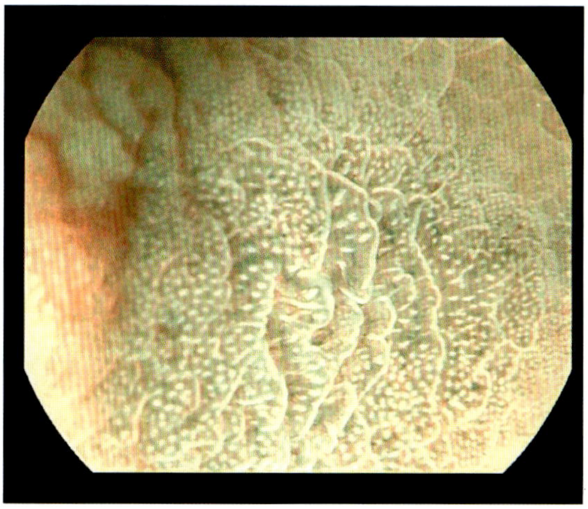

图 3　OE MODE 1 水下

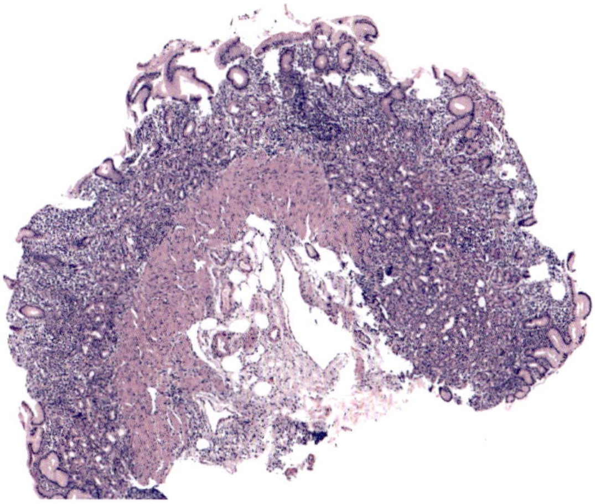

图 4　病理

内镜发现

胃体上部可见一片状平坦发红黏膜，大小约 1.0cm × 1.0cm，OE MODE 1 模式下观察病变内可见扩大的腺窝开口及增粗、扭曲的微血管形态，边界不清。OE MODE 1 模式下水中观察可见表面腺管结构存在，腺窝开口增大。活检病理提示淋巴细胞增生。此种病变需与泌酸型腺瘤相鉴别。

萎缩分型（C/O）-C1-C2-C3

病例

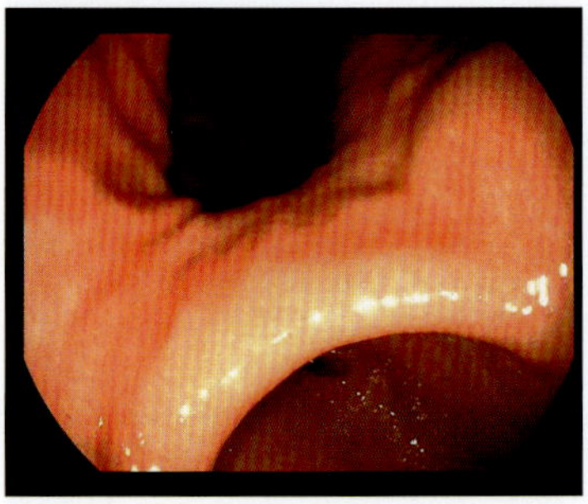

图 1　C1

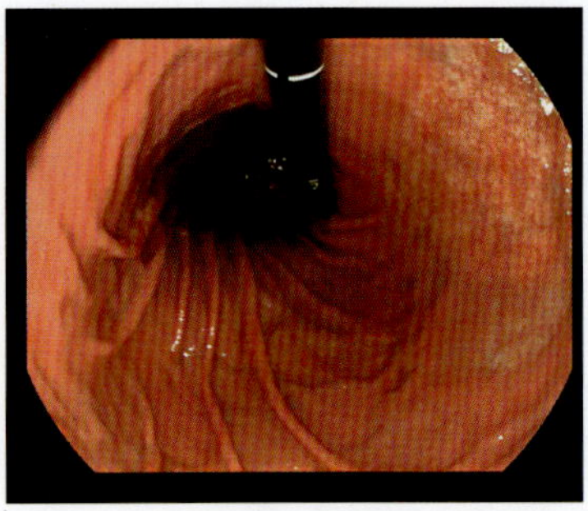

图 2　C2

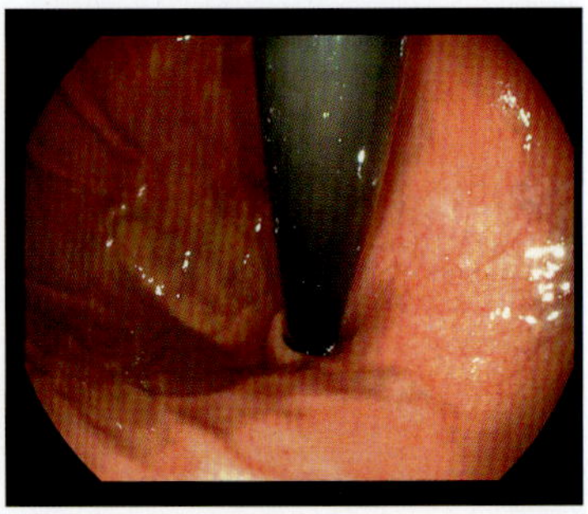

图 3　C3

内镜发现

内镜下的萎缩主要根据血管的透见性加以判断。1969 年，木村・竹本提出萎缩性胃炎的分类，根据萎缩自幽门扩展的范围，分为 C1、C2、C3、O1、O2、O3，"C"代表"close"，"O"代表"open"。幽门与贲门之间萎缩不相连称为闭合型（close type）；萎缩从幽门延伸至贲门，称为开放型（open type）。

萎缩分型（C/O）-O1-O2-O3

病例

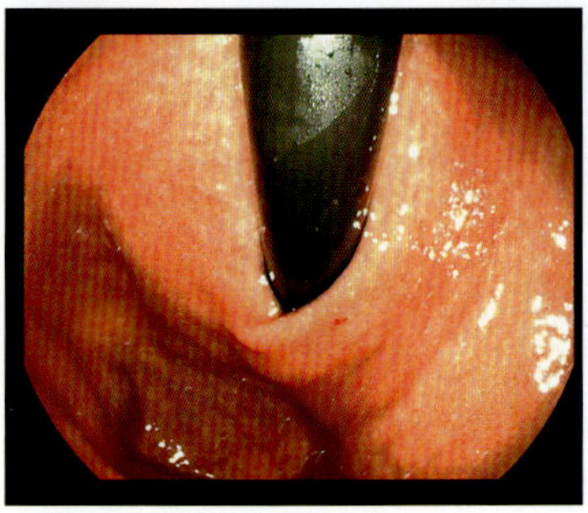

图 1　O1

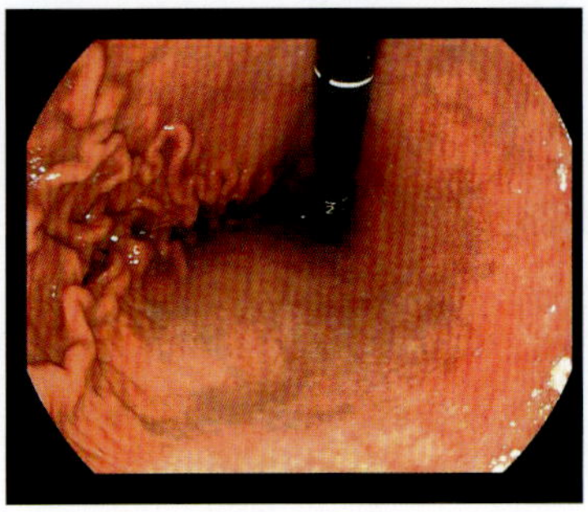

图 2　O2

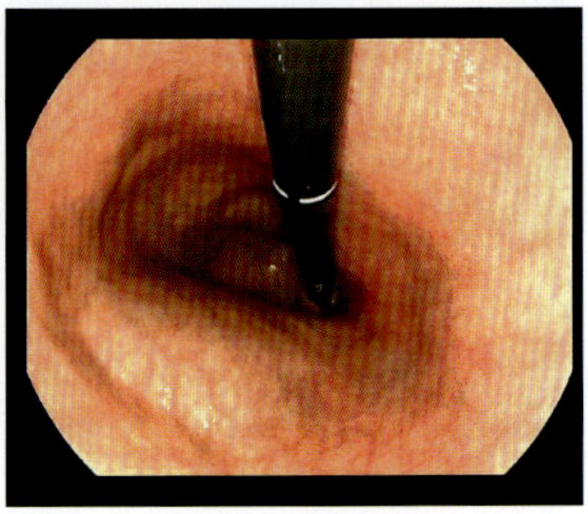

图 3　O3

内镜发现

C1 显示萎缩自幽门小弯侧延伸至胃角附近，C2 显示萎缩自幽门小弯侧延伸至胃体小弯中下部，C3 显示萎缩自幽门小弯侧延伸至贲门部，O1 显示萎缩越过贲门开始沿胃底前后壁向大弯侧进展，O2 仅剩胃体上部大弯侧黏膜无萎缩，O3 全胃萎缩。

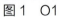

正常胃黏膜的免疫组化

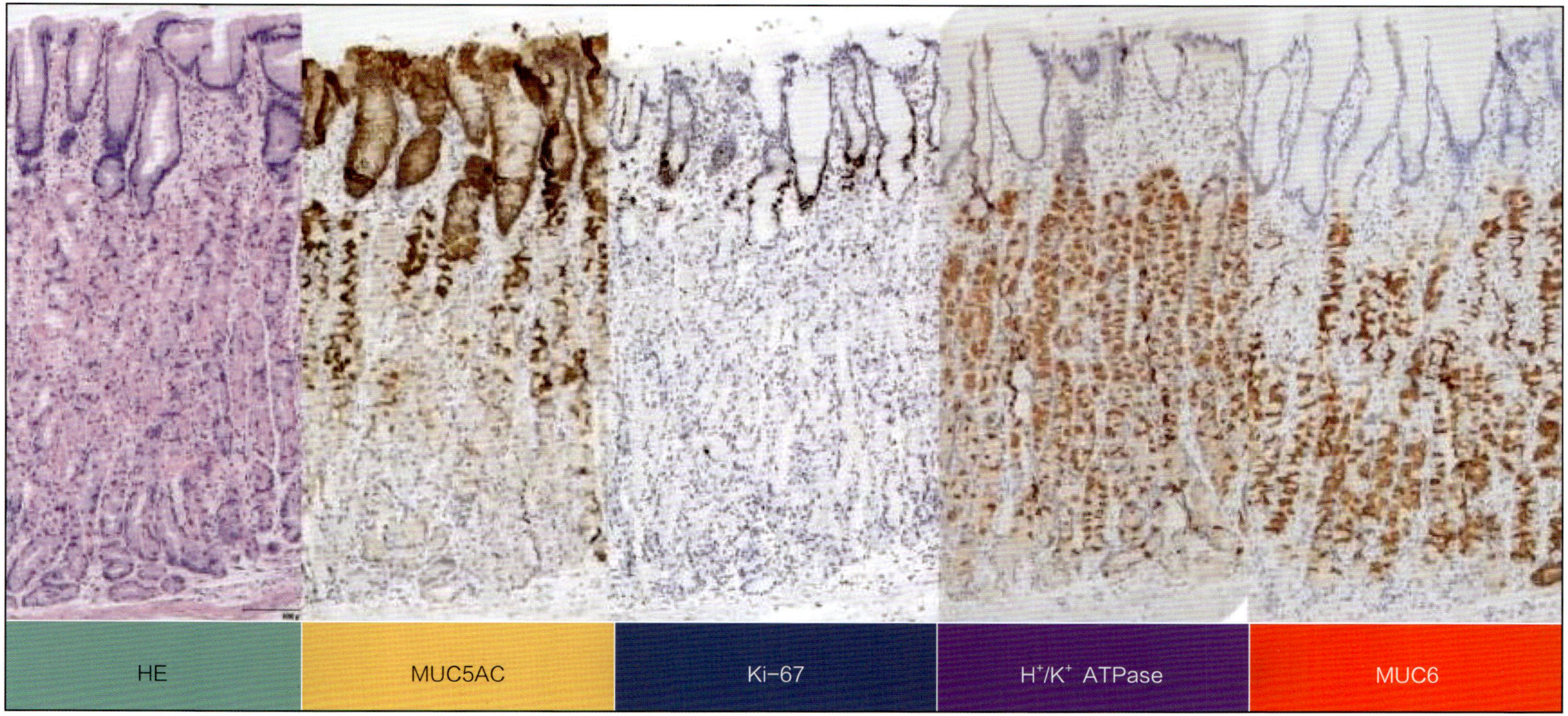

上海同济大学附属东方医院张黎教授供图

胃黏膜的黏液表型（免疫组化）可以帮助我们理解正常黏膜的分化以及定位肿瘤的起源及发展方向。正常的小凹上皮表达 MUC5AC（+）、正常的黏液颈细胞表达 MUC6（+）、干细胞表达 Ki-67（+）、壁细胞表达 H^+/K^+ ATPase（+）、主细胞表达胃蛋白酶原 -I（+）。我们通过黏膜表型不仅可以理解正常细胞的分化方向，还可以利用黏液表型来理解肿瘤的起源或分化方向。

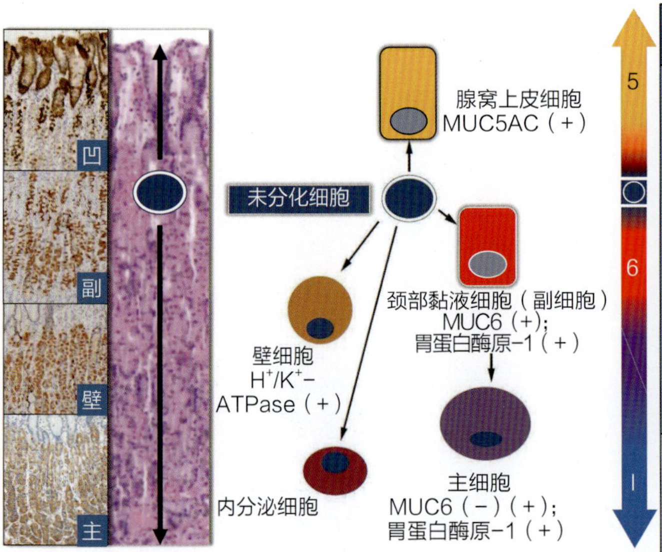

胃黏膜	构成细胞		抗体
正常	腺窝上皮		MUC5AC
	颈黏液腺		MUC6
	幽门腺		MUC6
	贲门腺		MUC6
	胃底腺	主	胃蛋白酶原-I
		壁	氢/钾质子泵
肠化	杯状细胞		MUC2
	刷状缘		CD10

肿瘤是在何时何地何处变成肿瘤的？想要说明白这个问题，我们要先来了解一下正常的胃黏膜生长代谢和肠化发展的过程。

胃黏膜正常的生长代谢（纵轴）是从颈部的干细胞分别向上分化出小凹上皮细胞、向下多向分化出黏液颈细胞、主细胞、壁细胞以及内分泌细胞等。其中黏液颈细胞和主细胞有递进的传承分化关系，也就是说干细胞先分化成黏液颈细胞，黏液颈细胞再向下分化成主细胞。我把这个过程比喻成公交车，干细胞相当于公交车总站，从公交车总站有四路公车，1 路车向上发车，终点是成熟的小凹上皮（MUC5AC+）；2 路车向下发车终点站是壁细胞（H^+/K^+-ATPase+）；3 路车有两个站点，第一站是黏液颈细胞（MUC6+），第二站是终点站主细胞（胃蛋白酶原 1+），因为有先后的传承关系，所以在黏液颈细胞到主细胞的黏液表达会出现逐渐过渡的问题，就类似于渐变色的过渡，可想而知，在非成熟的主细胞中的黏液表达即是 MUC6+、胃蛋白酶原 1+，而在成熟的主细胞中的黏液表达是 MUC6-、胃蛋白酶原 1+。这也恰恰是黏液颈细胞转变为伪幽门腺化生和幽门腺化生的区别所在。伪幽门腺化生（笔者称为不全性幽门腺化生）的黏液表达是 MUC6+、胃蛋白酶原 1+；幽门腺化生（笔者称为完全性幽门腺化生）的黏液表达是 MUC6+、胃蛋白酶原 1-。4 路的终点站是神经内分泌细胞（不在此处讨论）。

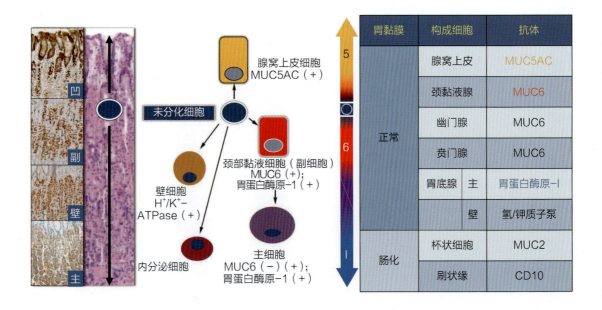

肿瘤是如何发展成肿瘤的？（个人观点 - 公车理论）

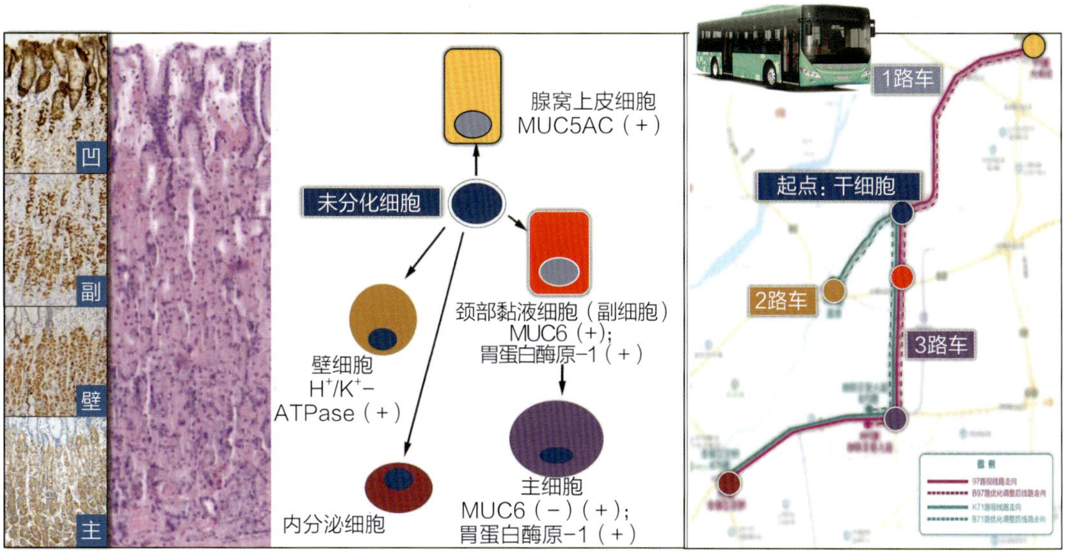

肿瘤的出现相当于公车翻车出了车祸。车祸可以出现在任何一趟公交路线上的任何一个位置。比如向上发车的 1 路车在到达终点前的任意一处翻车了，那么就是所谓的小凹上皮型肿瘤。我们都知道在 Hp 阴性胃内的小凹上皮型肿瘤有两种形态：一种是红色树莓样，它的黏液表达是 MUC5AC+、MUC6-；还有一种是白色 LST 样形态，它的黏液表达是 MUC5AC+、MUC6+。

同为小凹上皮型肿瘤，为何会出现黏液表达的不同，根据笔者提出的公车理论，就可以完全理解这种差异。那是因为 LST 样肿瘤出现翻车的瘤变点位于刚出站不久处，而树莓样肿瘤出现翻车的瘤变点位于马上要到终点站的地方。

同理我们再来看 3 路车，如果在第一站黏液颈细胞向第二站主细胞行进的过程中翻了车，那么它就是胃底腺型胃癌。我们都知道胃底腺型胃癌分为主细胞为主型和黏液颈细胞为主型，主细胞为主型的黏液表达是胃蛋白酶原 1+ > MUC6+；黏液颈细胞为主型的黏液表达是 MUC6+ > 胃蛋白酶原 1+。为什么会出现这种差异，根据公车理论，我们便可推测出，黏液颈细胞为主型的胃底腺型胃癌的翻车瘤变点位于这条路上刚出第一站不久的地方，而主细胞为主型的胃底腺型胃癌的翻车瘤变点位于这条路上马上快要到第二站终点站进站的地方。

以此类推当 3 路车从公交总站发车在前往第一站黏液颈细胞的路上出了问题那就是幽门腺腺瘤，而 1 路车和 3 路车同时出问题的时候就会产生某种亚型的胃底腺黏膜型胃癌。

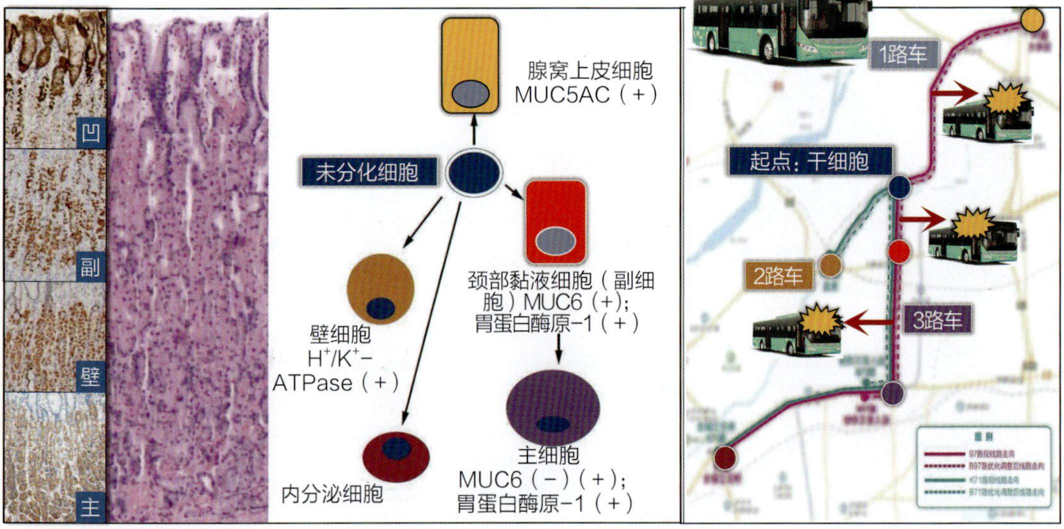
凹
副
壁
主
腺窝上皮细胞
MUC5AC（+）
未分化细胞
颈部黏液细胞（副细胞）MUC6（+）；
胃蛋白酶原-1（+）
壁细胞
H+/K+-
ATPase（+）
内分泌细胞
主细胞
MUC6（-）（+）；
胃蛋白酶原-1（+）
1路车
起点：干细胞
2路车
3路车

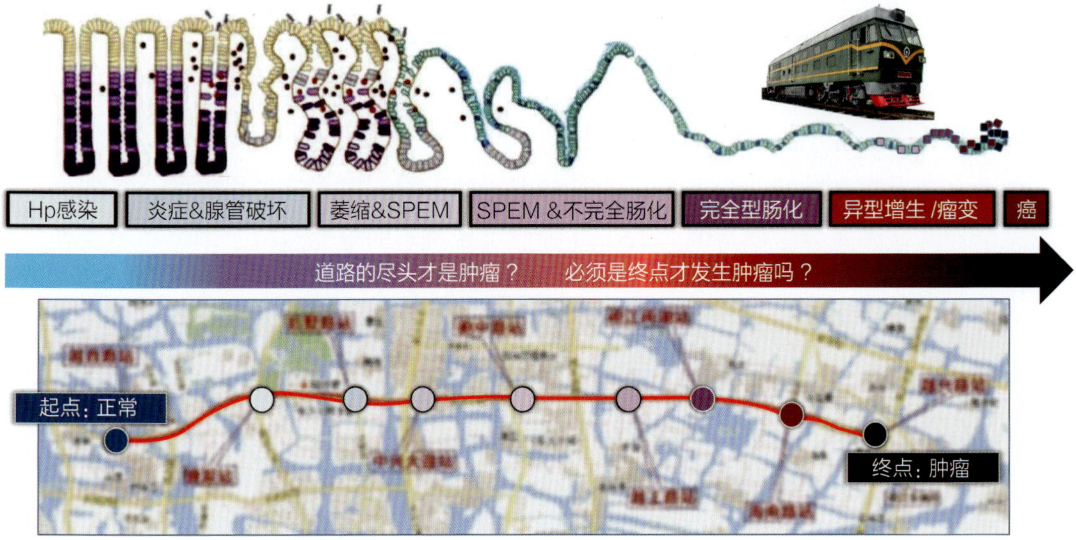
Hp感染
炎症&腺管破坏
萎缩&SPEM
SPEM &不完全肠化
完全型肠化
异型增生 /瘤变
癌
道路的尽头才是肿瘤？ 必须是终点才发生肿瘤吗？
起点：正常
终点：肿瘤

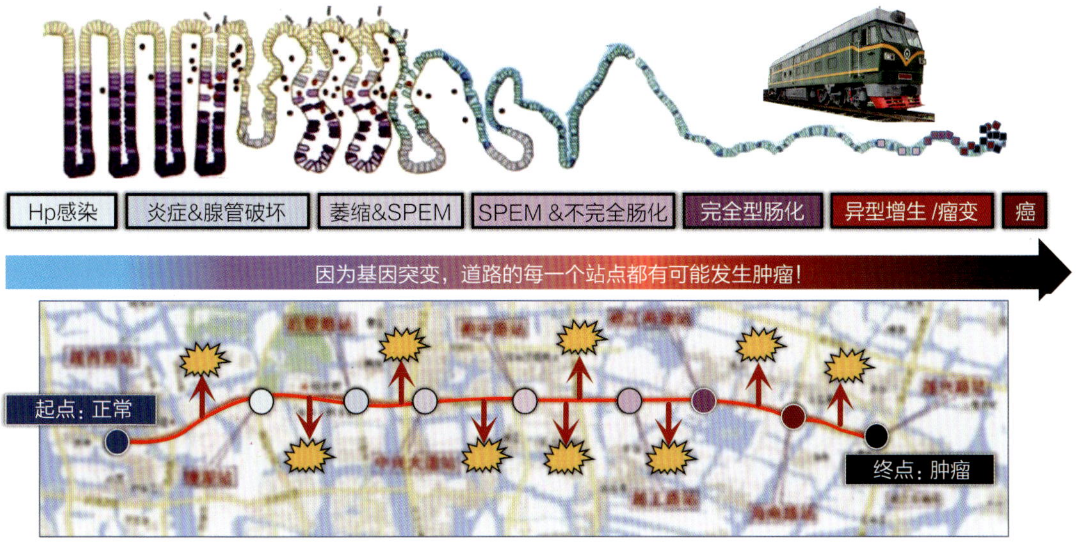

理解了纵轴的公交车部分，我们再来看横轴上代表肠化发生发展的这列慢悠悠的绿皮火车。一列火车有好几个站点：Hp 感染炎症、萎缩、伪幽门腺化生［解痉多肽化生（SPEM）］、肠化（不全性、完全性）、异型增生（上皮内瘤变）、癌等。站点与站点之间可能都会经历数年甚至数十年的时间。那么这列车的终点才是肿瘤吗？不，其实这列车在任何地方都有可能随时翻车，这条路上的每一个地方都可能出车祸，也就是说癌随时随地都可能发生。如果在肠化之前出了车祸，我们称之为胃型肿瘤；如果在肠化之后出了车祸，我们称之为肠型肿瘤。

胃底腺黏膜起源的胃型肿瘤

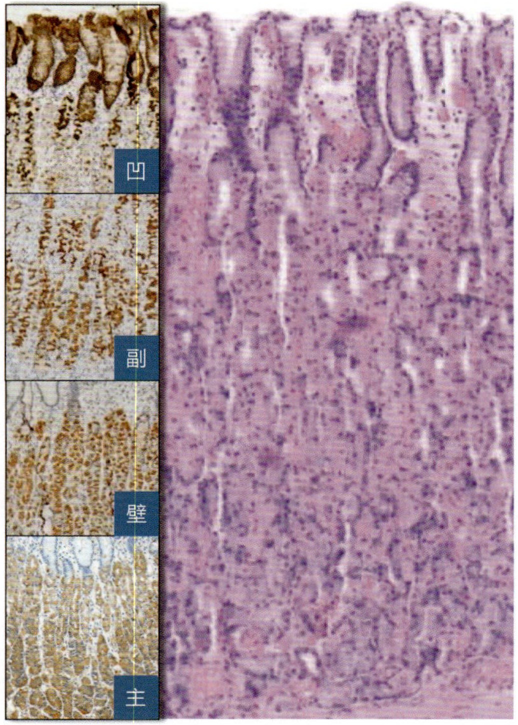

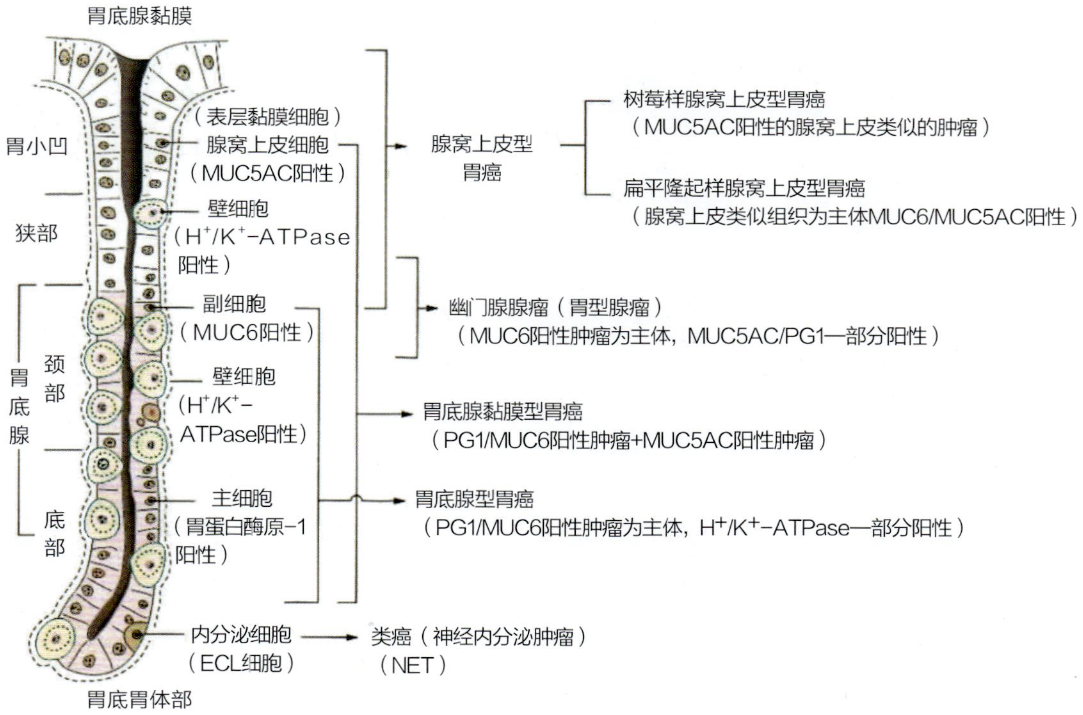

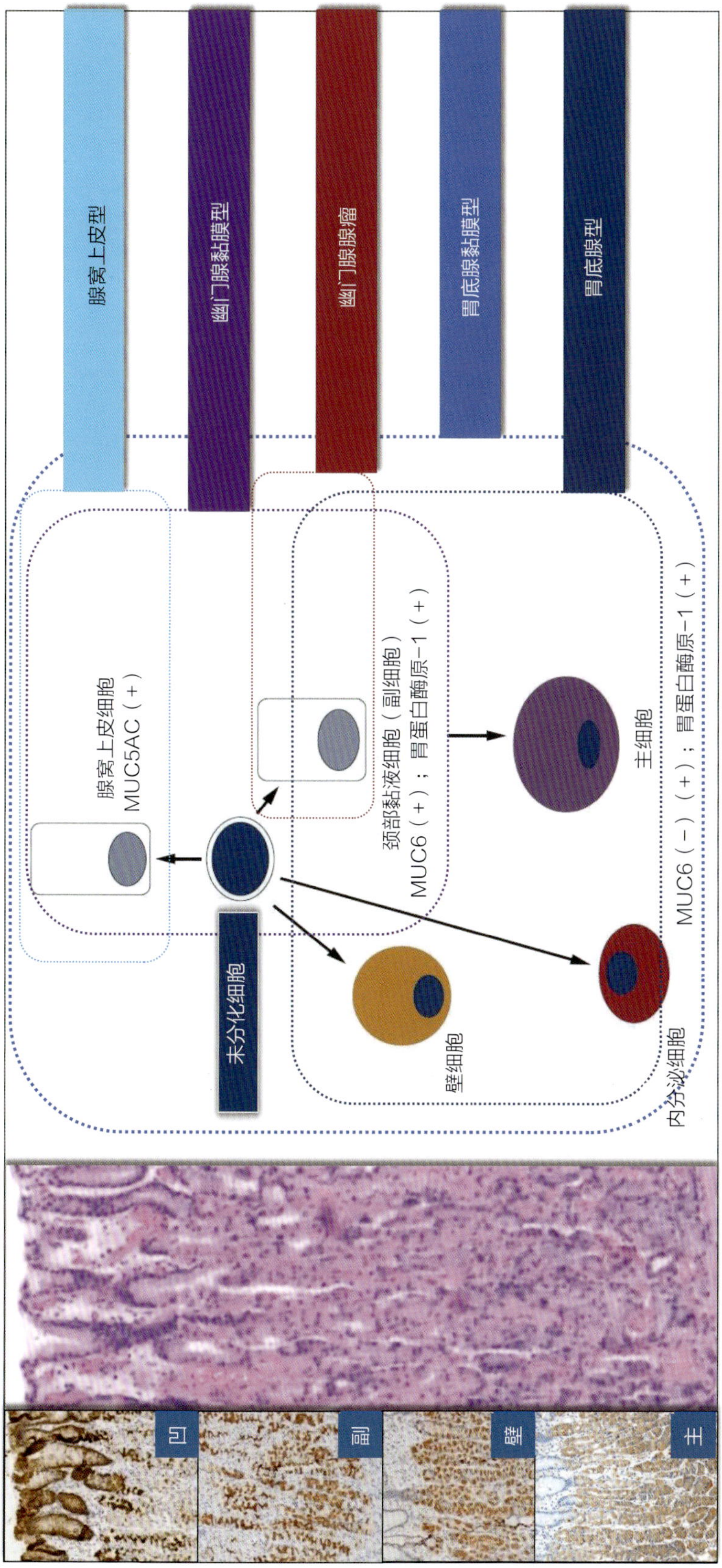
腺窝上皮型
幽门腺黏膜型
幽门腺腺瘤
胃底腺黏膜型
胃底腺型
腺窝上皮细胞
MUC5AC（+）
颈部黏液细胞（副细胞）
MUC6（+）；胃蛋白酶原-1（+）
主细胞
未分化细胞
壁细胞
内分泌细胞
MUC6（－）（+）；胃蛋白酶原-1（+）
凹
副
壁
主

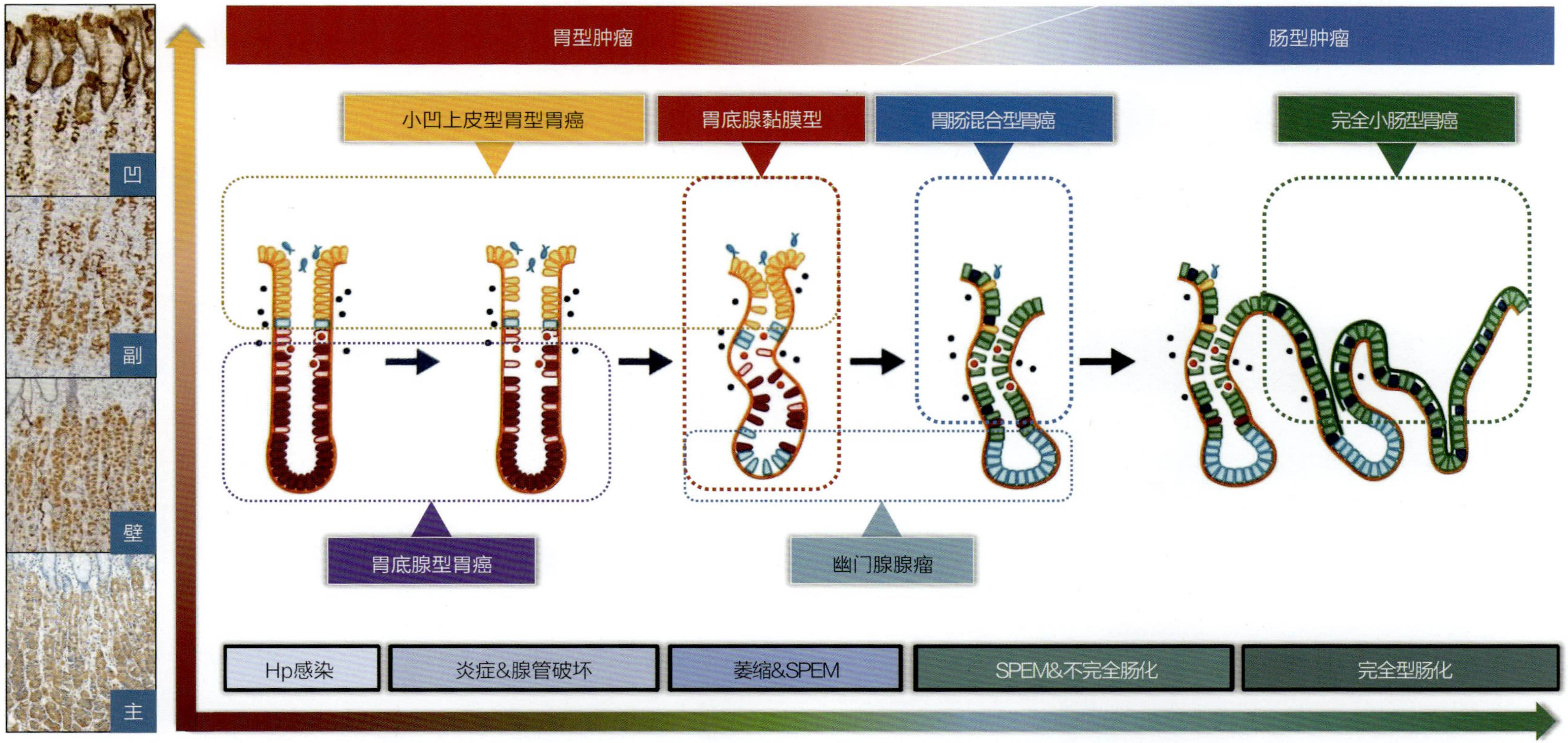

理解了胃黏膜生长的纵轴和整个肠化过程的横轴，我们再来看胃里所有肿瘤的概念和定义。你就会发现日本诊断体系里所有的肿瘤基本都可在此图中获得理解和定位。这就是我们完整的“公车理论”，相信对大家理解整个日本胃肿瘤的诊断体系会有很大的帮助。

胃底腺黏膜系肿瘤分类

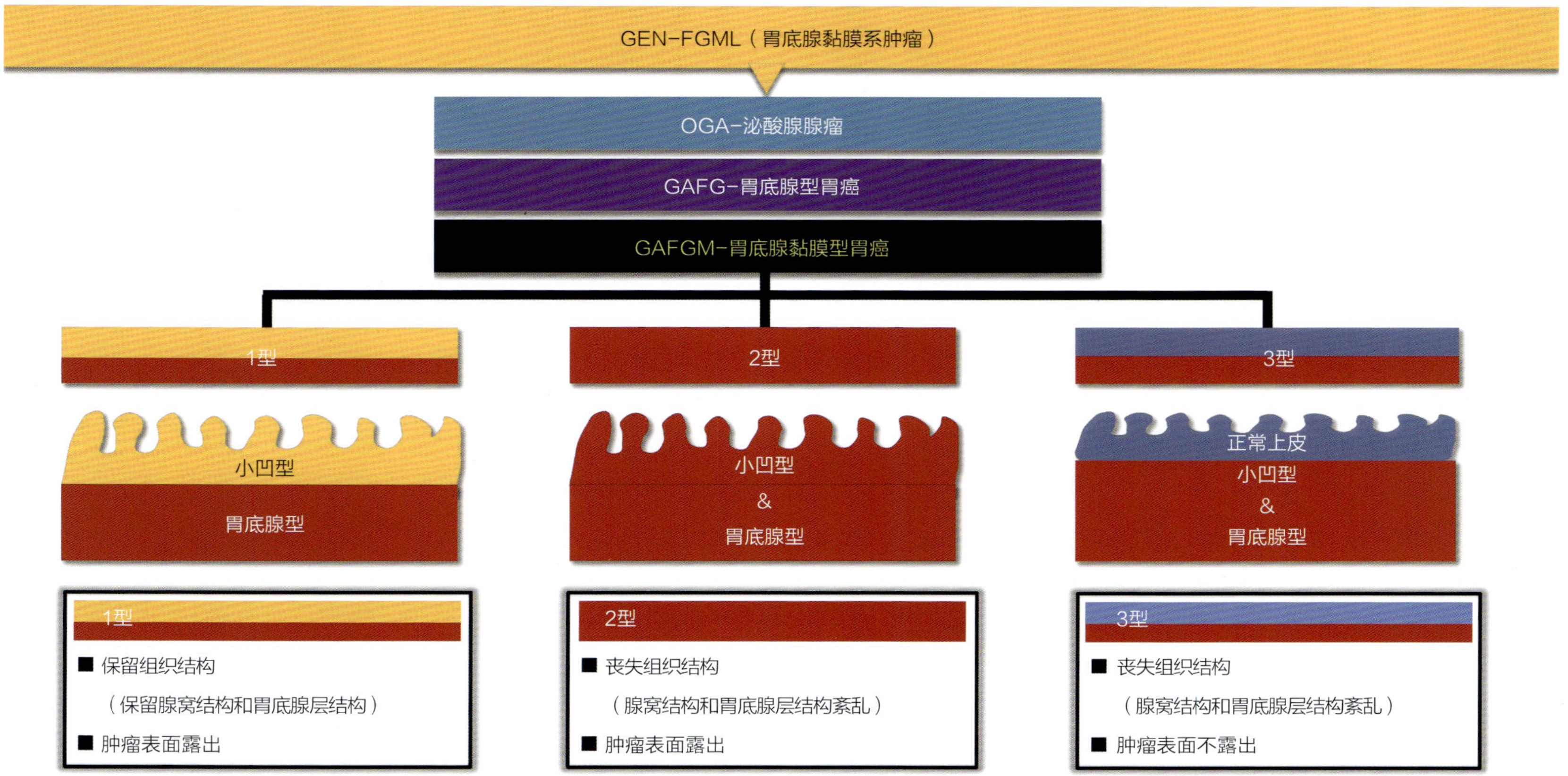
GEN-FGML（胃底腺黏膜系肿瘤）
OGA-泌酸腺腺瘤
GAFG-胃底腺型胃癌
GAFGM-胃底腺黏膜型胃癌
1型
小凹型
胃底腺型
1型
■ 保留组织结构
（保留腺窝结构和胃底腺层结构）
■ 肿瘤表面露出
2型
小凹型
&
胃底腺型
2型
■ 丧失组织结构
（腺窝结构和胃底腺层结构紊乱）
■ 肿瘤表面露出
3型
正常上皮
小凹型
&
胃底腺型
3型
■ 丧失组织结构
（腺窝结构和胃底腺层结构紊乱）
■ 肿瘤表面不露出

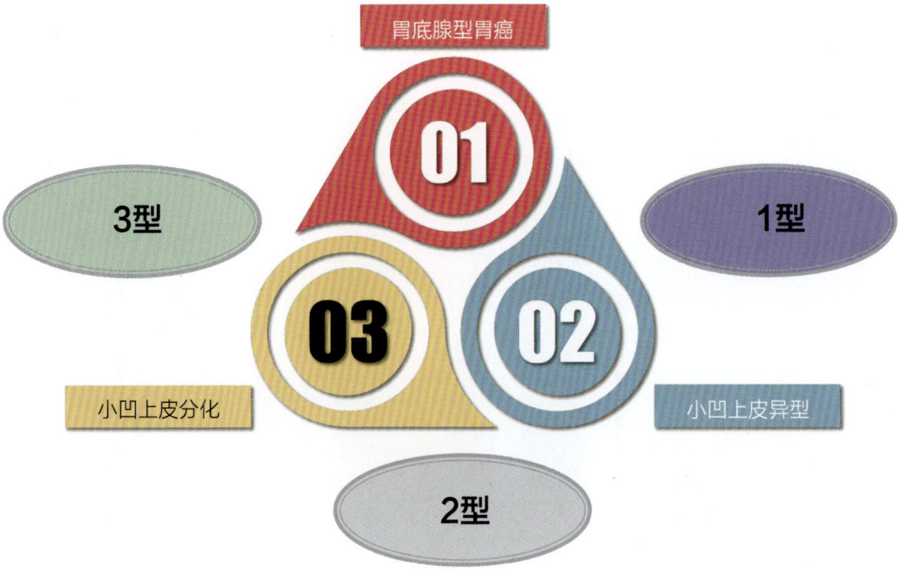

胃底腺黏膜型胃癌分为 3 型，其实就是 3 个条件的不同组合。条件 1：存在胃底腺型胃癌；条件 2：小凹上皮也存在异型（癌）；条件 3：胃底腺肿瘤的区域出现了小凹上皮的分化（出现了 MUC5AC 阳性的表达）。总结起来一句话：胃底腺黏膜型胃癌 = 胃底腺型胃癌 + 小凹上皮异型或小凹上皮分化。Type1 就是条件 1+ 条件 2：胃底腺型胃癌 + 小凹上皮异型；Type3 就是条件 1+ 条件 3：胃底腺型胃癌 + 小凹上皮分化；Type2 就是条件 1+ 条件 2+ 条件 3：胃底腺型胃癌 + 小凹上皮异型 + 小凹上皮分化；条件越多，恶性程度越高。所以 Type2 的恶性程度大于 Type1 和 Type3，这便是显而易见的了。

ESD 适应证 &ESD 切除后评估

	cT1a(M)			
	UL0		UL1	
	≤20mm	＞20mm	≤30mm	＞30mm
分化型	EMR/ESD 绝对适应证	ESD 绝对适应证	ESD 绝对适应证	相对适应证
未分化型	ESD 绝对适应证	相对适应证	相对适应证	相对适应证

	pT1a(M)				pT1b (SM)
	UL0		UL1		
	≤20mm	＞20mm	≤30mm	>30mm	≤30mm
分化型	eCura A	eCura A	eCura A	eCura C−2	eCura B
未分化型	eCura A	eCura C−2	eCura C−2	eCura C−2	eCura C−2

新内镜治疗根治度 eCura 评价系统

eCuraA

（1）UL0时，肿瘤径不计，分化型占优势，pT1a，水平及垂直切缘阴性，无淋巴管及血管侵犯

（2）UL1时，长径≤3cm的分化型占优势，pT1a，水平及垂直切缘阴性，无淋巴管及血管侵犯

（3）长径≤2cm，UL0，未分化型占优势，pT1a，水平及垂直切缘阴性，无淋巴管及血管侵犯

当（3）中如未分化型癌长径＞2cm，则为eCuraC−2

eCuraB

长径≤3cm，分化型占优势，pT1b−SM1（＜500μm）

如SM浸润部有未分化型成分，则为eCuraC−2

eCuraC

eCuraC−1：分化型癌整块切除时，侧方断端阳性或仅分块切除，除A、B之外

eCuraC−2：与上述A、B、C−1 均不符合者

内镜治疗根治度 eCura 评价系统

分期	深度	分化型		未分化型	
pT1a（M）	UL（-）	2cm	＞2cm	2cm	＞2cm
	UL（+）	3cm	＞3cm		
pT1b（SM）	SM1	3cm	＞3cm		
	SM2				

eCura A*　　eCura B*　　eCura C2

* 需满足整块切除 HM_0、VM_0、ly-、v-

eCura C1：在分化型癌中，满足eCura A 或 B 的其他条件，但未实现整块切除或HM_0

eCura A	每6～12个月内镜随访
eCura B	每6～12个月内镜+B超或CT随访
eCura C1	建议行补充治疗（手术或非手术）或密切随访
eCura C2	建议手术治疗或充分知情后随访

ESD 术后危险评分：eCura 系统

胃 ESD术后未达治愈标准的危险评分系统：eCura system	
肿瘤直径	＞30mm=1分
	≤30mm=0分
垂直切缘	阳性=1分
	阴性=0分
淋巴管浸润	阳性=3分
	阴性=0分
血管浸润	阳性=1分
	阴性=0分
浸润深度	SM2=1分
	M/SM1=0分

低危：0～1分
2.5%LNM

中危：2～4分
6.7%LNM

高危：5～7分
22.7%LNM

内镜治疗后的治疗方针流程图

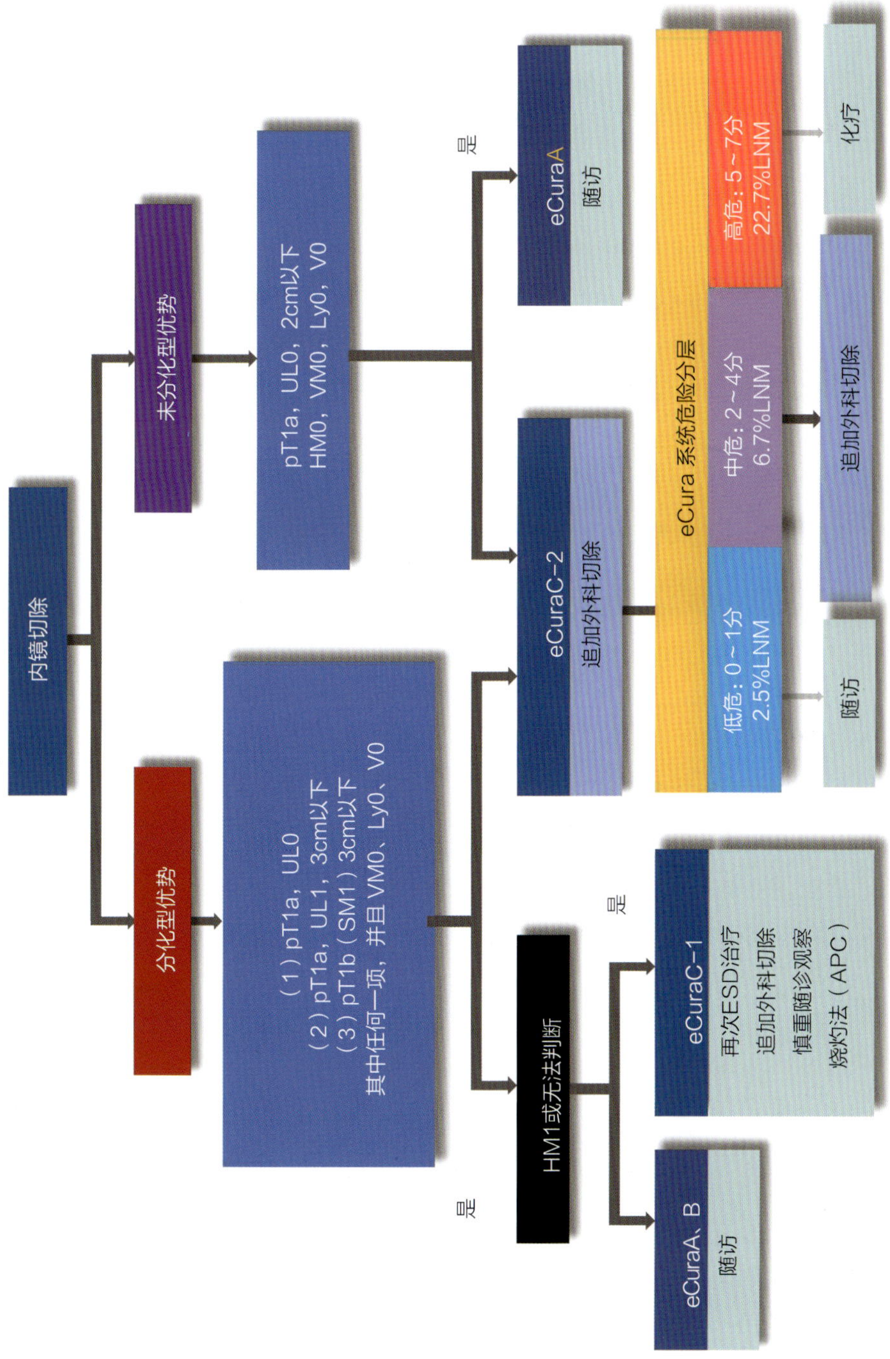

第五章　十二指肠

十二指肠球部溃疡并假性憩室形成

病例

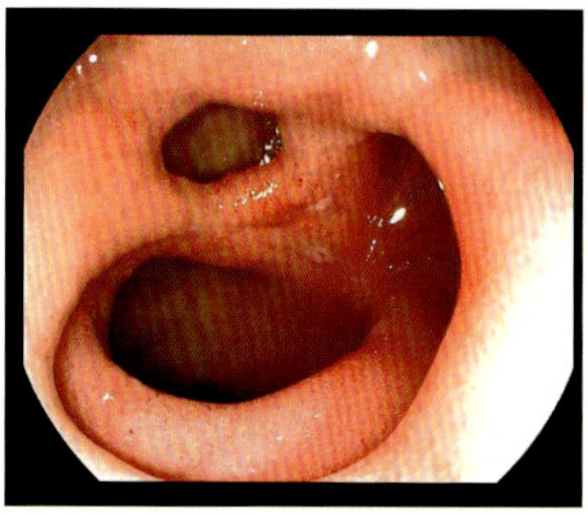

图 1　普通白光

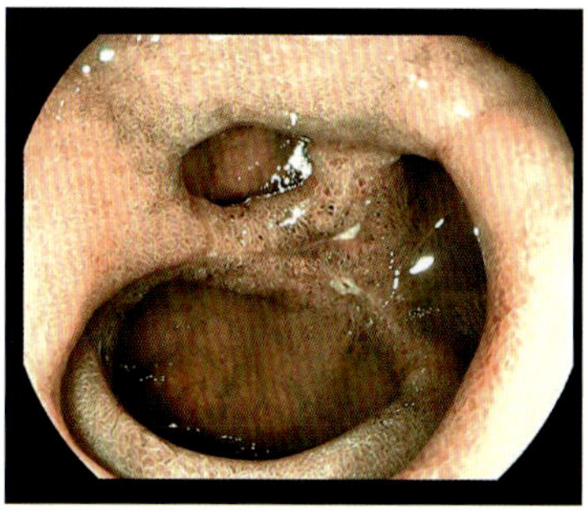

图 2　OE MODE 1

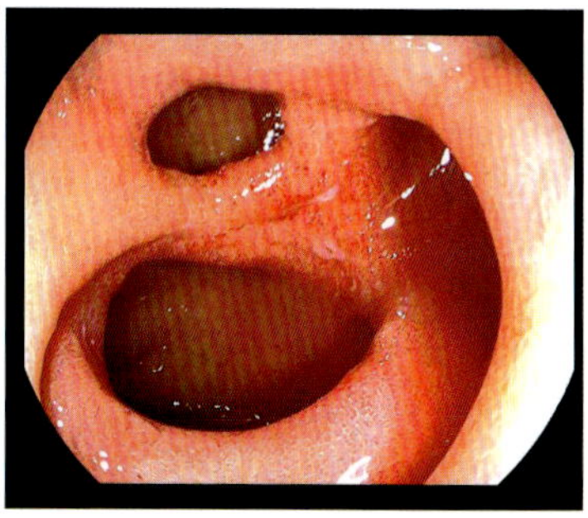

图 3　OE MODE 2

内镜发现

十二指肠为上消化道最常见发生溃疡的部位，除了经典的形态之外，还可表现为霜斑样（椒盐样）、线样（单发）、对吻（多发）。反复的溃疡周期（A1、A2、H1、H2、S1、S2）修复过程中因瘢痕收缩可出现假性憩室、狭窄或梗阻。十二指肠球部溃疡常与 Hp 感染相关。

十二指肠球部胃黏膜异位

病例

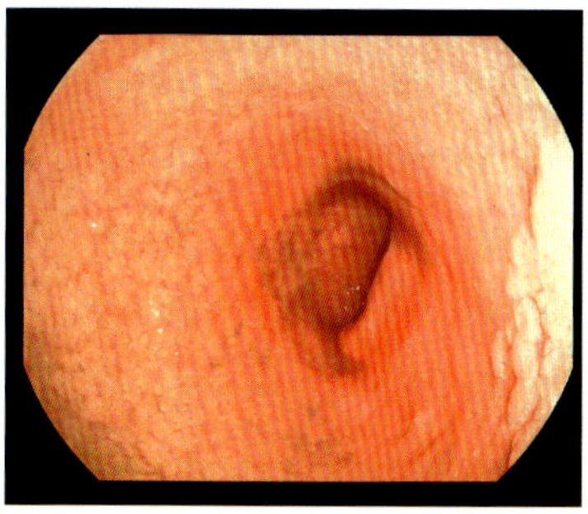

图 1　普通白光

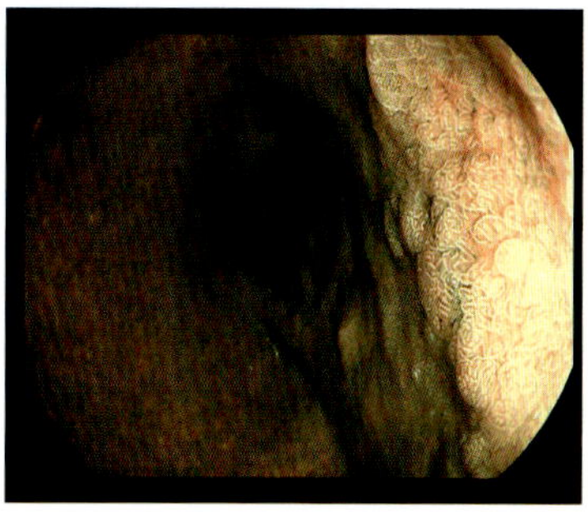

图 2　OE MODE 1

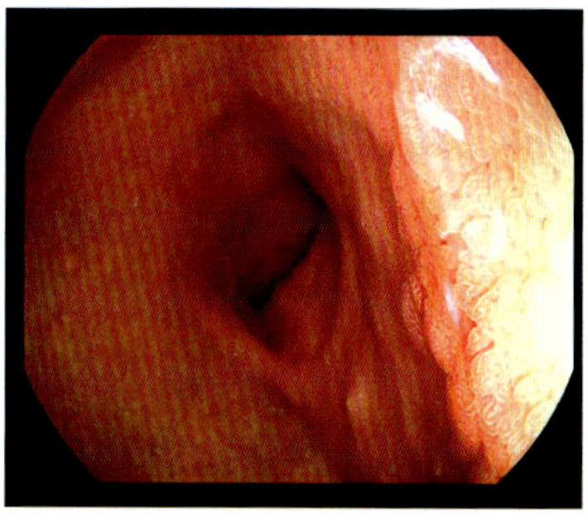

图 3　OE MODE 2

内镜发现

常发生于十二指肠靠近幽门侧，内镜形态呈单个铺路石样或连接成片的地毯样黏膜改变。放大内镜可观察到此处黏膜与胃黏膜具有相似的表面结构。内镜下常无法区分胃黏膜异位与胃黏膜化生，两者的鉴别有赖于病理。无须特殊内镜治疗。

十二指肠球部胃黏膜化生

病例

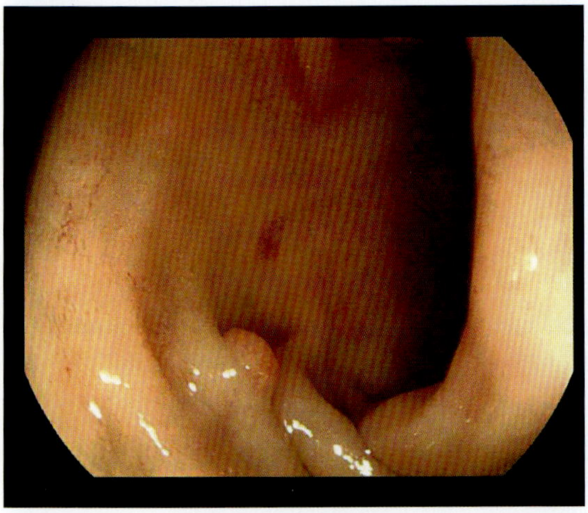

图 1　普通白光

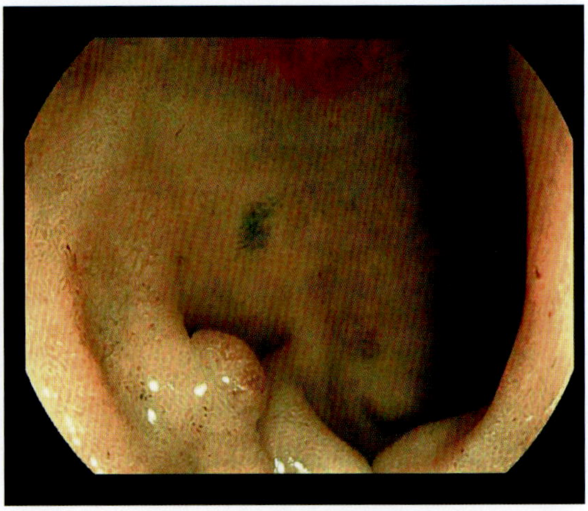

图 2　OE MODE 1（1）

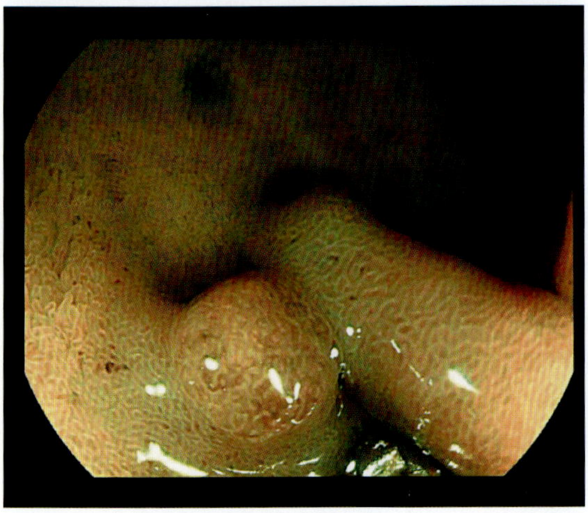

图 3　OE MODE 1（2）

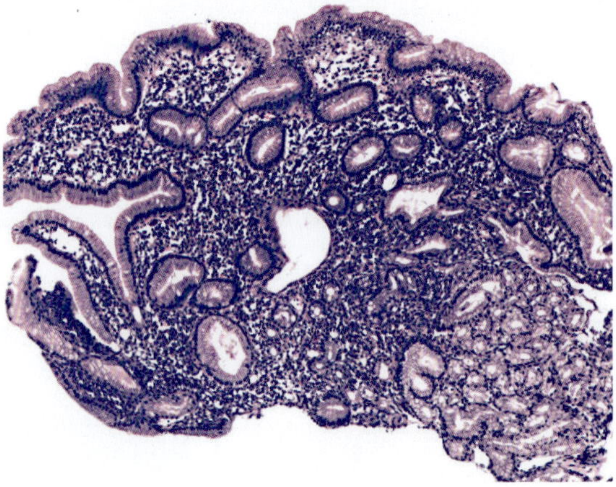

图 4　放大

内镜发现

十二指肠球部和降段前壁偏大弯侧可见一单发 0.3cm 山田 I 型黏膜隆起。表面呈现出与胃黏膜类似的表面结构。需要考虑胃黏膜异位或胃黏膜化生。病理证实此处病变表面为正常规则的胃小凹上皮，其下未见胃底腺结构，故最终诊断为胃黏膜化生。

十二指肠球部布氏腺瘤 / 布氏腺囊肿

病例

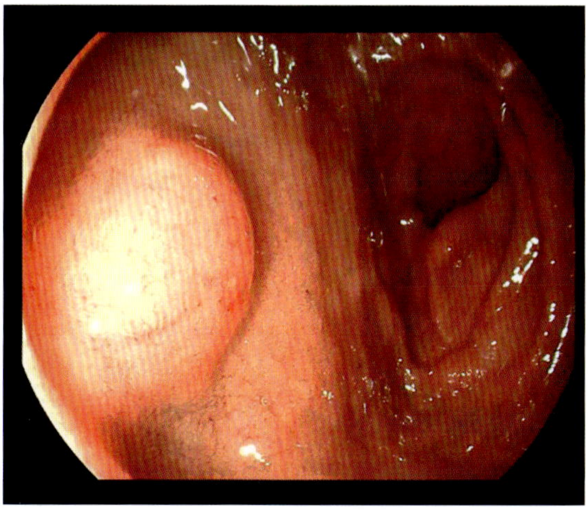

图 1 普通白光

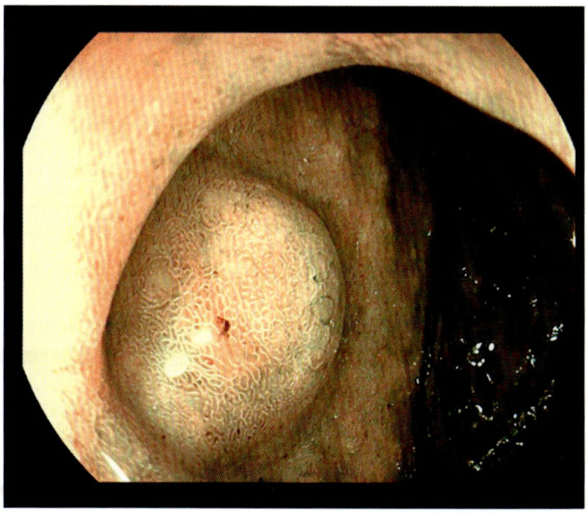

图 2 OE MODE 1

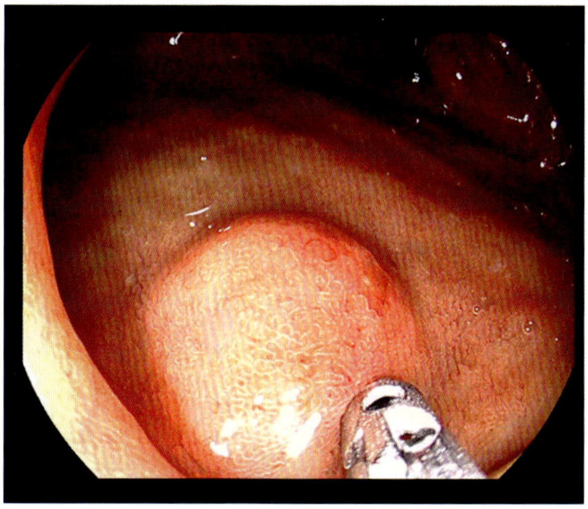

图 3 OE MODE 2

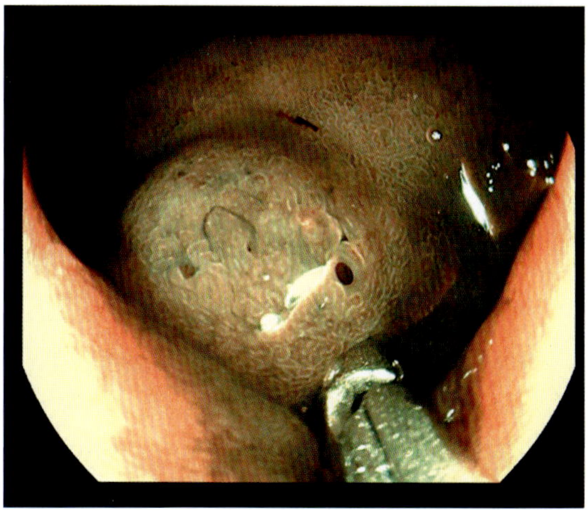

图 4 放大

内镜发现

十二指肠球部前壁近幽门处可见一 1.0cm SMT 样隆起型病变。表面覆盖正常十二指肠黏膜，色泽正常。活检钳抵近口侧段可观察到侧面存在一针孔样黏液开口，此征常见于布氏腺瘤或布氏腺囊肿。此外，此部位的 SMT 还需考虑神经内分泌肿瘤（NET）、胃肠道间质瘤（GIST）以及外压等情况。

十二指肠降段布氏腺瘤 / 布氏腺囊肿

病例

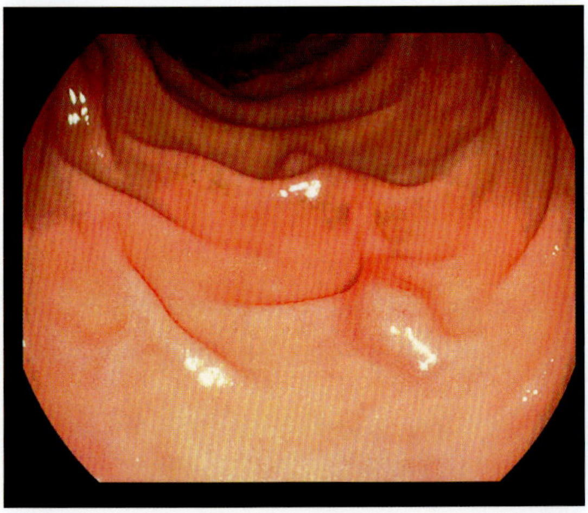

图 1　普通白光

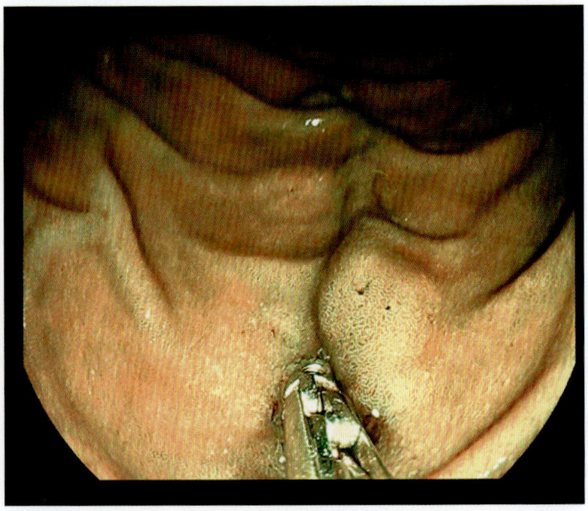

图 2　OE MODE 1（1）

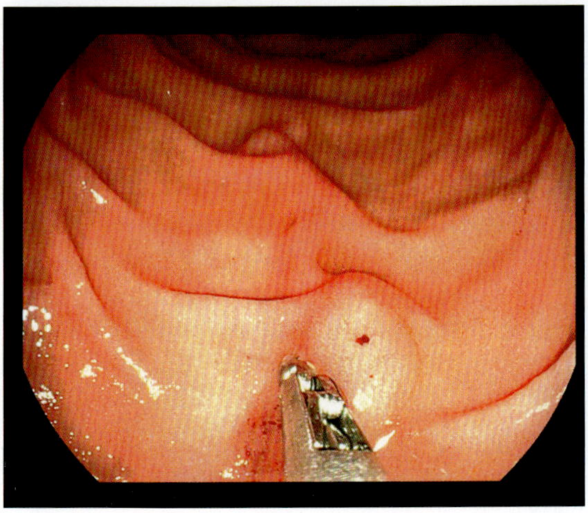

图 3　OE MODE 2

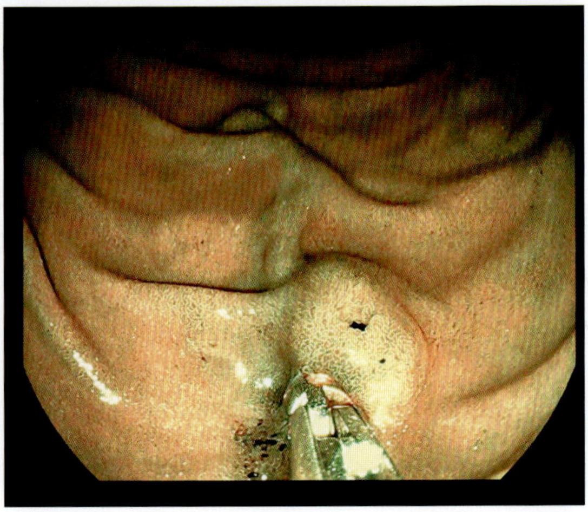

图 4　OE MODE 1（2）

内镜发现

十二指肠降段后壁可见一 1.0cm SMT 样隆起型病变。顶端可见针孔样黏液开口，诊断为布氏腺瘤或布氏腺囊肿。值得注意的是，十二指肠布氏腺瘤并非真正意义上的腺瘤，实为布氏腺良性增生。此部位的 SMT 形态病变必须与乳头、副乳头等正常结构相鉴别。

十二指肠降段锯齿状腺瘤

病例

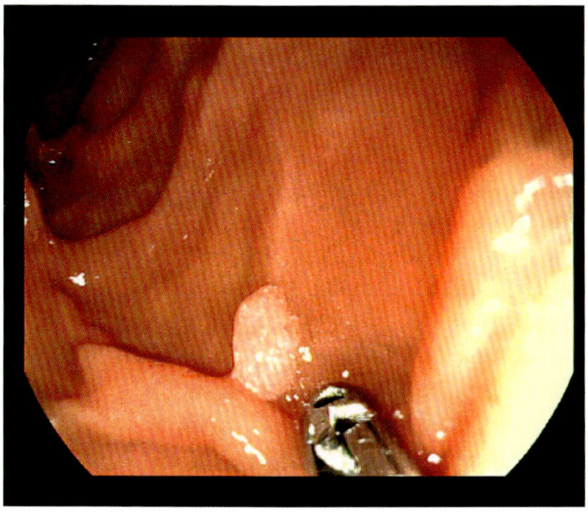

图 1 普通白光

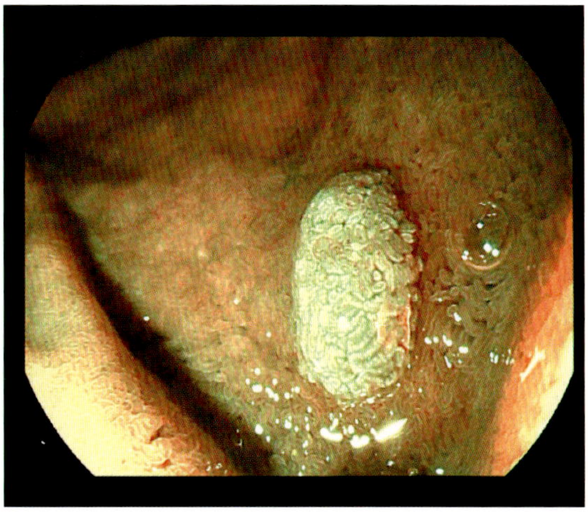

图 2 OE MODE 1

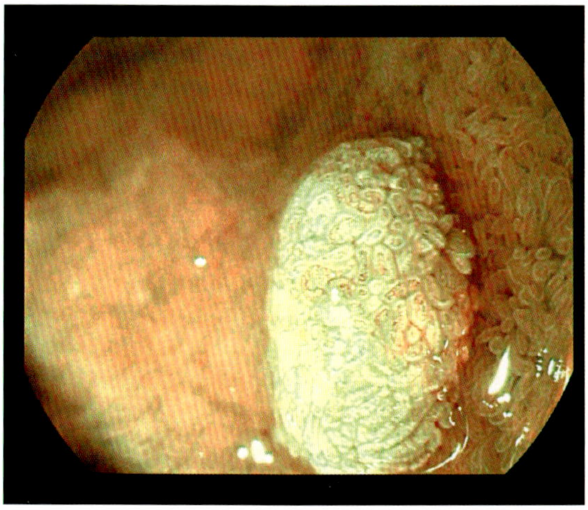

图 3 OE MODE 1 放大

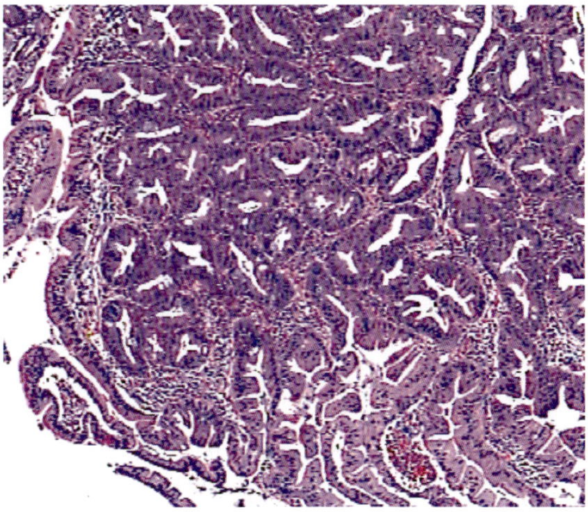

图 4 病理

内镜发现

十二指肠降段外侧壁皱襞内隐藏一 0.5cm 椭圆形白色黏膜隆起。以活检钳拨开皱襞方可见其全貌，病变表面绒毛状结构白色化显著。病理可见病变腺管密集，呈锯齿状结构，胞浆嗜酸性，细胞核呈低异型性改变，诊断为十二指肠降段锯齿状腺瘤。

十二指肠降段乳头

病例

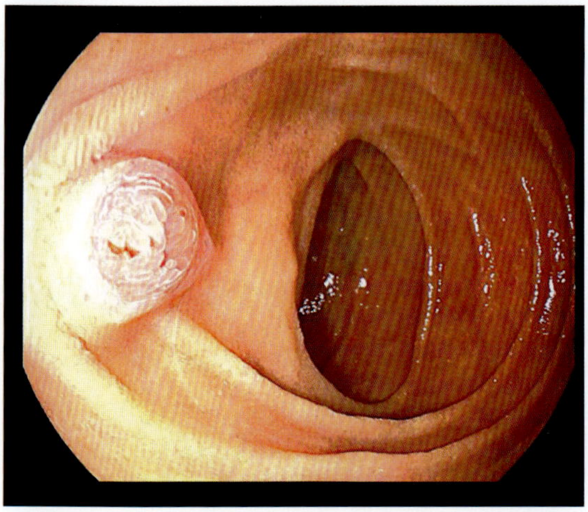

图 1　普通白光

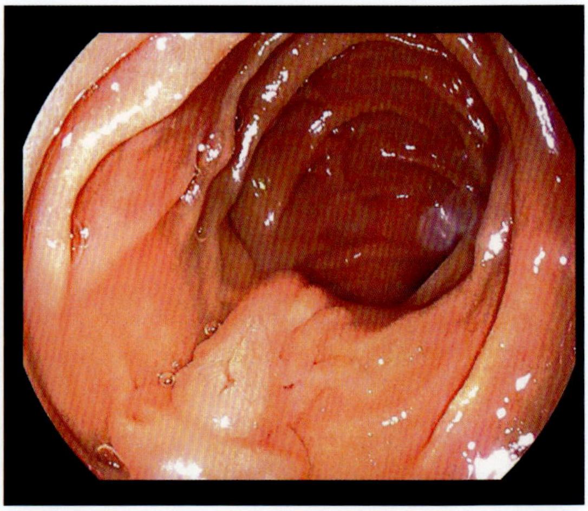

图 2　OE MODE 1

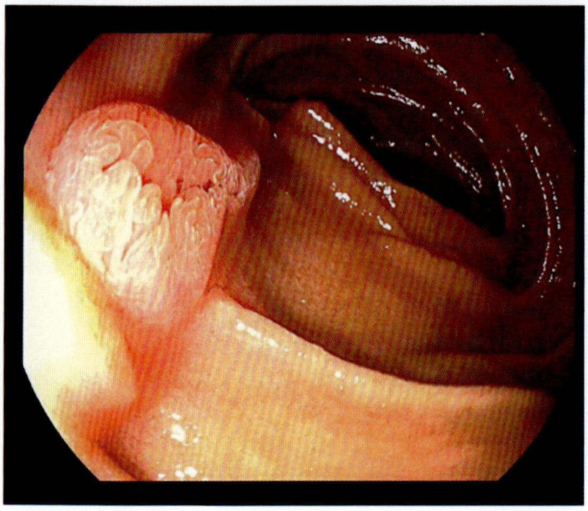

图 3　OE MODE 2（1）

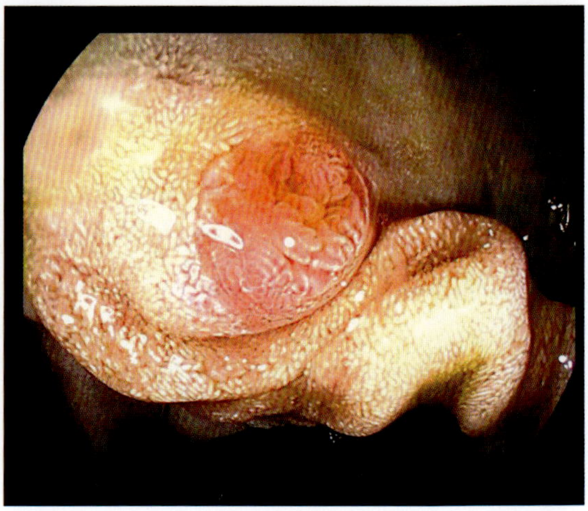

图 4　OE MODE 2（2）

内镜发现

十二指肠乳头位于降段的内侧壁，十二指肠乳头的大小及形态因人而异，差别很大。一般可将乳头的形态分为 4 型：乳头型、半球型、扁平型和不定型。主乳头开口可分为 6 型：绒毛型、颗粒型、纵裂型、裂口型、单孔型和其他型。

十二指肠降段淋巴管扩张

病例

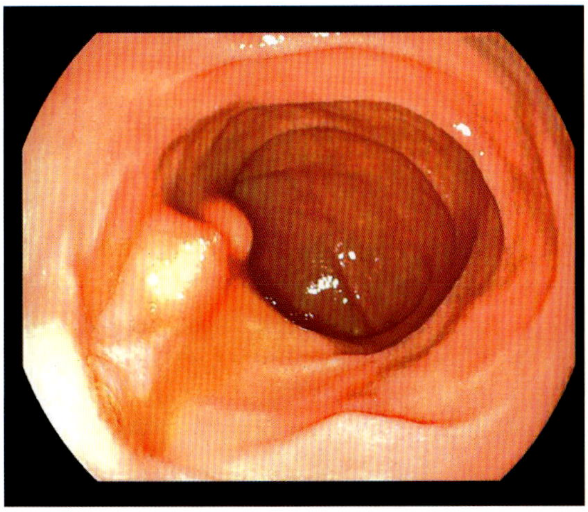

图 1　普通白光

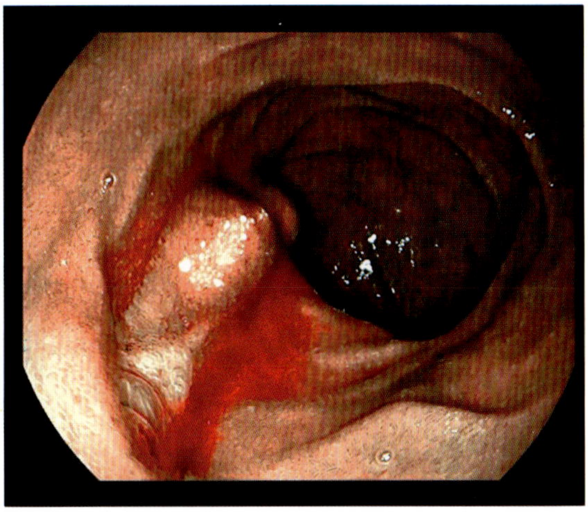

图 2　OE MODE 1

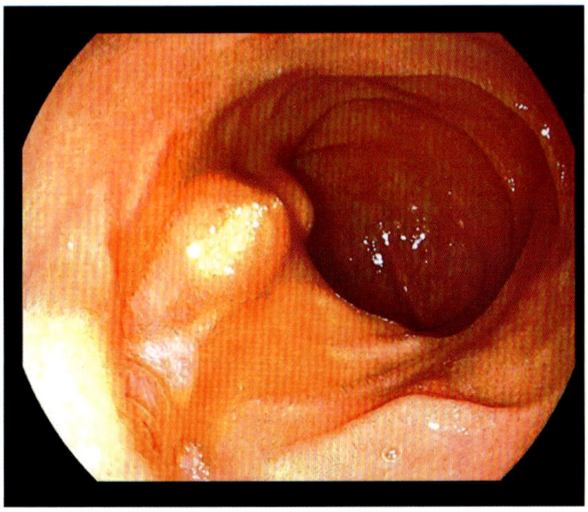

图 3　OE MODE 2

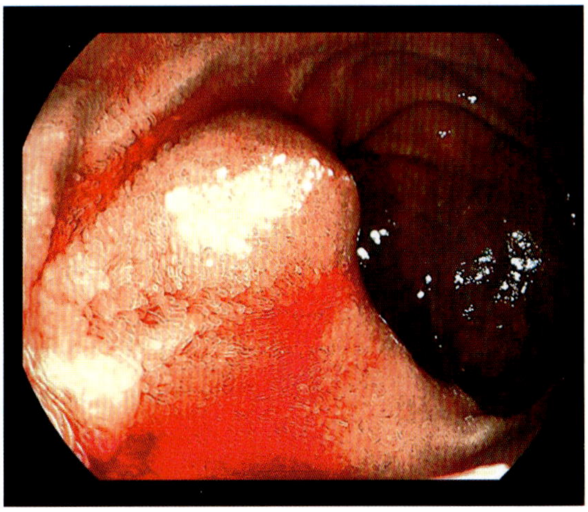

图 4　OE MODE 1 放大

内镜发现

淋巴管扩张发于十二指肠降段。可单发可多发，内镜下可见区域性黏膜颗粒样发白，或弥漫性点状发白，放大内镜下可于白色区域表层看见血管像。病例实质为黏膜固有层淋巴管扩张所致。如活检病变处，可见乳白色淋巴液流出。此症无须特殊治疗。

十二指肠降段腺瘤

病例

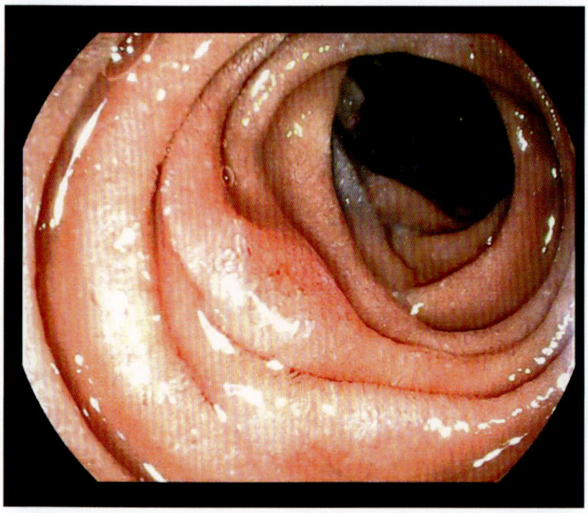

图 1　普通白光

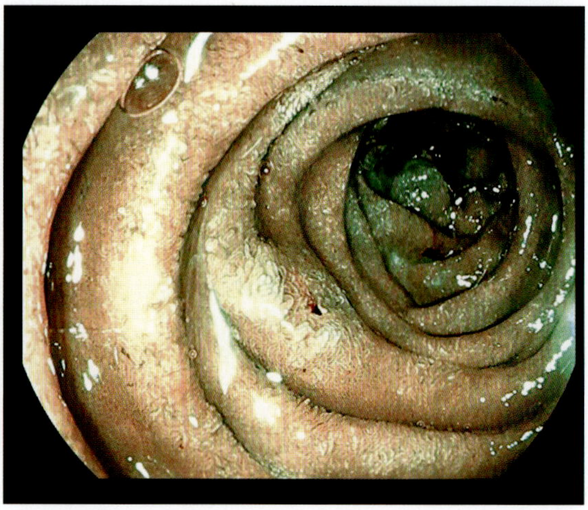

图 2　OE MODE 1

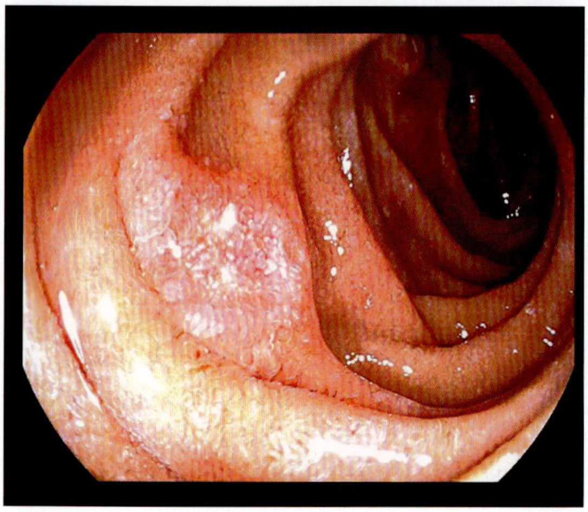

图 3　OE MODE 2

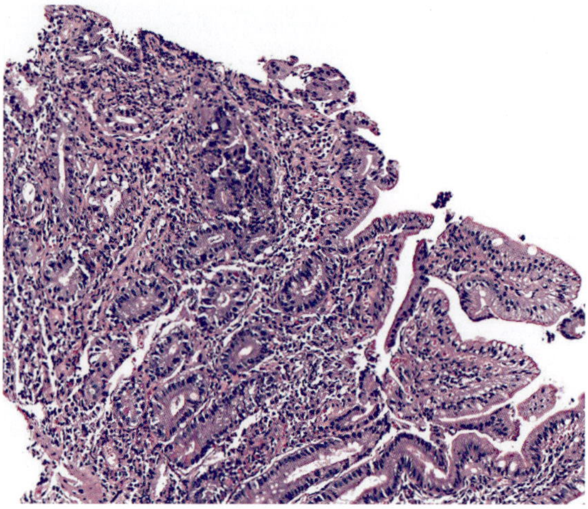

图 4　病理

内镜发现

十二指肠降段内侧壁可见 0.6cm 区域性黏膜发红，边界相对较清，表面微结构大小不等，有少许白色点状炎性渗出。孤立性的病灶需怀疑为肿瘤性病变，活检可见腺管密集拥挤，细胞核增大深染，存在异型性，诊断为十二指肠降段腺瘤。

十二指肠降段腺瘤伴局部高级别上皮内瘤变

病例

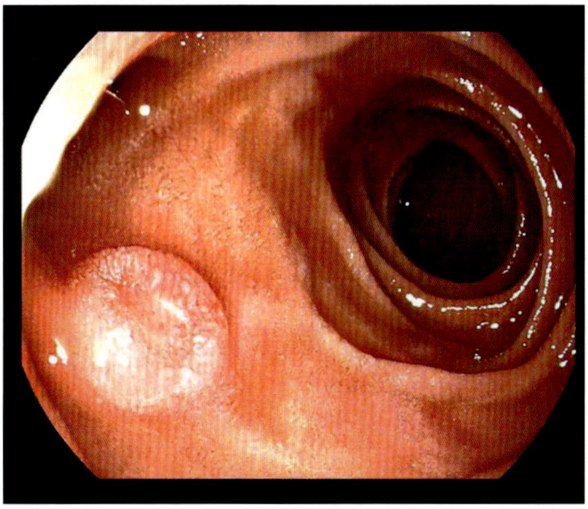

图 1　普通白光

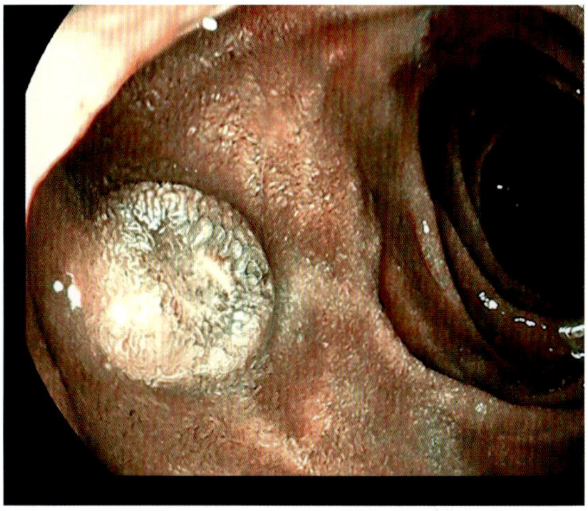

图 2　OE MODE 1

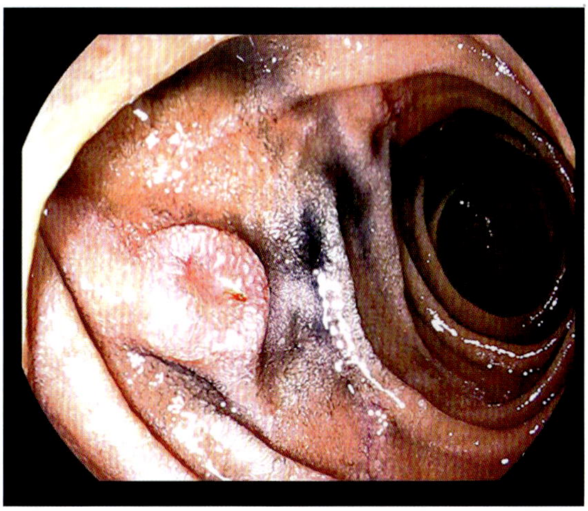

图 3　OE MODE 2

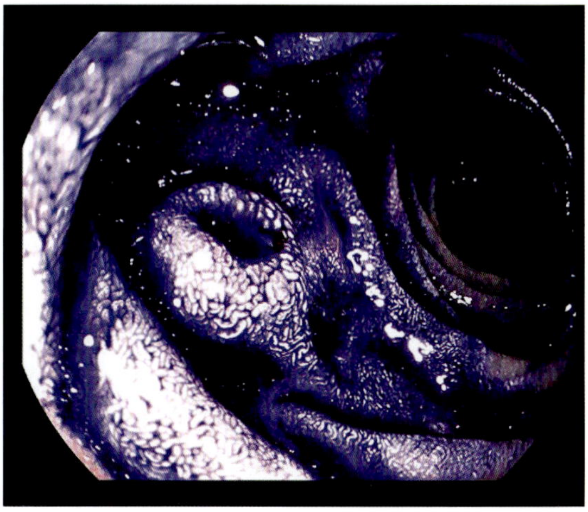

图 4　OE MODE 2+ 美蓝染色

内镜发现

十二指肠降段内侧壁乳头下方可见大小约 0.6cm 的 Ⅱa 型 + Ⅱc 型病变，边界清晰。Ⅱa 型隆起区域表面微结构大小不等，白色化明显；染色后 Ⅱc 型区域边缘呈毛刺样，表面结构细小化，考虑此处可能存在部分癌变区域。诊断为十二指肠降段腺瘤伴局部高级别上皮内瘤变。

十二指肠降段滤泡型淋巴瘤

病例

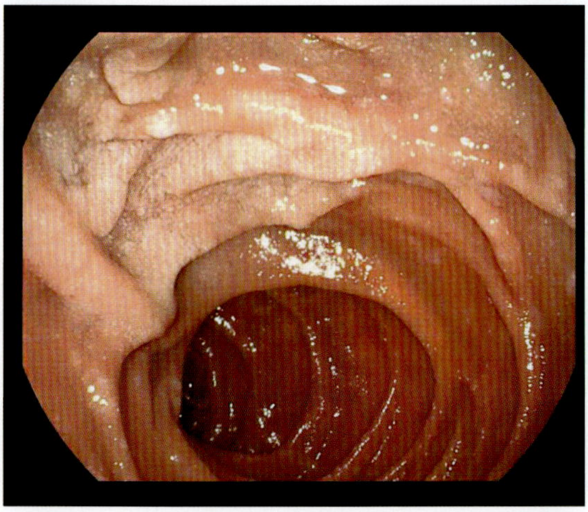

图 1　普通白光

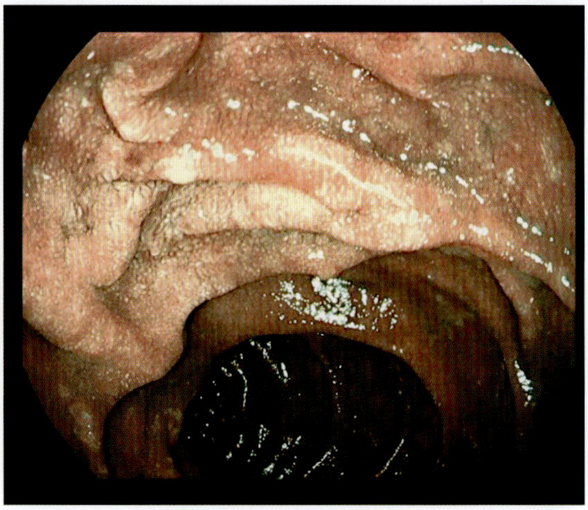

图 2　OE MODE 1

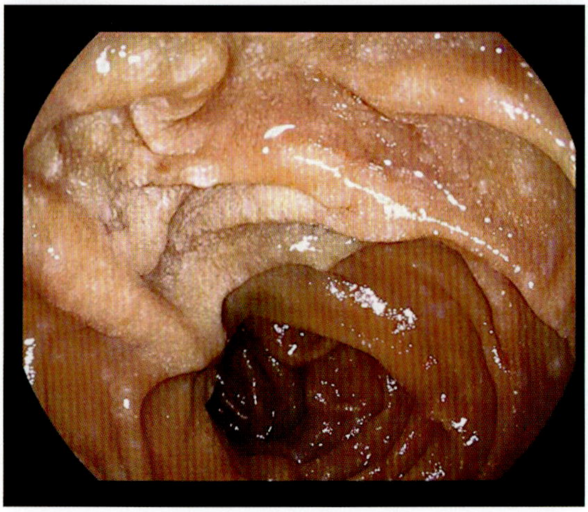

图 3　OE MODE 2

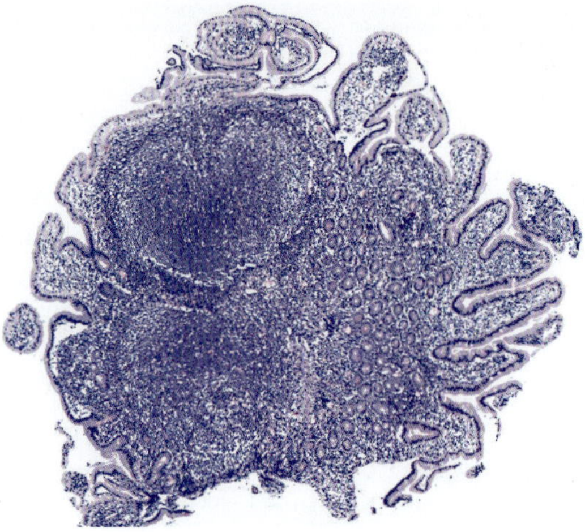

图 4　病理

内镜发现

十二指肠降段内侧壁乳头下方可见大片状黏膜发白，边界不甚清晰，经活检证实为滤泡型淋巴瘤（FL）。FL 是非霍奇金淋巴瘤中较为常见的一种，低度恶性。好发于十二指肠及空回肠，病程进展缓慢。诊断需结合 CD10、Bcl-2、CD5、Cyclin D1 等免疫组化。

非壶腹来源十二指肠上皮肿瘤的治疗策略

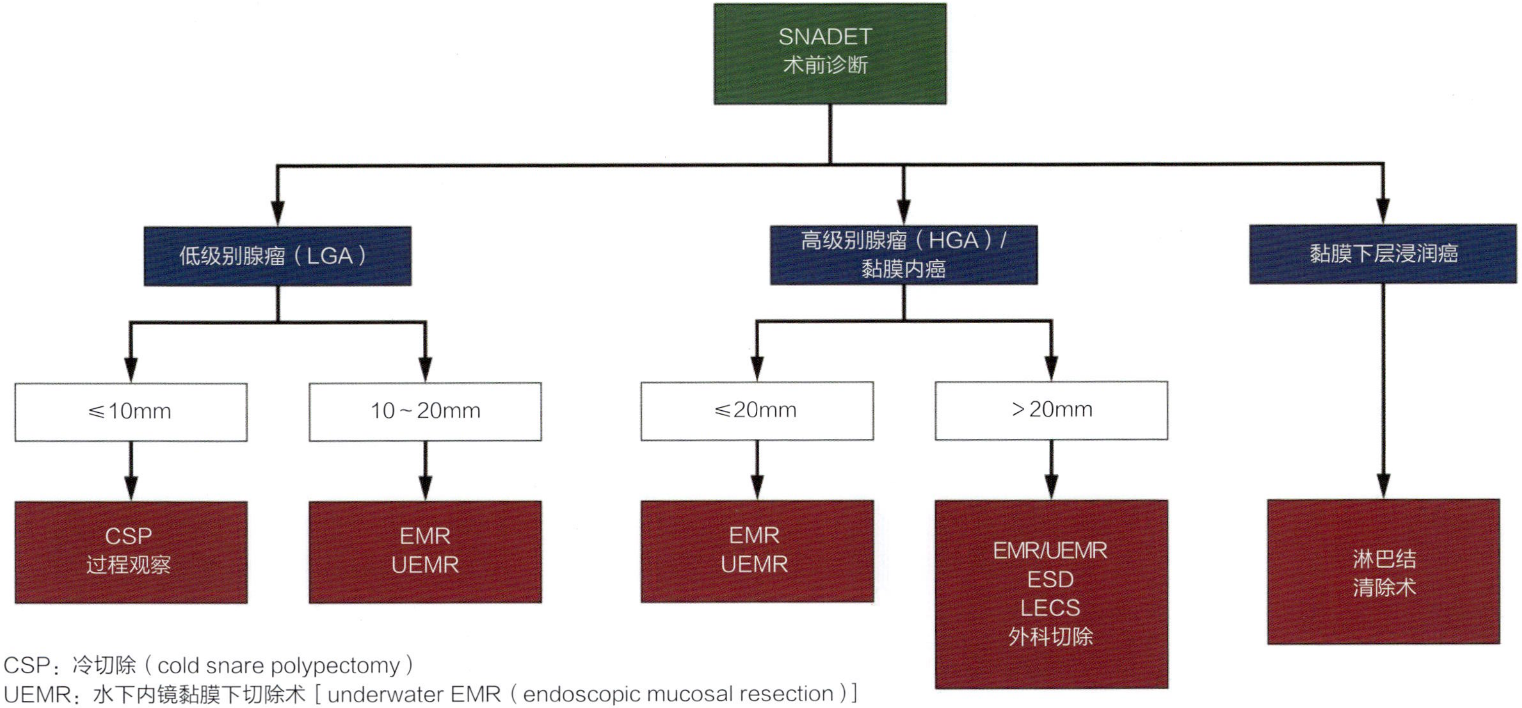

CSP：冷切除（cold snare polypectomy）
UEMR：水下内镜黏膜下切除术［underwater EMR（endoscopic mucosal resection）］
LECS：腹腔镜内镜联合手术（laparoscopy and endoscopy cooperative surgery）

第六章　大肠

结肠脂肪瘤

病例

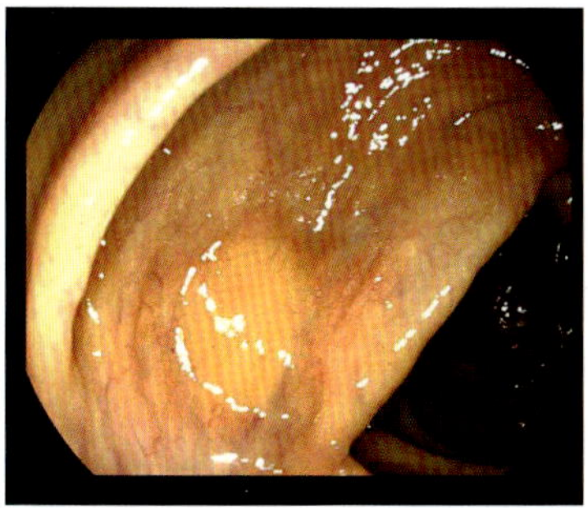

图 1　普通白光

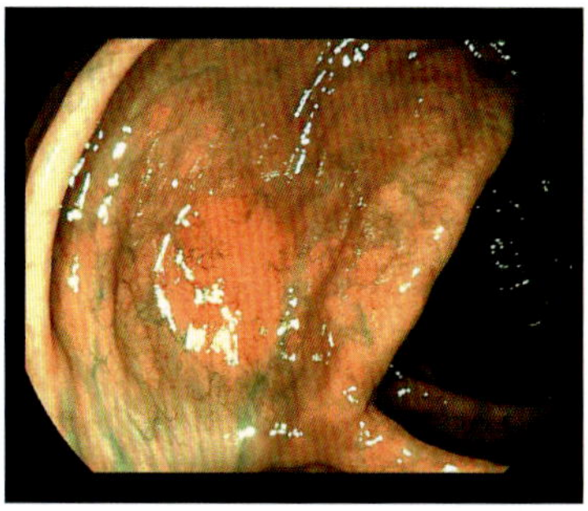

图 2　OE MODE 1

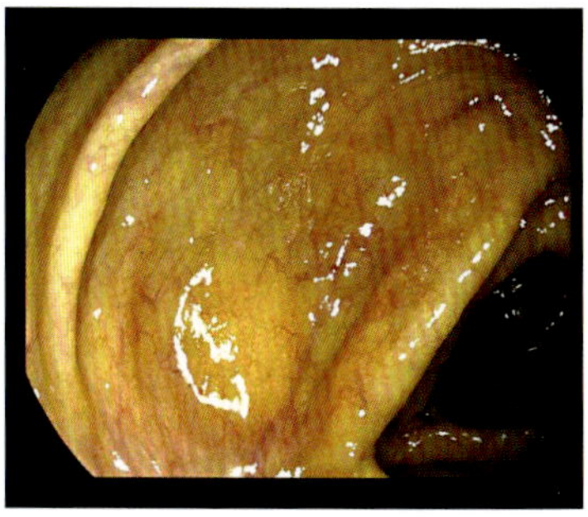

图 3　OE MODE 2

内镜发现

升结肠可见黄色扁平黏膜下缓坡样隆起，表面光滑，色泽黄。OE MODE 1 模式下色差不明显，OE MODE 2 模式下色差可出现增强。结肠脂肪瘤以右半结肠多见，一般为单发，也可少见为多发。形态为山田Ⅰ～Ⅳ型均可见。一般无特殊临床症状，无须特殊处理。

结肠静脉瘤

病例

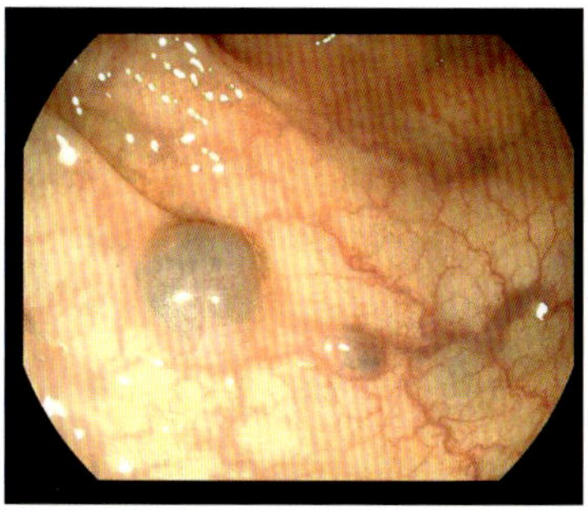

图 1　普通白光

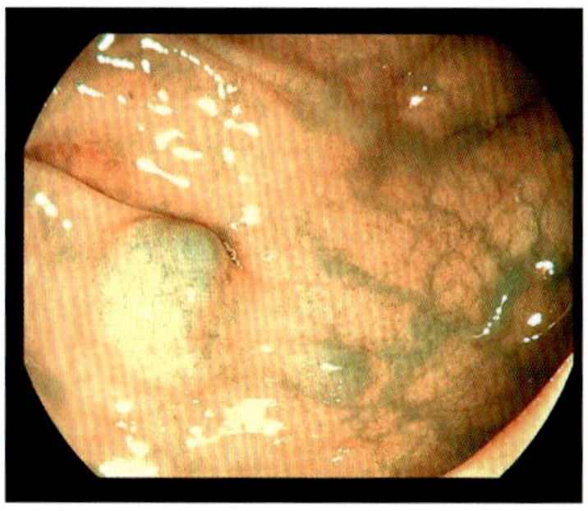

图 2　OE MODE 1

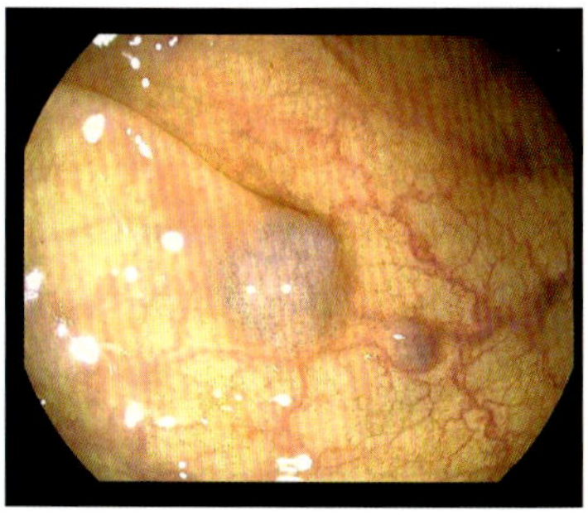

图 3　OE MODE 2

内镜发现

升结肠可见蓝色黏膜下隆起，大小约 0.6cm，质软，可单发可多发。普通白光下呈蓝色，OE MODE 1 模式下呈绿色，OE MODE 2 模式下呈紫色。如果发现胃肠道多发时，需考虑蓝色橡皮大疱样痣综合征（blue rubber bleb nevussyndrome，又称 Bean 综合征）的可能。

直肠脂肪瘤

病例

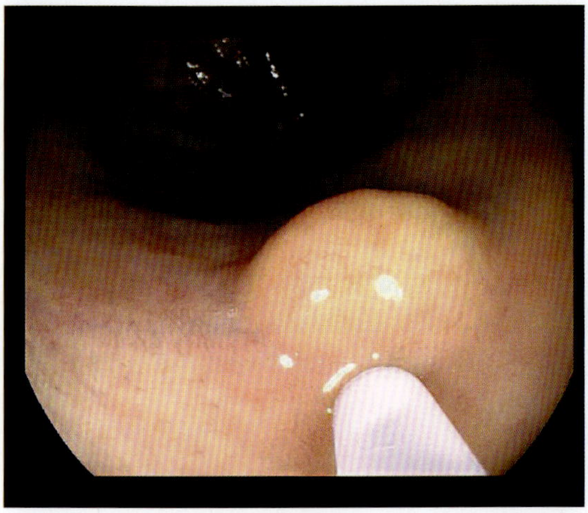

图 1　普通白光

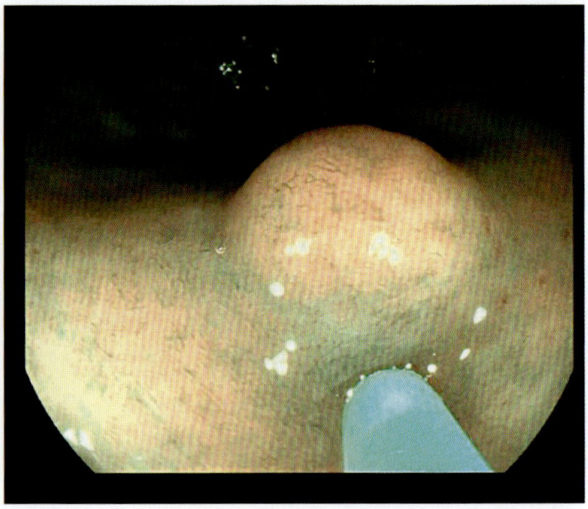

图 2　OE MODE 1

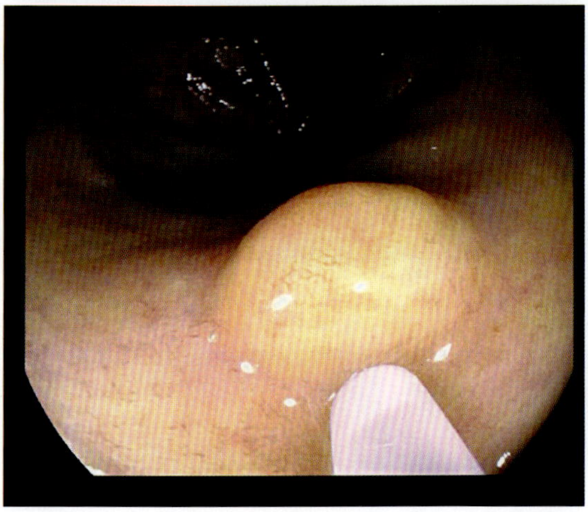

图 3　OE MODE 2

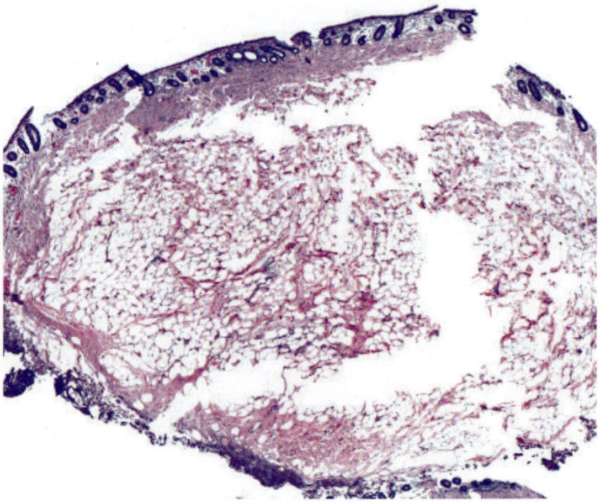

图 4　病理

内镜发现

直肠可见一 0.6cm 黄白色的黏膜下肿瘤（SMT）形态隆起，表面光滑，被覆正常上皮，活检钳触之，质软。OE MODE 2 模式下观察黄色更加明显。完整切除后病理提示黏膜下成团透亮的脂肪细胞呈膨胀性生长。病理诊断为直肠脂肪瘤。

结肠囊肿

病例

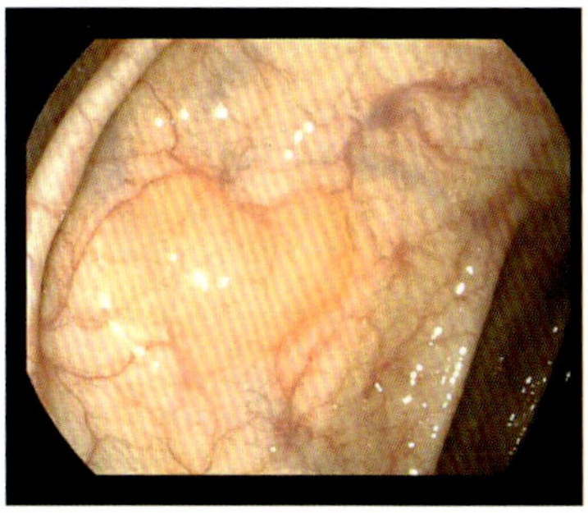
图 1 普通白光

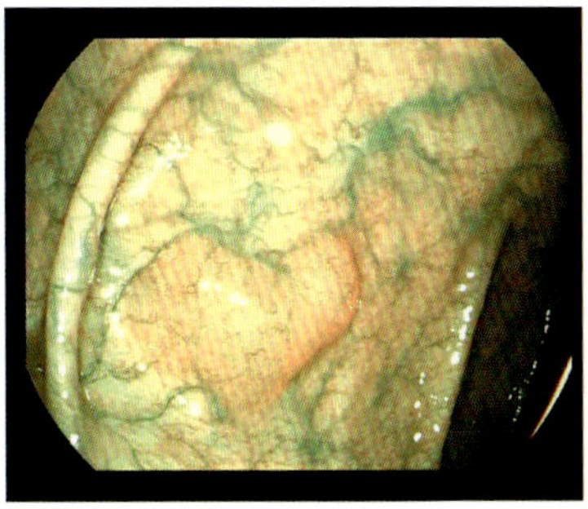
图 2 OE MODE 1

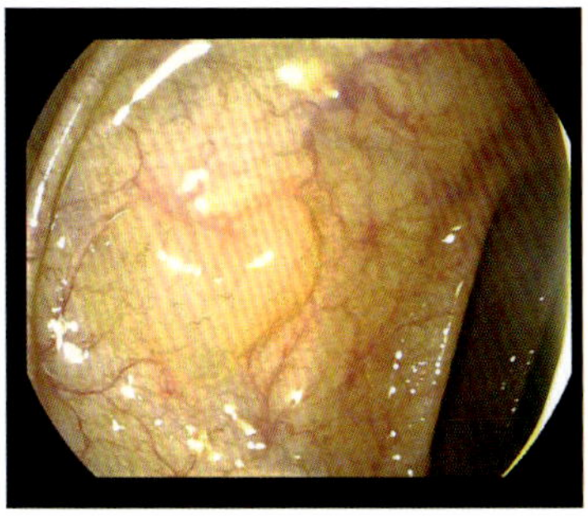
图 3 OE MODE 2

内镜发现

升结肠可见黏膜下隆起，大小约 1.0cm，囊性感及透亮感明显，可单发可多发。普通白光下呈正常色调，OE MODE 1 模式下呈黄绿色，OE MODE 2 模式下呈黄色。如果发现胃肠道多发且囊肿大小不一时，需考虑结肠囊肿的可能。

家族性腺瘤性息肉病癌变

病例

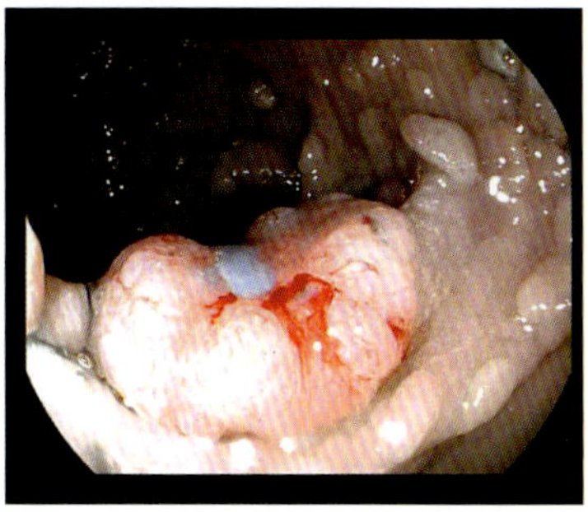
图 1 普通白光

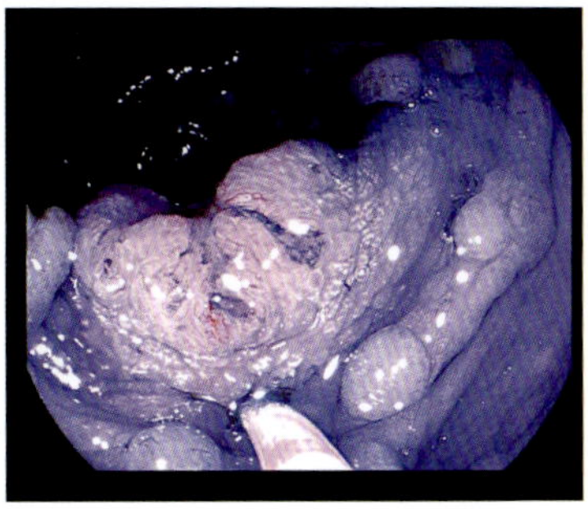
图2 OE MODE 2+ 美蓝（1）

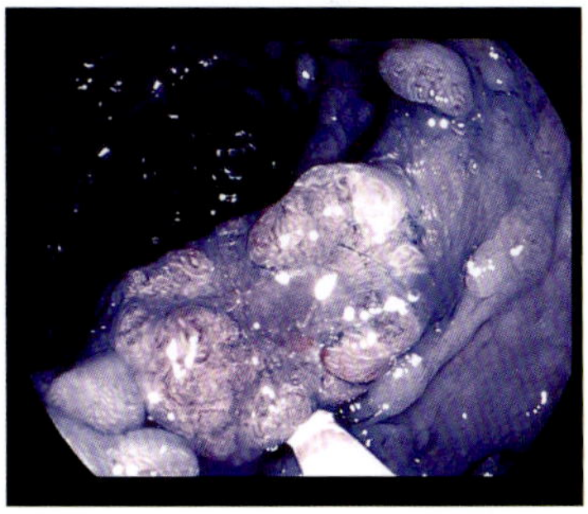
图3 OE MODE 2+ 美蓝（2）

内镜发现

家族性腺瘤性息肉病（FAP）患者的乙状结肠处可见一 2.0cm 台状隆起，中央凹陷伴白苔。普通白光下有紧满感，染色后观察中央区域结构不清，Vi 高度不整，边缘部存在逆喷射现象，周边基底部鸡皮样外观，考虑深浸润结肠癌。行外科治疗。

结肠憩室及憩室内翻

病例

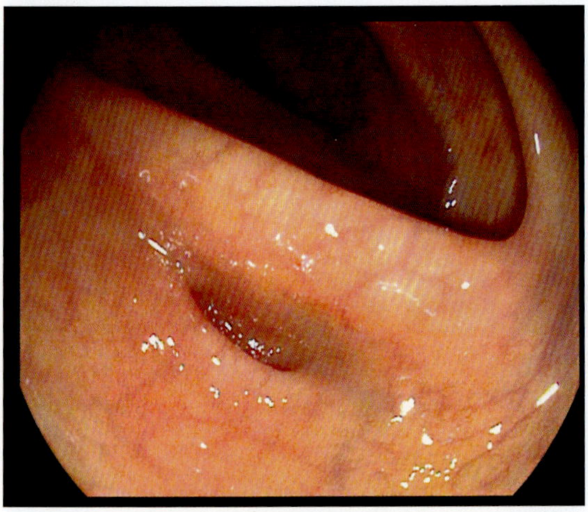

图 1　普通白光（1）

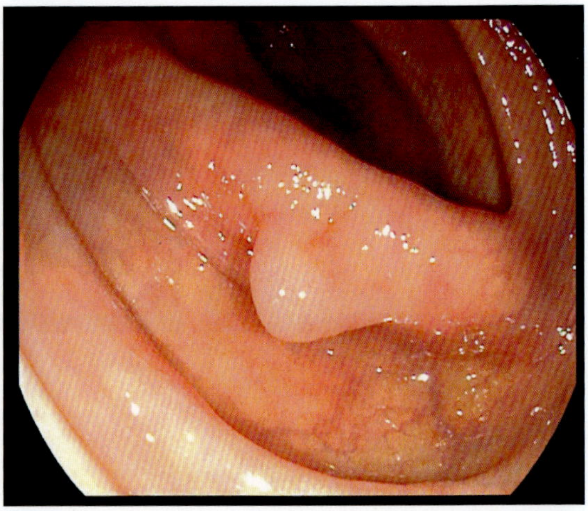

图 2　普通白光（2）

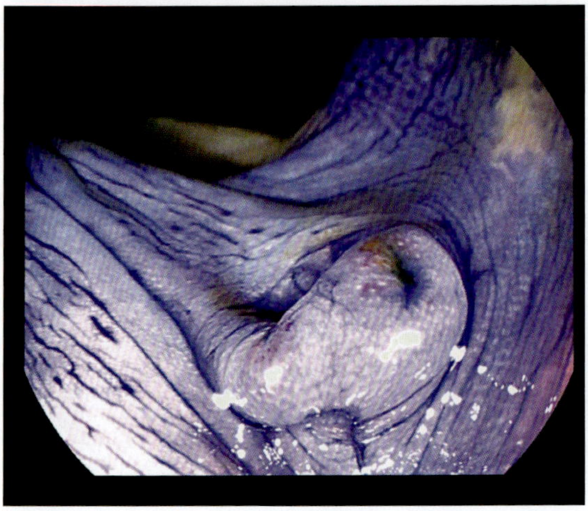

图 3　OE MODE 2+ 美蓝

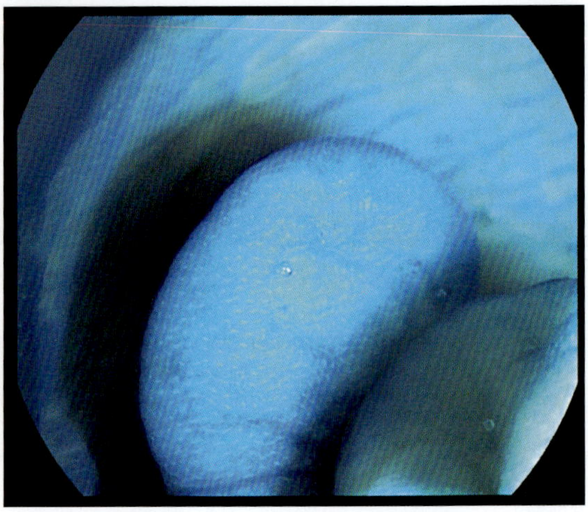

图 4　i-scan+ 美蓝放大

内镜发现

结肠憩室常见于以升结肠为主的右半结肠，普通形态为凹陷性憩室，可见粪块嵌顿于憩室，严重者可引发憩室炎出血等。偶可见憩室内翻形态，内镜下形如息肉，需仔细鉴别。鉴别要点包括：表面 PP 分型 Ⅰ 型，无边界，质软中空感，染色后于周围可见呈同心圆状排列的“年轮征”或“靶征”等。

增生性息肉（1）

病例

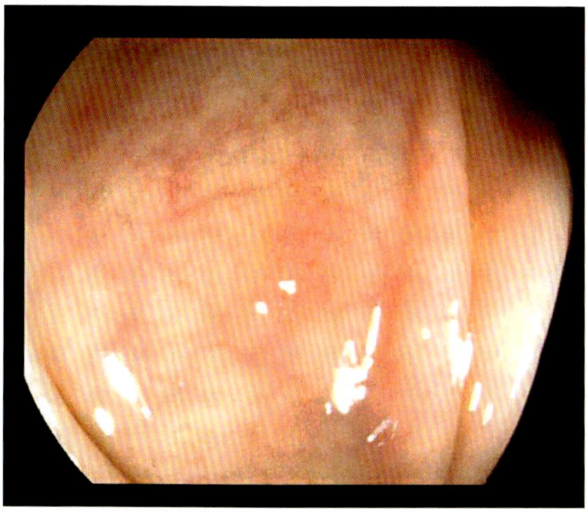

图 1　普通白光

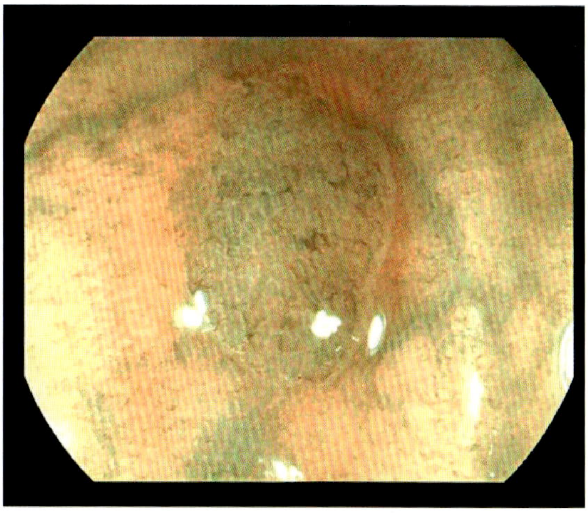

图 2　OE MODE 1

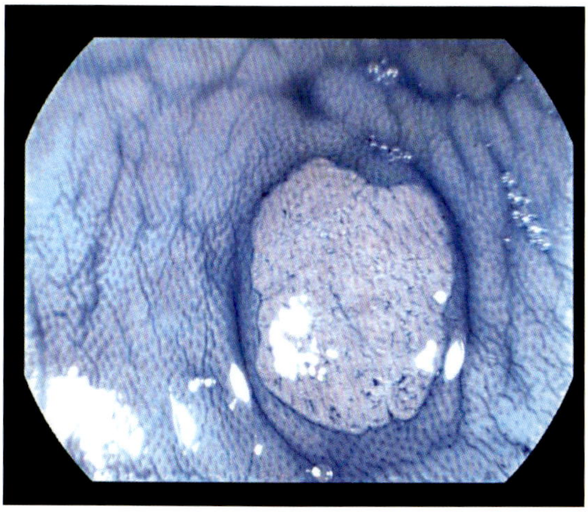

图 3　普通白光 + 美蓝

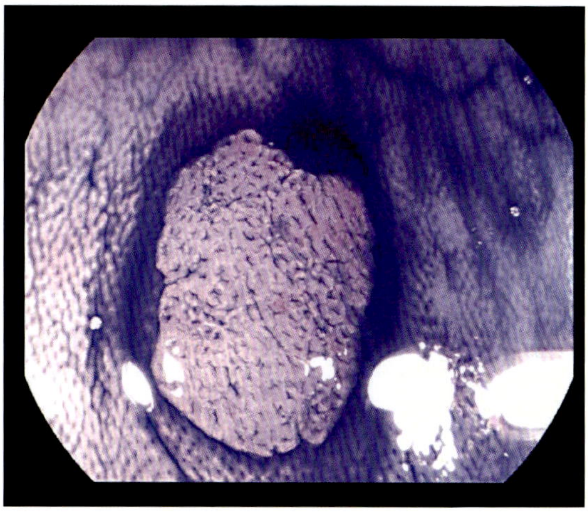

图 4　OE MODE 2+ 美蓝

内镜发现

扁平型增生性息肉（HP）常表现为色泽正常的微隆起形态。OE MODE 模式下相对辨识度会高一些，表面血管及腺管规则，但欠清晰。色素染色后边界及腺管形态可进一步显示清晰。图 3 为普通白光 + 美蓝效果，图 4 为 OE MODE 2+ 美蓝效果，可显示出 PP 分型Ⅱ型及清晰的 DL。

增生性息肉（2）

病例

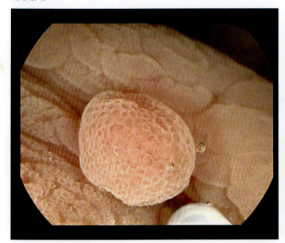

图 1　普通白光 + 醋酸水下

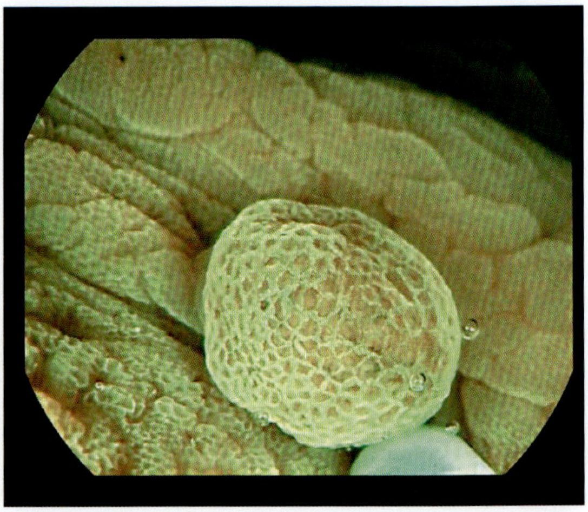

图 2　OE MODE 1+ 醋酸水下

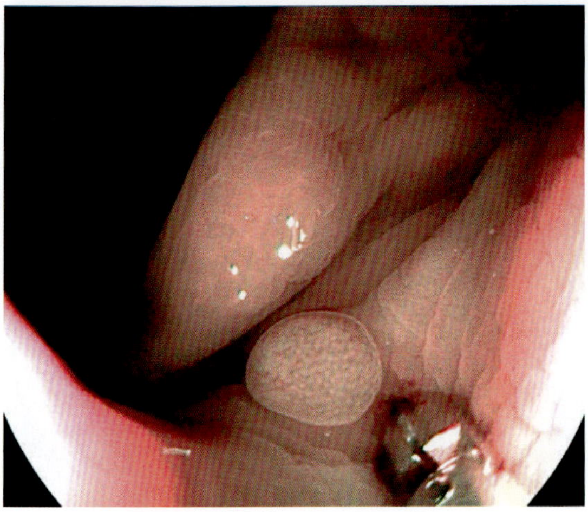

图 3　OE MODE 2（1）

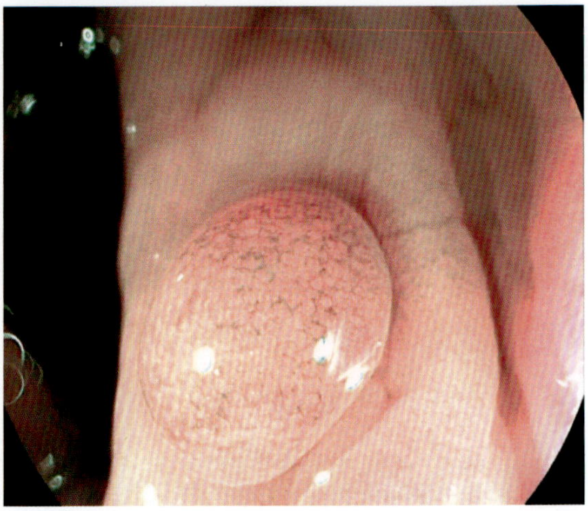

图 4　OE MODE 2（2）

内镜发现

隆起型 HP 常呈现山田Ⅱ型、Ⅲ型形态，形如胃内的胃底腺息肉的形态。OE MODE 模式下观察表面血管呈不清晰的网格状，表面腺管可于色素染色或醋酸喷洒下清晰显示。图 1 为醋酸浸泡下的普通白光图像，图 2 为醋酸浸泡下的 OE MODE 1 模式图像，腺管呈 PP 分型Ⅱ型。

增生性息肉（3）

病例

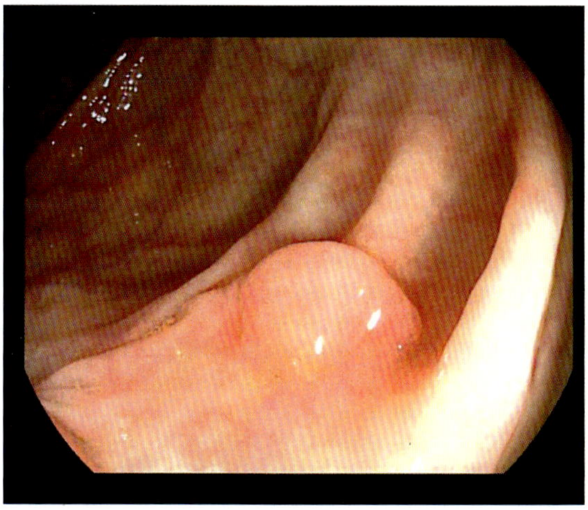

图 1　普通白光

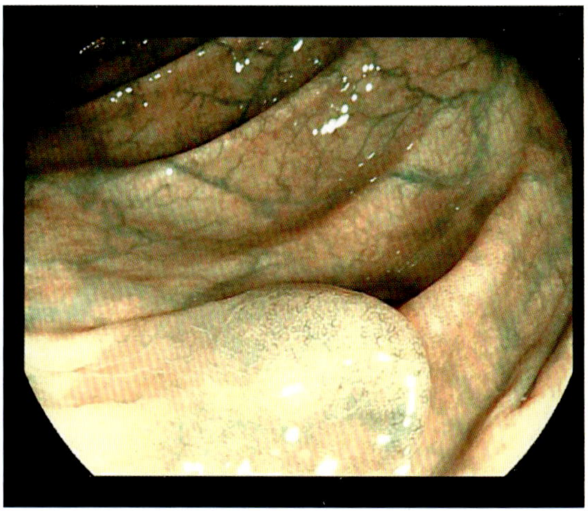

图 2　OE MODE 1

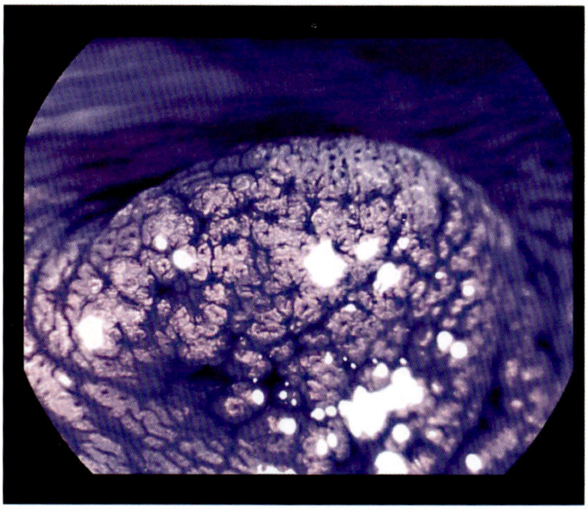

图 3　OE MODE 2+ 美蓝

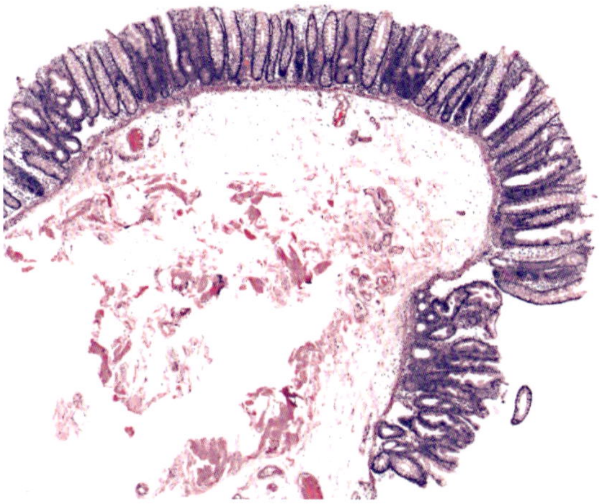

图 4　病理

内镜发现

横结肠可见一扁平隆起型病变，表面光滑，色泽正常，染色后边界及表面腺管清晰显现。病变基本为 PP 分型Ⅱ型的腺管开口。病变切除后病理组织学可见腺管密集竖直排列，单个腺管呈“V”形，基底窄而开口宽，诊断为 HP。

炎性肉芽肿性息肉

病例

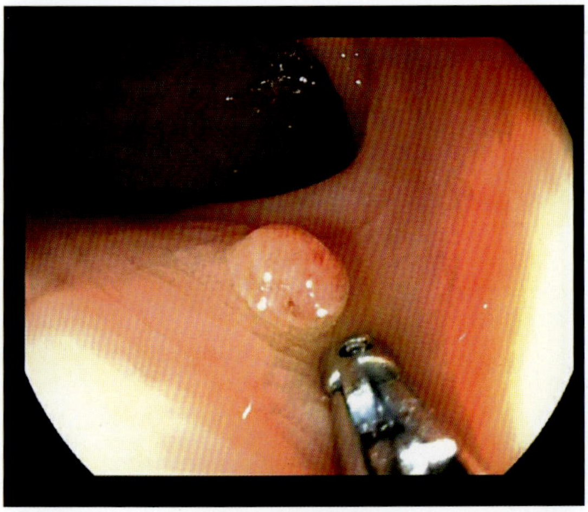

图 1　普通白光

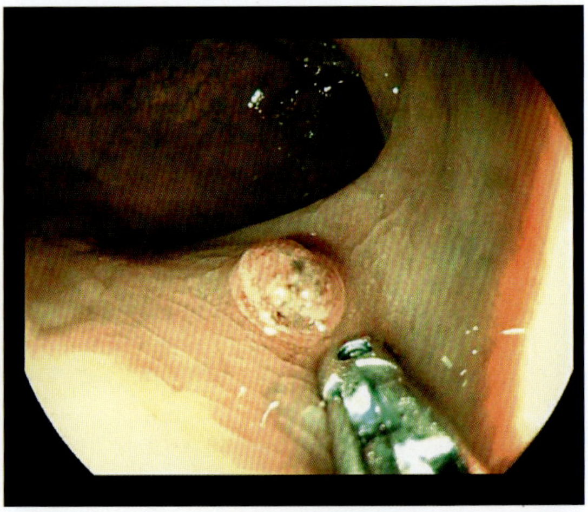

图 2　OE MODE 1（1）

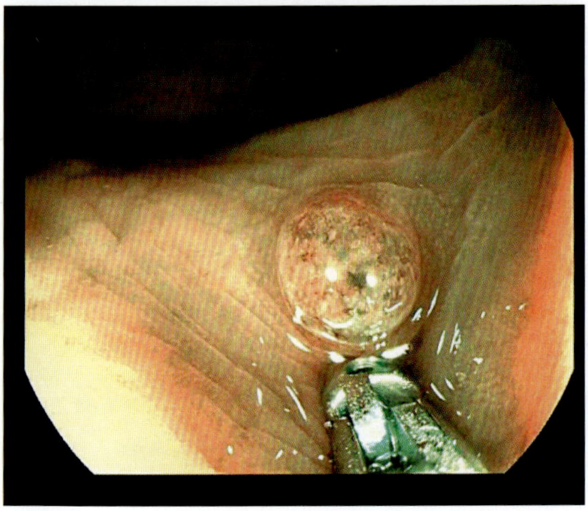

图 3　OE MODE 1（2）

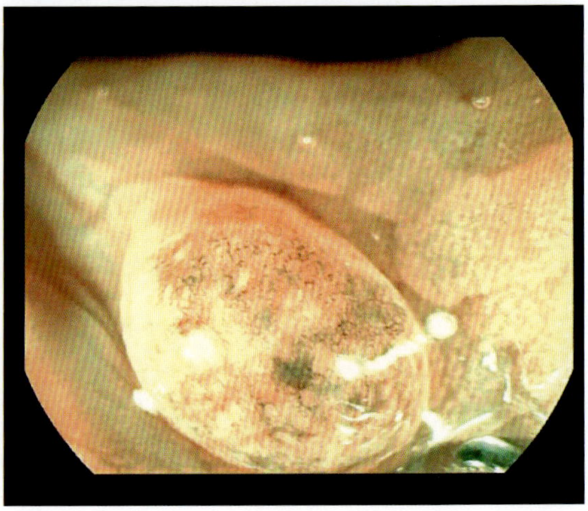

图 4　OE MODE 1 放大

内镜发现

直肠与乙状结肠交界处可见一 0.5cm 半球形隆起，边界清晰，表面结构缺失，局部有充血点及炎性渗出。OE MODE 1 模式下放大观察可见表面腺管缺失，血管细密扭曲，但管径变化顺滑有过渡感，缺乏管径的陡然变化及断裂等表现。活检钳钳除病理提示高度炎症细胞浸润的肉芽组织。

管状腺瘤（1）

病例

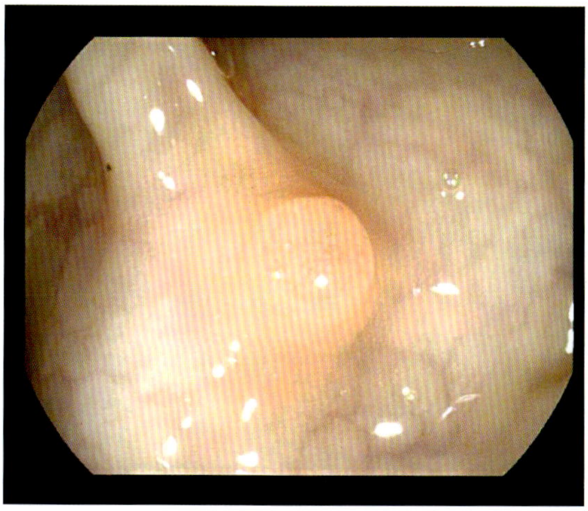

图 1　普通白光

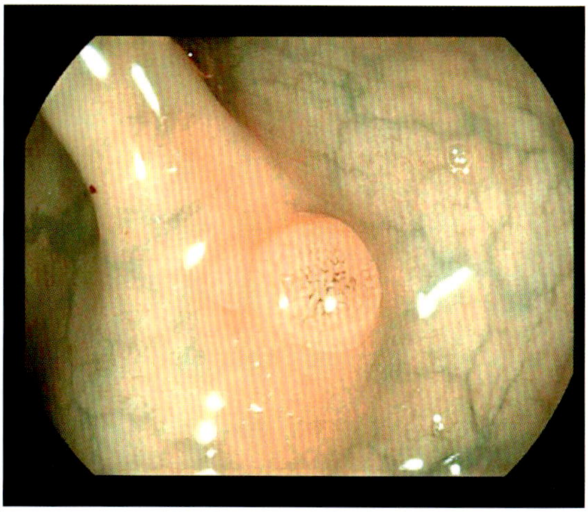

图 2　OE MODE 1

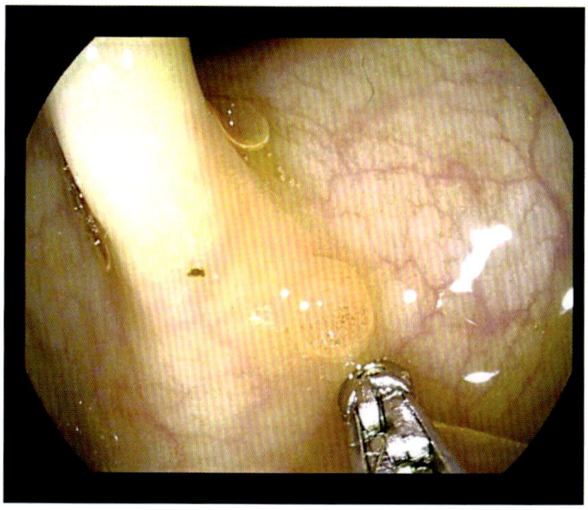

图 3　OE MODE 2

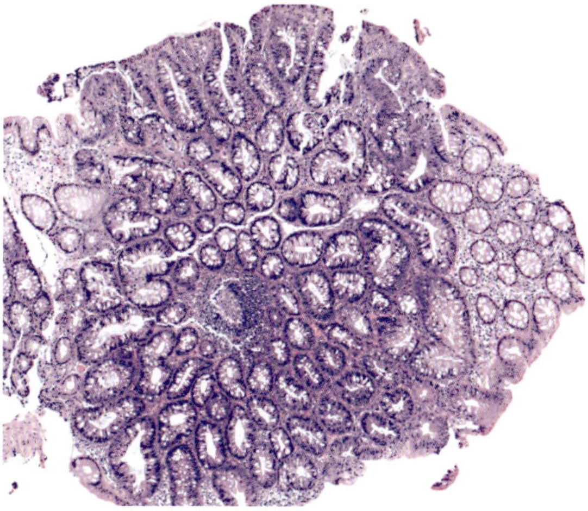

图 4　病理

内镜发现

乙状结肠可见一 0.2cm 隆起型病变，边界清晰。OE MODE1 模式下可见中央区域存在清晰的褐色网格状血管。小的管状腺瘤（TA）与 HP 形态极其类似，区别在于腺瘤的血管可在 OE MODE 模式下呈现清晰的网格状，腺管可在色素染色下呈现短棒状的 PP 分型$Ⅲ_L$型。

管状腺瘤（2）

病例

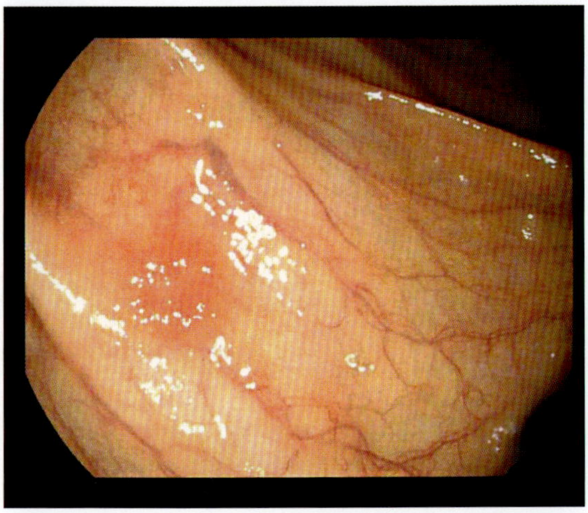

图 1　普通白光

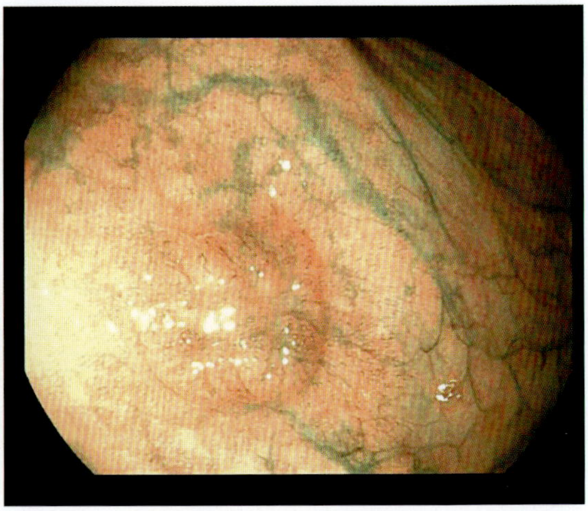

图 2　OE MODE 1

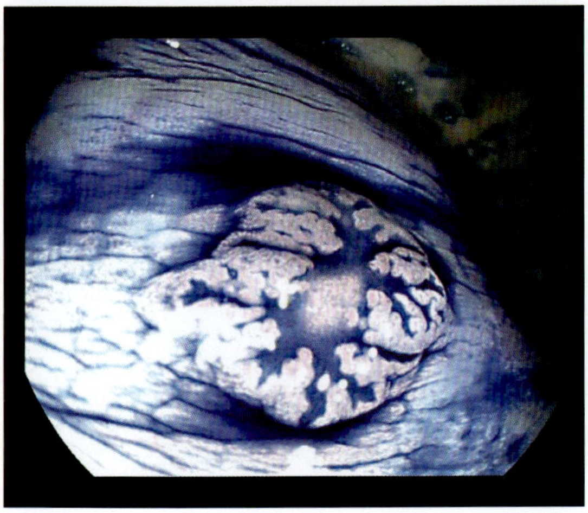

图 3　普通白光 + 美蓝

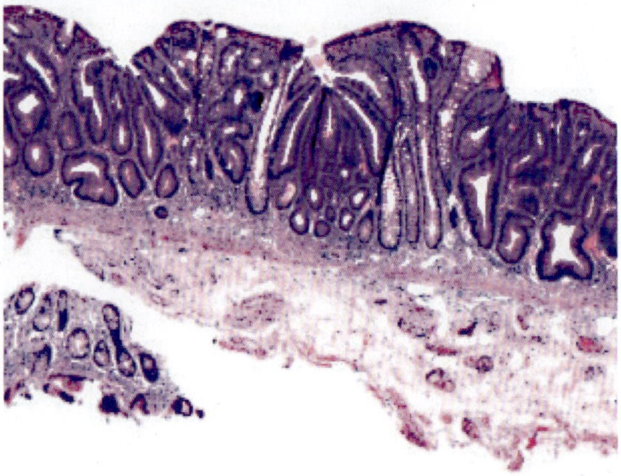

图 4　病理

内镜发现

普通白光下于横结肠可见一小片血管网透见消失的区域，但普通白光下边界及表面 VS（表面微结构和表面微血管）等信息难以获得。OE MODE 1 模式下抵近观察可见边界清晰，病变拟诊为Ⅱa 型 + Ⅱc 型病变，美蓝染色后病变与正常黏膜的边界以及Ⅱc区域与Ⅱa区域的界限清晰可见。

管状腺瘤（3）

病例

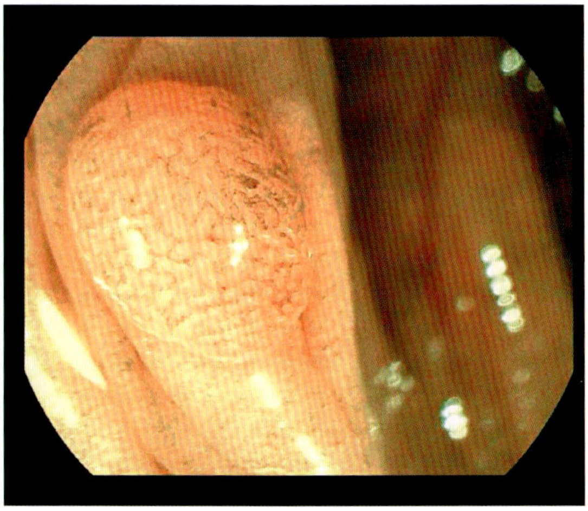

图 1 OE MODE 1（1）

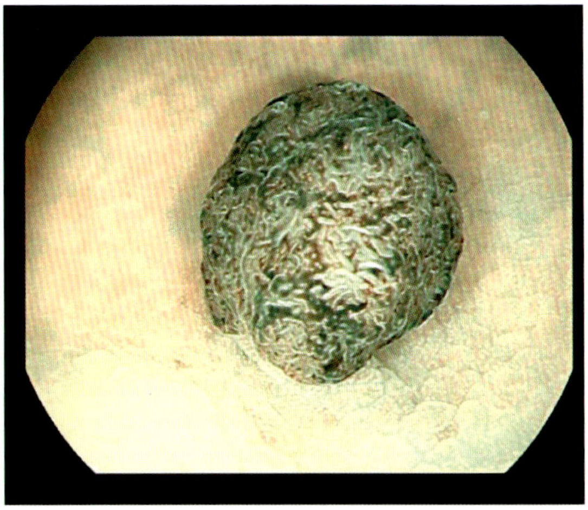

图 2 OE MODE 1 水下（1）

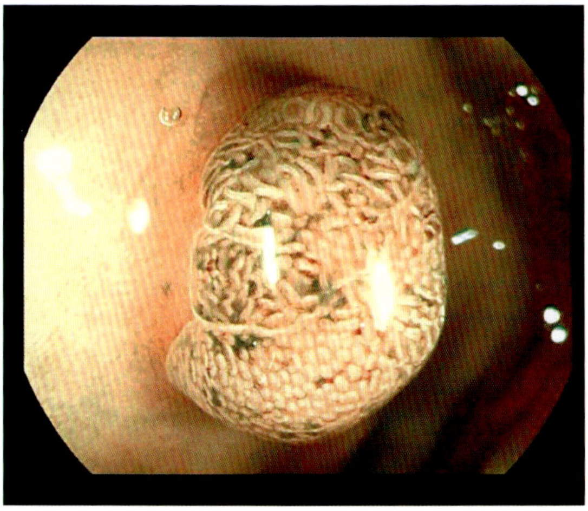

图 3 OE MODE 1（2）

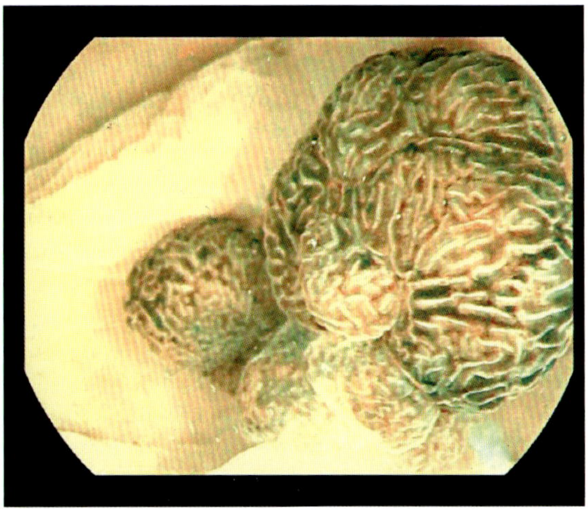

图 4 OE MODE 1 水下（2）

内镜发现

随着 TA 的不断增长，一部分病变会出现隆起程度的增高，Ⅱa 型向Ⅰs 型、Ⅰsp 型、Ⅰp 型的转变，血管由网格状向充血状态的转变，腺管由$Ⅲ_L$型向$Ⅳ_B$型、Ⅳv 型的转变。单纯的 TA 可逐渐向管状绒毛状腺瘤（TVA）、绒毛状腺瘤（VA）、异型增生、癌变等一系列演变过程。

管状腺瘤（4）

病例

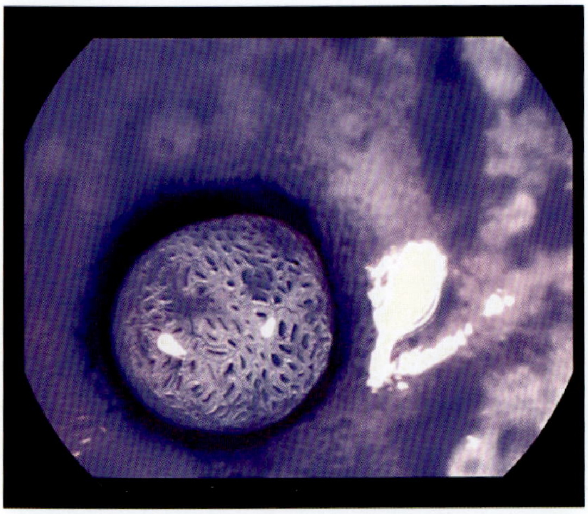

图 1　OE MODE 2+ 美蓝（1）

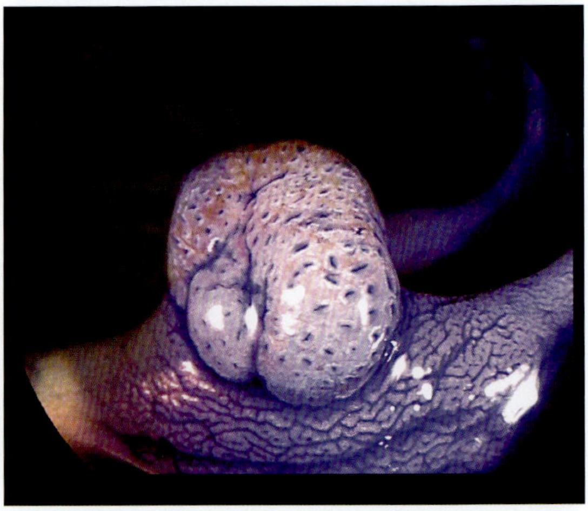

图 2　OE MODE 2+ 美蓝（2）

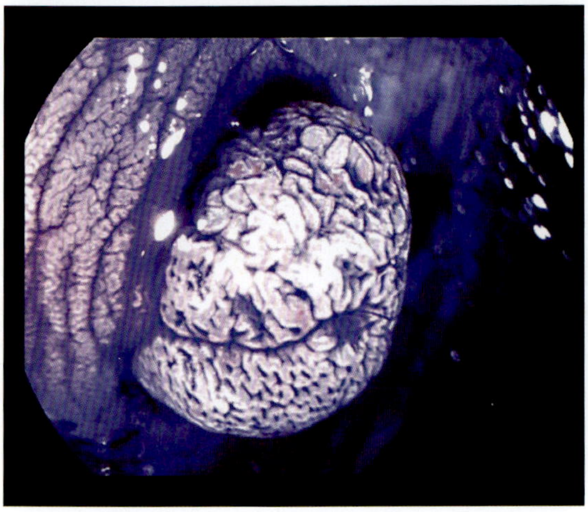

图 3　OE MODE 2+ 美蓝（3）

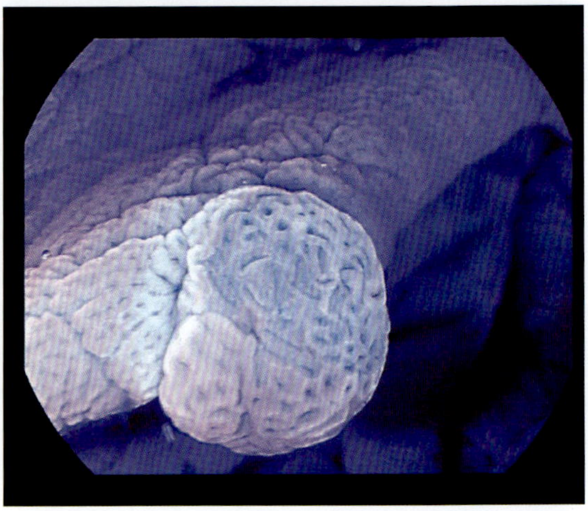

图 4　OE MODE 2+ 美蓝 + 醋酸水下

内镜发现

TA 的腺管由$Ⅲ_L$型向$Ⅳ_B$型、Ⅳv 型的转变过程在色素染色下可以被清晰地展现出来。美蓝染色后 OE MODE 2 模式下观察 TA 的腺管多呈短棒状的 PP 分型$Ⅲ_L$型。图 3 上半部分腺管为$Ⅳ_B$型，下半部分保持着$Ⅲ_L$型，提示 TA 已向 VA 转化。

管状腺瘤（5）

病例

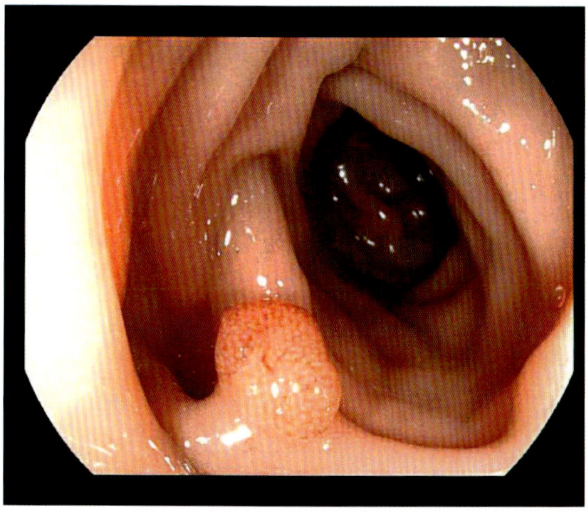

图 1　普通白光

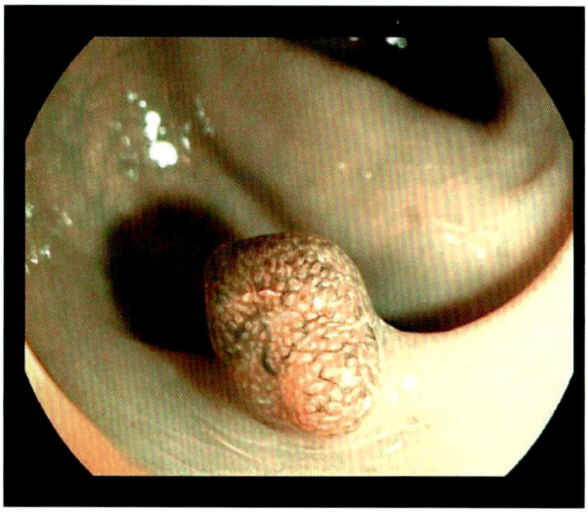

图 2　OE MODE 1

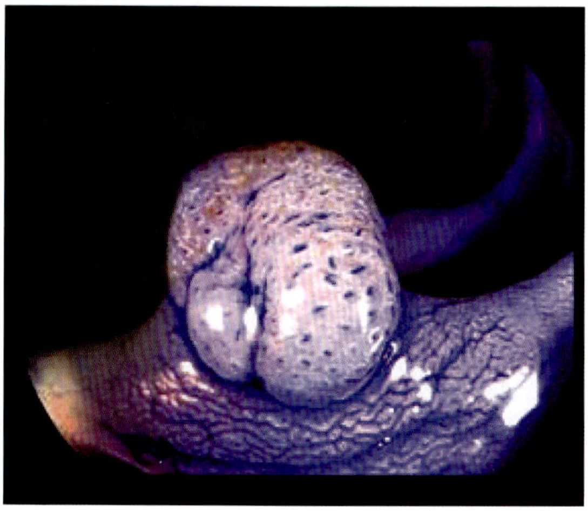

图 3　OE MODE 2+ 美蓝

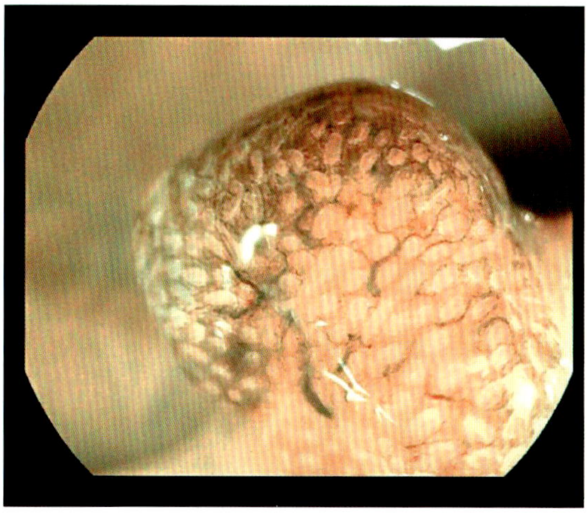

图 4　OE MODE 1 放大

内镜发现

乙状结肠可见一山田Ⅲ型息肉形态的直径 0.8cm 隆起型病变。普通白光下充血发红，OE MODE 1 模式下可见血管呈充血状态，另可见一根较粗大的、扩张的黏膜下血管。腺管在息肉充血状态的衬托下初步判断为短棒状的$Ⅲ_L$型腺管开口，经美蓝染色后确定为$Ⅲ_L$型腺管开口。

管状绒毛状腺瘤（1）

病例

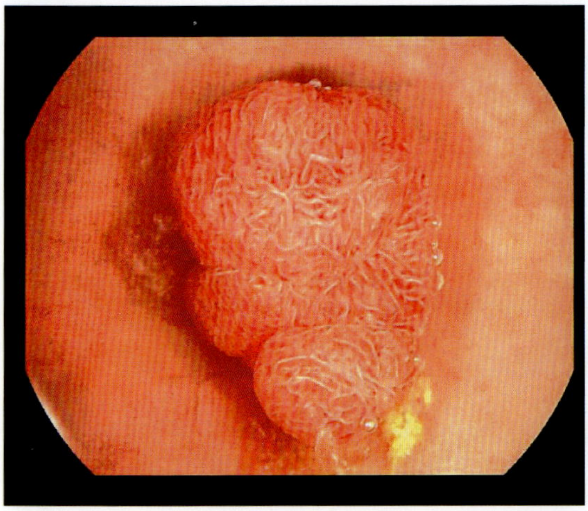

图 1　普通白光

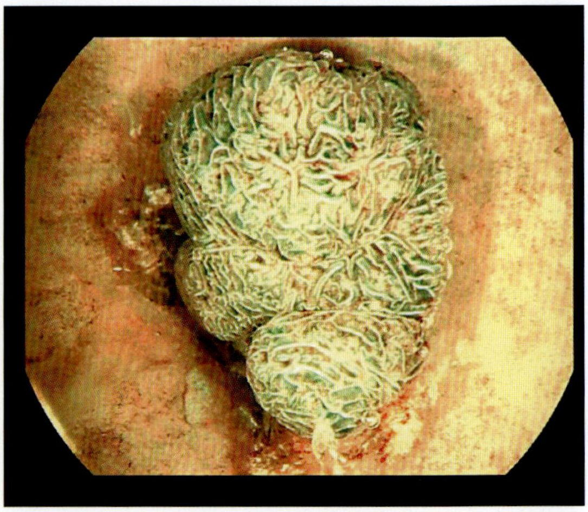

图 2　OE MODE 1

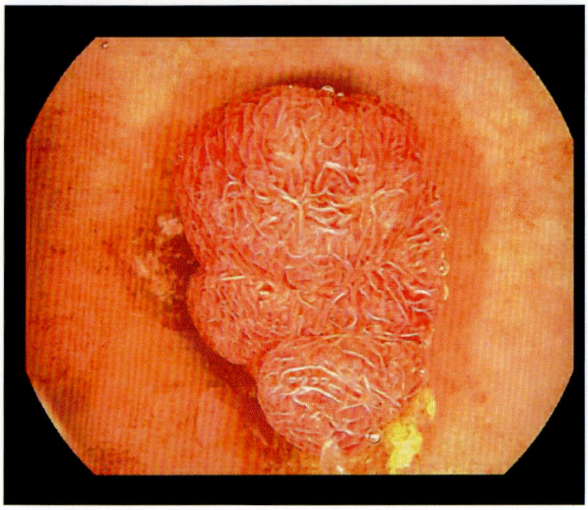

图 3　OE MODE 2

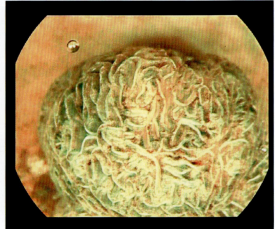

图 4　OE MODE 1 放大

内镜发现

TA 为小于 25% 绒毛成分，TVA 在 25% ~ 75% 绒毛成分之间，VA 为大于 75% 绒毛成分。其中绒毛被定义为高度至少为宽度 2 倍的结构。经典的 TVA 的腺管多呈条状的管状腺管与长条分支状或脑回状腺管的混合存在。

管状绒毛状腺瘤（2）

病例

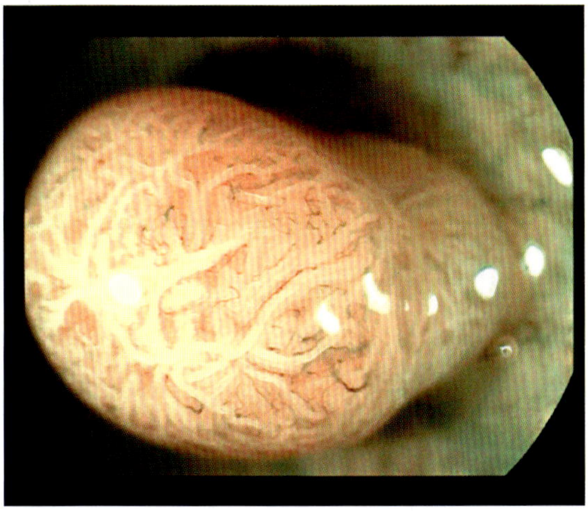

图 1 OE MODE 1

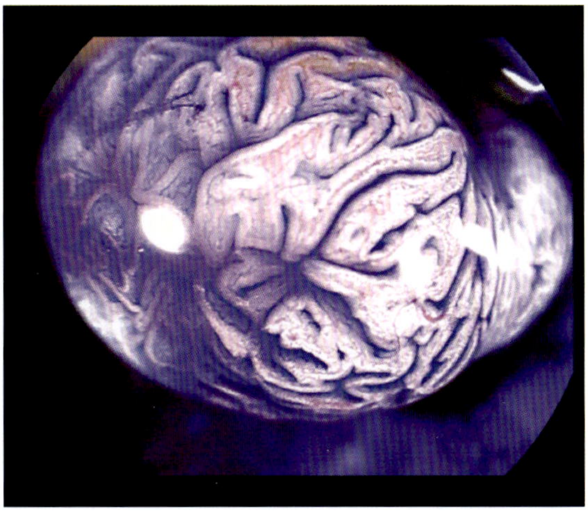

图 2 OE MODE 2+ 美蓝

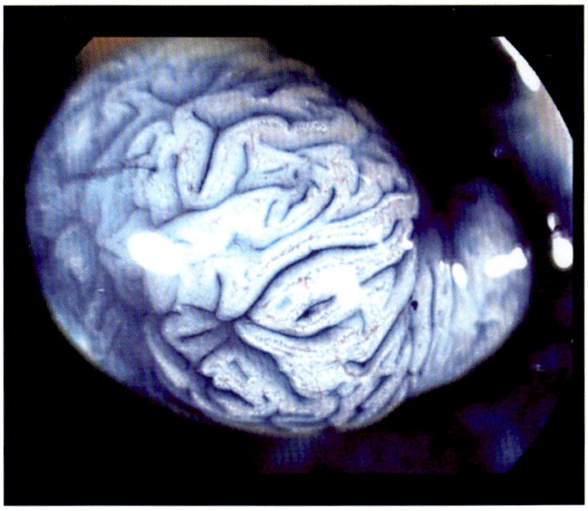

图 3 普通白光 + 美蓝

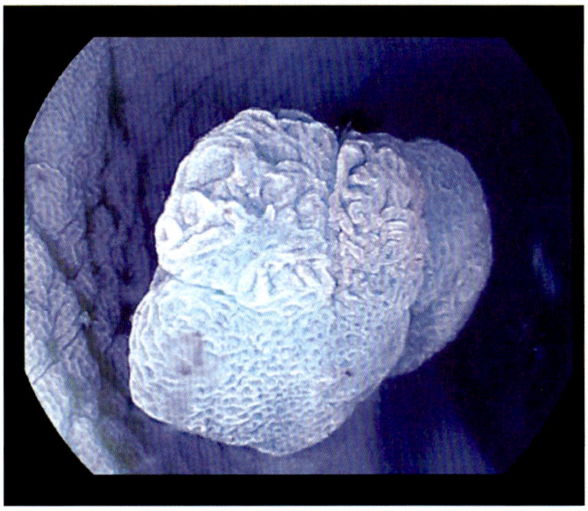

图 4 OE MODE 2+ 美蓝 + 醋酸水下

内镜发现

乙状结肠可见一 1.2cm 亚蒂的隆起型病变，表面腺管染色后可清晰地显示出长条分支状或脑回状腺管开口。OE MODE 1 模式下观察围绕在腺管周围的血管清晰可见。图 4 为另一病例，上半部分可见脑回状腺管形态，下半部分为短条状管状形态，判断为 TVA。

无蒂锯齿状病变（SSL）（1）

病例

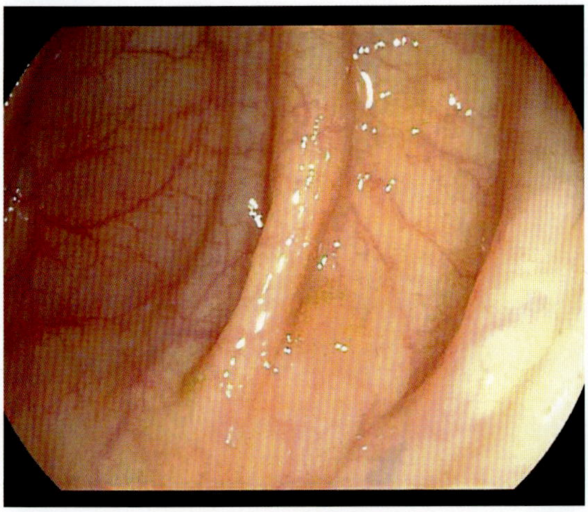

图 1　普通白光

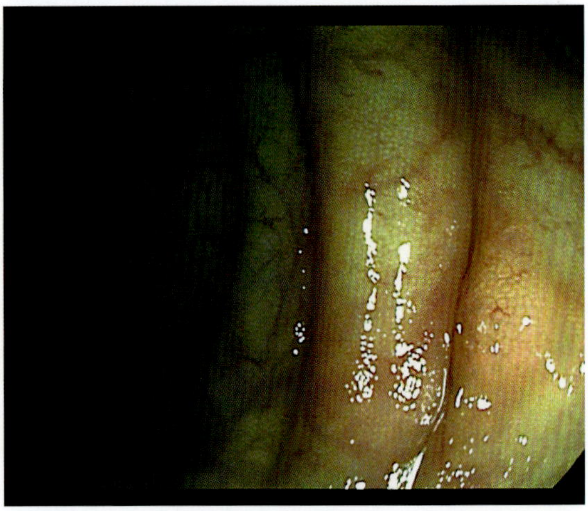

图 2　i-scan 3

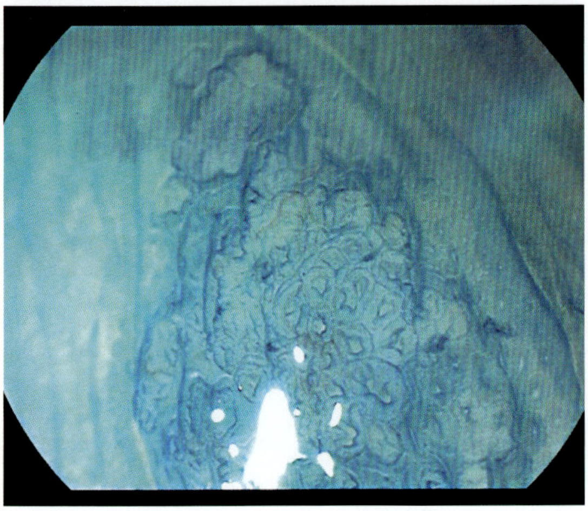

图 3　i-scan 3+ 美蓝放大

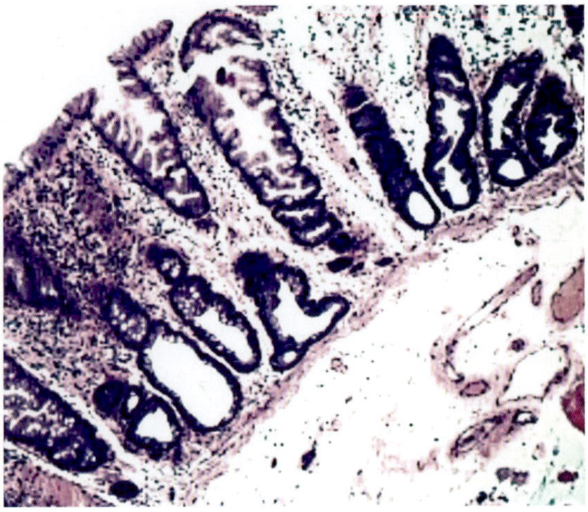

图 4　病理

内镜发现

升结肠可见一 0.2cm 微隆起型病变，i-scan3 模式下观察病变表面腺管稍扩张，美蓝染色后放大观察可见腺管呈经典的Ⅱ -O 型开口，活检钳钳除后送检病理可见腺管表层部分管腔呈锯齿状改变，贴近黏膜肌的腺管底部呈“L”形或倒“T”形改变。

无蒂锯齿状病变（SSL）（2）

病例

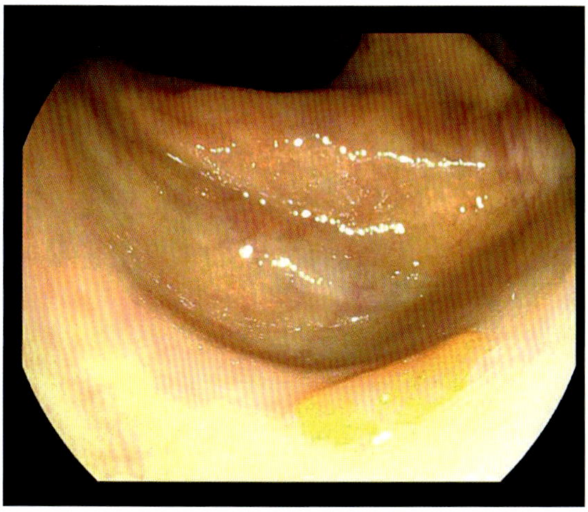

图 1 普通白光

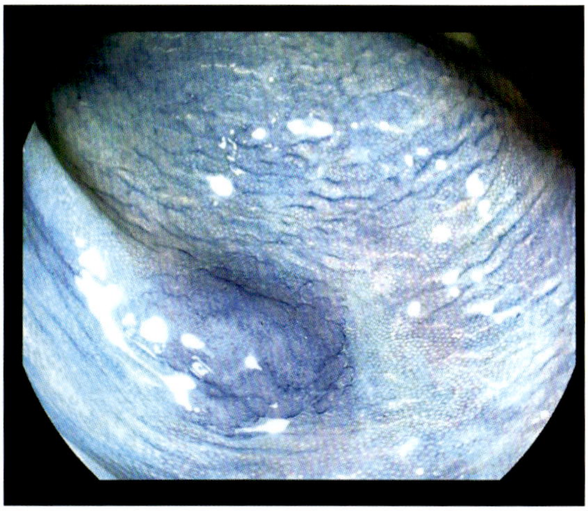

图 2 普通白光 + 美蓝

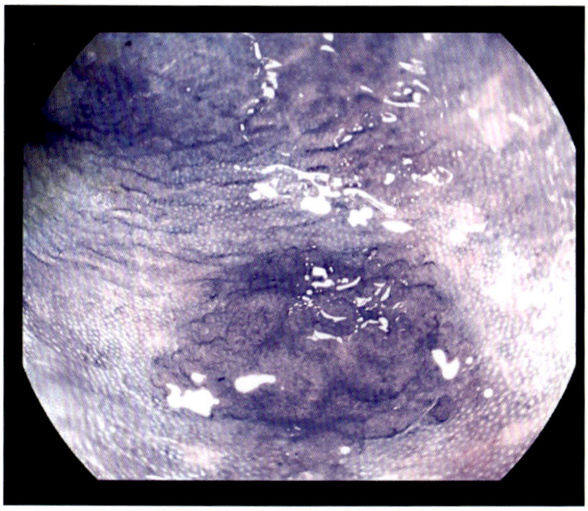

图 3 OE MODE 2+ 美蓝

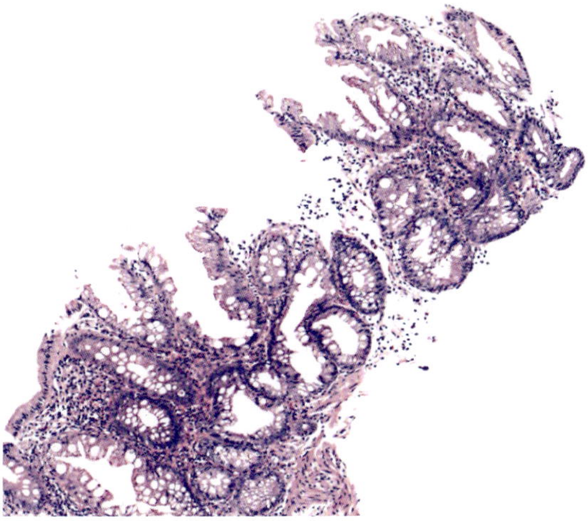

图 4 病理

内镜发现

升结肠可见一小片粪便附着处，冲洗后反而很难发现病变。美蓝染色后病变显现出其边界，呈现出云雾状外观。病理提示为无蒂锯齿状腺瘤（SSL）。反观此种病变的发现过程，粪便附着为发现其病变的重要线索之一。此类病变因具有独特的癌变途径，故建议行内镜切除。

无蒂锯齿状病变（SSL）（3）

病例

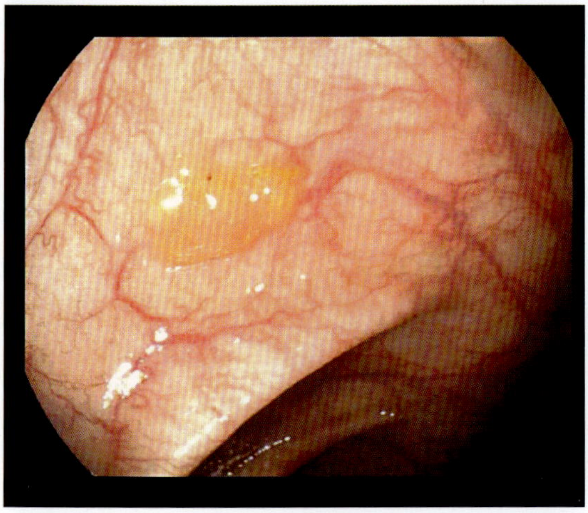

图 1　普通白光

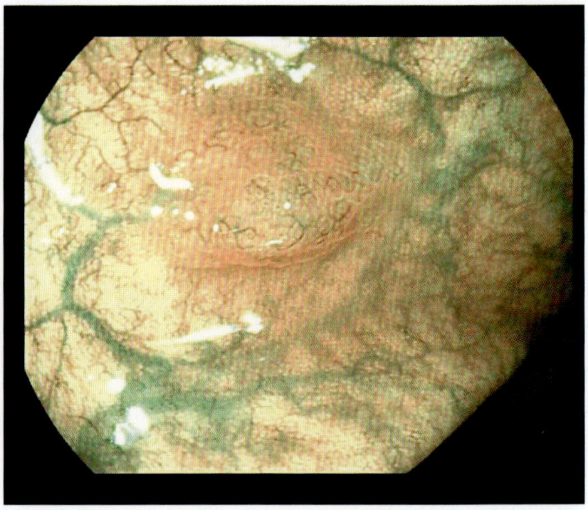

图 2　OE MODE 1

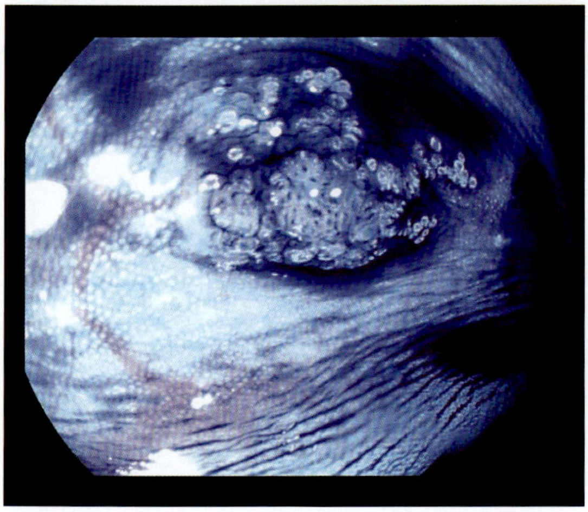

图 3　普通白光 + 美蓝

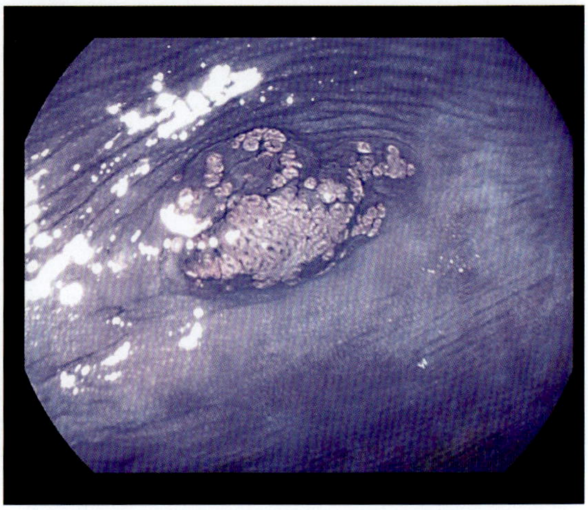

图 4　OE MODE 2+ 美蓝 + 醋酸

内镜发现

升结肠可见一小片血管网透见消失区域，粪便及黏液附着。冲洗后可见其病变，OE MODE 1 模式下观察腺管观察不清，树枝状血管 [微血管曲张（VMV）] 可见。美蓝染色后病变边界清晰勾勒，表面腺管开口多呈 Ⅱ 型，联合喷洒醋酸再次观察，似可见个别腺管开口呈Ⅱ-O 型。

无蒂锯齿状病变（SSL）（4）

病例

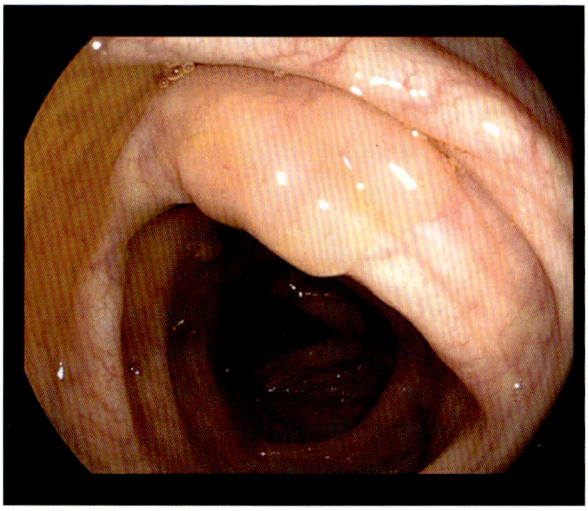

图 1 普通白光

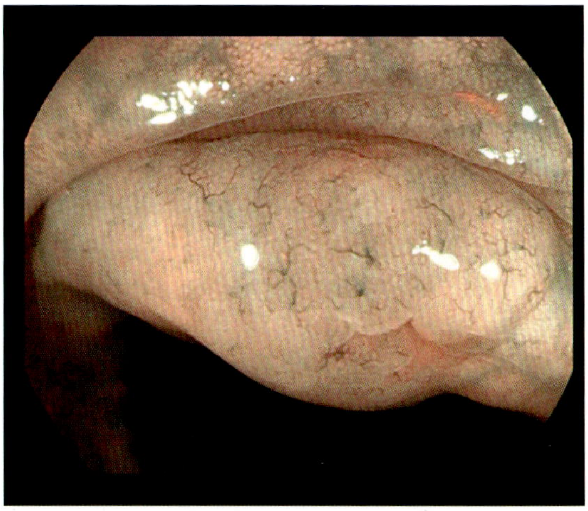

图 2 OE MODE 1

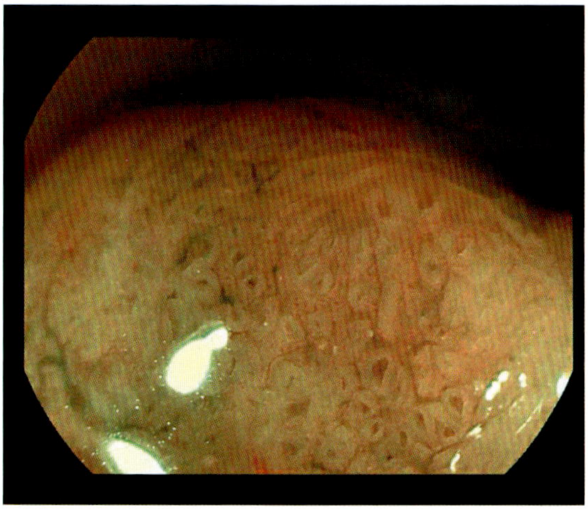

图 3 OE MODE 放大

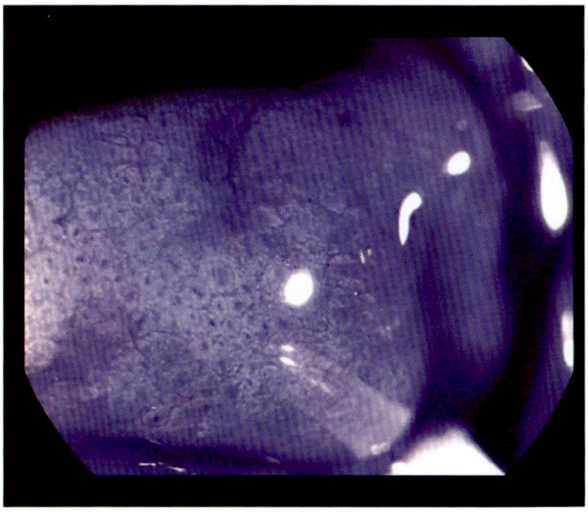

图 4 OE MODE 2+ 美蓝放大

内镜发现

升结肠可见一面积较大的侧向发育型肿瘤（LST）样病变，普通白光下边界较清晰。OE MODE 1 模式下抵近可见较多的 VMV，强放大下可见典型的Ⅱ-O 型腺管开口，染色观察时常常因此种病变分泌黏液较多，故而染色效果欠佳，建议应用去黏液剂去除病变表面黏液后，其染色效果可获改善。

倒置型无蒂锯齿状病变（I-SSL）

病例

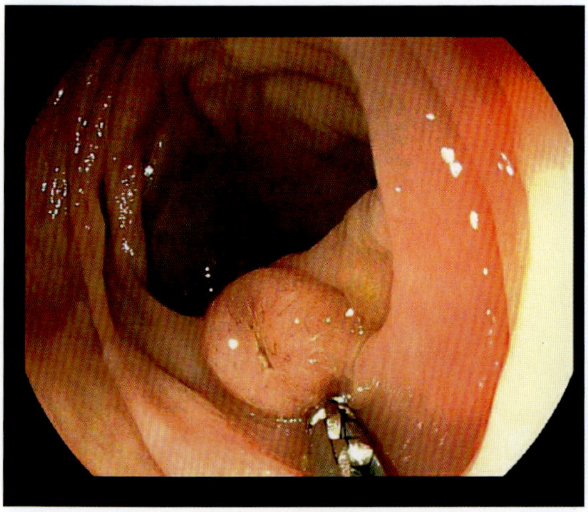

图 1　普通白光

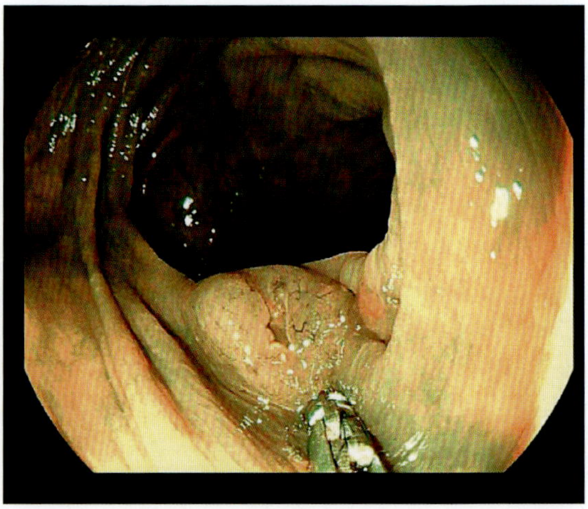

图 2　OE MODE 1（1）

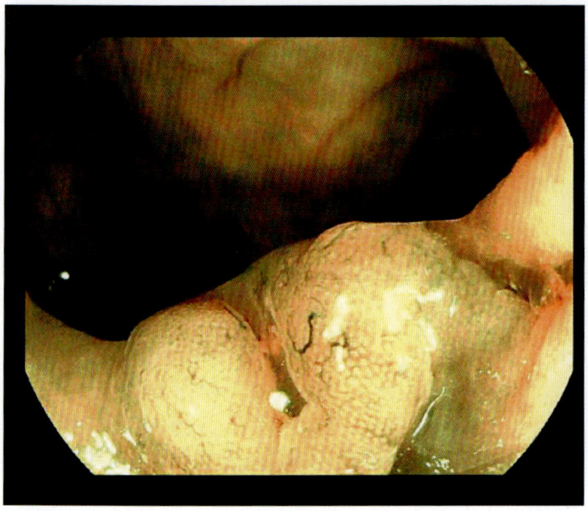

图 3　OE MODE 1（2）

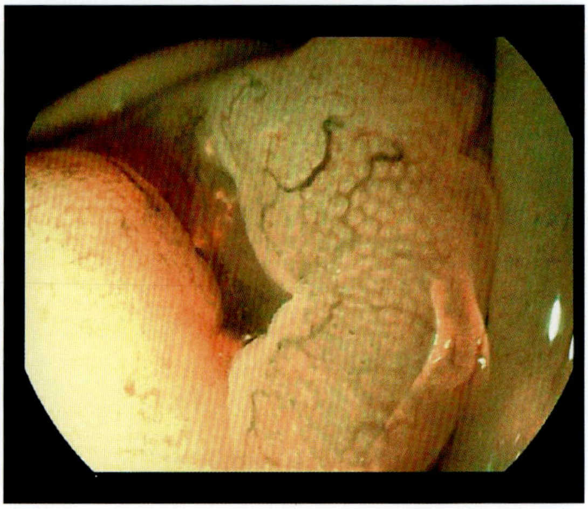

图 4　OE MODE 1 放大

内镜发现

升结肠近肝区可见一 1.0cm 圆盘状病变，中央凹陷，整体呈“甜甜圈”外观。中央凹陷区域可见大量透亮的黏稠黏液溢出，周边隆起部可见明确的树枝状扩张血管（VMV），未见典型的Ⅱ-O 型腺管开口。此病变切除后经病理证实为倒置型 SSA/P。

倒置型增生性息肉（I-HP）

病例

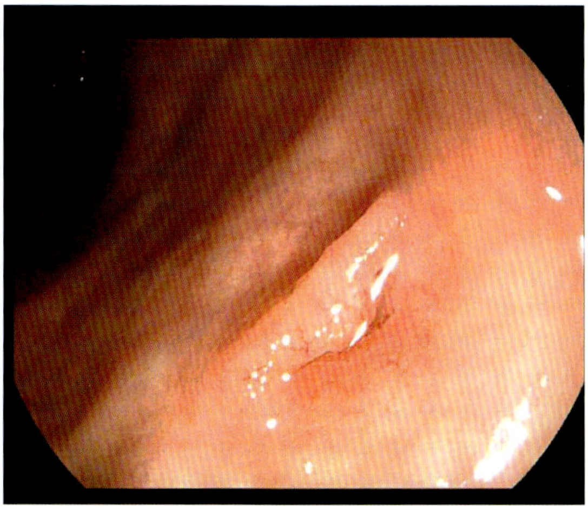

图 1　普通白光

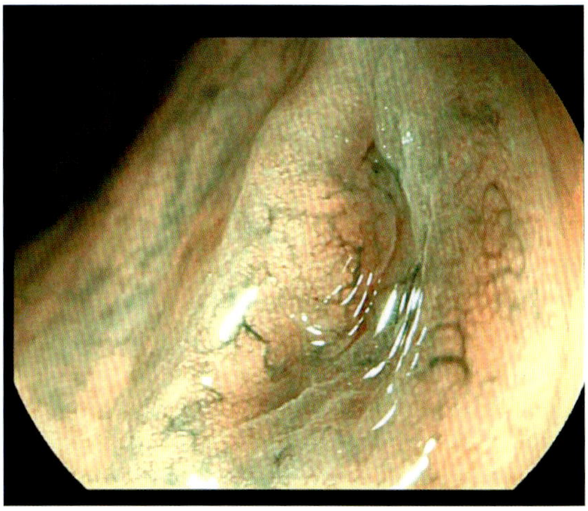

图 2　OE MODE 1 放大（1）

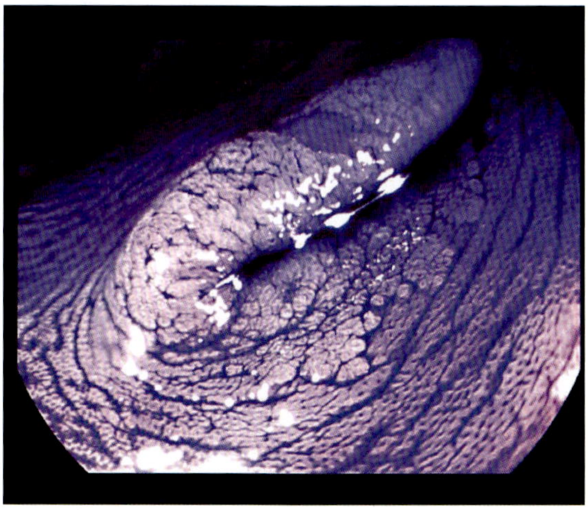

图 3　OE MODE 1 放大（2）

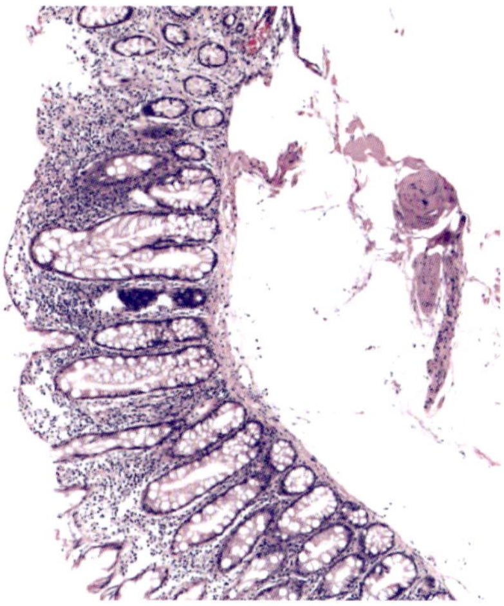

图 4　病理

内镜发现

横结肠可见一Ⅱa 型 + Ⅱc 型病变，表面光滑，色泽正常，边界不清；中央凹陷区域内光整。OE MODE 1 模式下观察可见 VMV，染色后边界清晰，表面均为Ⅱ型腺管开口。病变切除后病理证实中央凹陷区域为较多增生腺管向下推挤式生长，诊断为倒置型增生性息肉（I-HP）。

直肠神经内分泌肿瘤（NET）（1）

病例

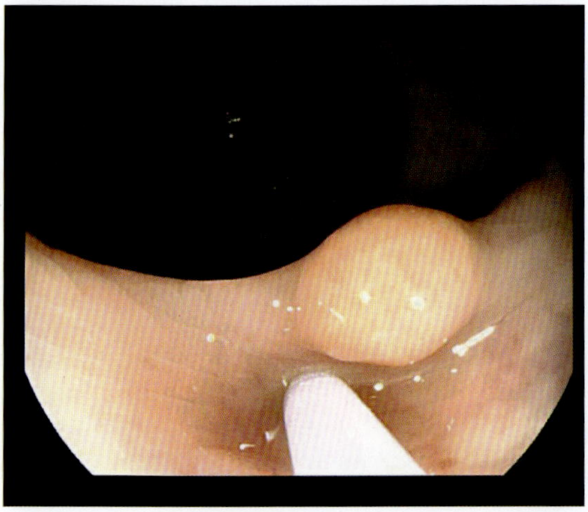

图 1　普通白光

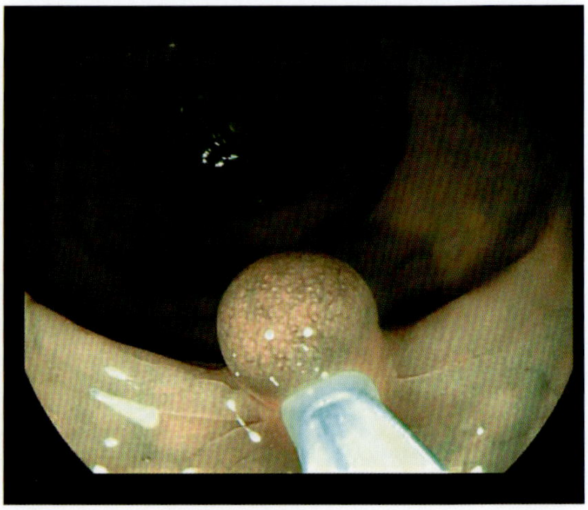

图 2　OE MODE 1

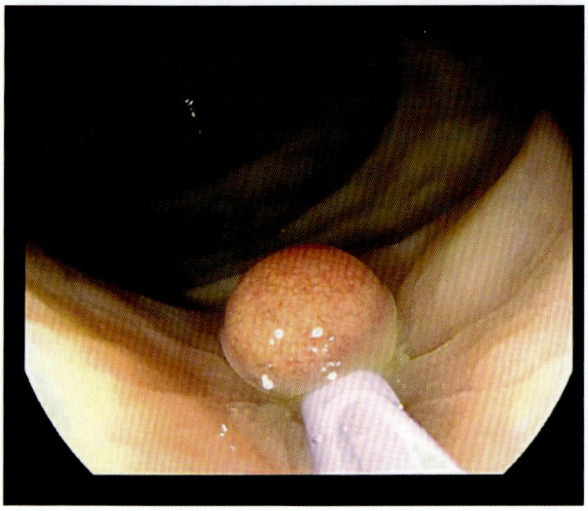

图 3　OE MODE 2

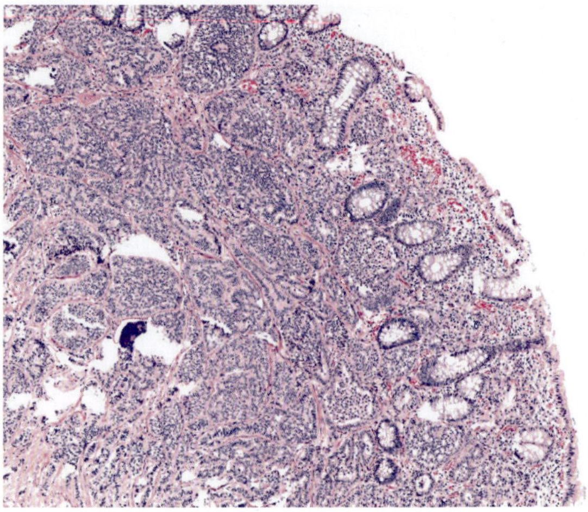

图 4　病理

内镜发现

直肠可见一 0.6cm 黄白色的黏膜下肿瘤（SMT）形态隆起，表面光滑，被覆正常上皮，活检钳触之，质韧。完整切除后病理诊断 NET G1。病理可见近乎“裸核”的肿瘤细胞呈小梁状、巢状、片状排列，基底切缘阴性。

直肠神经内分泌肿瘤（NET）（2）

病例

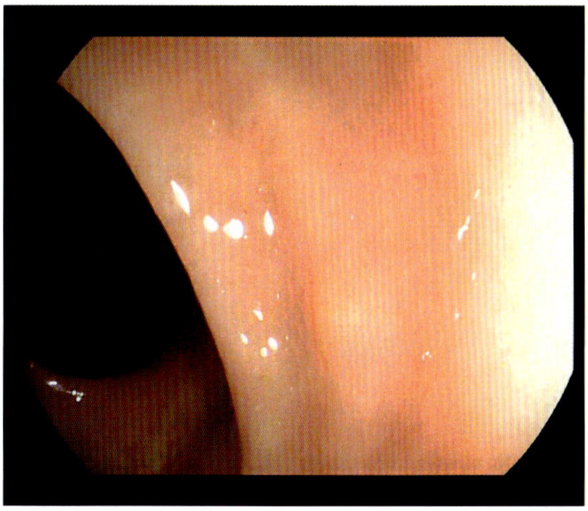

图 1　普通白光

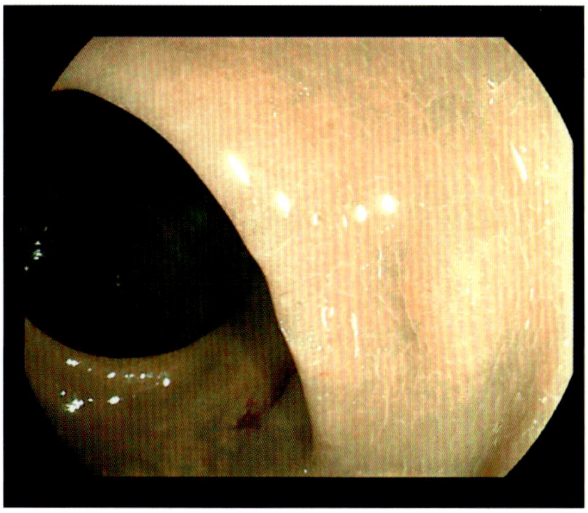

图 2　OE MODE 1

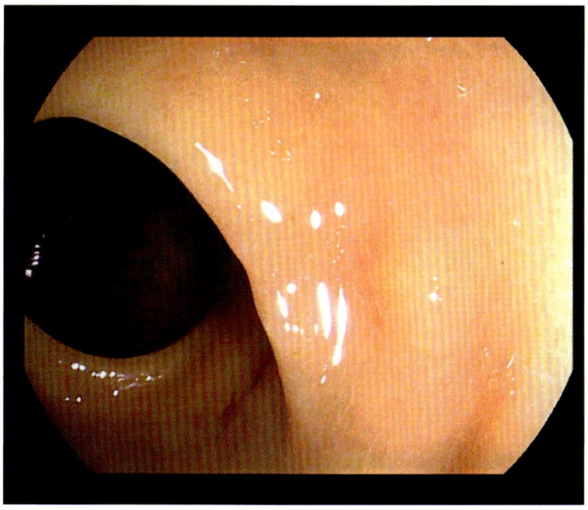

图 3　OE MODE 2

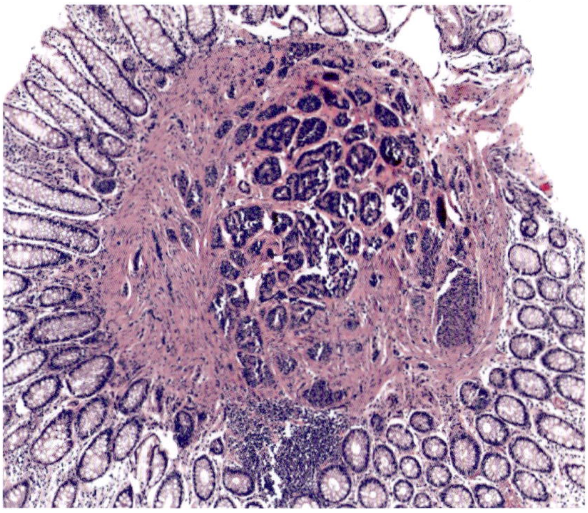

图 4　病理

内镜发现

直肠可见一 0.2cm 黄白色的微小黏膜下肿瘤（SMT）形态隆起，表面光滑，色泽正常，轻度吸气状态可见，过度吸气及充气后病变不明显。因病变较小，活检钳深压后完整钳除。病理诊断 NET G1，基底切缘阴性。

直肠神经内分泌肿瘤（NET）（3）

病例

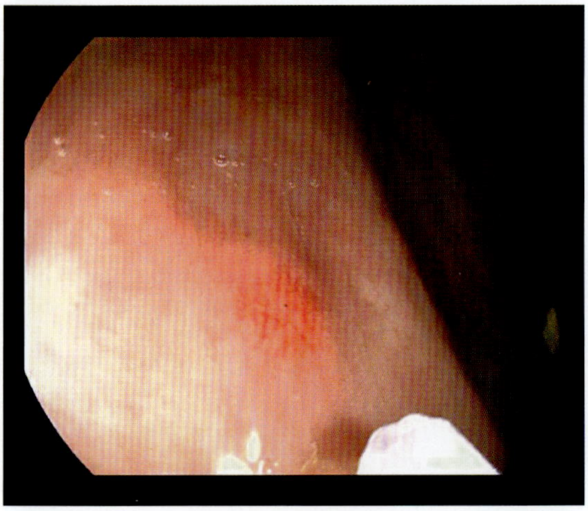

图 1　普通白光

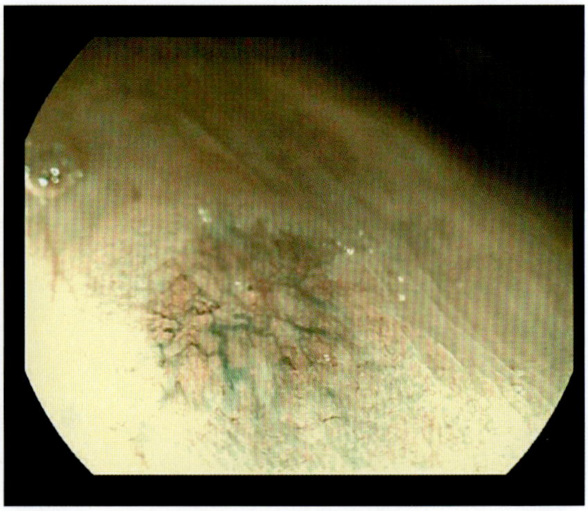

图 2　OE MODE 1

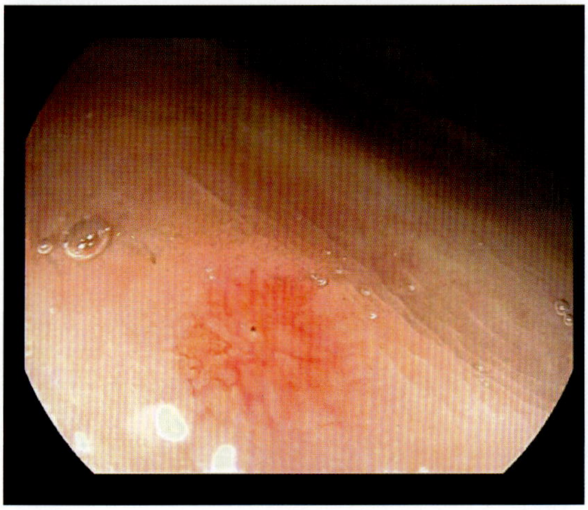

图 3　OE MODE 2

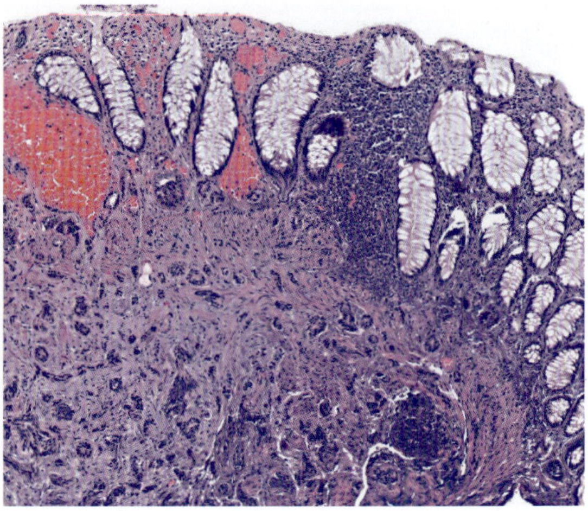

图 4　病理

内镜发现

直肠可见一 0.4cm 大小Ⅱa 形态区域性黏膜发红，表面平滑，腺管不明显，病变处黏膜下血管呈树枝状扩张。OE MODE 1 模式下血管呈绿色，OE MODE 2 模式下血管呈橘红色。EMR 切除后病理证实为 NET G1，基底切缘阴性。图 4 病理图上皮下片状红色区域为扩张的血管断面。

直肠淋巴增生症 / 直肠扁桃体

病例

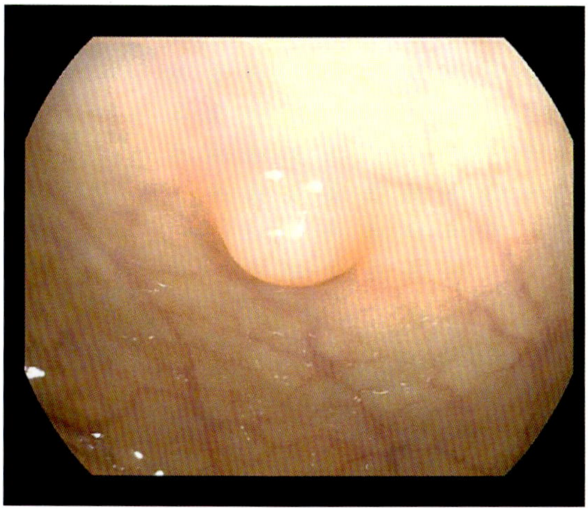

图 1 普通白光

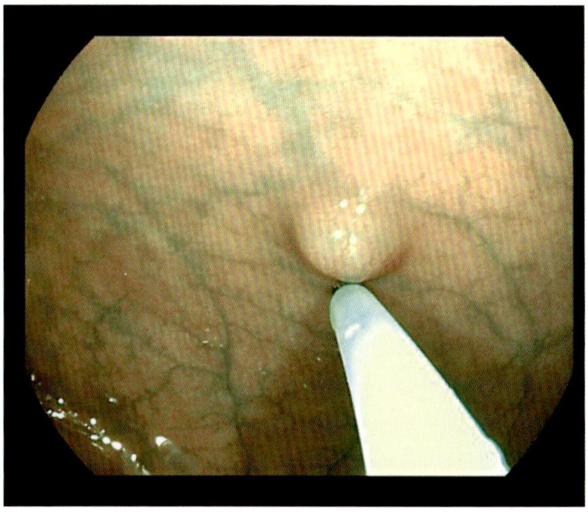

图 2 OE MODE 1（1）

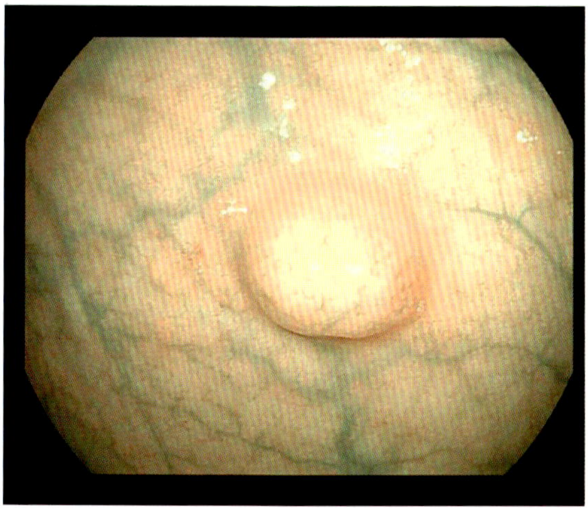

图 3 OE MODE 1（2）

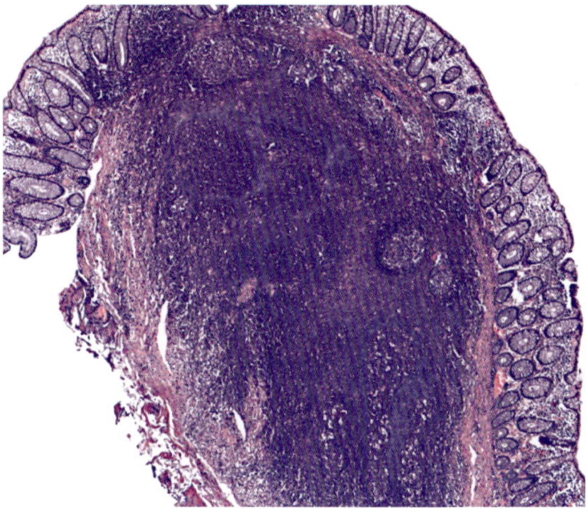

图 4 病理

内镜发现

直肠可见一 0.5cm 正常色调的黏膜下肿瘤（SMT）形态隆起，表面光滑，色泽正常，活检钳触之，质韧。OE MODE 2 模式下观察黄色更加明显。完整切除后病理提示病变以黏膜下为主体，淋巴细胞大量聚集并有淋巴小结形成。病理诊断为良性淋巴增生症。

直肠神经内分泌肿瘤（旧称：类癌）

病例

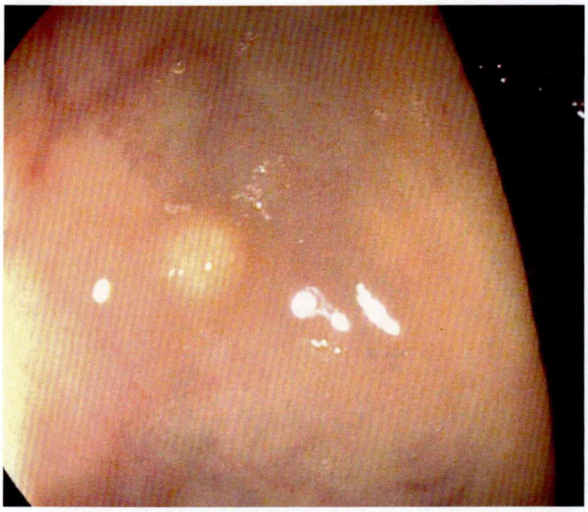

图 1　普通白光（1）

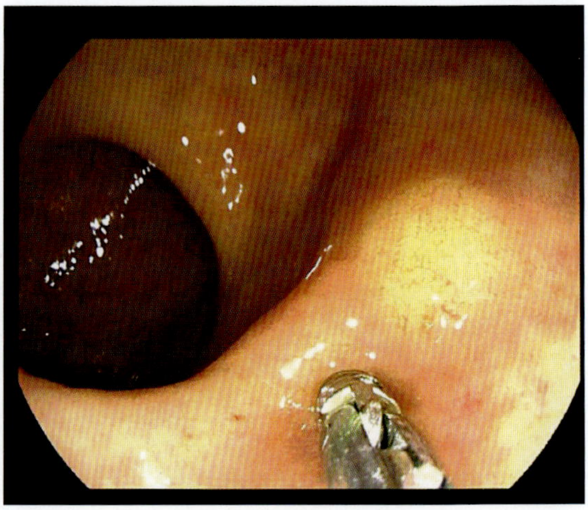

图 2　OE MODE 2

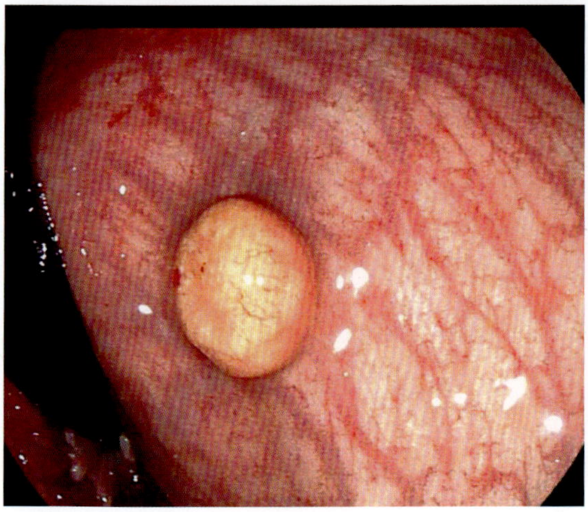

图 3　普通白光（2）

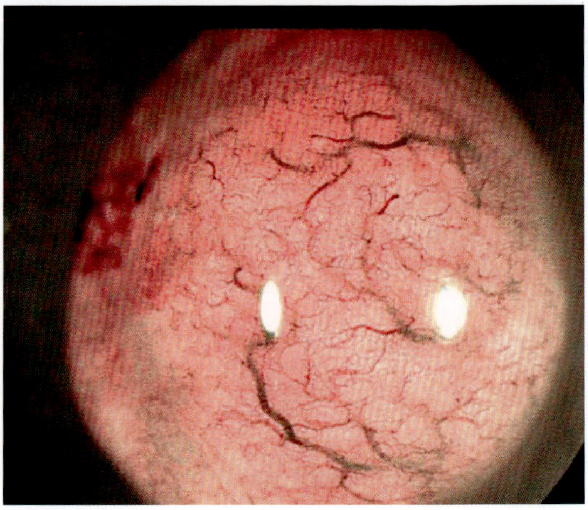

图 4　OE MODE 2 放大

内镜发现

直肠是下消化道最常发生神经内分泌肿瘤的部位。直肠 NET 起源于黏膜深层的内分泌细胞而具有黏膜下肿瘤形态的肿瘤。可以呈现山田 Ⅰ ~ Ⅲ型等形态。一般都具有黄白色调、质韧，较大者可于肿瘤表面出现粗大的树枝状扩张的血管。《WHO 标准》（第 5 版）将神经内分泌肿瘤分为高分化 NET（G1\G2\G3）、低分化 NEC（大细胞型、小细胞型）、混合性非神经内分泌 - 神经内分泌肿瘤（MiNEN）。有研究表明，NET 小于 1cm 者可考虑内镜切除，大于 1cm 者远处转移概率将大大增加。

平滑肌瘤（1）

病例

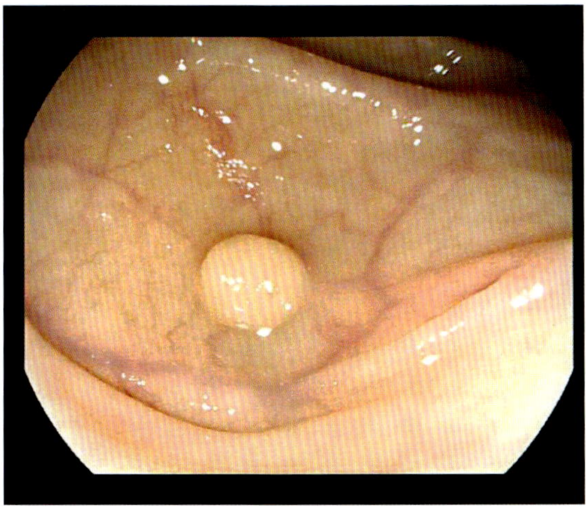

图 1　普通白光

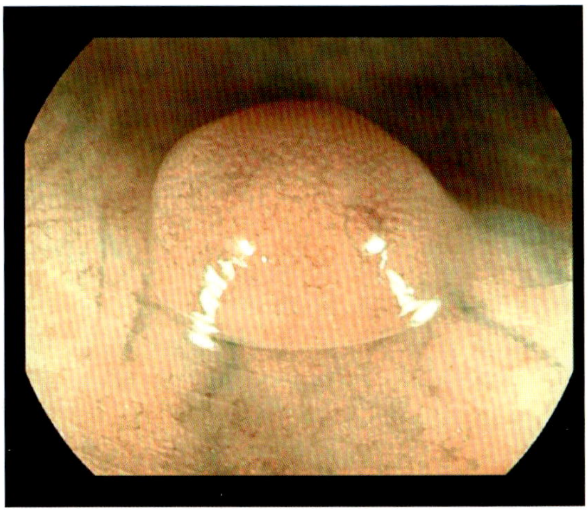

图 2　OE MODE 1 放大

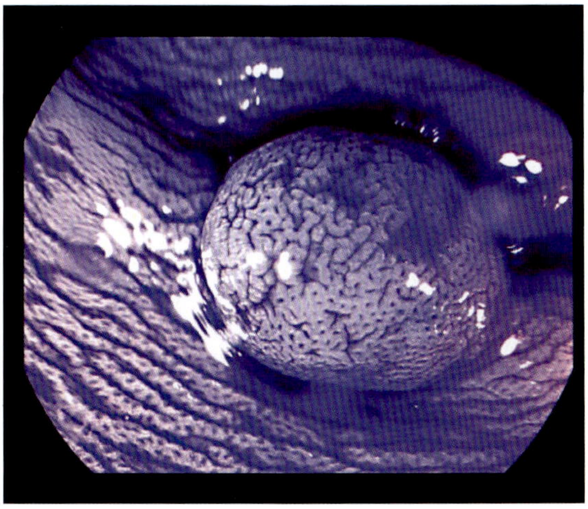

图 3　OE MODE 2+ 美蓝放大

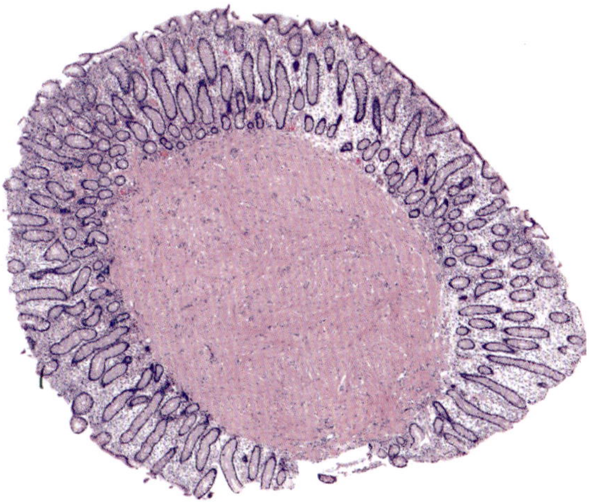

图 4　病理

内镜发现

乙状结肠可见一 0.5cm、山田Ⅱ型隆起，表面光滑，色泽略白，边界清晰；染色后表面腺管呈圆点状Ⅰ型开口，圈套器冷切除后病理证实为平滑肌瘤。小的平滑肌瘤与 HP 增生性息肉有时单从内镜下难以鉴别，最终依靠病理明确诊断。

平滑肌瘤（2）

病例

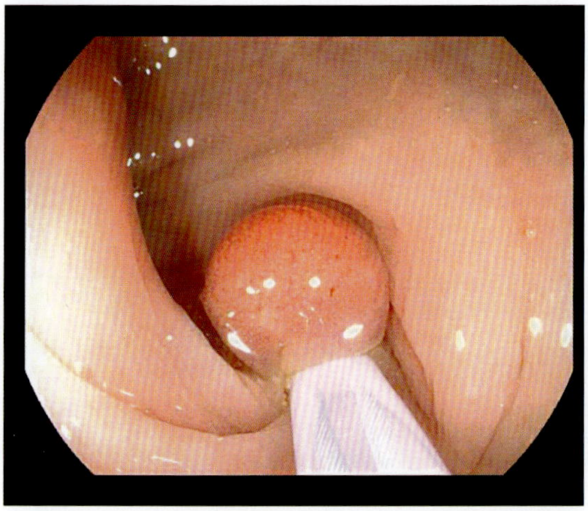

图 1　普通白光

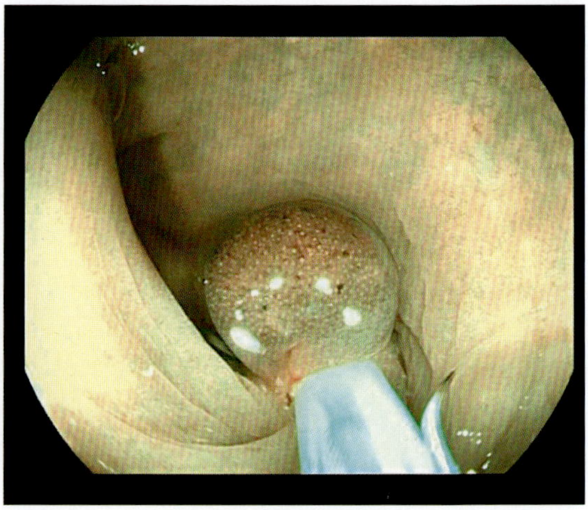

图 2　OE MODE 1

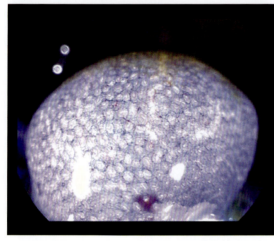

图 3　OE MODE 2+ 美蓝放大

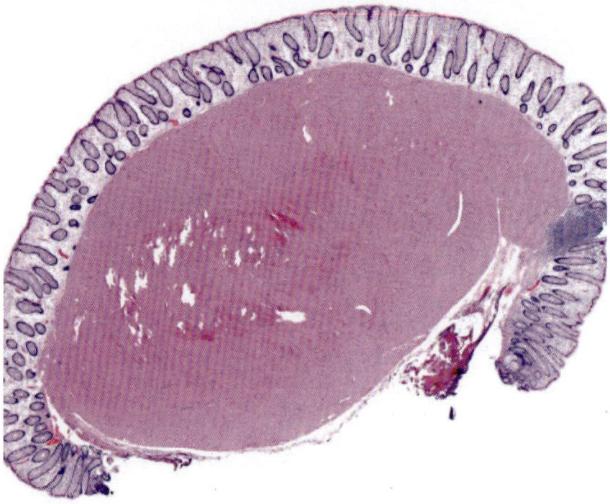

图 4　病理

内镜发现

乙状结肠可见一直径 0.8cm、山田Ⅱ型隆起，表面光滑，色泽正常。内镜拟诊为黏膜下肿瘤（SMT），圈套器收紧根部后放大观察表面呈Ⅰ型腺管开口，因挤压作用而略显增大。病理证实为乙状结肠平滑肌瘤，表面被覆的黏膜结构正常。

传统锯齿状腺瘤（TSA）（1）

病例

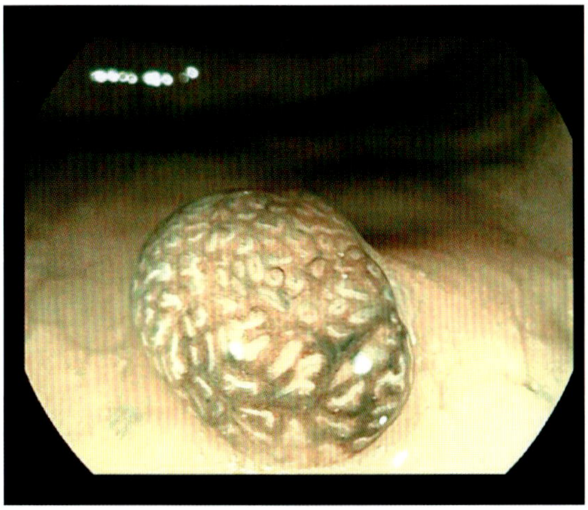

图1 普通白光

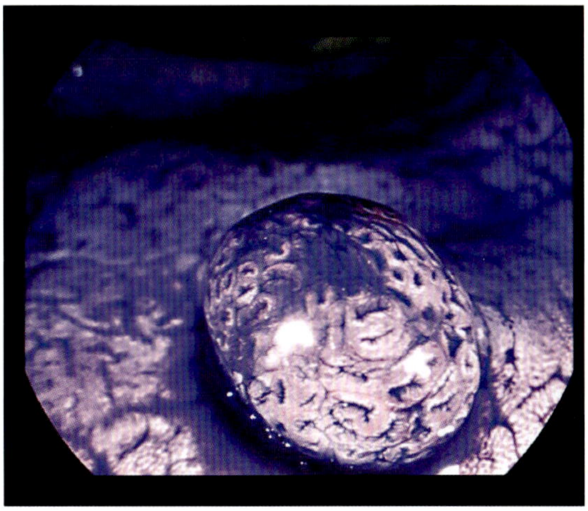

图2 OE MODE 2+ 美蓝

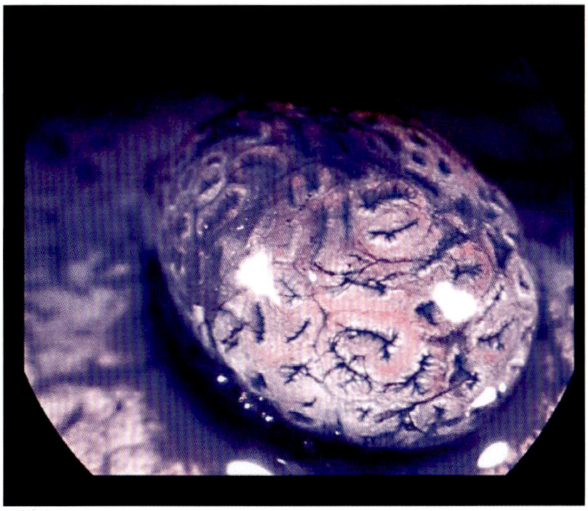

图3 OE MODE 2+ 美蓝放大

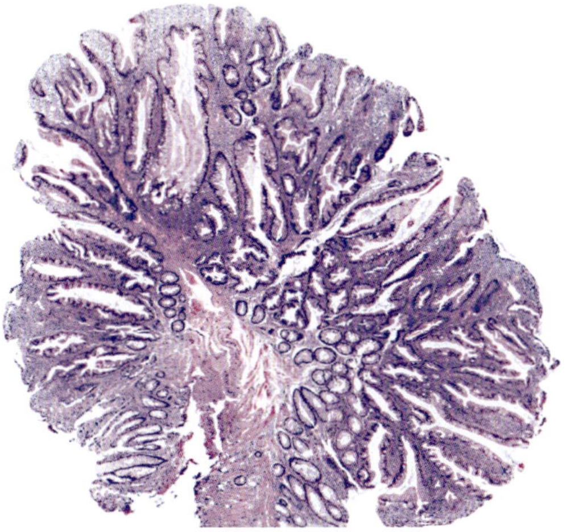

图4 病理

内镜发现

乙状结肠可见一山田Ⅲ型息肉形态的0.6cm隆起型病变。OE MODE 1模式下可见血管呈充血状态，腺管在充血状态的衬托下初步判断为$Ⅲ_L$型腺管开口，经美蓝染色后再次观察可见$Ⅲ_L$型腺管开口处毛刺样色素沉积，确定为$Ⅲ_L$-H型腺管开口。病理确诊为传统锯齿状腺瘤（TSA）。

传统锯齿状腺瘤（TSA）（2）

病例

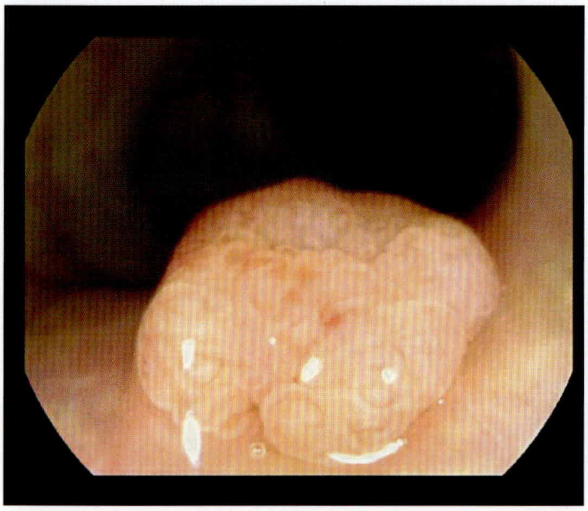

图 1　普通白光

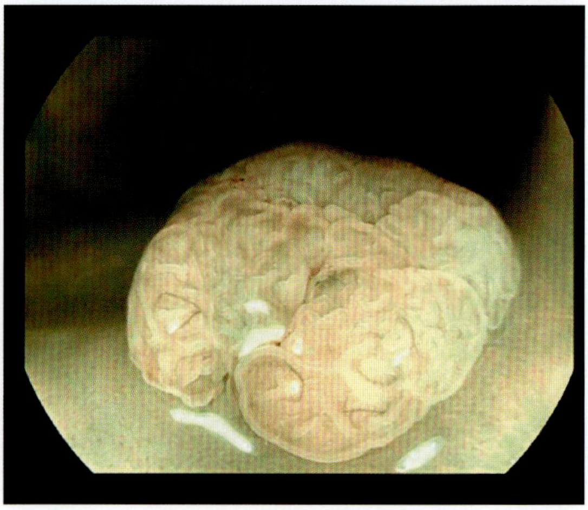

图 2　OE MODE 1

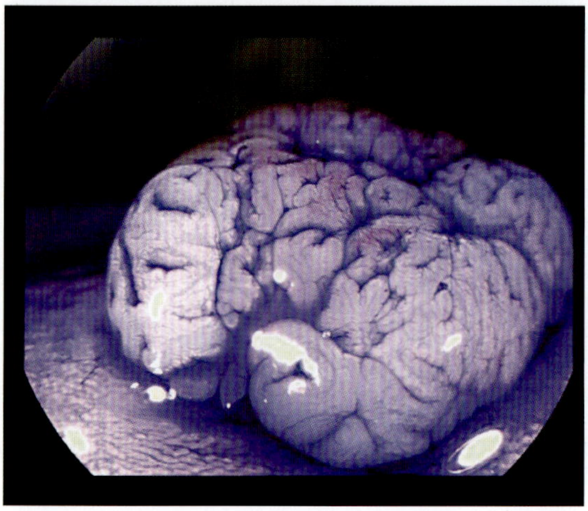

图 3　OE MODE 2+ 美蓝

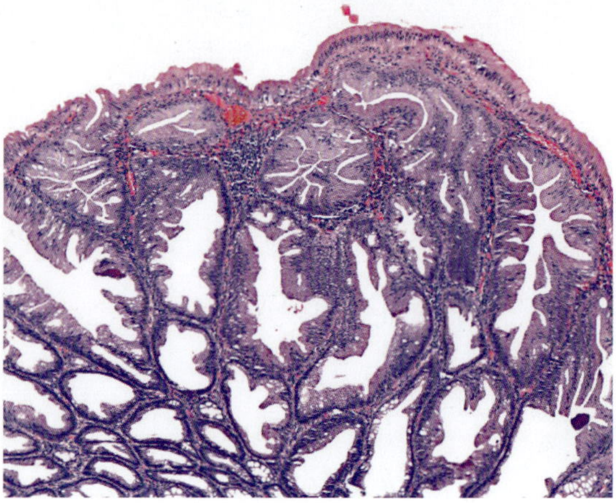

图 4　病理

内镜发现

乙状结肠可见一亚蒂 1.0cm 隆起型病变，色泽正常。OE MODE 1 模式下初步判断为III_{L}型＋Ⅳ型腺管开口；经美蓝染色后再次观察可见III_{L}型及Ⅳ型腺管开口处毛刺样色素沉积，确定为III_{L}-H 型＋Ⅳ-H 型腺管开口。病理最终证实为 TSA。

传统锯齿状腺瘤（TSA）（3）

病例

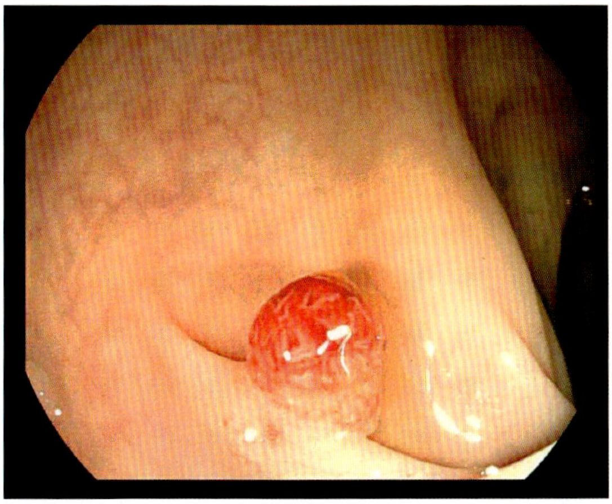

图 1 普通白光

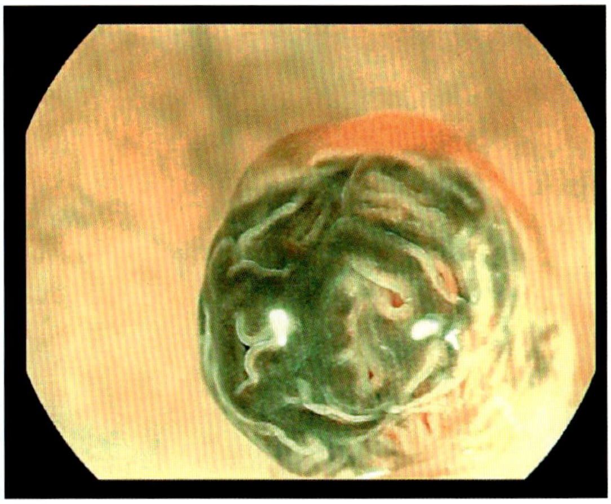

图 2 OE MODE 1 放大

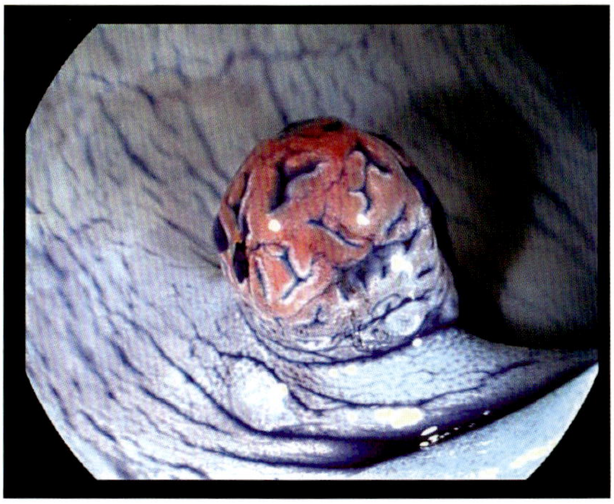

图 3 普通白光 + 美蓝

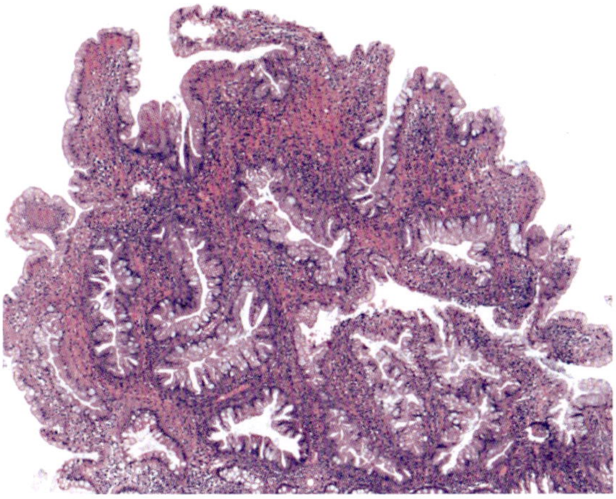

图 4 病理

内镜发现

乙状结肠可见一 0.5cm 球形隆起型病变，色泽鲜红，腺管开口明显增大。OE MODE 1 模式下观察部分腺管呈“玲珑球镂空”结构或“高架桥”样结构，无法对应 PP 分型里的任何一型，经美蓝染色后再次观察可见部分呈Ⅳ型，部分仍无法分类。病理证实为 TSA。

此病例中杯状细胞较多，故可进一步诊断为富含黏液型传统锯齿状腺瘤（MR-TSA）。MR-TSA 被定义为，与嗜酸性的吸收上皮细胞相比，杯状细胞占全体的 50% 以上。在临床病理学上，MR-TSA 与普通型 C-TSA 一样，男性占优势，好发于左侧大肠。在遗传基因变异分析中，MR-TSA 高频率地发现 BRAF 变异，相反 KRAS 变异较少。

传统锯齿状腺瘤（TSA）+ 增生性息肉（HP）（1）

病例

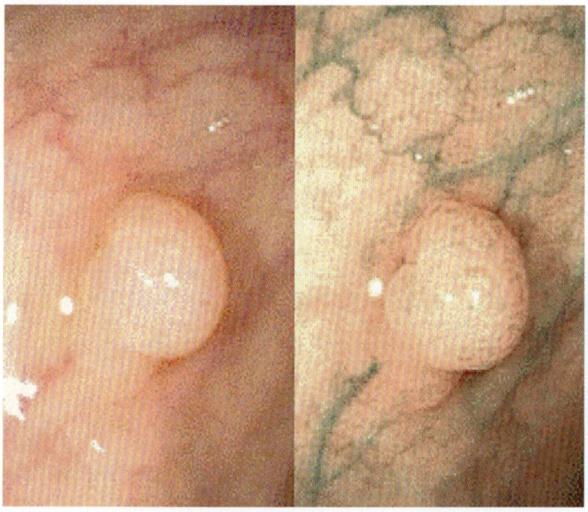
图 1　普通白光 /OE MODE 1

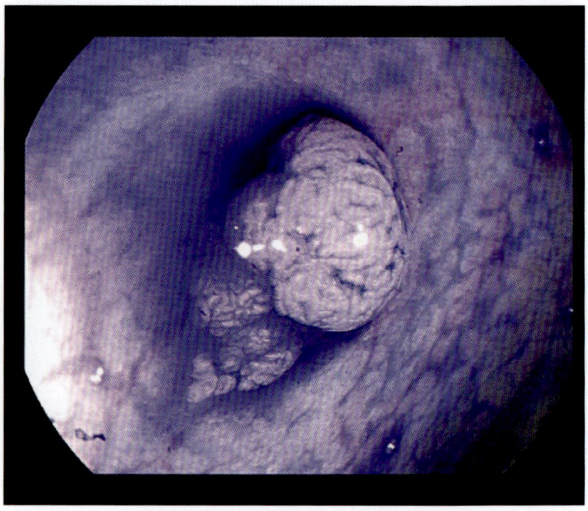
图 2　OE MODE 2+ 美蓝

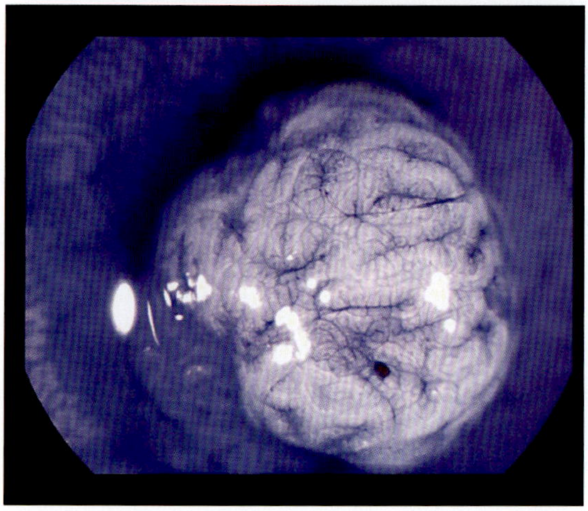
图 3　OE MODE 2+ 美蓝放大

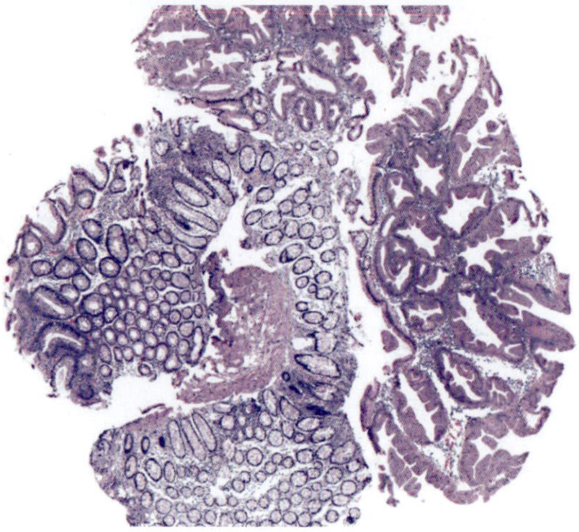
图 4　病理

内镜发现

乙状结肠可见一 0.5cm 的Is 型病变，色泽正常，染色后明确病变由两部分组成：Is + Ⅱa，放大观察Is 部呈Ⅲ$_L$-H 型腺管开口，Ⅱa 部呈拉长型Ⅱ型腺管开口。病理证实Is 部为 TSA 成分、Ⅱa 部为 HP 成分，此病变可能提示 HP 向 TSA 的转变进程。

TSA 的来源呈现多样性，除了可以直接来源于正常肠黏膜以外，也可以来源于微泡型增生性息肉（MVHP）、无蒂锯齿状病变（SSL）、普通或锯齿状管状绒毛状腺瘤（sTVA）、表浅锯齿状腺瘤（SuSA）等。前两者常伴随 BRAF 基因突变；后两者常伴随 KRAS 基因突变。

传统锯齿状腺瘤（TSA）+ 增生性息肉（HP）（2）

病例

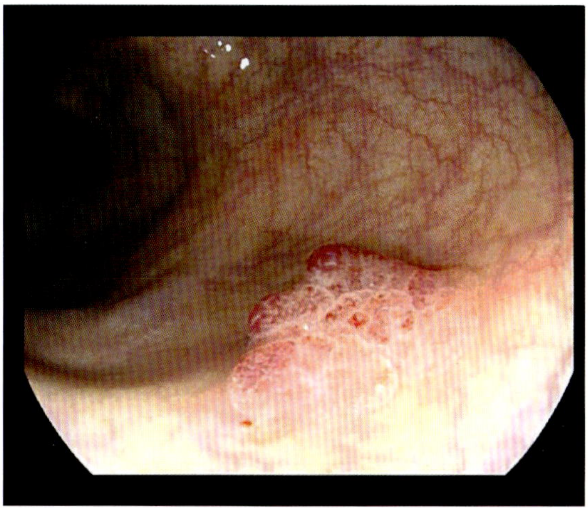

图 1　普通白光

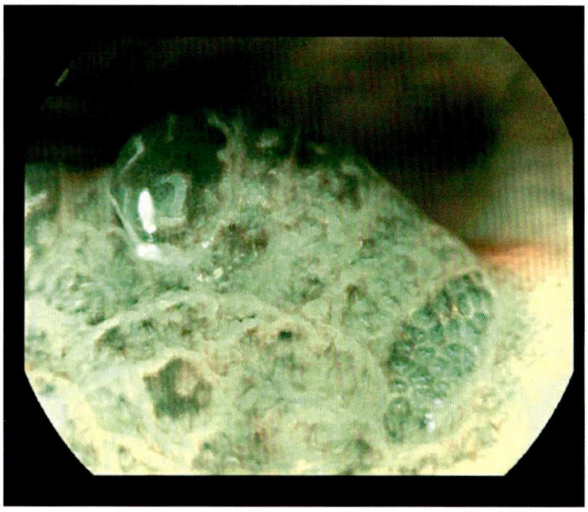

图 2　OE MODE 1

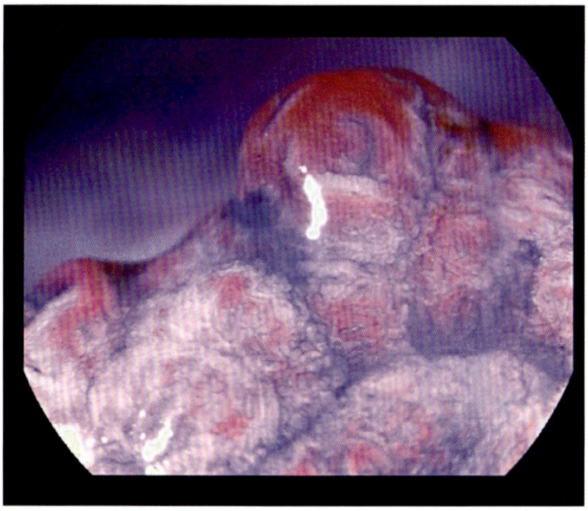

图 3　OE MODE 2+ 美蓝放大

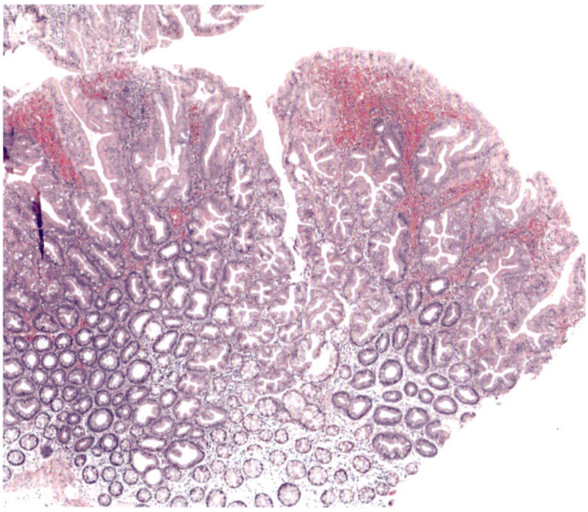

图 4　病理

内镜发现

乙状结肠可见一 1.0cm 的Ⅰs 型病变，基底宽，色红。OE MODE 1 模式下放大观察基底部呈星芒状Ⅱ型腺管开口，顶部呈$Ⅲ_L$/Ⅳ型腺管开口；染色后再次观察修正为$Ⅲ_L$-H 型 + Ⅳ-H 型腺管开口。病理可见基底部为 HP 增生性息肉，顶部为 TSA 传统锯齿状腺瘤。此病变提示 HP 向 TSA 的演变过程。

传统锯齿状腺瘤（TSA）+ 管状腺瘤（TA）

病例

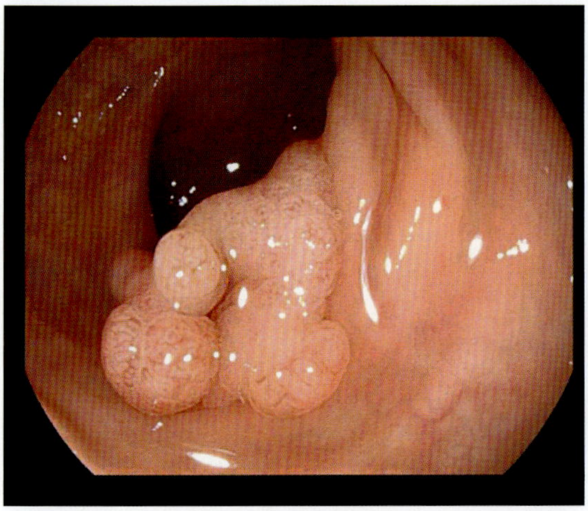

图1　普通白光

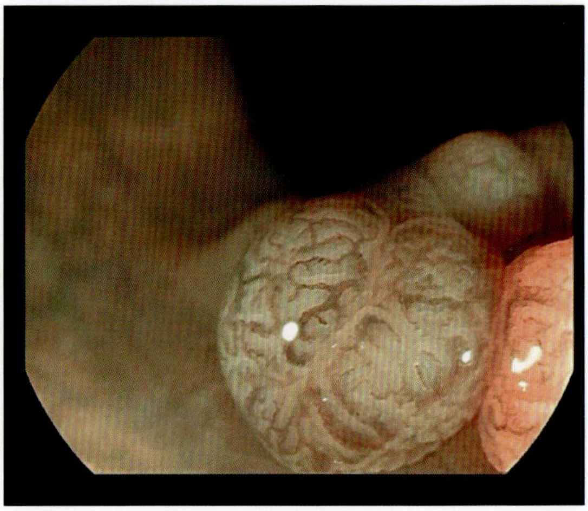

图2　OE MODE 1

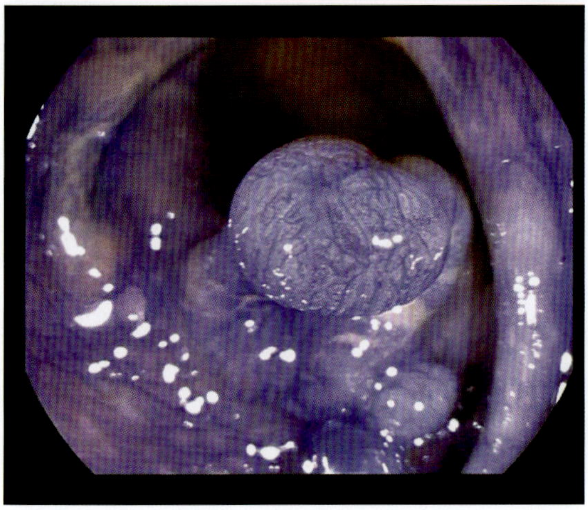

图3　OE MODE 2

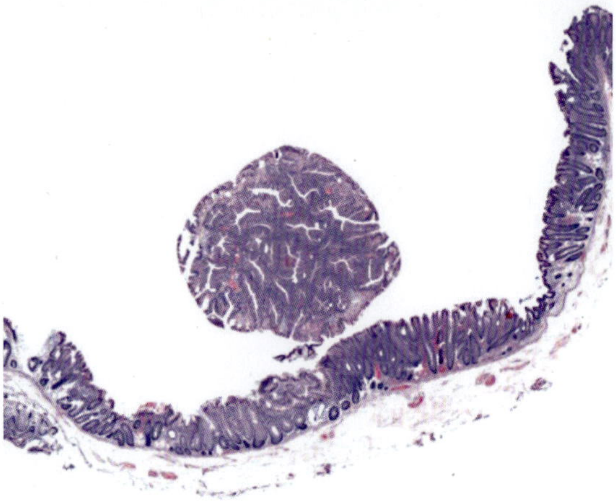

图4　病理

内镜发现

乙状结肠可见一直径1.2cm的LST-G形态病变，基底宽，正色调，部分结节呈球形隆起。OE MODE 1模式下放大观察大结节部血管网清晰，腺管似为III_L-H型腺管开口；经美蓝染色后证实结节部腺管为III_L-H型腺管开口，Ⅱa部为III_L型腺管开口，诊断为TA+TSA。

目前随着研究得再深入，此病例的腺瘤部分被部分病理医生认为是表层具有锯齿结构的SuSA，故也有学者认为此病例可诊断为：SuSA+TSA。

内镜治疗后的治疗方针流程图

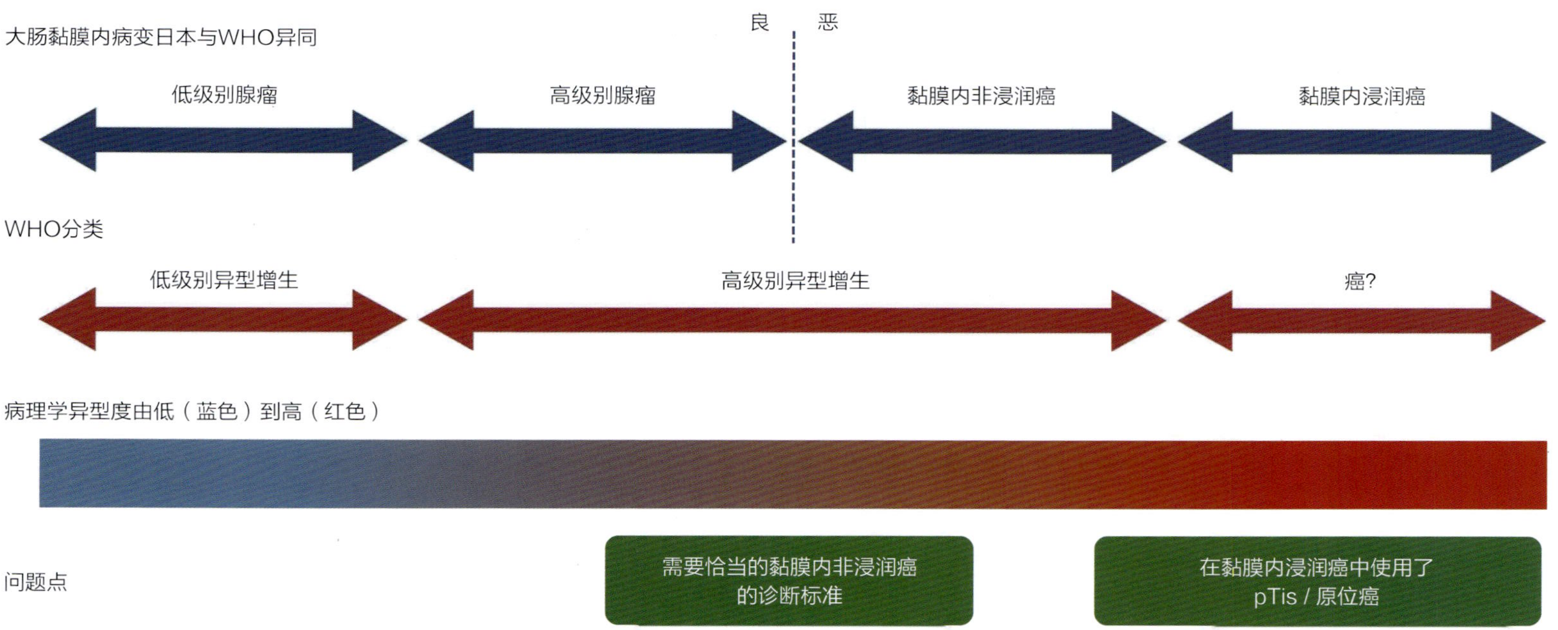

黏膜内浸润癌在日本的分类中可以被诊断为癌。虽然在欧美也被分类为癌症，但是在病期分类中被分类为 pTis，产生了病理总论上的缺陷。在日本的分类中，高级别腺瘤被分类为良性，黏膜内非浸润癌被分类为恶性，因此有必要对两者进行鉴别。

JNET 分型

NBI	Type 1	Type 2A	Type 2B	Type 3
血管模式	● 不可见*	● 规则口径 ● 规则分布 （网格/螺旋状）**	● 不同口径 ● 不规则分布	● 松散血管区 ● 截断的粗大血管
结构模式	● 规则的黑色或白色点 ● 与周围正常黏膜类似	● 规则 （管状、分枝状、乳头状）	● 不规则或模糊不清	● 无结构
病变	增生性息肉/锯齿状息肉	低级别黏膜内肿瘤	高级别黏膜内肿瘤***/ 黏膜下浅层浸润癌	黏膜下深层浸润癌
示例	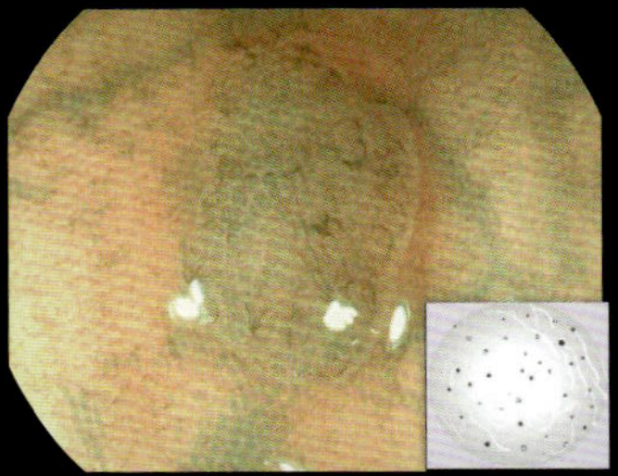	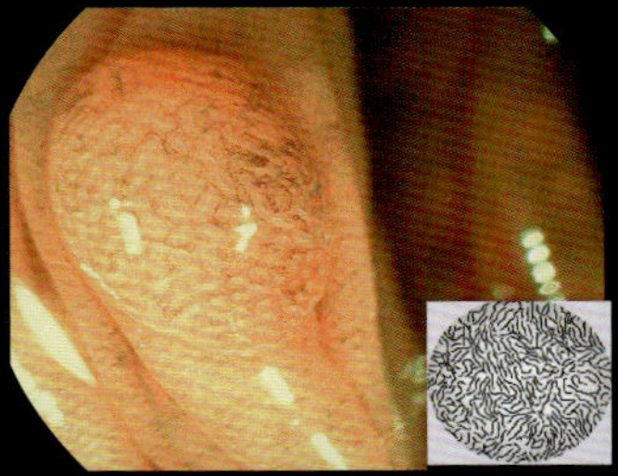	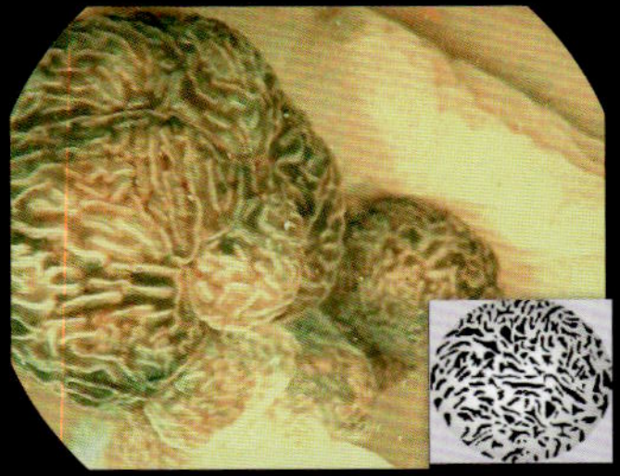	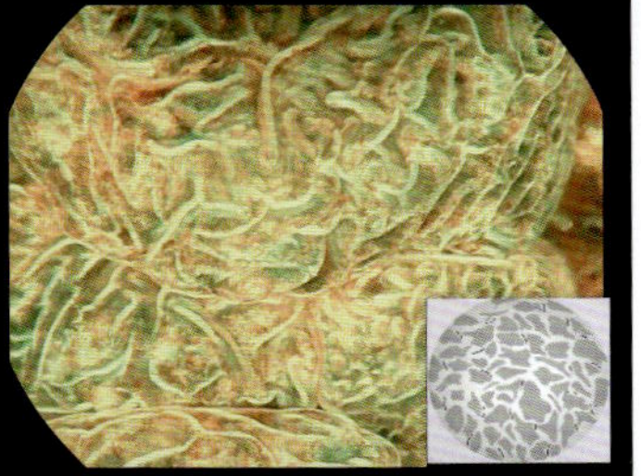

*：如果可见，病变的口径与周围正常黏膜类似；**：微血管经常呈点状分布，凹陷型病变中往往观察不到排列规整的网状或螺旋状血管。
***：高级别黏膜内肿瘤可能包含黏膜下层深部浸润癌在内。Tis：原位癌。T1a：黏膜下浸润癌＜1000μm；T1b：黏膜下浸润癌≥1000μm。

HP/SSAP	LGA	HGA Tis T1a	T1b

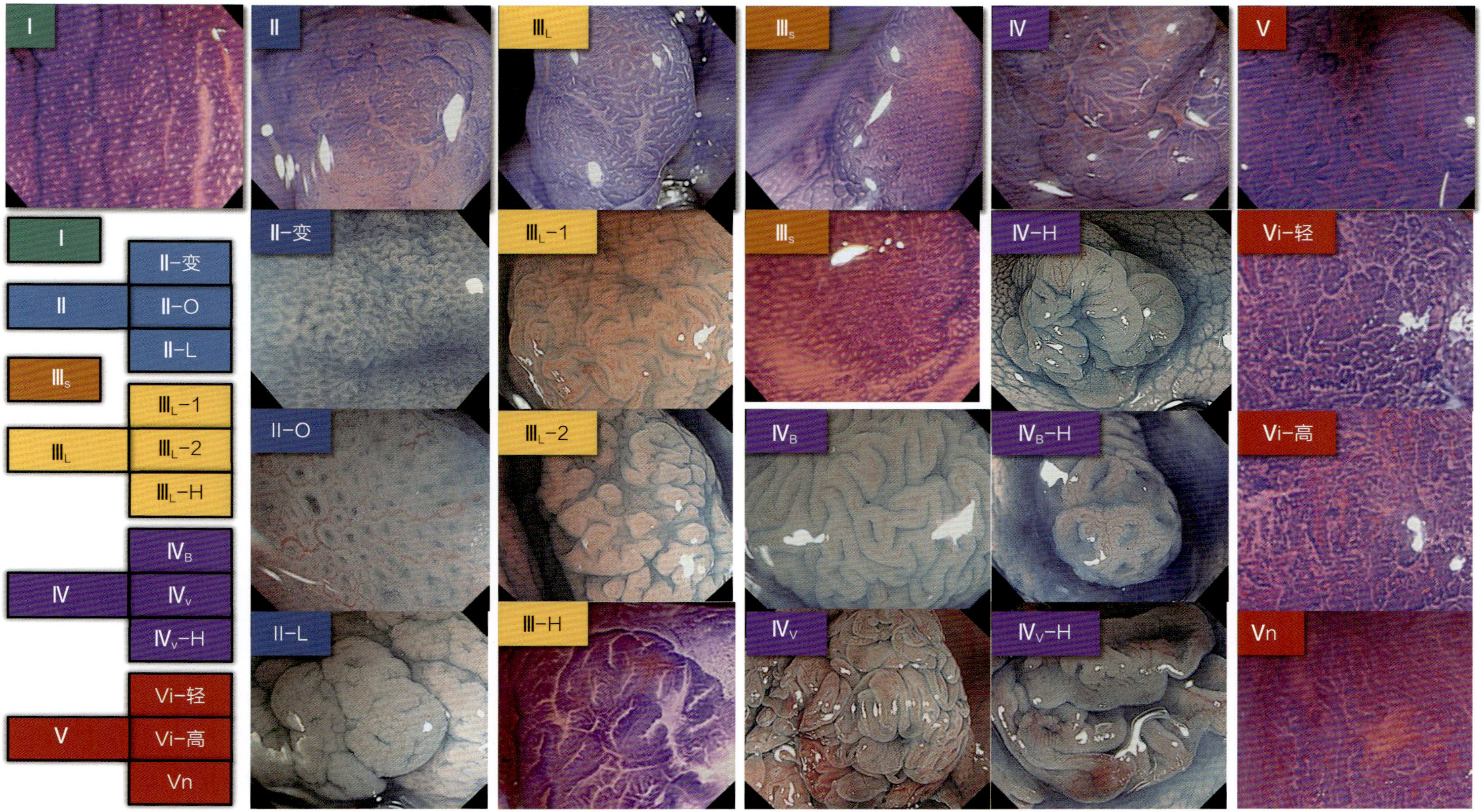

文献中存在Ⅲ-H、Ⅳ-H的称呼，本人个人在此把Ⅲ$_L$中合并H的病变称为Ⅲ$_L$-H；把Ⅳ$_B$中出现H的病变称为Ⅳ$_B$-H；把Ⅳ$_V$中出现H的病变称为Ⅳ$_V$-H。

腺瘤及早期癌的发展进程

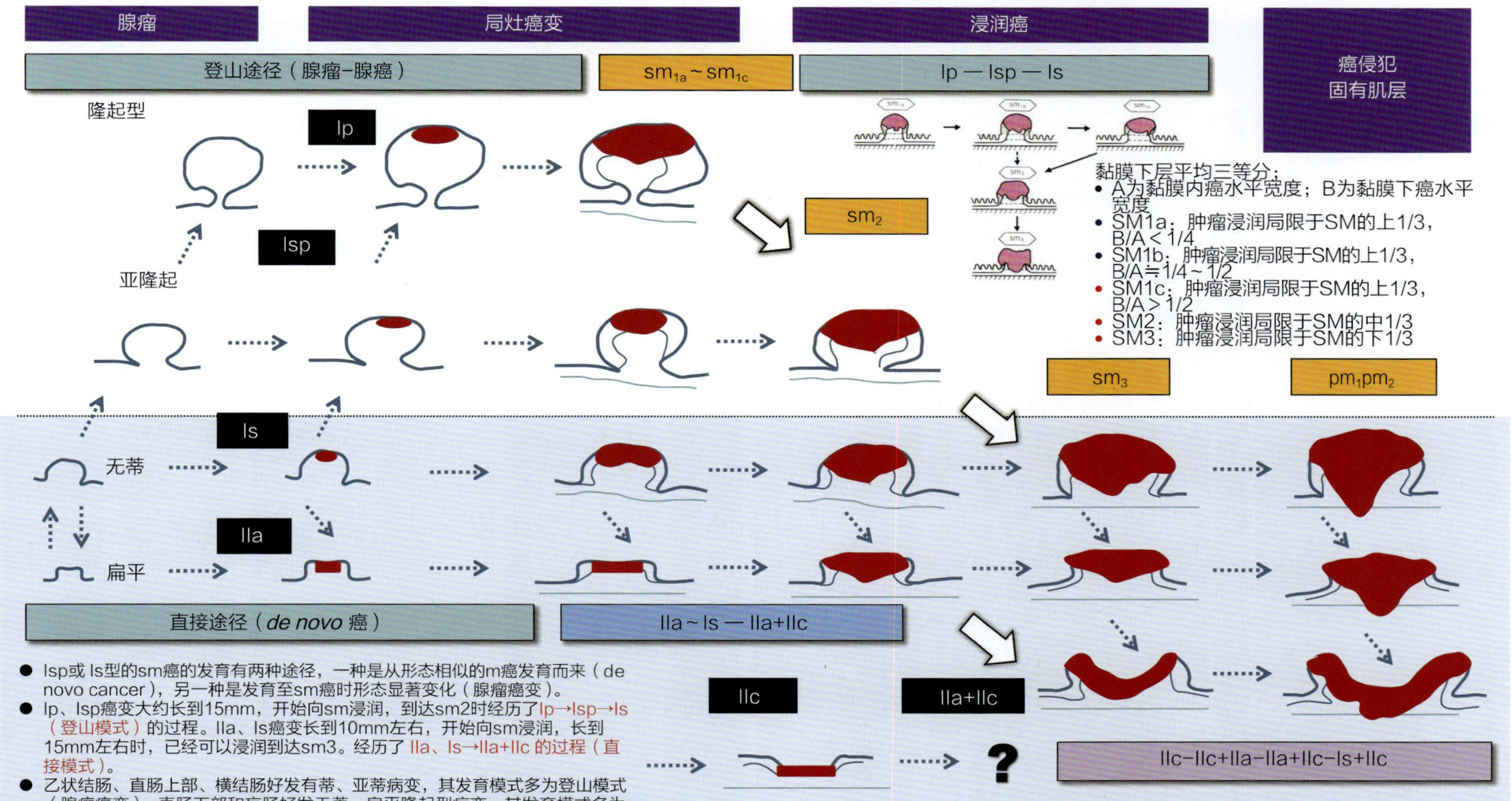

- Isp或 Is型的sm癌的发育有两种途径，一种是从形态相似的m癌发育而来（de novo cancer），另一种是发育至sm癌时形态显著变化（腺瘤癌变）。
- Ip、Isp癌变大约长到15mm，开始向sm浸润，到达sm2时经历了Ip→Isp→Is（登山模式）的过程。IIa、Is癌变长到10mm左右，开始向sm浸润，长到15mm左右时，已经可以浸润到达sm3。经历了 IIa、Is→IIa+IIc 的过程（直接模式）。
- 乙状结肠、直肠上部、横结肠好发有蒂、亚蒂病变，其发育模式多为登山模式（腺瘤癌变）；直肠下部和盲肠好发无蒂、扁平隆起型病变，其发育模式多为直接模式（de novo cancer）。

	癌变率（%）	SM以深率（%）	denovo癌率（%）		
Ip	14.7	4.0	4.4	带蒂型	
Isp	5.1	1.3	2.1	亚蒂型	
Is	1.4	0.6	0.6	隆起型	
IIa	1.0	0.2	0.7	表面隆起型	
IIa+dep	2.8	1.0	2.0	表面隆起型+伪凹陷型	
IIc	7.7	5.1	3.2	表面凹陷型	
IIc+IIa	30.0	20.0	28.6	表面凹陷隆起型	2
IIa+IIc	76.4	65.4	64.9	表面隆起凹陷型	1
LST-G	28.3	3.9	7.8	侧方发育型颗粒型	
LST-NG	32.4	12.2	21.8	侧方发育型非颗粒型	3

LST分类
laterally spreading tumor

- LST
  - 颗粒型 G
    - 颗粒均一型 G-homogeneous
    - 结节混合型 G-nodular mixed
  - 非颗粒型 NG
    - 平坦隆起型 NG-flat elevated
    - 伪凹陷型 NG-pseudo-depressed

LST 亚分型的 SM 浸润率

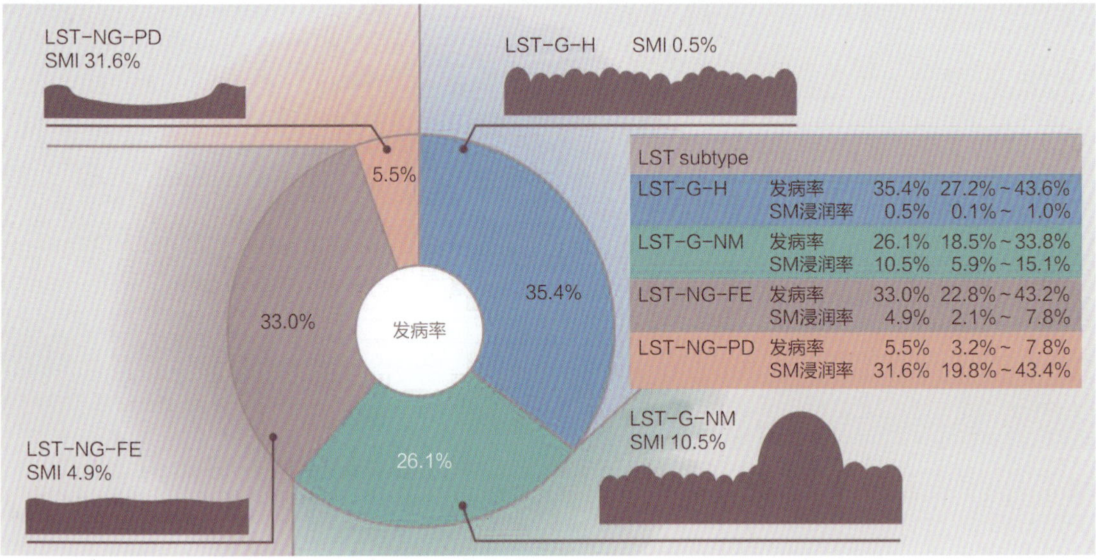

LST subtype			
LST-G-H	发病率	35.4%	27.2%～43.6%
	SM浸润率	0.5%	0.1%～ 1.0%
LST-G-NM	发病率	26.1%	18.5%～33.8%
	SM浸润率	10.5%	5.9%～15.1%
LST-NG-FE	发病率	33.0%	22.8%～43.2%
	SM浸润率	4.9%	2.1%～ 7.8%
LST-NG-PD	发病率	5.5%	3.2%～ 7.8%
	SM浸润率	31.6%	19.8%～43.4%

	正常	管状～绒毛状腺瘤	高分化腺癌	炎症性肠病相关癌	增生性息肉	锯齿状腺瘤 / 息肉	传统锯齿状腺瘤
上部							
中部							锯齿状上皮的凹陷部
下部							

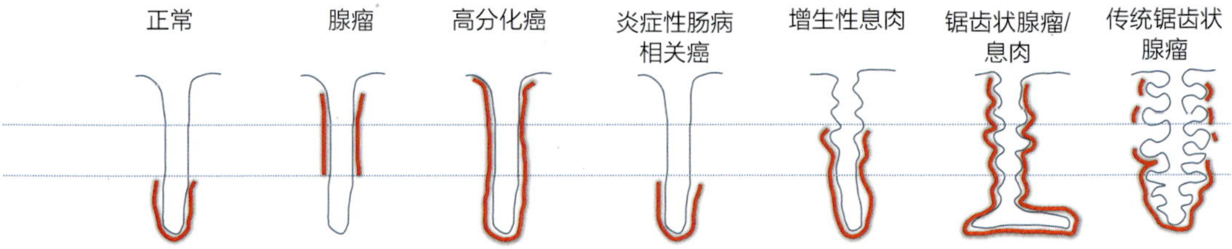

Ki-67（MIB-1）：增殖带

PG & NPG 的发展模式

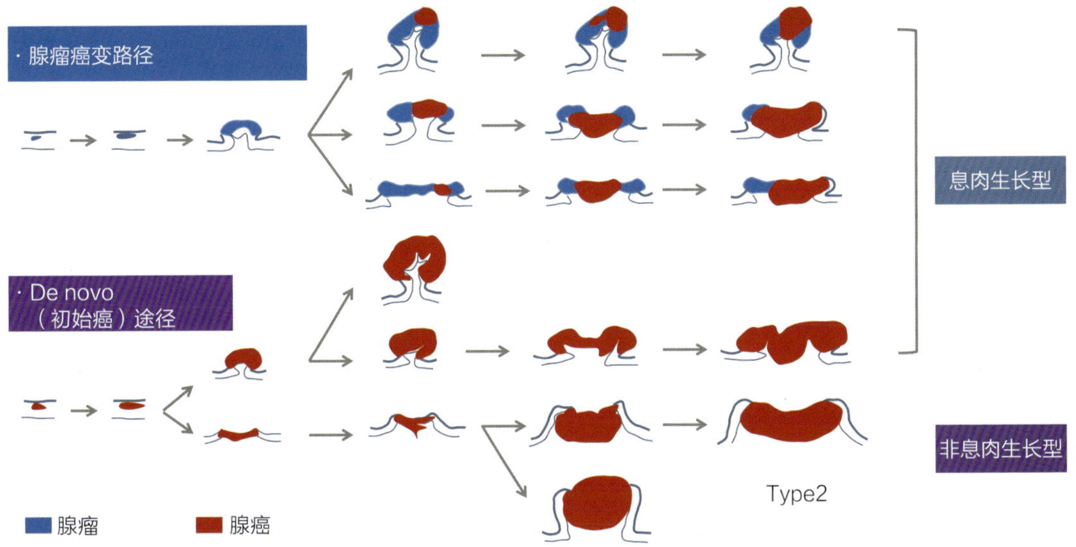

PG & NPG 的形态学特点

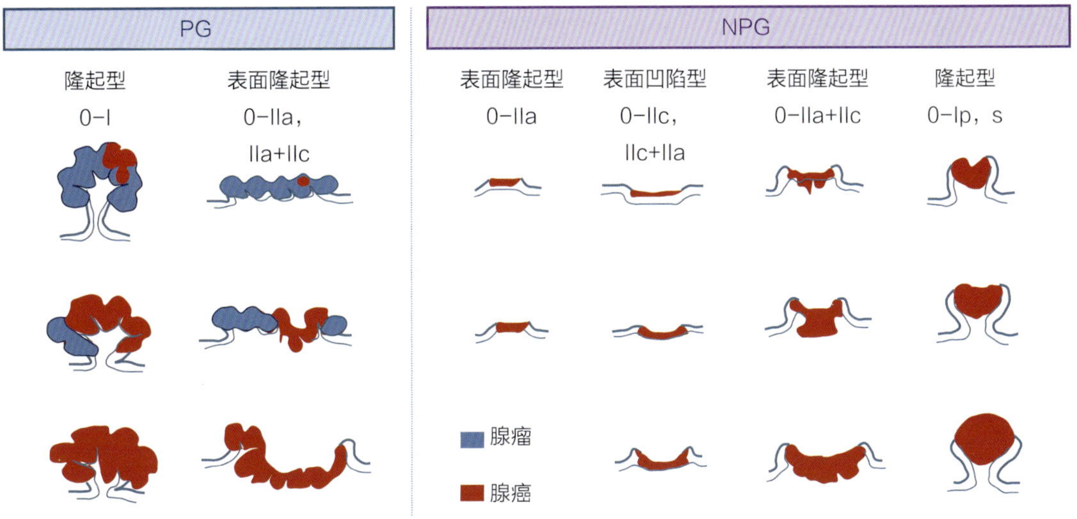

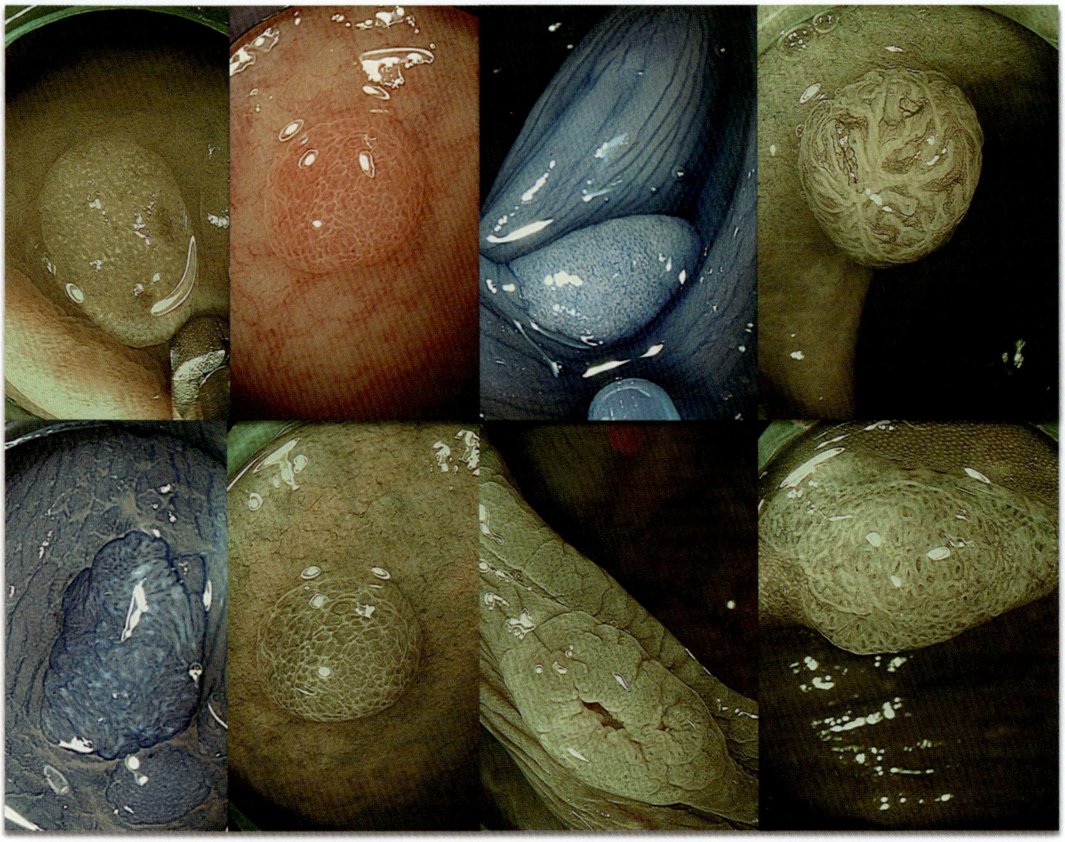

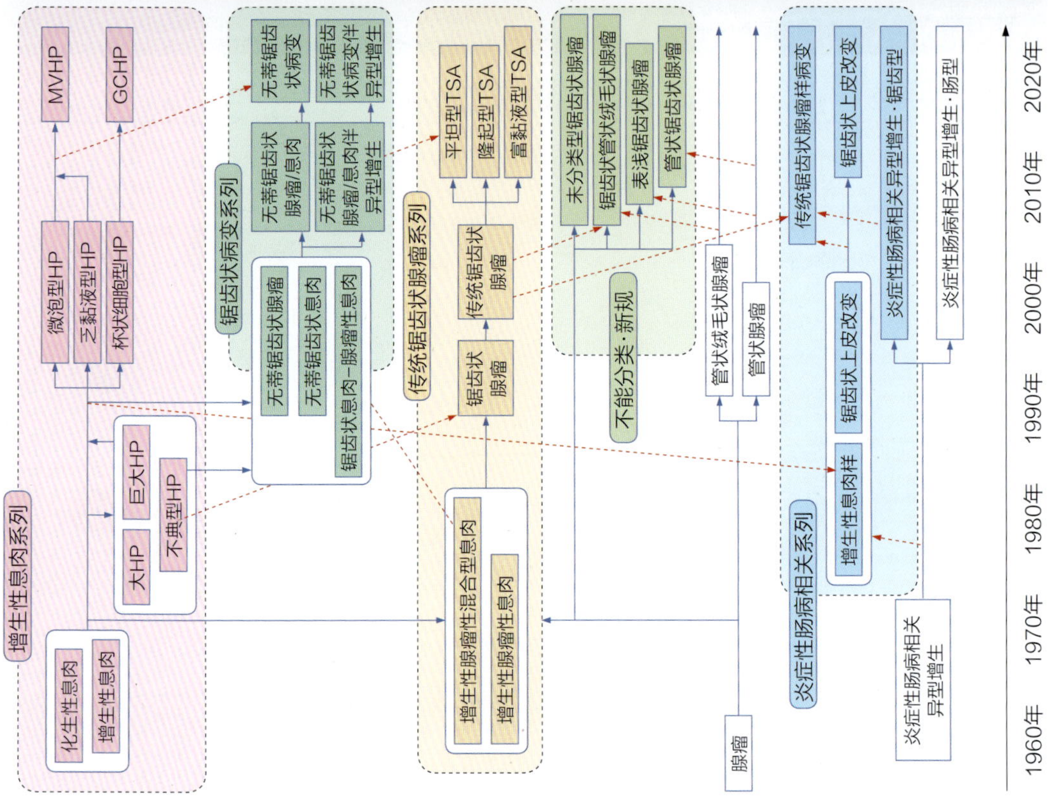
增生性息肉系列
化生性息肉
增生性息肉
大HP
巨大HP
不典型HP
微泡型HP
乏黏液型HP
杯状细胞型HP
MVHP
GCHP
锯齿状病变系列
无蒂锯齿状腺瘤
无蒂锯齿状息肉
锯齿状息肉-腺瘤性息肉
无蒂锯齿状腺瘤/息肉
无蒂锯齿状腺瘤/息肉伴异型增生
无蒂锯齿状病变
无蒂锯齿状病变伴异型增生
传统锯齿状腺瘤系列
增生性腺瘤性混合型息肉
增生性腺瘤性息肉
锯齿状腺瘤
传统锯齿状腺瘤
平坦型TSA
隆起型TSA
富黏液型TSA
不能分类·新规
未分类型锯齿状腺瘤
锯齿状管状绒毛状腺瘤
表浅锯齿状腺瘤
管状锯齿状腺瘤
腺瘤
管状绒毛状腺瘤
管状腺瘤
炎症性肠病相关系列
炎症性肠病相关异型增生
增生性息肉样
锯齿状上皮改变
锯齿状上皮改变
传统锯齿状腺瘤样病变
炎症性肠病相关异型增生·锯齿型
炎症性肠病相关异型增生·肠型
1960年
1970年
1980年
1990年
2000年
2010年
2020年

锯齿状息肉的组织学和分子学特征［WHO（2019）］

世界卫生组织肿瘤分类（第5版）–消化系统肿瘤

类型	组织学特征				分子学特征		
	隐窝结构	增殖带	细胞学特征	黏蛋白型	BRAF突变	KRAS突变	CpG-island甲基化
MVHP	漏斗形的隐窝；锯齿限于上2/3	均匀地位于隐窝的基底部	基底部小的细胞核无异型增生	混合微泡和杯状细胞	70%～80%	0	+
GCHP	类似于扩大的正常隐窝的细长隐窝；很少有锯齿	均匀地位于隐窝的基底部	基底部小的细胞核无异型增生	杯状细胞为主	0	50%	–
SSL**	沿着黏膜肌层水平生长，隐窝基底部的扩张（隐窝基部的1/3）和/或延伸到隐窝基底部的锯齿	增殖可能不正常地位于远离隐窝基部的位置，在不同的隐窝之间变化	基底部小的细胞核偶尔有较大的细胞核，核仁不明显；无异型增生	混合微泡和杯状细胞	>90%	0	++
SSLD	异型增生的结构复杂（隐窝拥挤、复杂分支、筛孔形成、绒毛结构）	与SSL相似，但增生异常成分增多	异型增生成分的形态变化	不同类型	>90%	0	+++
TSA	狭缝状锯齿；常为异位隐窝	存在于异位隐窝和隐窝基底部	有核分层细胞质嗜酸性粒细胞增多的细长杆状核；可能发展为不典型增生	偶有散在的杯状细胞，罕有杯状细胞亚型	20%～40%	50%～70%	+

GCHP（goblet cell-rich hyperplastic polyp）：富杯状细胞型增生性息肉；MVHP（microvesicular hyperplastic polyp）：微泡型增生性息肉；SSL（sessile serrated lesion）：无蒂锯齿状病变；SSLD（sessile serrated lesion with dysplasia）：无蒂锯齿状病变伴异型增生；TSA（traditional serrated adenoma）：传统型锯齿状腺瘤

**在新版 WHO中无蒂锯齿状息肉或腺瘤（SSP/SSA）现在被称为"无蒂锯齿状病变（SSL）"，其原因为并非所有属于这一类的病变在外观上都必然是息肉样病变。此外，某些锯齿状病变不能始终可靠地归类为上述 3 类病变之一的事实，增加了第四类：未分类锯齿状腺瘤（serrated adenoma–unclassified）。

无蒂锯齿状病变 / 无蒂锯齿状腺瘤 / 息肉病理诊断标准（日本大肠癌研究会）

- 腺管扩张像
- 腺管分支像
- 腺底部水平方向的扩张像
- ■ 具备两种以上所见，在病变整体占10%以上即可诊断 SSA/P

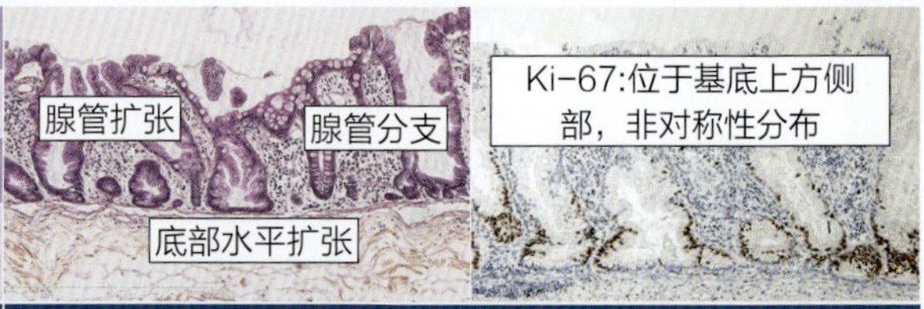

锯齿状病变 WHO分类（2010）	锯齿状病变 WHO分类（2019）
□无蒂锯齿状腺瘤/息肉（SSA/P）	□无蒂锯齿状病变（SSL)
①隐窝扩张 ②“L” 形、倒“T” 形隐窝 ③深部优势明显的锯齿状结构 ④轻微核异型，含表层1/3的核分裂象分布	①沿黏膜肌板向水平方向伸长 ②隐窝深部1/3处的扩张 ③遍及隐窝深部的锯齿状结构 ④非对称性增殖
显示SSA/P特征的隐窝靠近且多于2～3个	存在至少一个上述1~4中任何一种观察结果的“明显结构不规则的锯齿状隐窝”
·直线状隐窝不到整体的一半 ·隐窝的结构异常被认为是增殖带异常的结果	·隐窝的分支在HP中也被发现，所以不是隐窝的结构异常 ·对称性的轻度扩张不是隐窝的结构异常

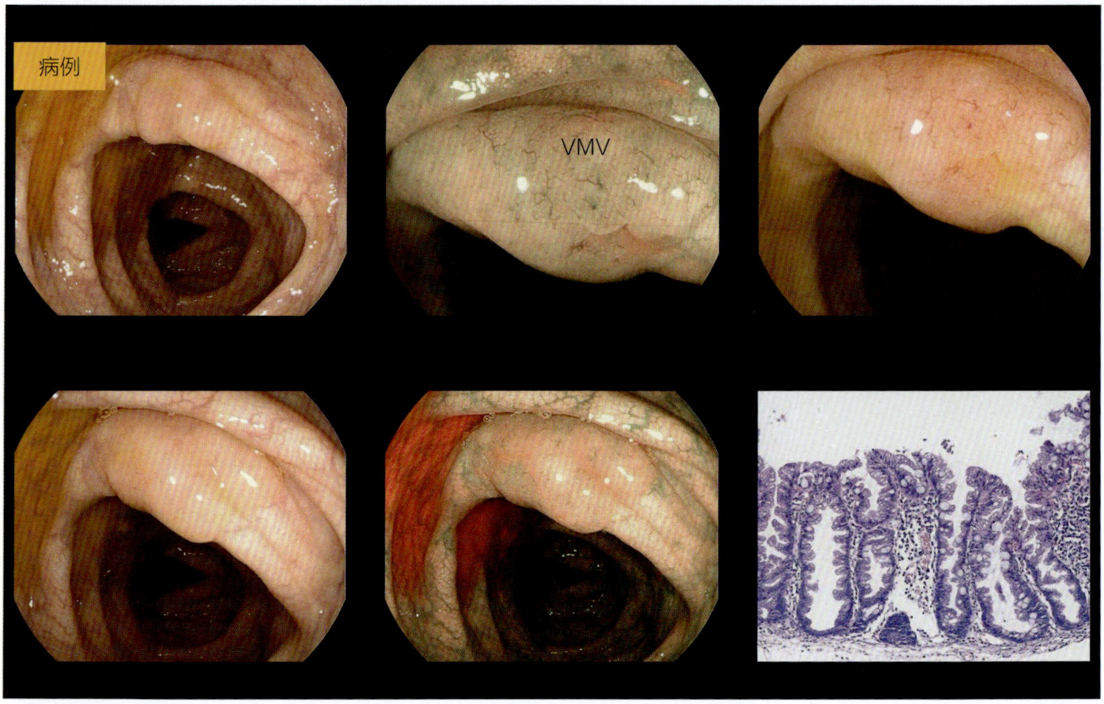

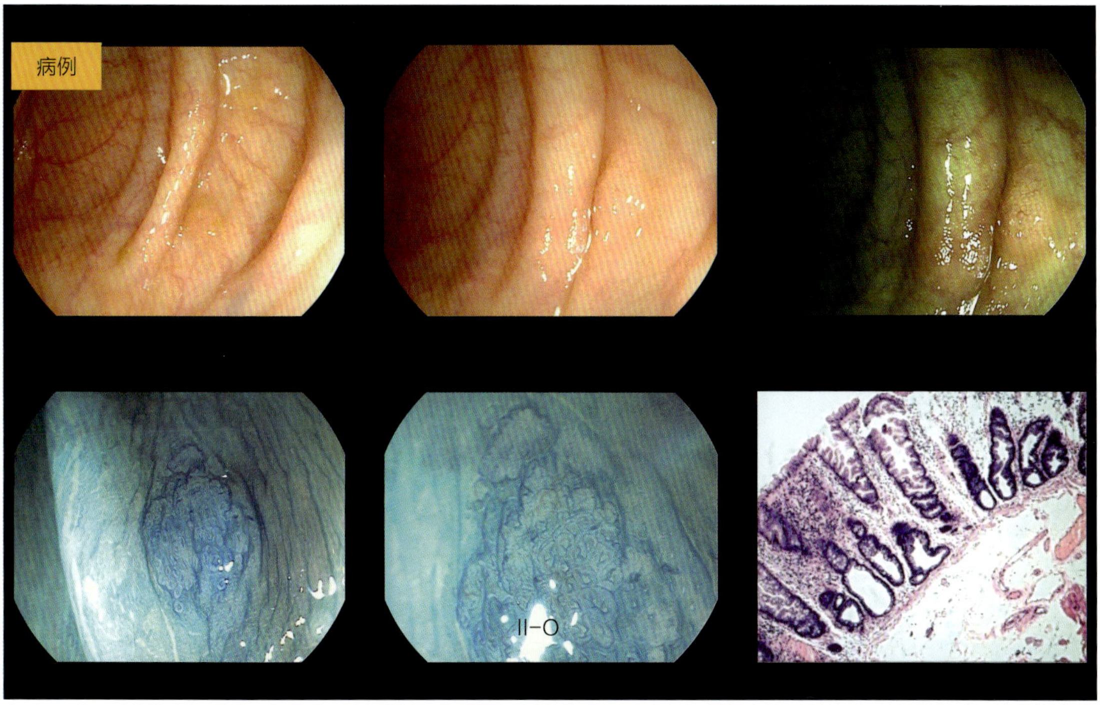

SSLD 的定义（WHO）

根据WHO第5版：SSLD定位于SSL癌变路径中的过渡状态。SSLD中出现的异型增生成分，被认为是与SSL成分形成明显边界的区域。在组织学上，与普通腺瘤相比，多样性显著。

▼ 结构异型

作为结构异型，可举出以下5点：

①绒毛状结构

②隐窝的延长

③伴随复杂分歧的隐窝的密集存在

④筛状结构

⑤比背景的SSL更过剩或微弱的锯齿状结构

▼ 细胞异型

作为细胞异型，可举出以下3点：

①与普通型腺瘤类似的细胞异型（intestinal dysplasia）

②圆形异型核、清楚的核小体、明显的核分裂图像、嗜酸性细胞质（serrated dysplasia）

③细胞内黏液量增加，但细胞异型很少（hypermucinous change）

SSLD中发现的异型增生成分具有领域性，是根据结构异型和细胞异型进行诊断的，根据细胞异型的种类，可分为肠型异型增生、锯齿状异型增生、黏液增多改变3种。

无蒂锯齿状腺瘤伴异型增生的定义（日本）

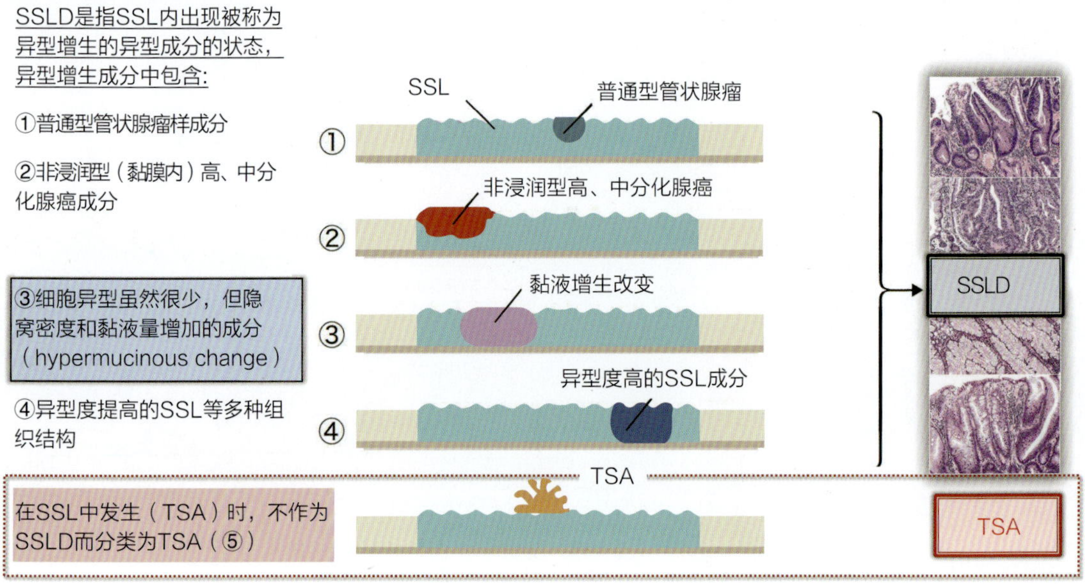
SSLD是指SSL内出现被称为
异型增生的异型成分的状态，
异型增生成分中包含：
①普通型管状腺瘤样成分
②非浸润型（黏膜内）高、中分
化腺癌成分
③细胞异型虽然很少，但隐
窝密度和黏液量增加的成分
（hypermucinous change）
④异型度提高的SSL等多种组
织结构
在SSL中发生（TSA）时，不作为
SSLD而分类为TSA（⑤）
SSL
普通型管状腺瘤
①
非浸润型高、中分化腺癌
②
黏液增生改变
③
异型度高的SSL成分
④
TSA
SSLD
TSA

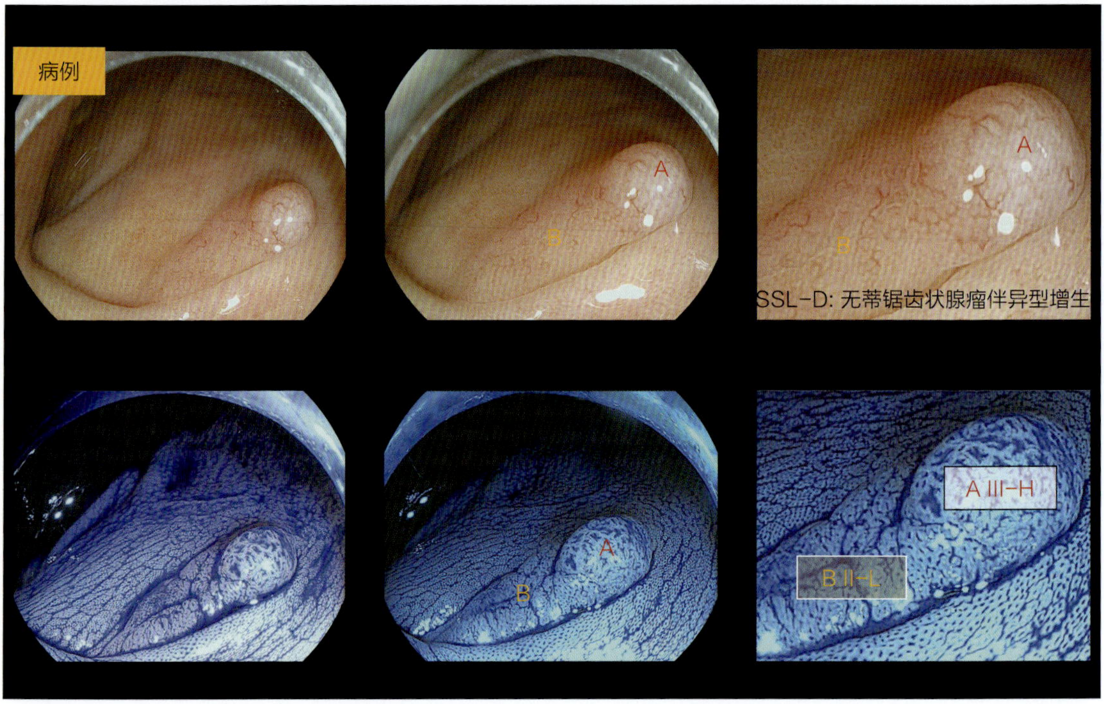
病例
A
B
A
B
SSL-D: 无蒂锯齿状腺瘤伴异型增生
A
B
A III-H
B II-L

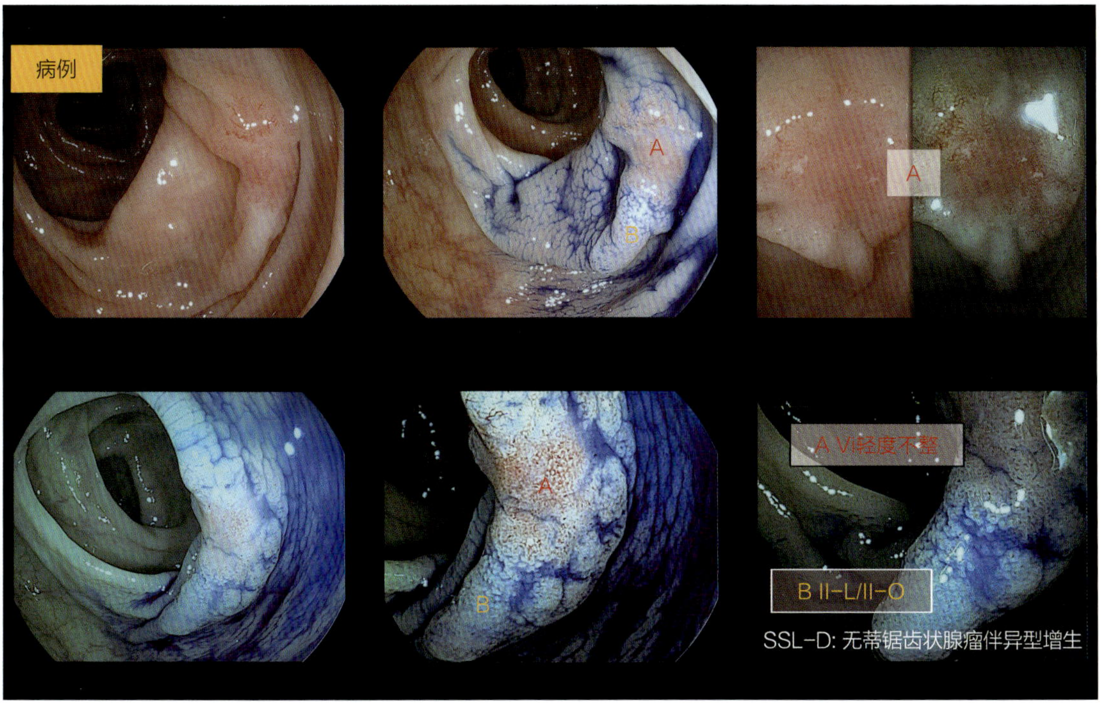

TSA 病理诊断标准

- 裂隙状锯齿 +异型细胞
- 异位隐窝形成（ECF）
- 嗜酸的细胞质
- 表面乳头状增殖
- 核小体的显性化
- 胃黏液质化

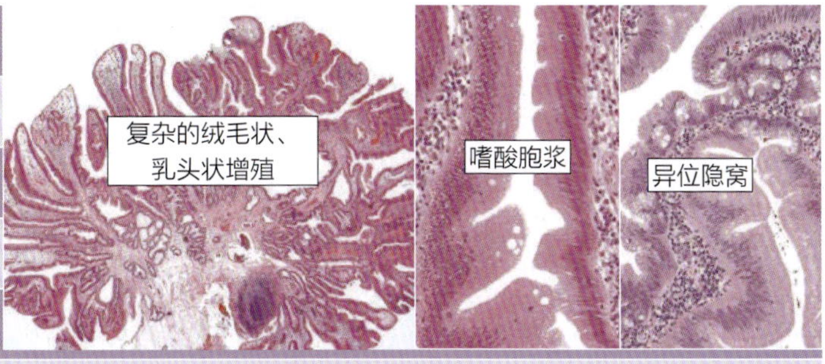

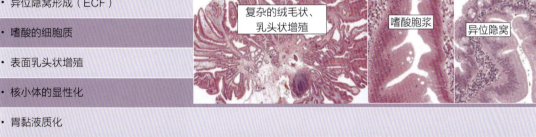

■ TSA的诊断标准中，表面的乳头状绒毛状增殖；铅笔核和嗜酸胞质构成的圆柱状细胞（异型细胞）；异位隐窝（ECF）三者最重要。

锯齿状腺瘤 WHO（2010）	锯齿状腺瘤 WHO（2019）
● TSA 的病理组织学特征是：具有轻度核异型性和嗜酸胞质构成的圆柱状细胞［异型细胞（dysplastic cell）］呈绒毛状增殖，肿瘤腺管中可见微小隐窝出芽［异位隐窝形成（ECF）］。	■ TSA的病理组织学特征：未做重大改变，基本同2010版，但明确指出，有50%的TSA伴有HP和SSA/P，可能为其前驱病变，并展示了从发生到癌变的分子机制。

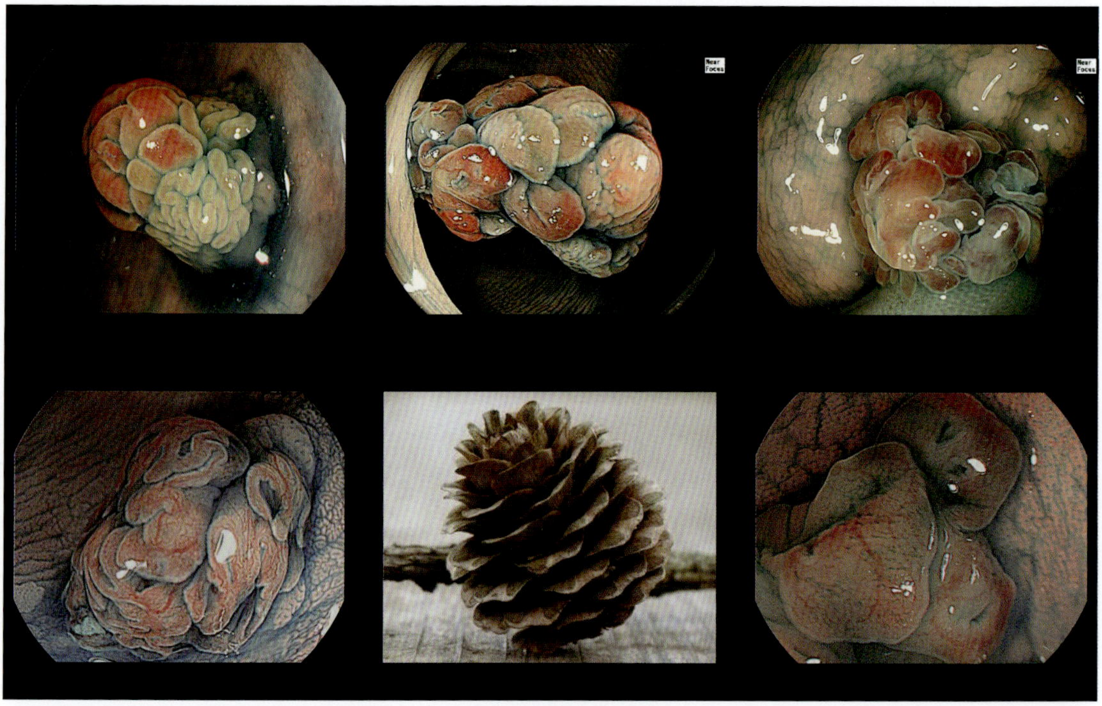

日照市人民医院姚静静教授
象山市人民医院王宏伟教授
深圳蛇口人民医院杨剑教授
宁波市医疗中心李惠利医院陆宏娜教授

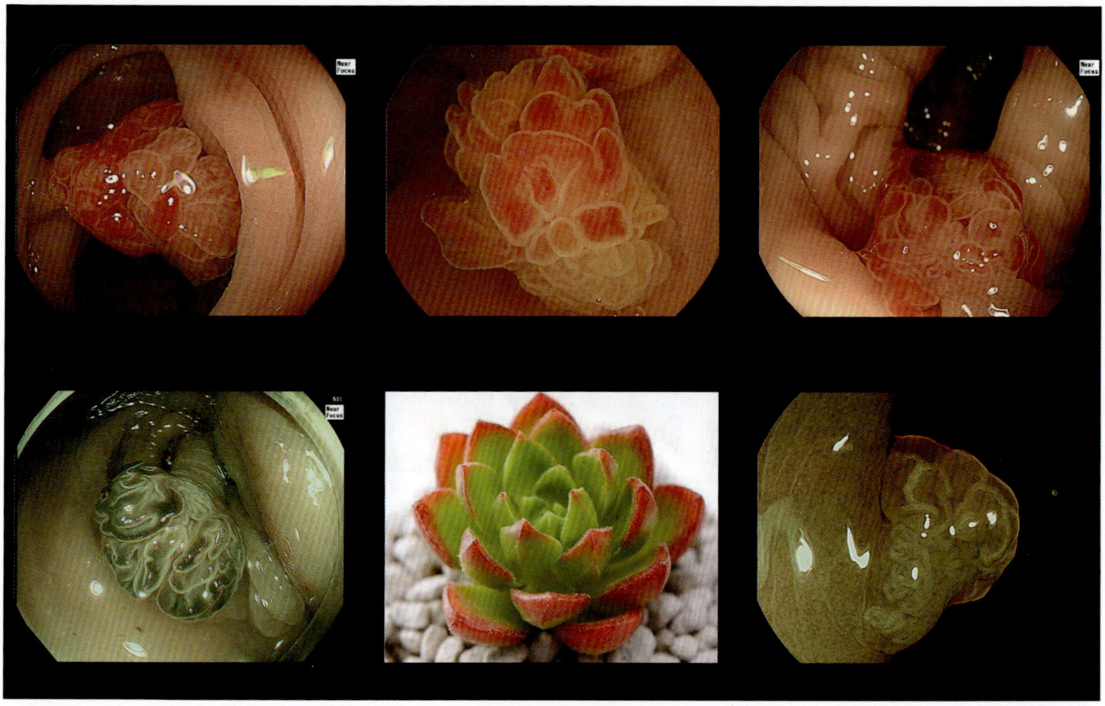

日照市人民医院姚静静教授
象山市人民医院王宏伟教授
深圳蛇口人民医院杨剑教授
宁波市医疗中心李惠利医院陆宏娜教授

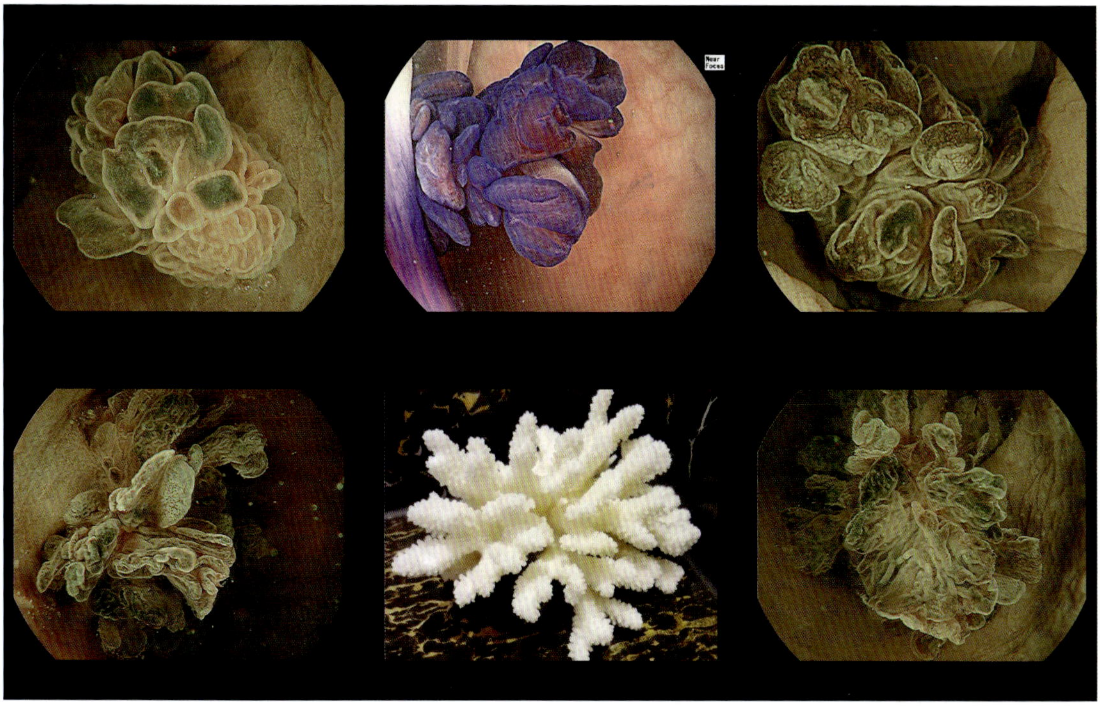

日照市人民医院姚静静教授　　深圳蛇口人民医院杨剑教授
象山市人民医院王宏伟教授　　宁波市医疗中心李惠利医院陆宏娜教授

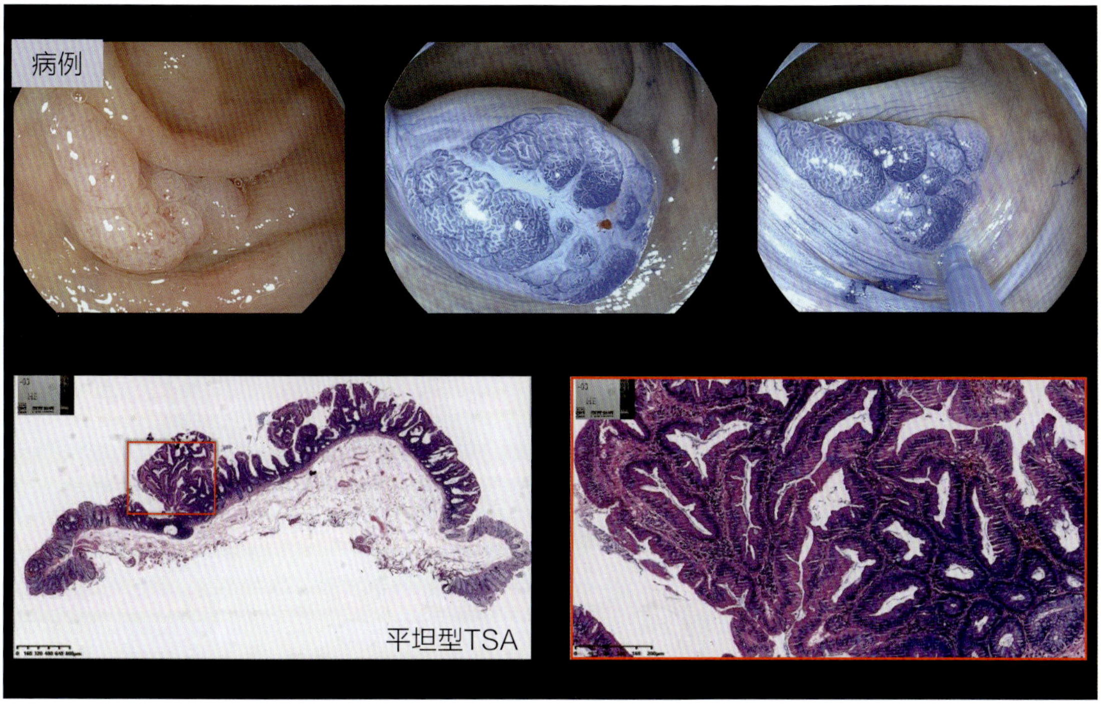

SuSA 病理诊断标准

伴有表层锯齿状变化的腺瘤样腺管增生

病变边缘肿瘤腺管和正常腺管边界清晰

覆盖上皮的房状/锯齿状变化，无绒毛状结构

从中层到底部缺乏锯齿状变化的直线状肿瘤腺管

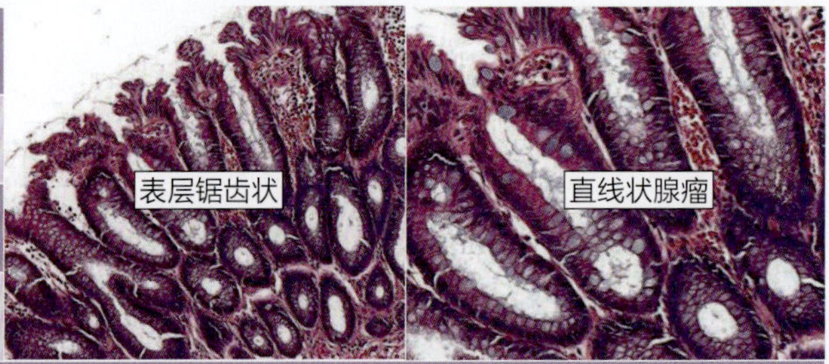

由柱状上皮覆盖的腺管结构，具有拉长的细胞核，均匀地位于基底侧；表层上皮呈房状，但未见TSA中所见的嗜酸性细胞质

SuSA 其他的特点

- Ki-67表达阳性细胞的分布局限于隐窝的中间带；黏液性状以肠型性状为主体，也可胃肠混合型
- KRAS变异是必发的，很少能看到BRAF变异
- PTPRK/RSPO的融合遗传基因在约占90%

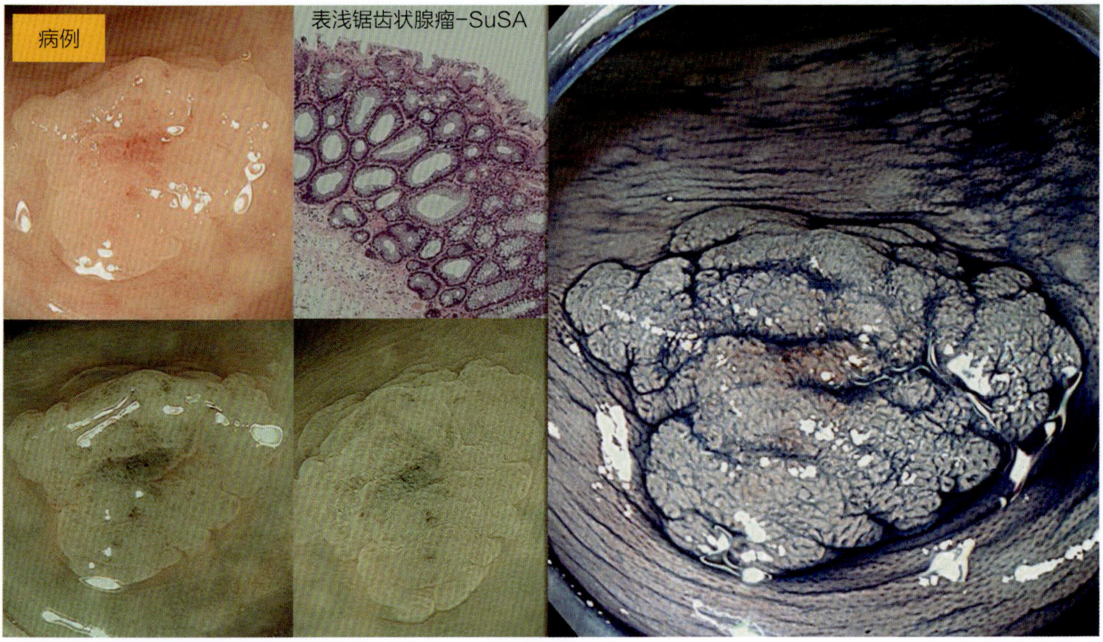

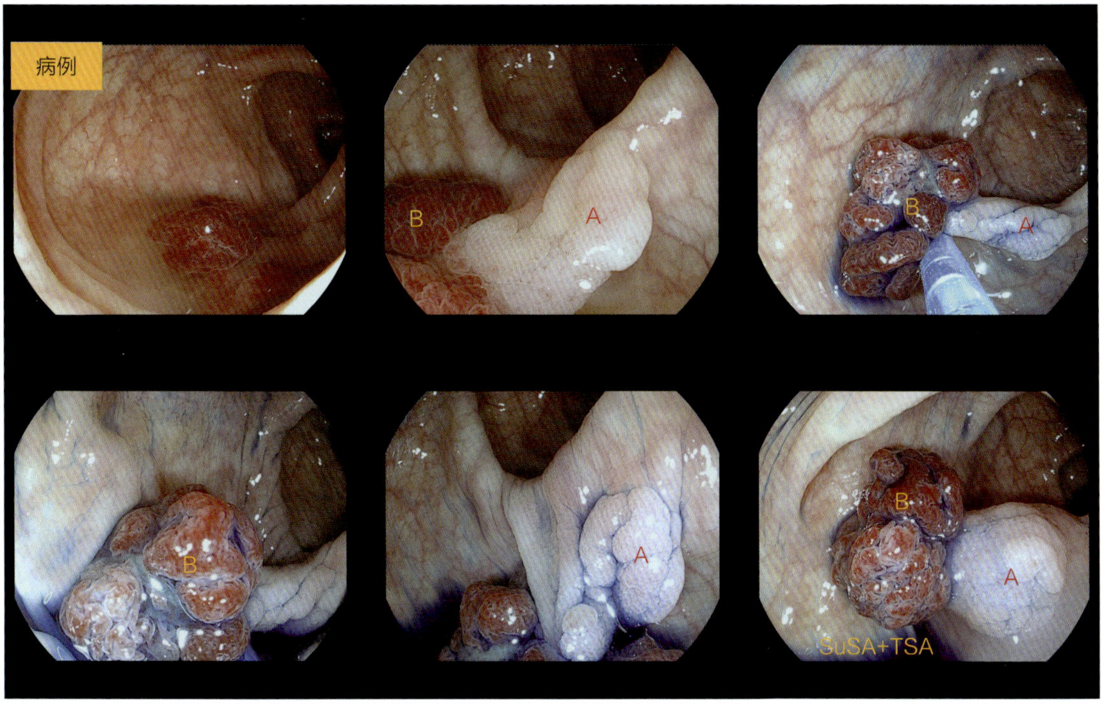
病例
B
A
B
A
B
A
B
A
SuSA+TSA

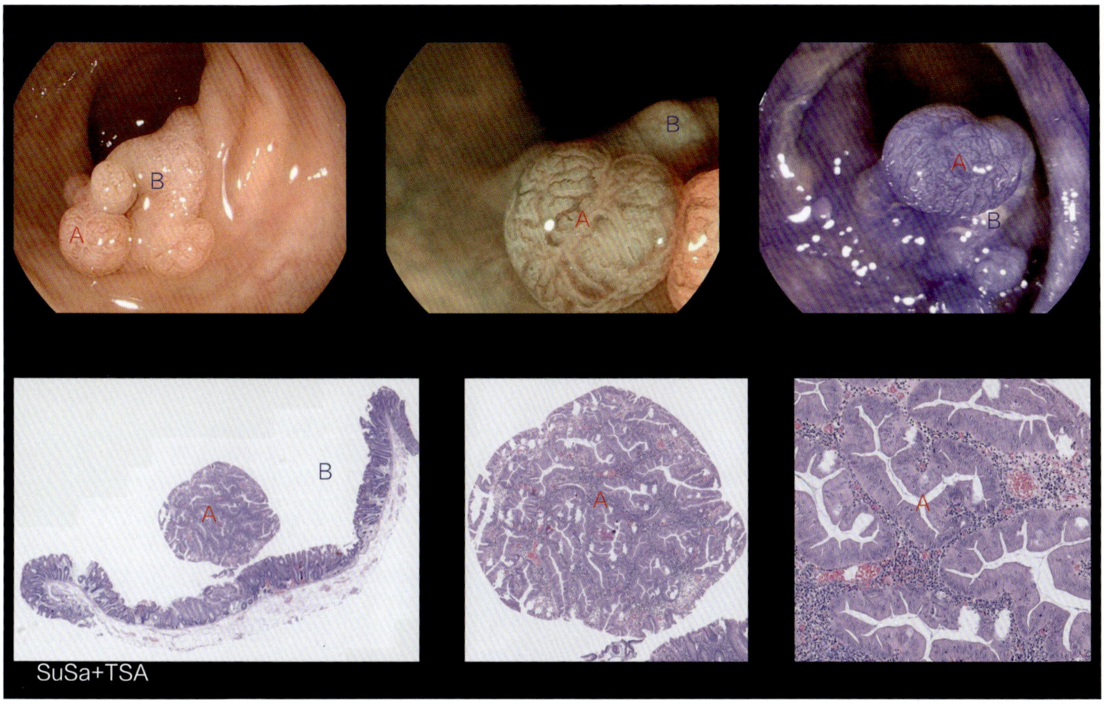
B
A
B
A
A
B
B
A
A
A
SuSa+TSA

锯齿状病变的演变过程

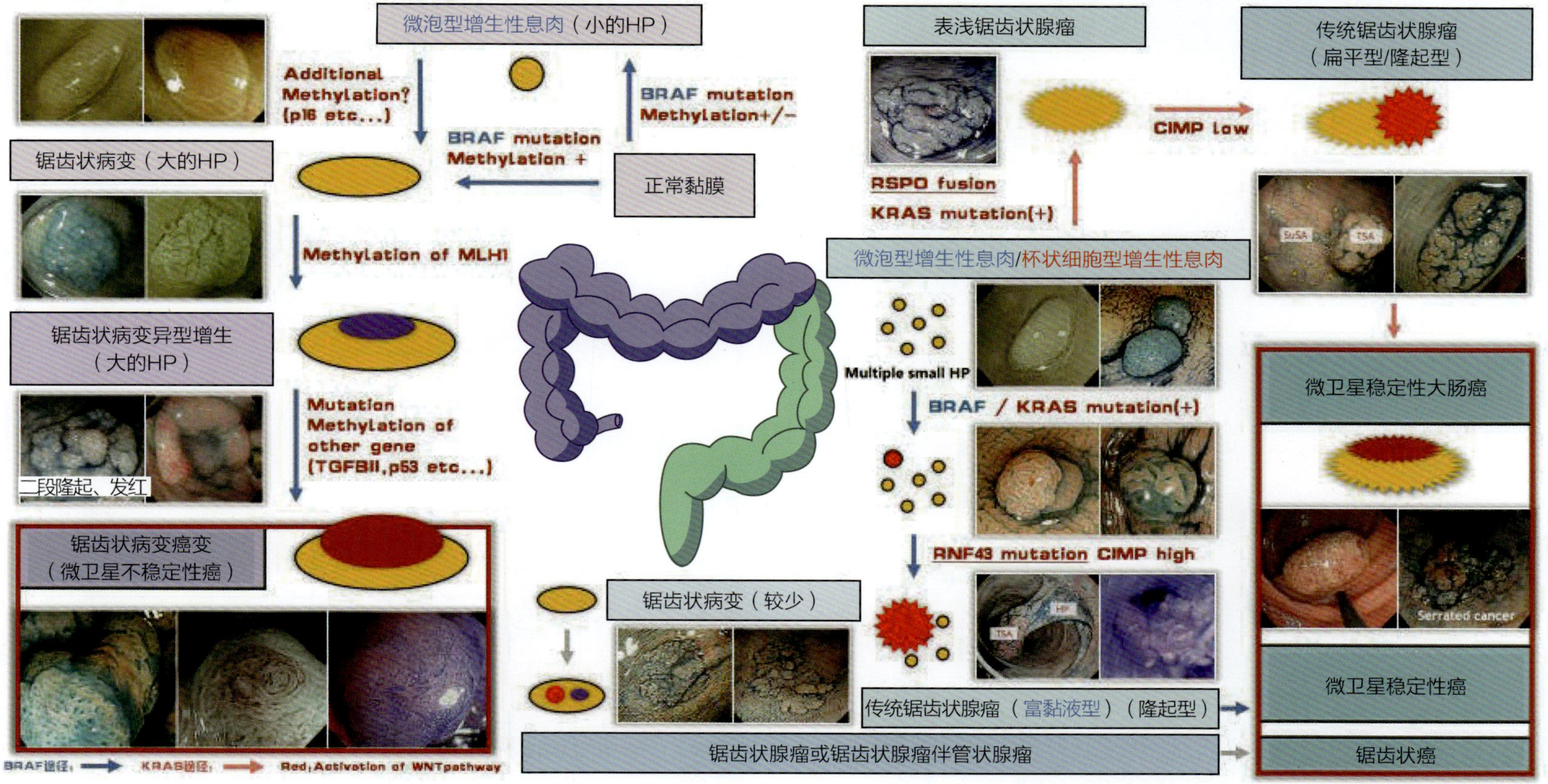
微泡型增生性息肉（小的HP）
Additional Methylation? (p16 etc...)
BRAF mutation Methylation+/−
BRAF mutation Methylation +
锯齿状病变（大的HP）
正常黏膜
Methylation of MLH1
锯齿状病变异型增生（大的HP）
Mutation Methylation of other gene (TGFBII,p53 etc...)
二段隆起、发红
锯齿状病变癌变（微卫星不稳定性癌）
BRAF途径：
KRAS途径：
Red: Activation of WNTpathway
表浅锯齿状腺瘤
RSPO fusion
KRAS mutation(+)
CIMP low
传统锯齿状腺瘤（扁平型/隆起型）
SuSA
TSA
微泡型增生性息肉/杯状细胞型增生性息肉
Multiple small HP
BRAF / KRAS mutation(+)
RNF43 mutation CIMP high
HP
TSA
锯齿状病变（较少）
传统锯齿状腺瘤（富黏液型）（隆起型）
锯齿状腺瘤或锯齿状腺瘤伴管状腺瘤
微卫星稳定性大肠癌
Serrated cancer
微卫星稳定性癌
锯齿状癌

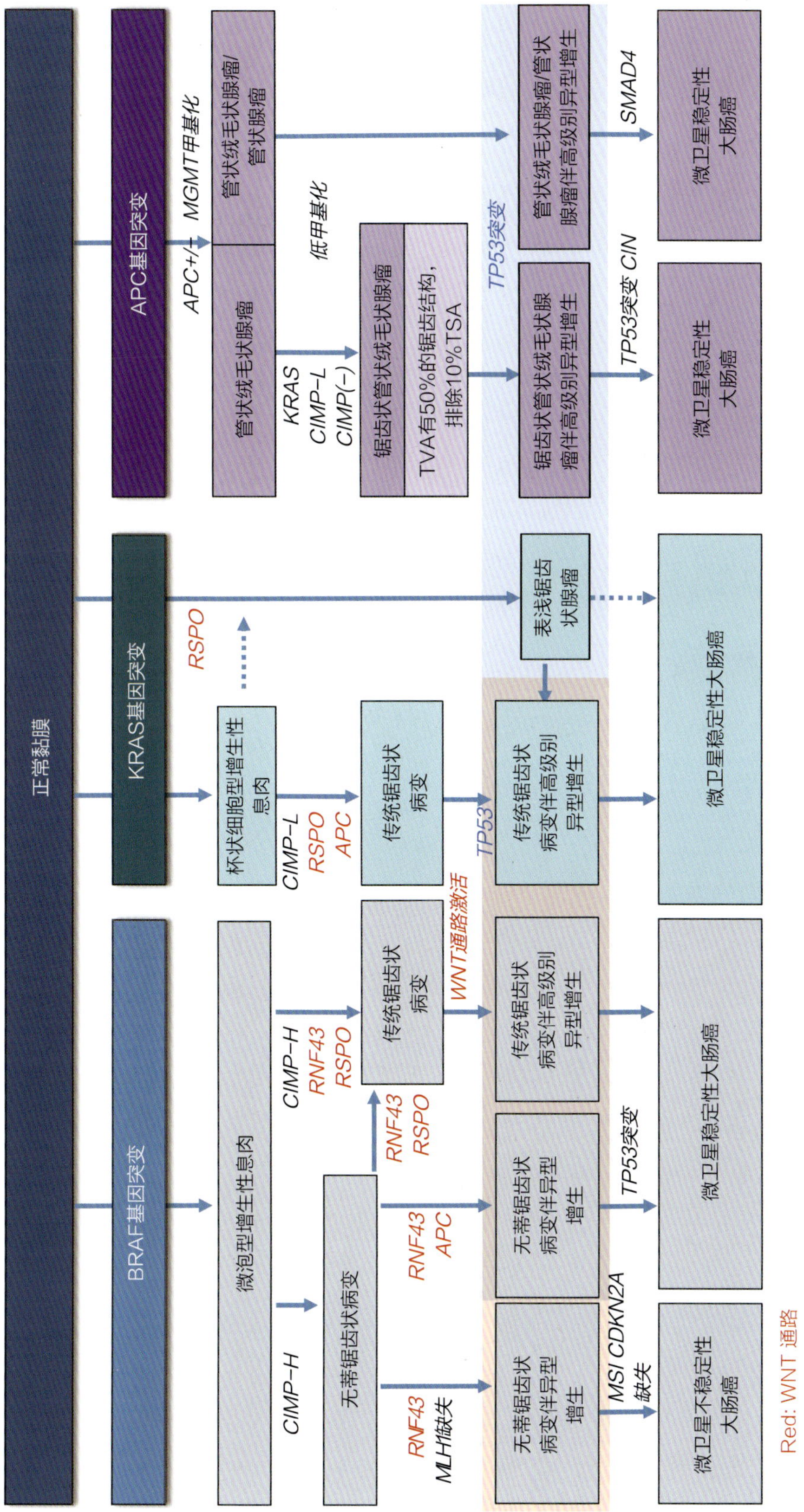
正常黏膜
APC基因突变
KRAS基因突变
BRAF基因突变
APC+/-
MGMT甲基化
管状绒毛状腺瘤/管状腺瘤
管状绒毛状腺瘤
KRAS
CIMP-L
CIMP(-)
低甲基化
锯齿状管状绒毛状腺瘤
TVA有50%的锯齿结构，排除10%TSA
TP53突变
管状绒毛状腺瘤/管状腺瘤伴高级别异型增生
锯齿状管状绒毛状腺瘤伴高级别异型增生
SMAD4
TP53突变 CIN
微卫星稳定性大肠癌
微卫星稳定性大肠癌
RSPO
杯状细胞型增生性息肉
CIMP-L
RSPO
APC
传统锯齿状病变
TP53
传统锯齿状病变伴高级别异型增生
表浅锯齿状腺瘤
微卫星稳定性大肠癌
微泡型增生性息肉
CIMP-H
RNF43
RSPO
传统锯齿状病变
WNT通路激活
RNF43
RSPO
传统锯齿状病变伴高级别异型增生
微卫星稳定性大肠癌
CIMP-H
无蒂锯齿状病变
RNF43
APC
无蒂锯齿状病变伴异型增生
TP53突变
RNF43
MLH1缺失
无蒂锯齿状病变伴异型增生
MSI CDKN2A缺失
微卫星不稳定性大肠癌
Red: WNT 通路

锯齿状病变的形态特征免疫组化和分子改变

	MVHP	GCHP	SSL	SSLD	TSA	STVA
结构异型	无	无	有	有	有	有
细胞异型	无	无	无	有	无*	有
形态特征	上2/3锯齿状，胞质富微泡	腺体增大，富杯状细胞	至少1个以上腺体整个异常	4种亚型，隐窝结构较SSL更重，有细胞异型	裂隙状锯齿，异位隐窝，嗜酸胞质	具锯齿及绒毛，不嗜酸
Ki-67指数	正常	正常	阳性细胞不对称分布	阳性细胞较SSL弥漫	隐窝基底部和异位隐窝基底部阳性	不恒定
MLH1表达	+	+	+	-/+（不同亚型%不同）	+	+
BRAF突变	80%	0	>90%	>90%	20%~40%	低
KRAS突变	0	50%	0~5%	0	50%~70%	高
CIMP	+	-	++	+++	+~++	++
p53突变	-	-	-	25%+	阳性较高	阳性更频繁
其他	-	-	-	-	更多的RNF43改变和RSPO基因融合	-

CIMP：CpG岛甲基化表型；GCHP（goblet cell-rich hyperplastic polyp）：富杯状细胞型增生性息肉；MVHP（microvesicular hyperplastic polyp）：微泡型增生性息肉；SSL （sessile serrated lesion）：无蒂锯齿状病变；SSLD（sessile serrated lesion with dysplasia）：无蒂锯齿状病变伴异型增生；TSA（traditional serrated adenoma）：传统型锯齿状腺瘤

*有学者认为，典型的 TSA细胞有低级别锯齿状异型增生，但形态学及分子改变均不同于普通肠型异型增生及高级别锯齿状异型增生；并且较大的 TSA往往具肠型或高级别锯齿状异型增生。SSLD的 4种异型增生包括：腺瘤性异型增生、非特异性异型增生、微小偏差异型增生（minimal deviation dysplasia）、锯齿状异型增生。

锯齿病变治疗后推荐的监测间隔

病变	日本	美国	欧洲
Ø <10mm HP（20个以下）	无记载	10年	无须检测 返回筛查
Ø <10mm SSL（1~2个）	3~5年	5~10年	
Ø <10mm SSL（3~4个）		3~5年	
Ø <10mm SSL（5~10个）		3年	
Ø ≥10mm SSL			3年
○ SSL-异型增生	3年		
Ø ≥10mmHP	无记载	3~5年	
Ø ≥10mmTSA		3年	
Ø ≥20mm SSL的分割切除		6个月	3~6个月

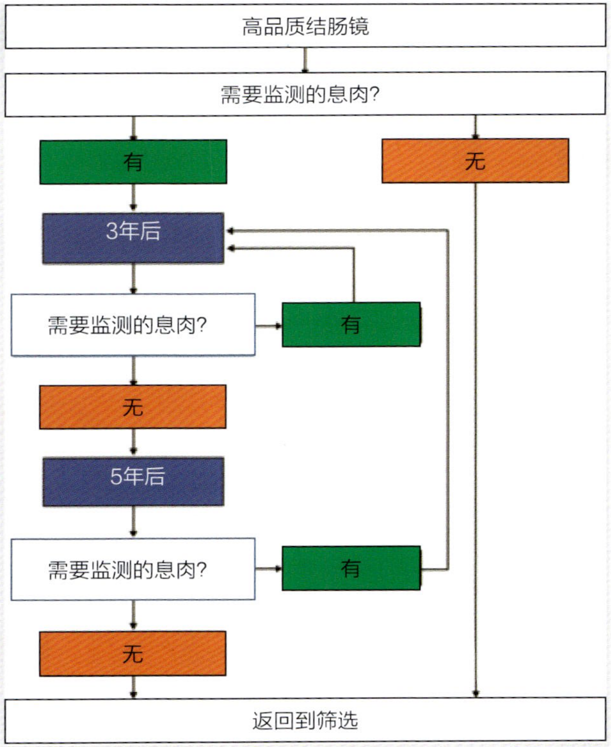

幼年性息肉

病例

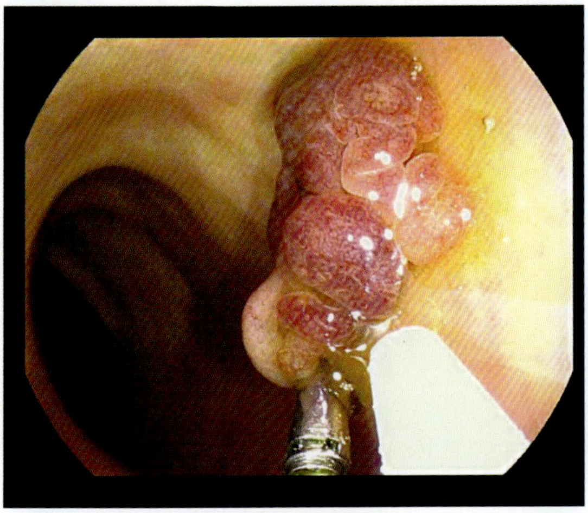

图 1　普通白光

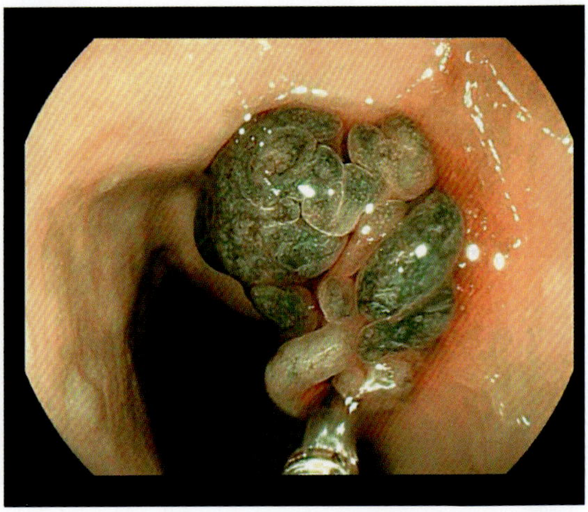

图 2　OE MODE 1

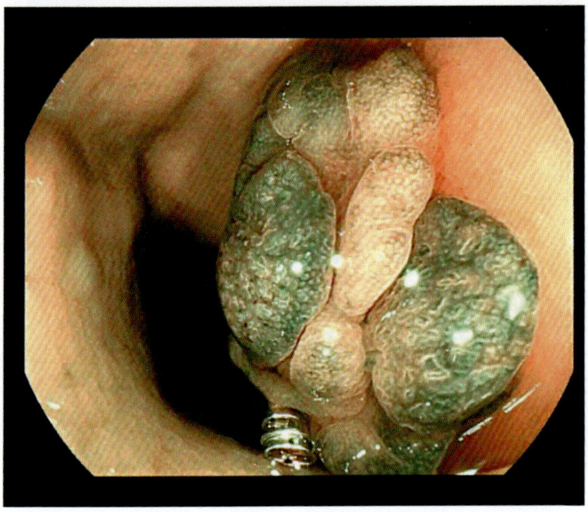

图 3　OE MODE 1 放大

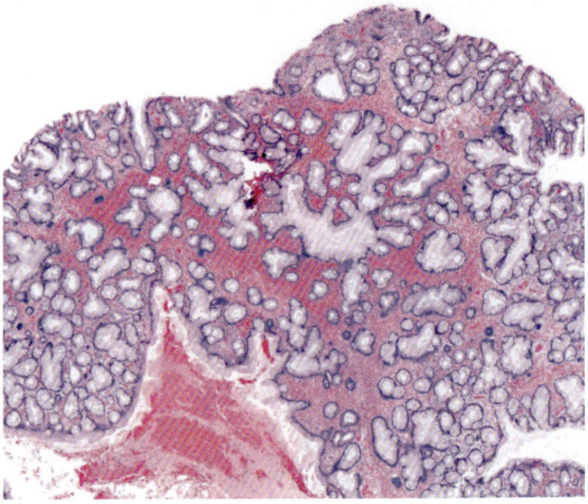

图 4　病理

内镜发现

乙状结肠可见一带蒂的多分叶状隆起型病变，蒂窄而头端宽阔，因充血显著而色泽鲜红，OE MODE 模式下呈墨绿色。放大观察可见表面腺管呈 Ⅰ 型、Ⅱ 型腺管开口。病理提示为幼年性息肉。此病例部分病理学家认为是 HP。

腺瘤癌变（1）

病例

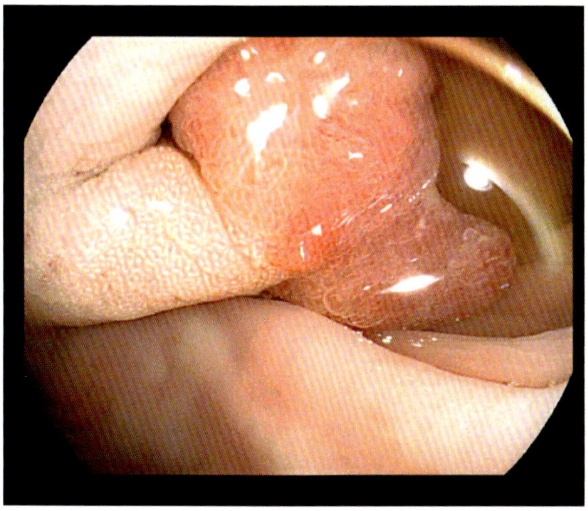

图 1　普通白光

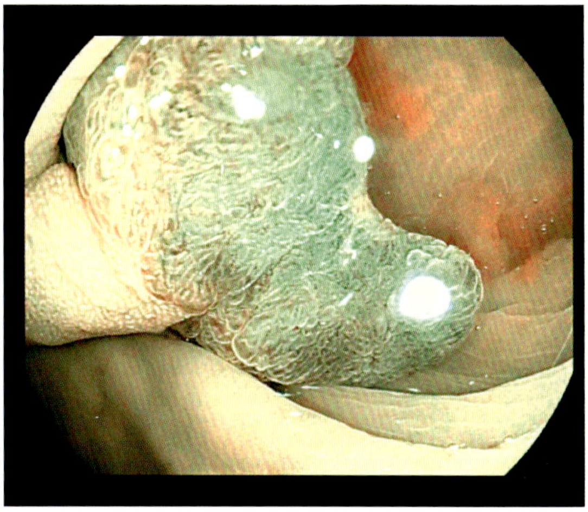

图 2　OE MODE 1

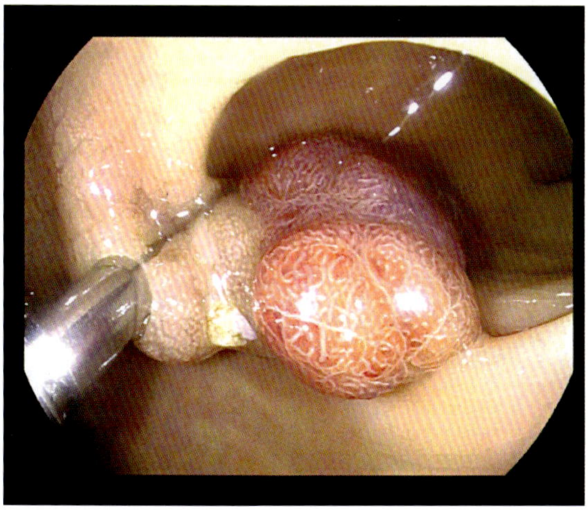

图 3　OE MODE 2

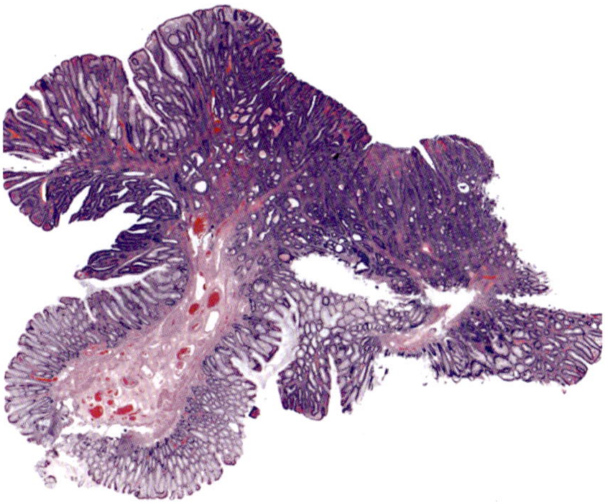

图 4　病理

内镜发现

乙状结肠可见一带蒂头端呈“元宝”样外观的隆起型病变，头端约 1.5cm。普通白光下具有紧满感，顶端发红。OE MODE 1 模式下观察顶端腺管结构紊乱不清，沿蒂部的根部切除病变。术后病理显示腺瘤，顶端癌变，Haggitt 分类头端浸润，蒂部基底切缘阴性，脉管阴性。

腺瘤癌变（2）

病例

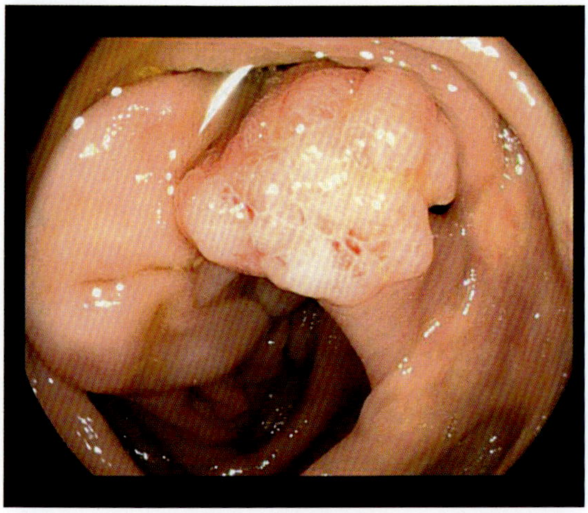

图 1　普通白光

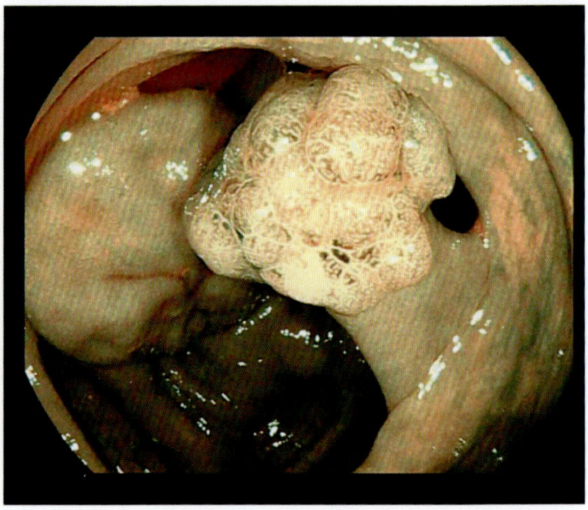

图 2　OE MODE 1

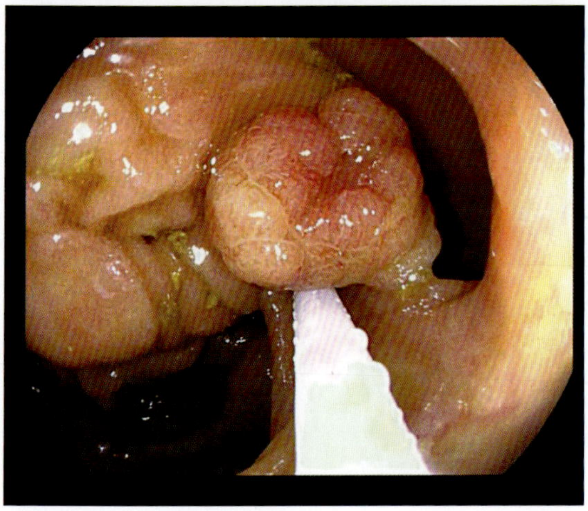

图 3　OE MODE 2

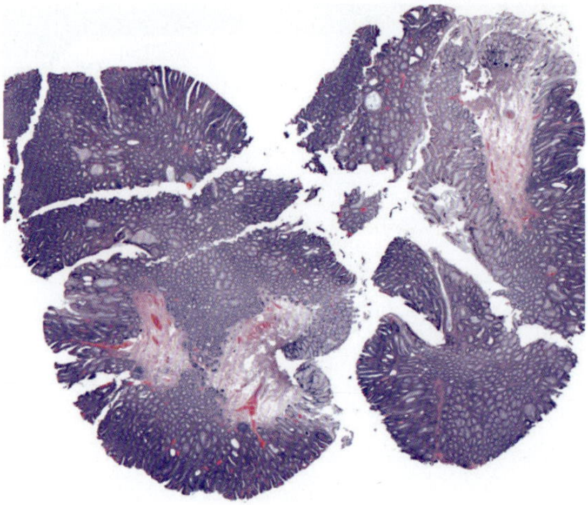

图 4　病理

内镜发现

升结肠回盲瓣对侧可见一带蒂头端呈“蘑菇”样外观的隆起型病变，头端约 2.0cm，正镜观察见表面结构较均一，活检钳抵压根部吸气后可见远侧顶端有区域性凹陷，凹陷内色红，结构紊乱不清，怀疑存在局部癌变。切除后证实确为腺瘤顶端癌变，未累及蒂部。

家族性腺瘤性息肉病（FAP）

病例

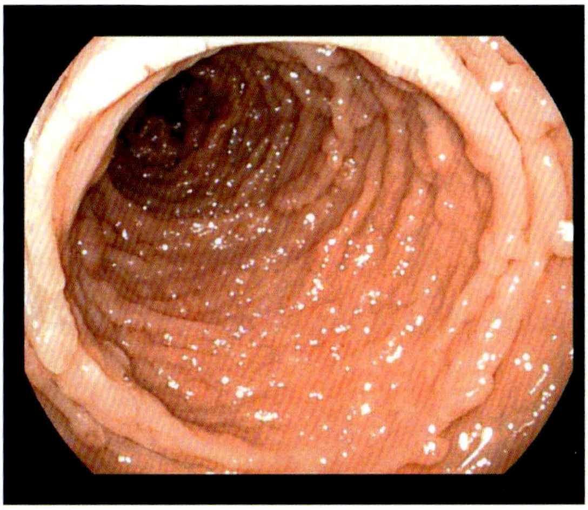

图 1　普通白光

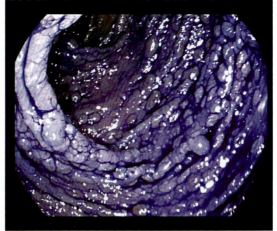

图 2　OE MODE 2+ 美蓝

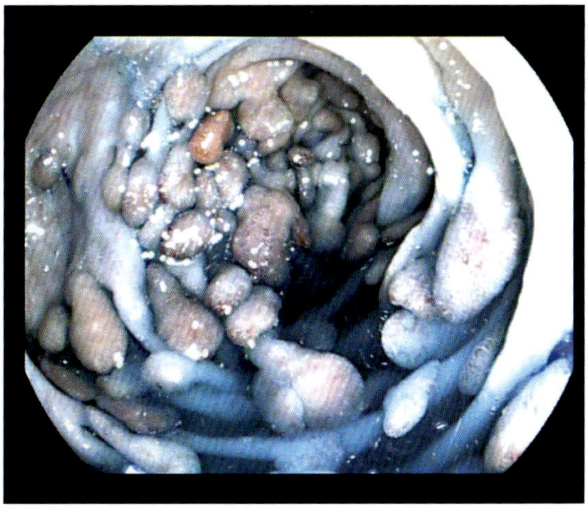

图 3　普通白光 + 美蓝

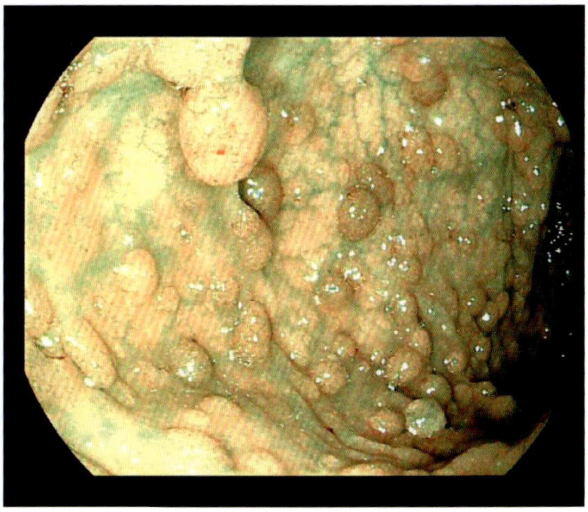

图 4　OE MODE 1

内镜发现

家族性腺瘤性息肉病（FAP）是一种常染色体显性遗传性疾病。FAP 的共同特征是大肠黏膜上广泛分布小型腺瘤，成群密集或成串排列，其数目往往可多达数百上千。息肉开始生长的平均年龄是 15 岁，直径一般小于 1cm，息肉多数是宽基底；大于 2cm 的息肉通常有蒂。组织学类型包括 TA、TVA 或 VA，以 TA 最多见。息肉越大发生局灶性癌的可能性越大。本病具有很高的大肠癌并发率。FAP 发生癌变年龄比普通的结肠直肠癌早。若 FAP 未予治疗，几乎每一病例都将发生大肠癌。

溃疡性直肠炎

病例

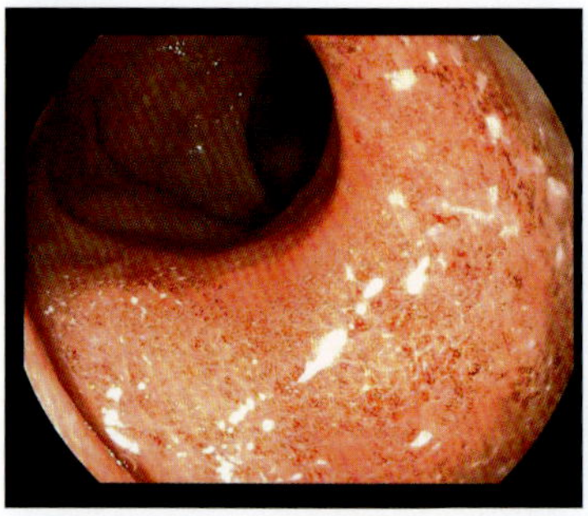

图 1　普通白光

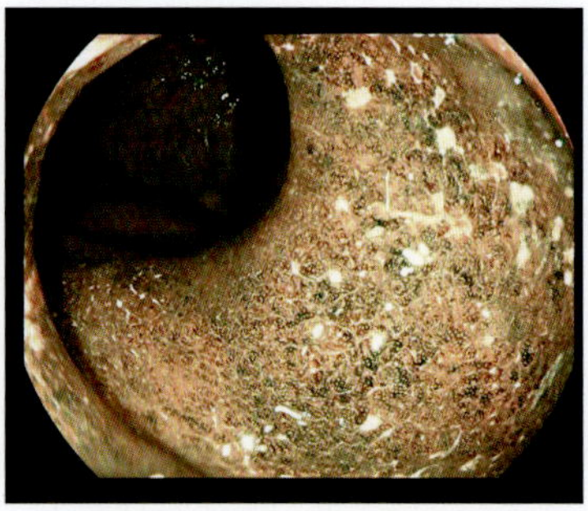

图 2　OE MODE 1

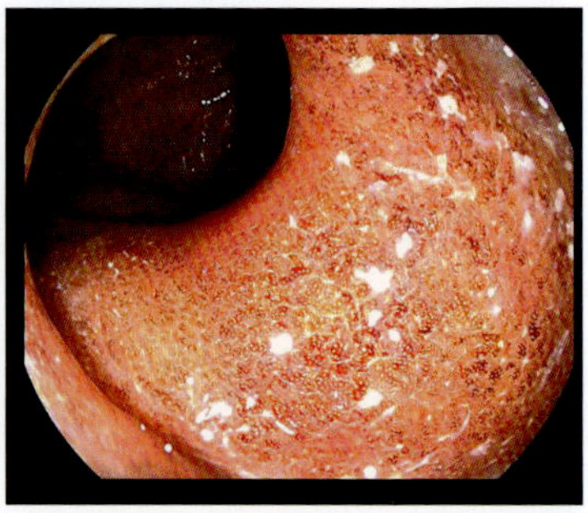

图 3　OE MODE 2

内镜发现

溃疡性直肠炎（ulcerative rectitis）是指在溃疡性结肠炎中炎症仅局限于直肠的一种疾病。病因不明，可能与免疫、感染、遗传和精神因素有关。病变主要累及直肠黏膜与黏膜下层，伴有糜烂和浅表溃疡，可向上扩展至结肠。临床上主要表现为腹泻、黏液脓血便、腹痛、里急后重等消化道症状。

直肠静脉曲张

病例

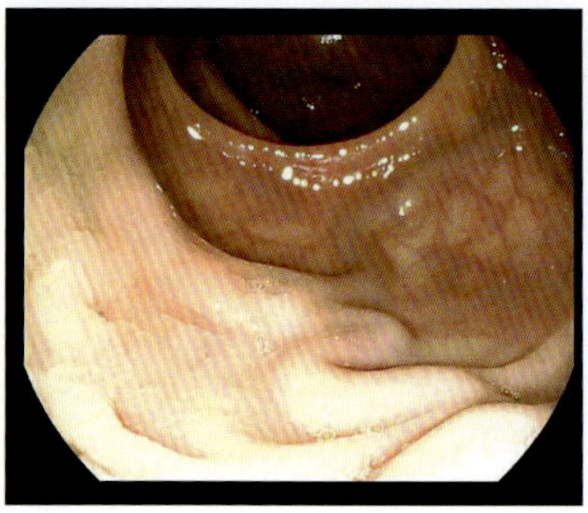

图 1　普通白光

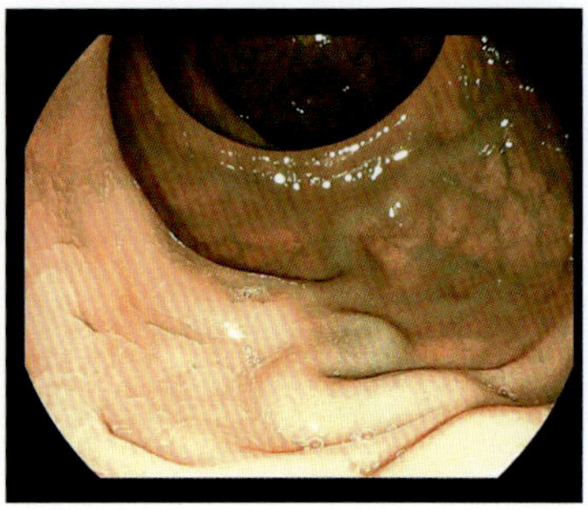

图 2　OE MODE 1

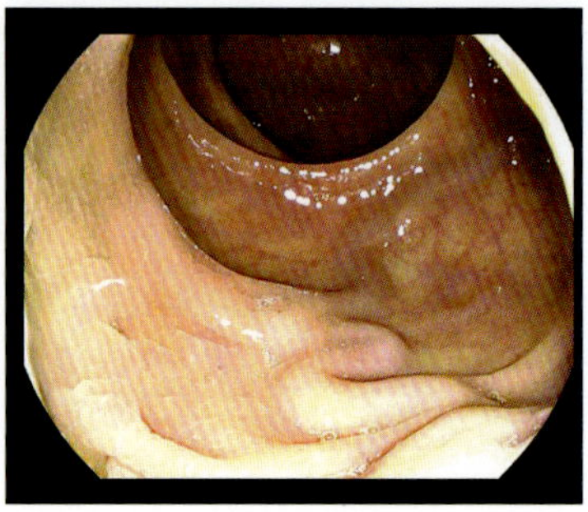

图 3　OE MODE 2

内镜发现

临床上直肠的静脉有直肠上静脉和直肠下静脉。直肠上静脉经肠系膜下静脉汇入门静脉。直肠下静脉经髂静脉汇入下腔静脉。肝硬化伴发门脉高压时，会出现食道、胃底、直肠静脉曲张。此外，还可见于血栓性外痔，因便秘、咳嗽等腹腔压力增大导致的直肠下静脉的迂曲扩张。

肛乳头肥大 / 肛乳头瘤

病例

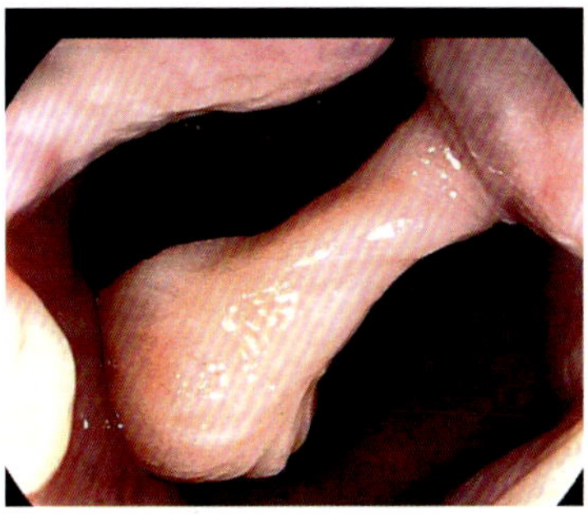
图 1 普通白光

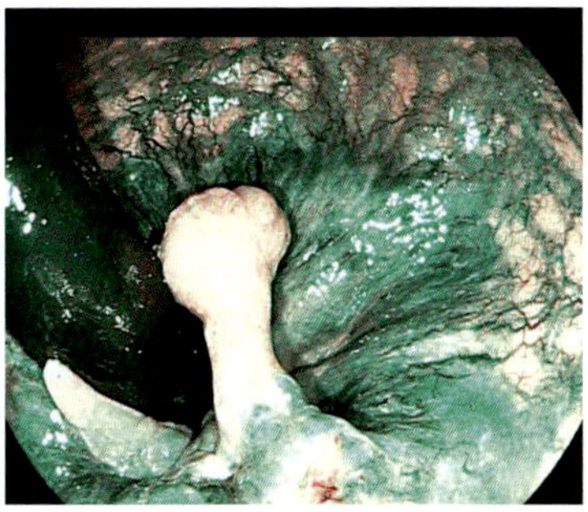
图 2 OE MODE 1+ 倒镜

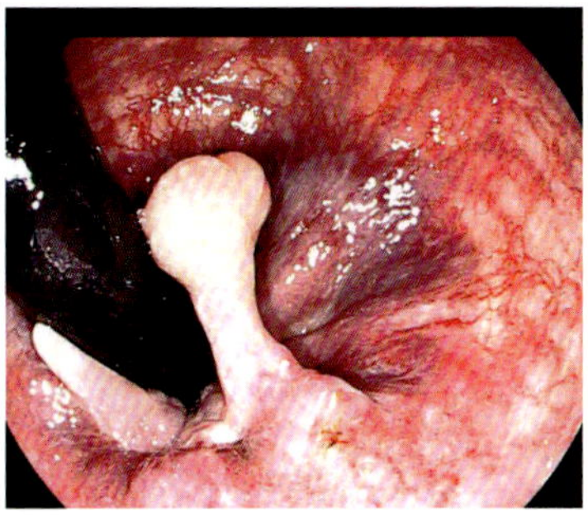
图 3 普通白光 + 倒镜

内镜发现

肛管与肛柱连续的部位，有一个三角形的乳头状隆起，称为肛乳头，乳头数大多为 4 个左右，但形态及多少、大小因人而异。肛乳头肥大又称肛乳头瘤，是指正常肛乳头因慢性炎症刺激所致纤维结缔组织增生。一般无须治疗，当体积较大或有明显的临床症状时可行内镜切除。

内痔

病例

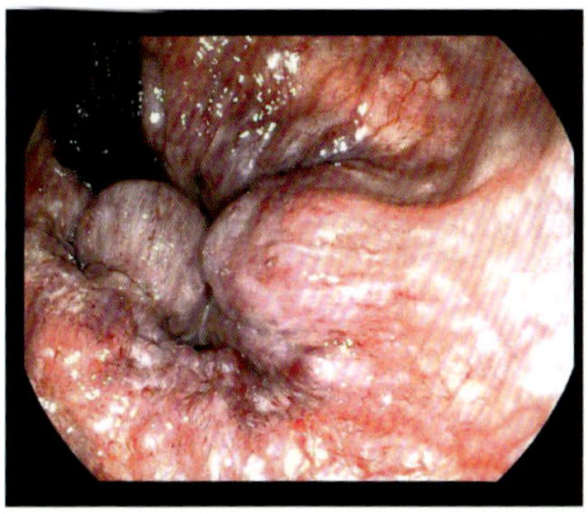
图 1 普通白光

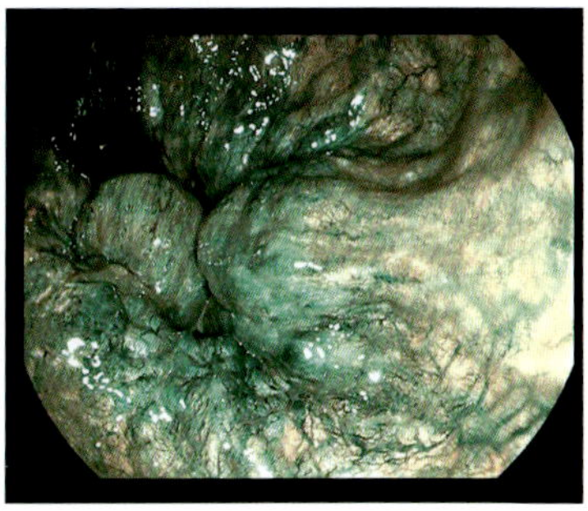
图 2 OE MODE 1

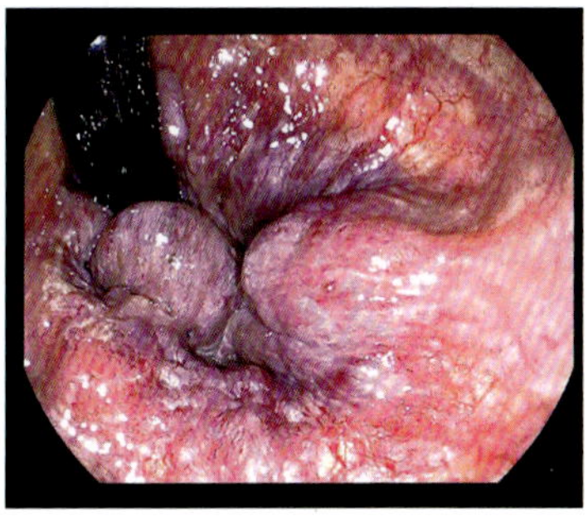
图 3 OE MODE 2

内镜发现

内痔（internal hemorrhoid）位于齿状线上方，由肛垫肥大、下移形成的痔。由血管、平滑肌弹性纤维和结缔组织构成。表面被覆直肠黏膜，多位于左侧、右前和右后。发病原因可能与解剖因素、感染因素、饮食因素、排便因素、遗传因素等有关。初起内痔突向肠腔，日久可逐渐突出肛门外，表现为便血和脱垂。无症状者无须治疗。

升结肠倒镜发现的侧向发育型肿瘤（LST）

病例

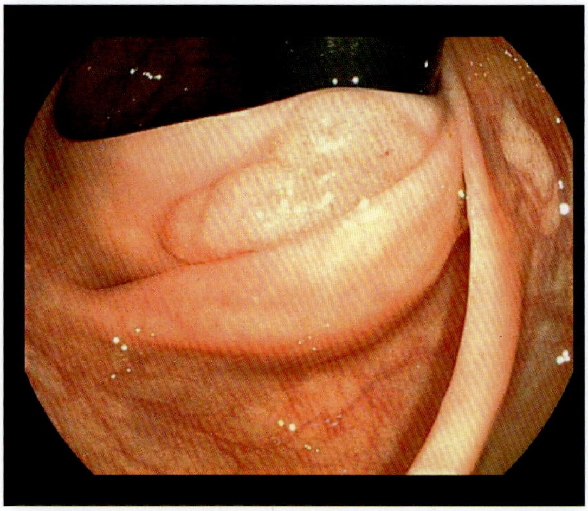

图 1　普通白光

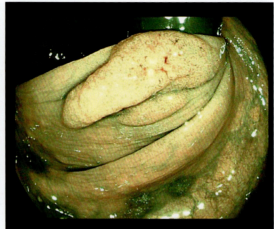

图 2　OE MODE 1

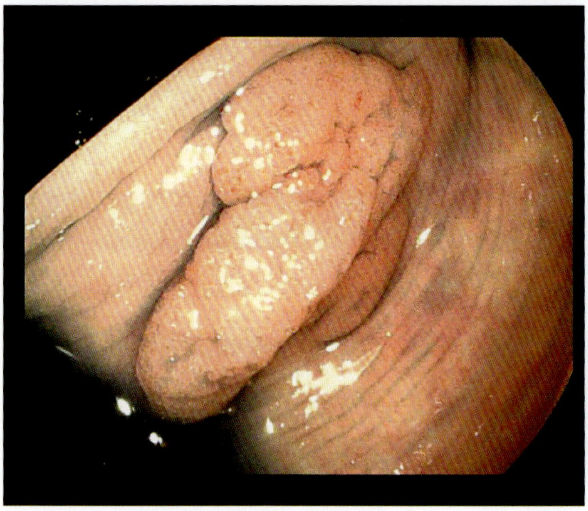

图 3　普通白光 + 染色

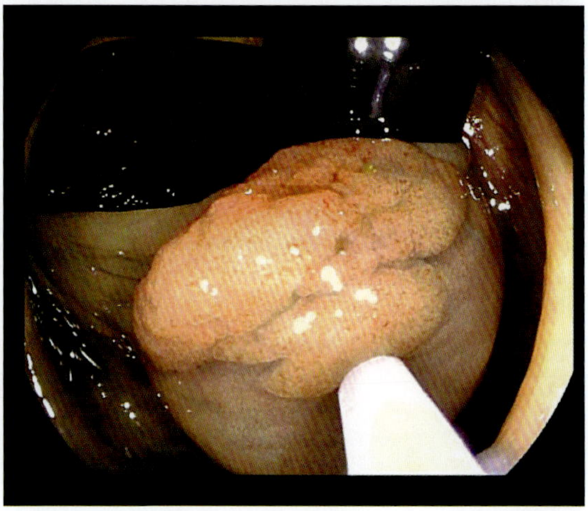

图 4　OE MODE 2

内镜发现

升结肠倒镜发现一直径 1.5cm 大小 LST 病变，边界清晰，表面 PP 分类呈Ⅲ$_L$型，形态及色泽较为均一。病理证实为 TA。升结肠因解剖学特点而皱襞高耸，常常于皱襞之后隐匿病变，且 SSA/P 也好发于右半结肠，故笔者建议：如条件允许（达盲后镜子无袢直线化，镜子角度足够，升结肠充气完全后空间较大等），尽量在升结肠正镜检查结束后试行倒镜的二次检查，则可大大减少升结肠病变的漏诊概率。

息肉摘除法的选择原则

	带蒂隆起型	亚蒂隆起型	无蒂隆起型	表浅隆起型	表浅隆起型+凹陷型
1～4mm	冷钳除				黏膜下切除术
5～9mm	热切除	冷切除			黏膜下切除术
≥10mm	热切除	黏膜下切除术			

□ CFP　冷钳除

□ CSP　冷切除

□ EMR　黏膜下切除术

□ TIP IN EMR　打点黏膜下切除术

□ UEMR　水下黏膜下切除术

□ G-EMR　宫式黏膜下切除术

□ Hu-EMR　胡式黏膜下切除术

□ preEMR　预切开黏膜下切除术

□ ESD　黏膜下剥离术

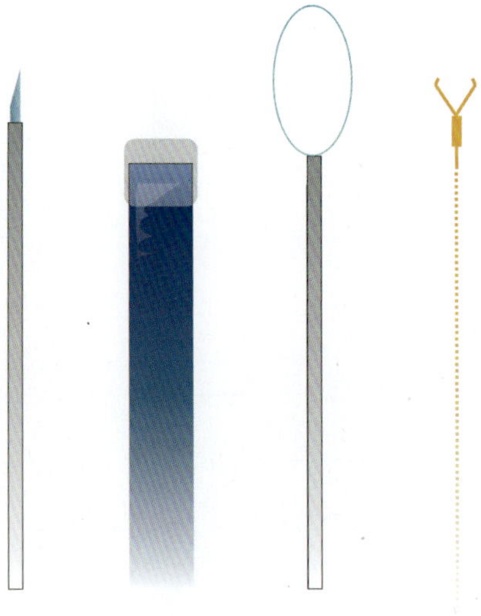

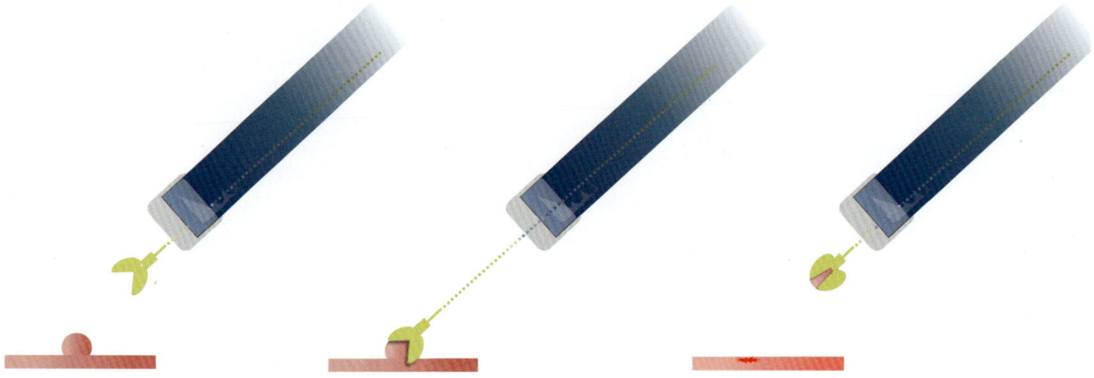

尺寸（size）≤5mm

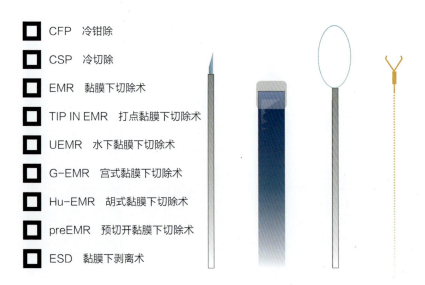

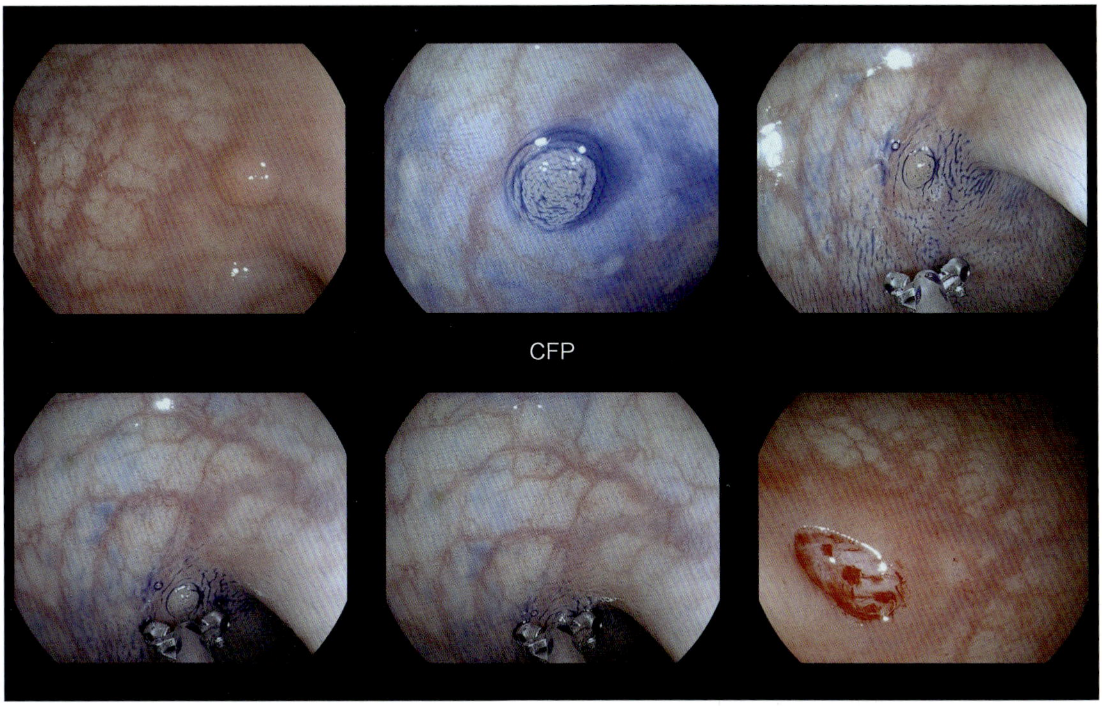

活检钳钳除术（CFP）的最佳适应证为小于5mm的病变，重点为钳除后冲水观察知否存在病变残留。对于稍大的病变（5～6mm）者，可行两次活检，但两次活检之间一定要有重叠之处，以确保钳除干净（下图的黄色箭头）。

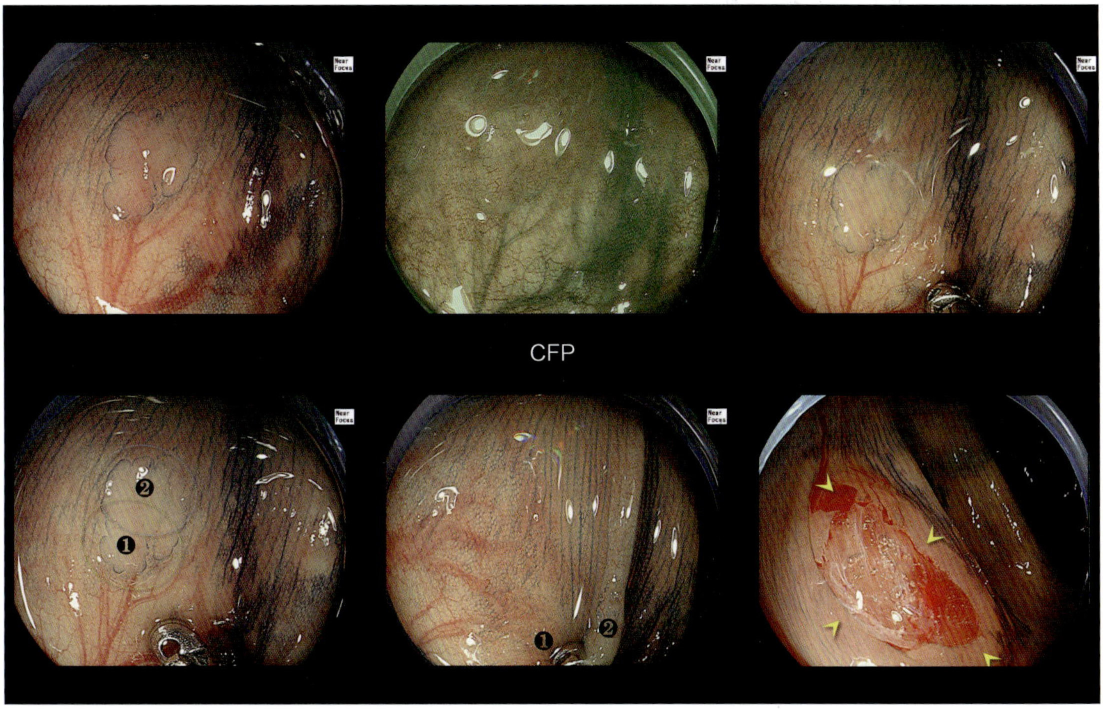

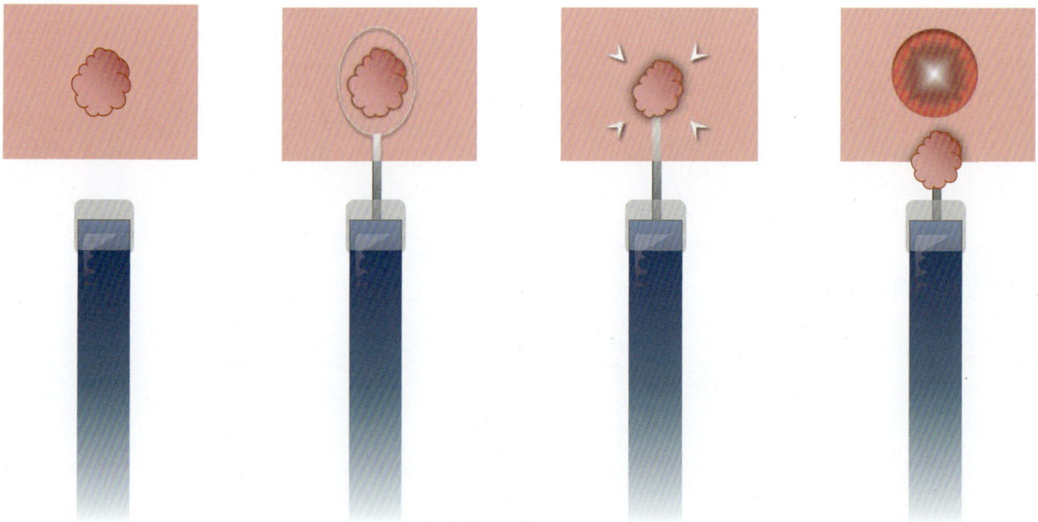

尺寸（size）≤10mm

圈套器冷切除（CSP）的最佳适应证是 1cm 以下的扁平病变，其要点是控制圈套器的顶端和外鞘管分别作为切除的起点与终点，切除范围以包括病变在内的以及病变周围的一部分正常黏膜为佳，切除后可冲水观察边缘是否有病变残留（下图的黄色箭头）。

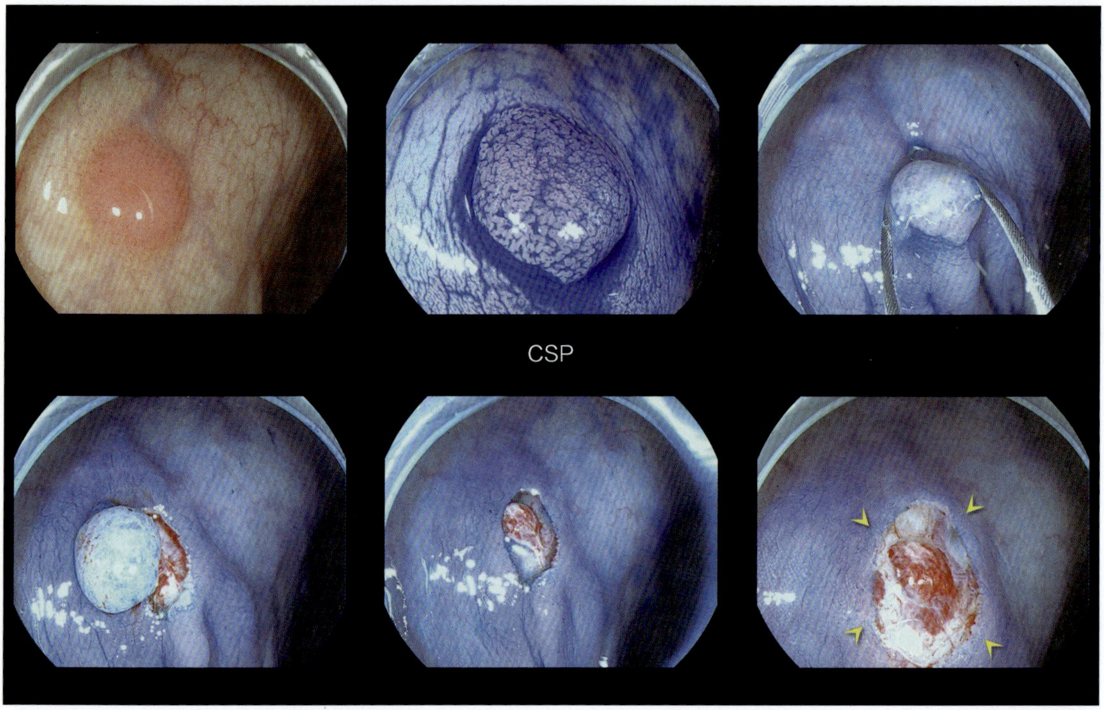

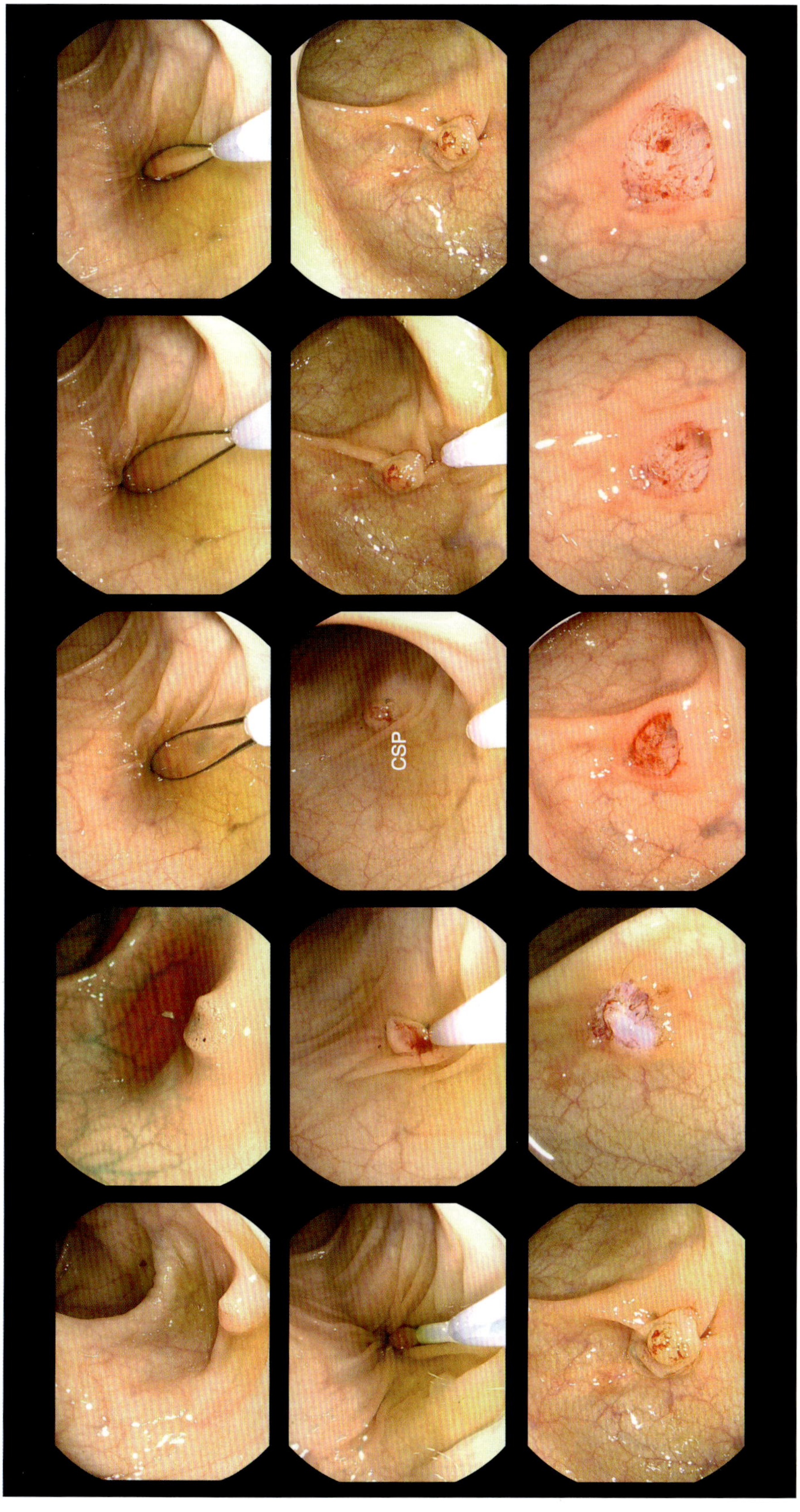
CSP

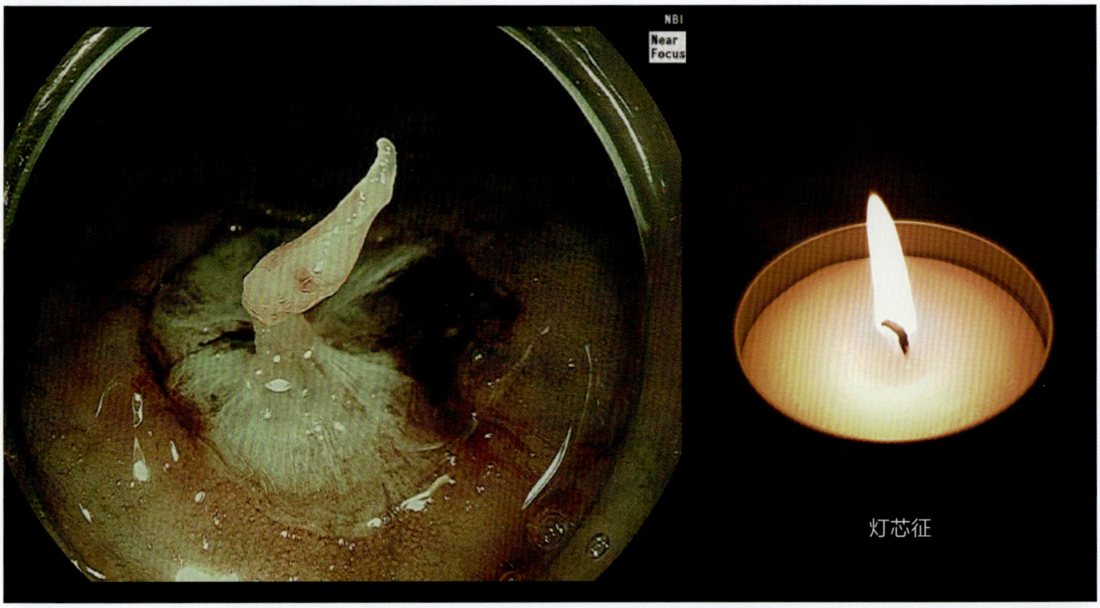

灯芯征常常发生于圈套器冷切除扁平息肉的过程中，与病变及冷切除的面积直接相关。其成因实为黏膜下层及黏膜肌的组织在圈套器收紧过程中被纠集在一起而形成。因形态形似火烛的灯芯而得名。随着时间的推移，此征在观察几分钟后会逐渐消失，不必恐慌，无须处理。

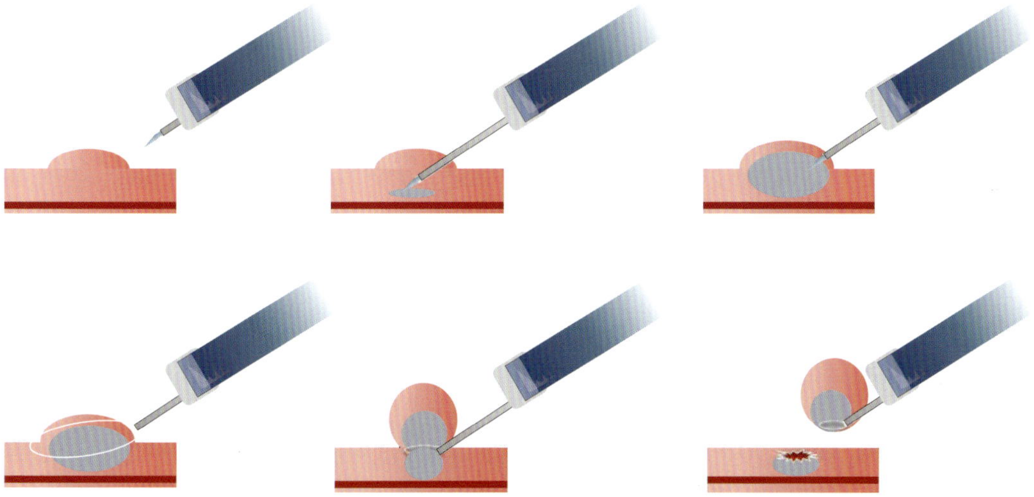

尺寸（size）≤20mm

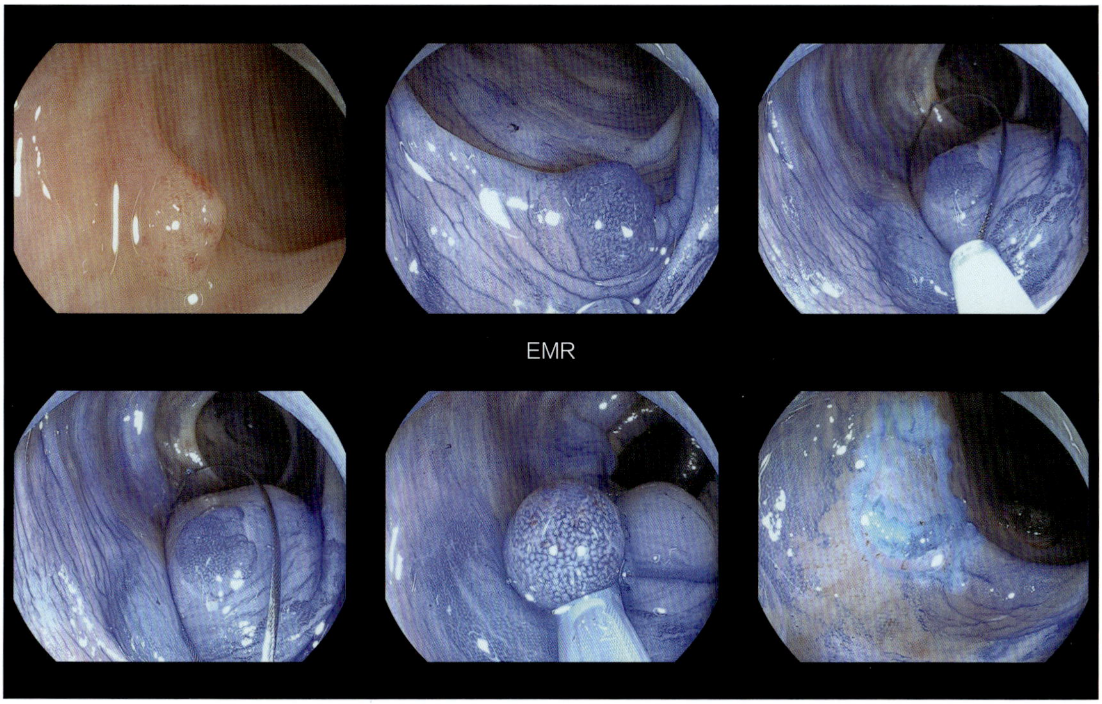

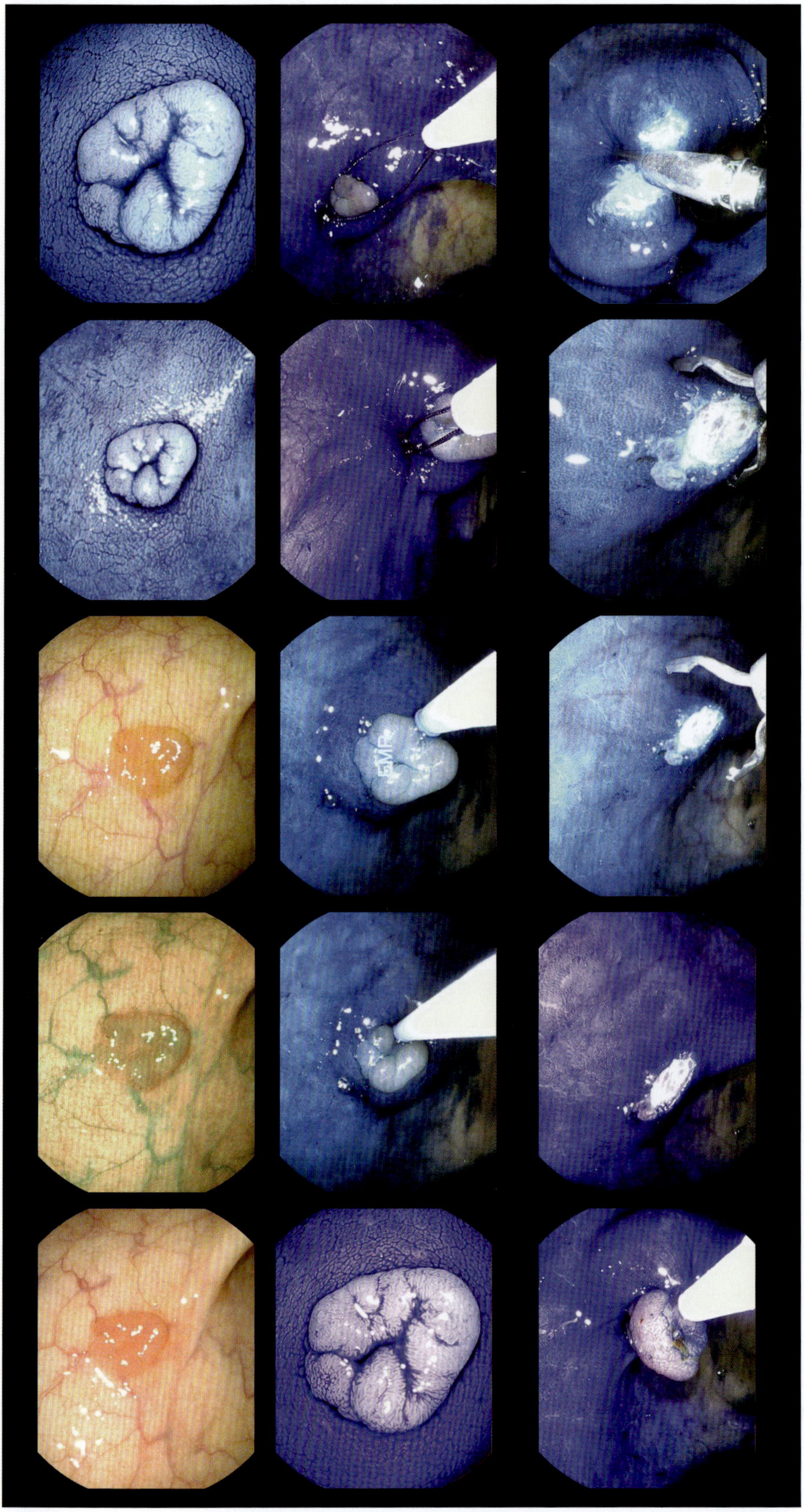

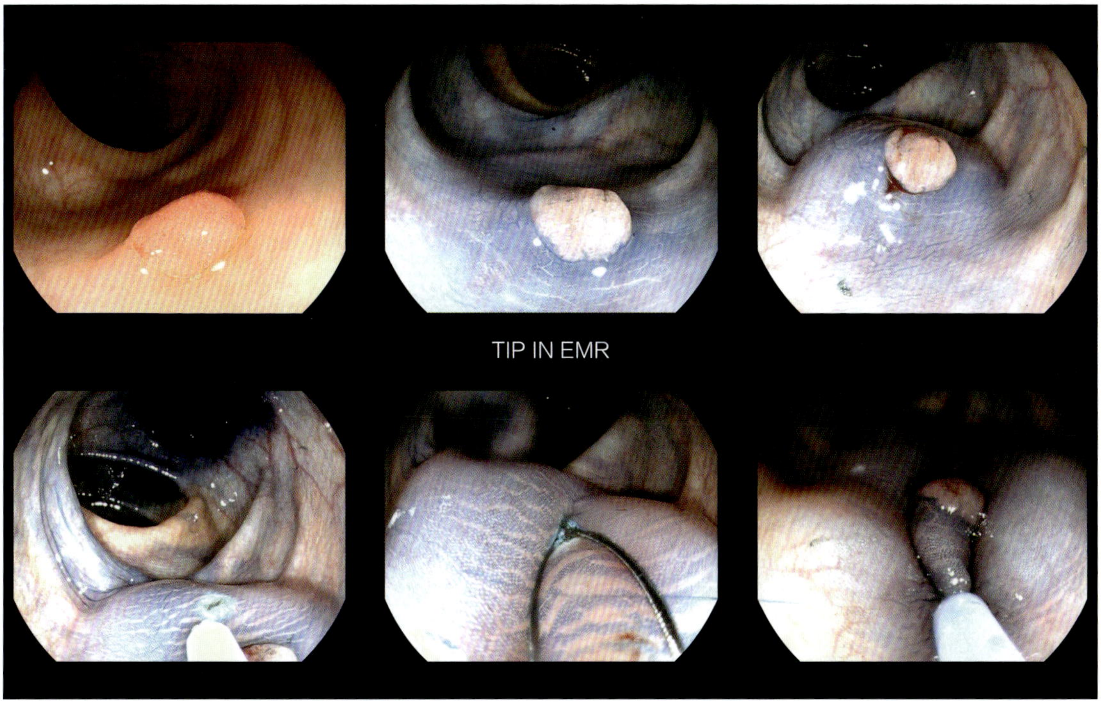

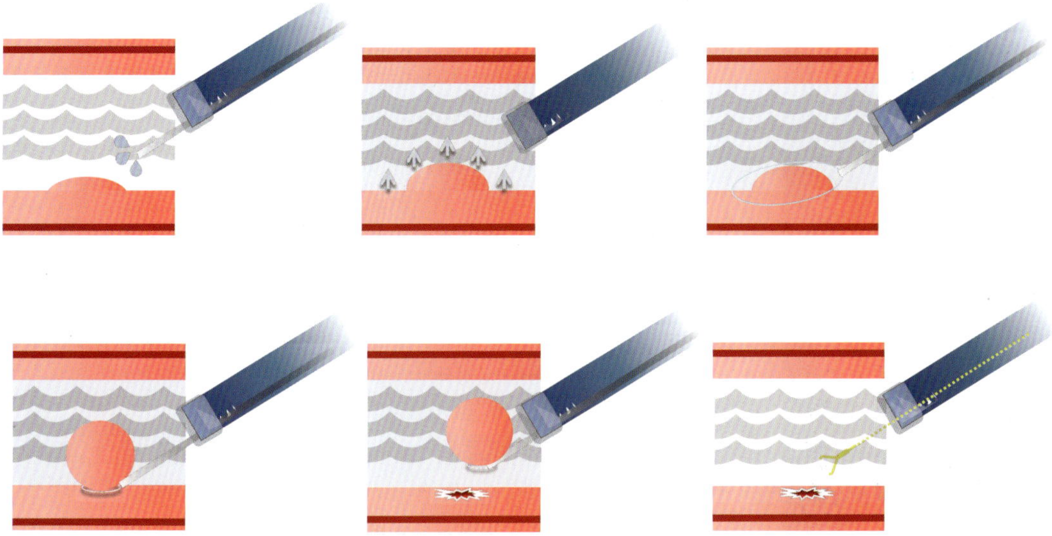

尺寸（size）≤20mm
水下EMR

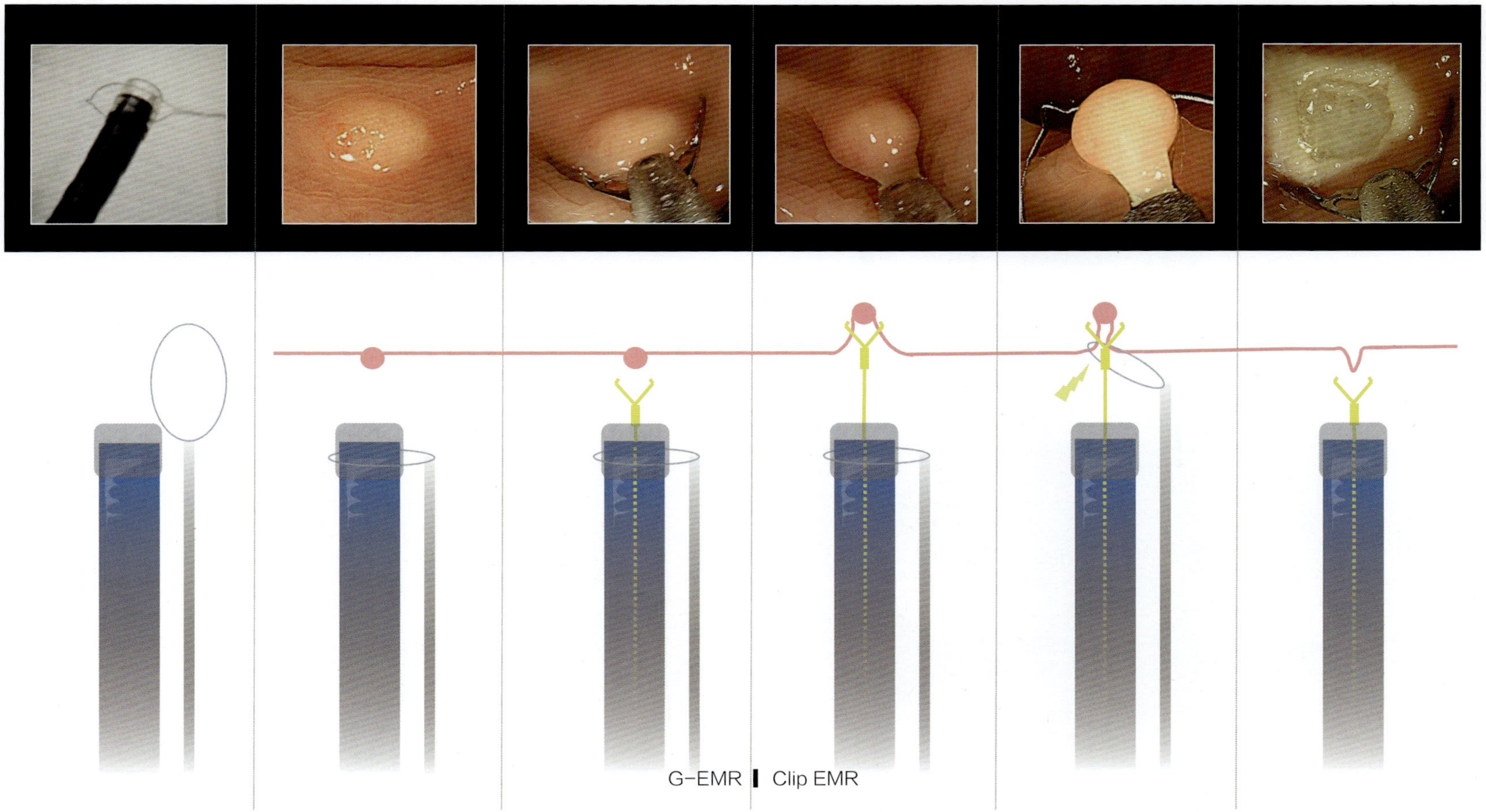

针对直肠较小的黏膜下病变，大连医科大学附属第一医院的宫健教授主张用钛夹结合圈套器的方法切除，省时省力、经济快捷。笔者称此法为“G-EMR”法。

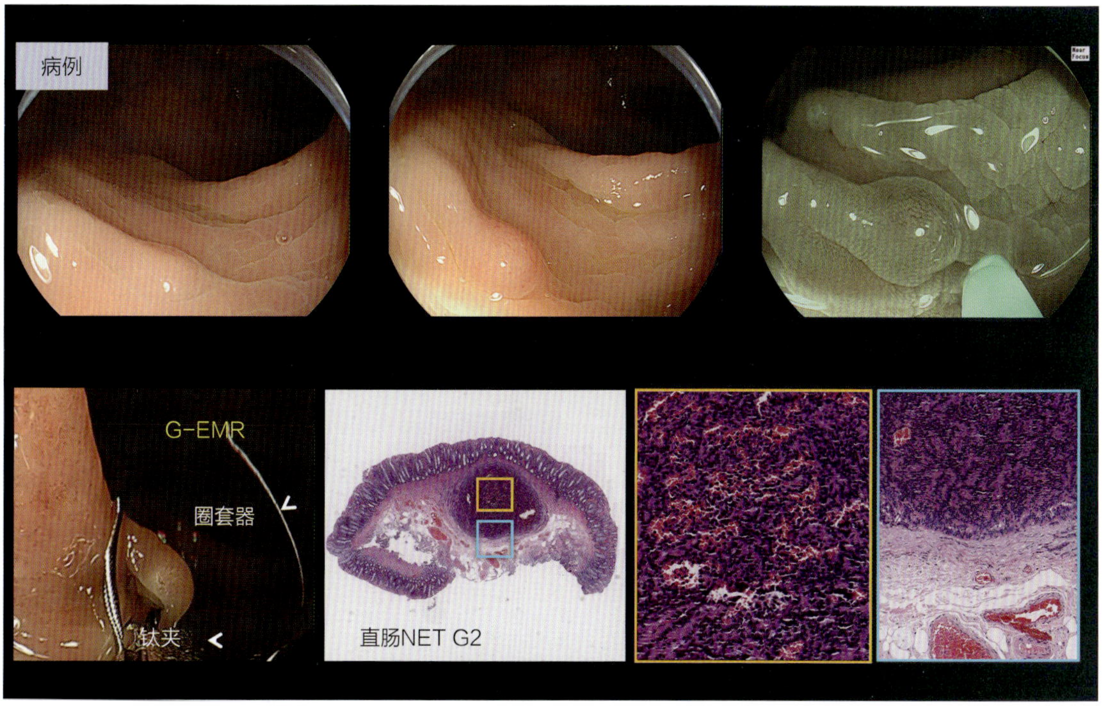
病例
G-EMR
圈套器
钛夹
直肠NET G2

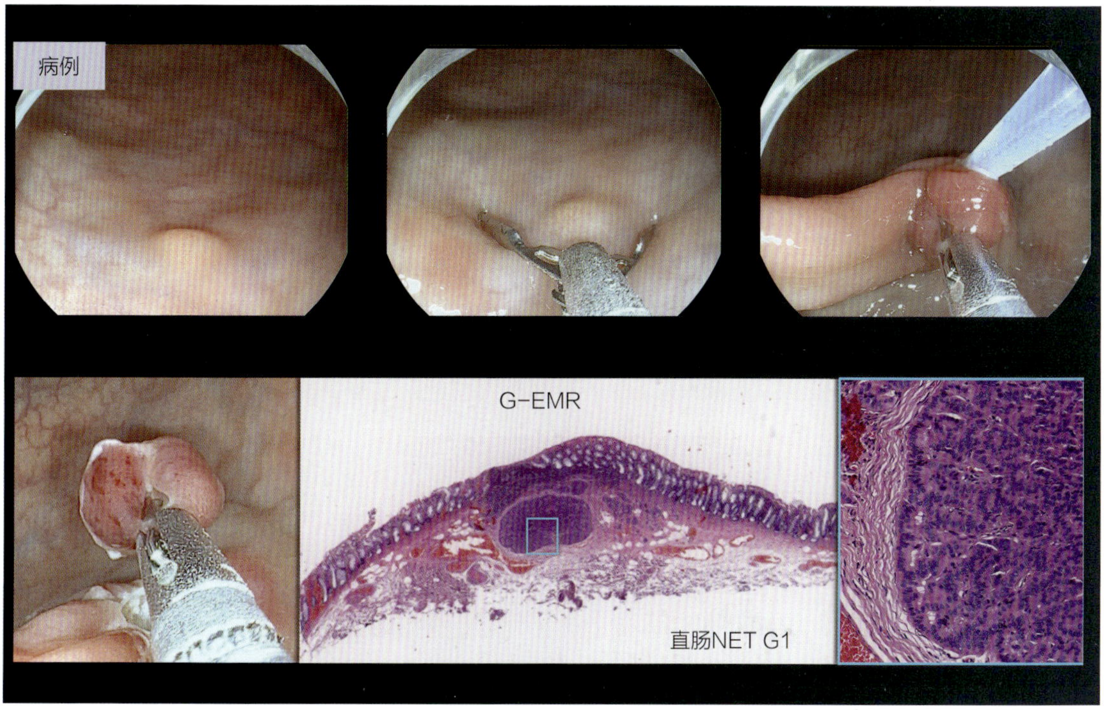
病例
G-EMR
直肠NET G1

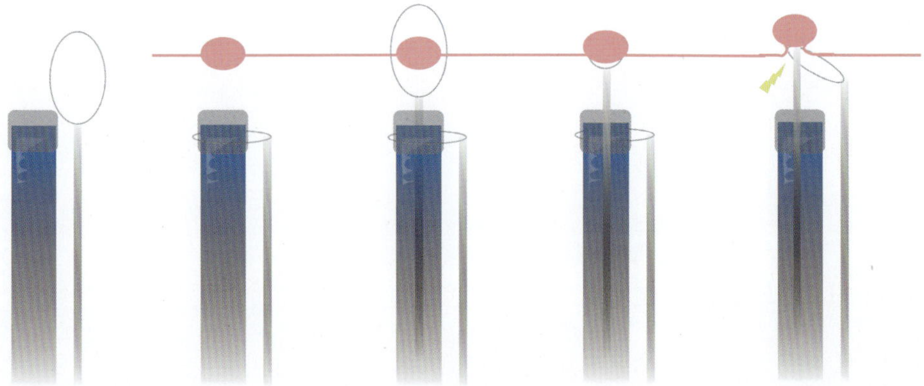

Hu-EMR ▎双圈套器-EMR

针对黏膜下稍大的病变，钛夹法处理不了的病变，四川省人民医院的胡晓教授提出“双圈套器法”，就是把上述方法里的钛夹换成另一把圈套器，其余操作步骤基本同上。笔者称此法为“Hu-EMR”法。

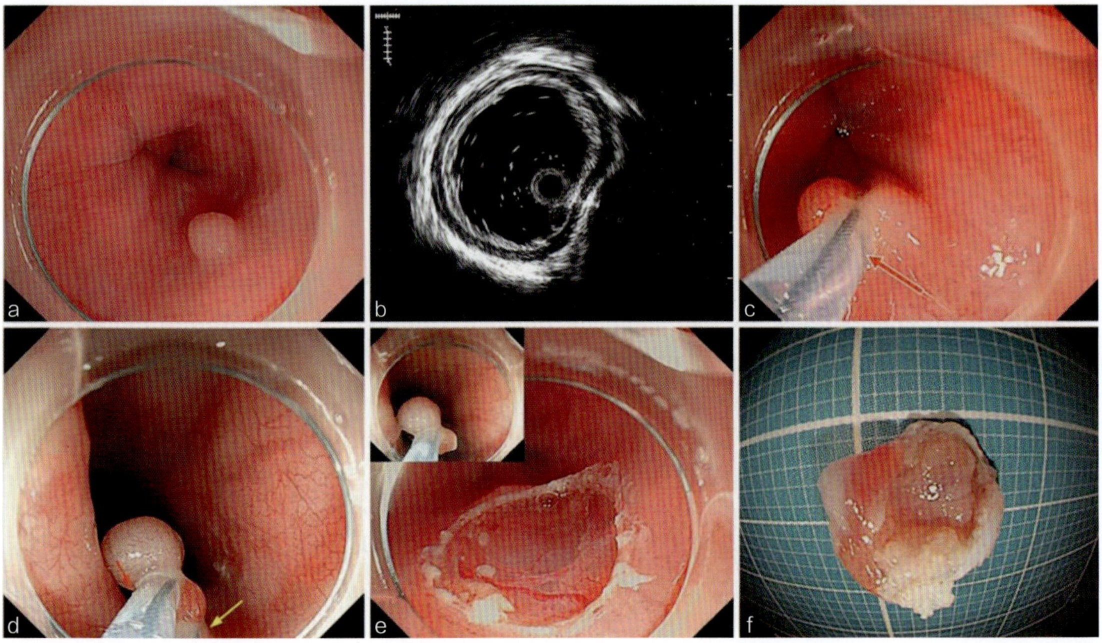

Haggitt 分类

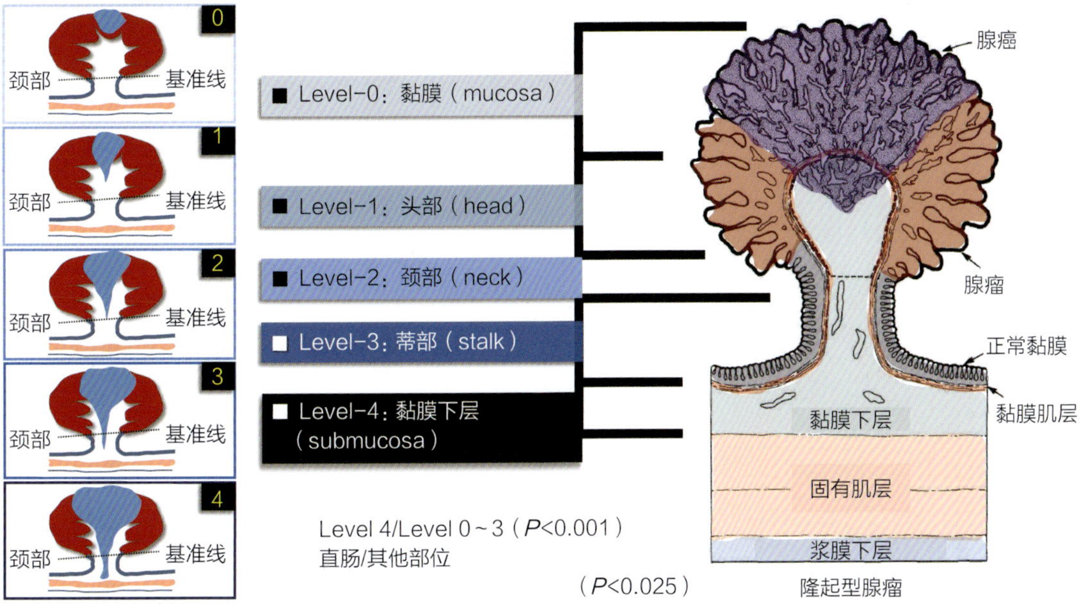

T1 癌浸润距离测定法 [《日本大肠癌规约》（第 9 版）]

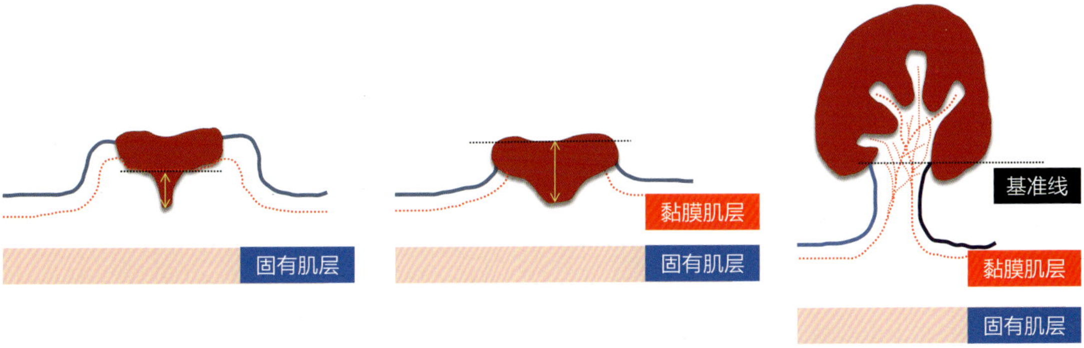

- ■ 黏膜肌可判定者，设定连线：从连线往下测量
- ■ 黏膜肌不可判定者：从表面往下测量
- ■ 黏膜肌错综不清的有蒂病变：找基准线

- ● 基准线以下，从基准线测量
- ● 不达基准线，称头端浸润

T1 大肠癌 SM 浸润深度评价提要（根据大肠癌研究会方针制作）

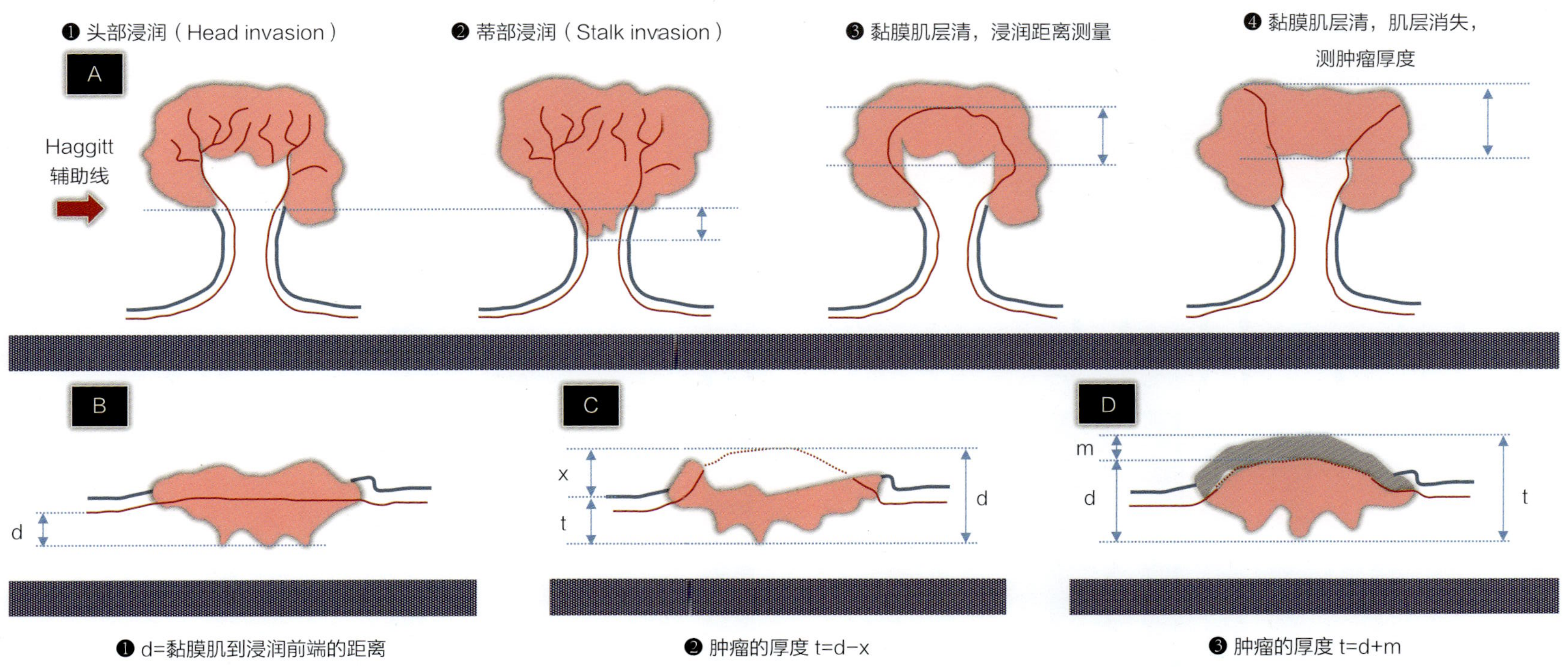

A 有蒂病变：存在黏膜肌层错综分布时，区分头部浸润（1）与蒂部浸润（2）。无黏膜肌层错综分布时，按无蒂（广基）病变处理。

B～D无蒂（广基病变）：能够推测黏膜肌层走行时，测量真性黏膜下层浸润深度（B）。黏膜肌层走行推测困难/不可能时，对于黏膜下层露出的病变（C），测量的肿瘤厚度（t）为真实的黏膜下层浸润深度（d）减去脱落的黏膜下层浸润成分的厚度（x）（t=d−x）。保持有黏膜内成分的病变（D），测量的肿瘤厚度（t）为真实的黏膜下层浸润深度（d）加上黏膜内肿瘤成分的厚度（m）（t=d+m）。

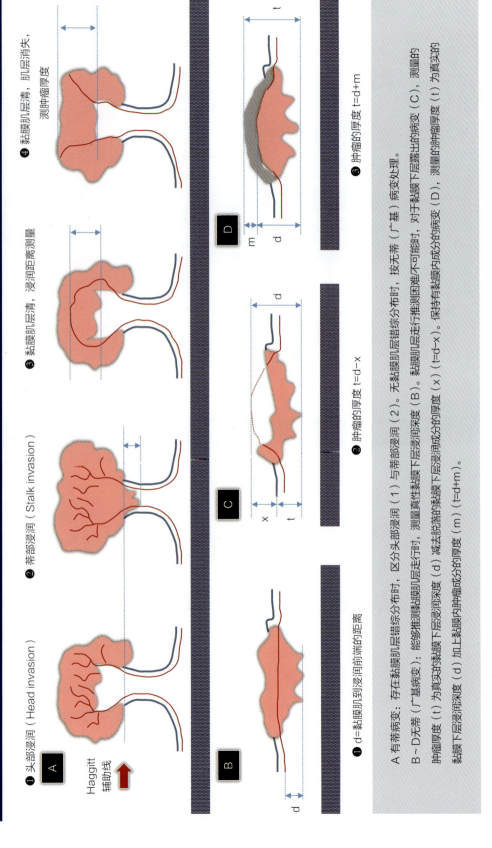

附录　神经内分泌肿瘤与 A 型胃炎

胃肠道和肝胰胆管神经内分泌肿瘤分类与分级

专业术语	分化程度	肿瘤级别	有丝分裂率[a]（个数 /2mm²）	Ki-67指数[a]	基因组
NET G1	高分化	低	<2	<3%	MEN1 DAXX ATRX
NET G2		中	2~20	3%~20%	
NET G3		高	>20	>20%	
NEC 小细胞型（SCNEC）	低分化	高[b]	>20	>20%	TP53 RB1
NEC 大细胞型（LCNEC）			>20	>20%	
MiNEN	高或低	可变[c]	可变[c]	可变[c]	

- MiNEN：混合型神经内分泌 -非神经内分泌肿瘤；NEC：神经内分泌癌；NET：神经内分泌肿瘤；SCNEC：小细胞神经内分泌癌；LCNEC：大细胞神经内分泌癌。
- a：核分裂象表示为核分裂数 /2 mm^2（相当于 40倍放大或者直径为 0.5mm视野的 10个高倍视野），通过在 50个 0.2 mm^2（即总面积为 10mm^2）的视野中计数来确定；Ki-67增殖指数值通过在最高标记区域（热点区域）中计数至少 500个细胞来确定，这个区域在扫描放大时被识别；最终分级是根据两个指标中的任何一个将肿瘤置于更高级别的类别来进行分类。
- b：低分化 NEC没有确定的分级，但根据定义应被视为高级别。
- c：在大多数 MiNENs中，神经内分泌成分和非神经内分泌成分的分化都很差，神经内分泌成分的增殖指数与其他 NEC的增殖指数在同一范围内。但这一概念范畴允许一种或两种成分可能为高分化；因此，在可行的情况下，每种成分都应单独分级。

ECL 细胞的增殖程度

组织学形态	定义及特点
散在性（单纯性）增生	<5个细胞分散性增生，腺体内单个细胞增多
线性增生	5个或5个以上的内分泌细胞排列成链状且每毫米两条链
微结节样增生	腺体或隐窝内形成>5个内分泌细胞组成的结节（0.1～0.15mm），不超过胃腺体直径
腺瘤样增生	5个或5个以上内分泌细胞融合的结节，基底膜完整
异型增生*	肠嗜铬素样结节扩大并融合，直径小于0.5mm，细胞可有一定异型性，并可有微小浸润或新生的间质
类癌（黏膜内或浸润性）	内分泌细胞团生长至0.5mm以上（日本标准为0.1mm#）局限于黏膜固有层或浸润黏膜下层

* 异型增生（dysplasia）：通常是针对肿瘤性病变的用语，被用作描述增生与类癌之间的中间状态，边界性病变。WHO 分类中，中度异型的内分泌细胞的结节增大或融合成微小结节，出现微小浸润或有新生的间质定义为异型增生。并且，内分泌细胞结节大小超过0.5mm，或存在黏膜下浸润时，分为微小类癌（小于 5mm）和明确的类癌（大于 5mm）。

\# 日本将肿瘤性 ECM（微小类癌）定义为：①最大直径超过 0.1mm；②最大直径不足 0.1mm，有黏膜下层浸润；③最大直径不足 0.1mm，由大而有异型核的大型细胞构成的肿瘤，有以上任何一个特征则为 ECM。

2020 版《中国神经内分泌肿瘤专家共识》

临床特点	分化良好的神经内分泌肿瘤			神经内分泌癌
临床分型	1型	2型	3型	NEC / MiNEN
占gMEN的比例（%）	80～90	5～7	10～15	少见
肿瘤特征	小（<1～2cm），多发，息肉样	小（<1～2cm），多发，息肉样	大（>2cm），单发，息肉或溃疡	巨大溃疡或球状息肉
相关疾病	慢性萎缩性胃炎	胃泌素瘤/MEN-1	无	无
病理分级	NET G1	NET G1/G2	NET G1/G2/G3	NEC / MiNEN
血清胃泌素	升高	升高	正常	多数正常
胃内pH（胃内泌酸）	明显升高（低）	明显降低（高）	正常	多数正常
转移率（%）	1～3	10～30	50	80～100
肿瘤相关死亡率（%）	0	<10	25～30	>50

胃类癌的发生机制

■ 各型胃类癌的发生机制

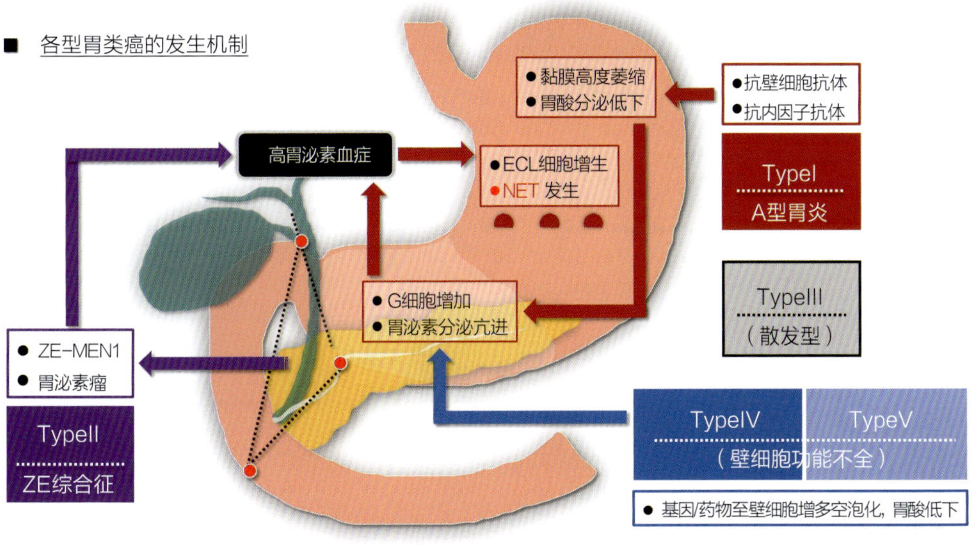

三个顶点分别是，十二指肠二、三段交界处，胰腺头、颈部交界处，胆总管和胆囊管交界处，三个顶点围成的三角区域为胃泌素瘤好发三角。

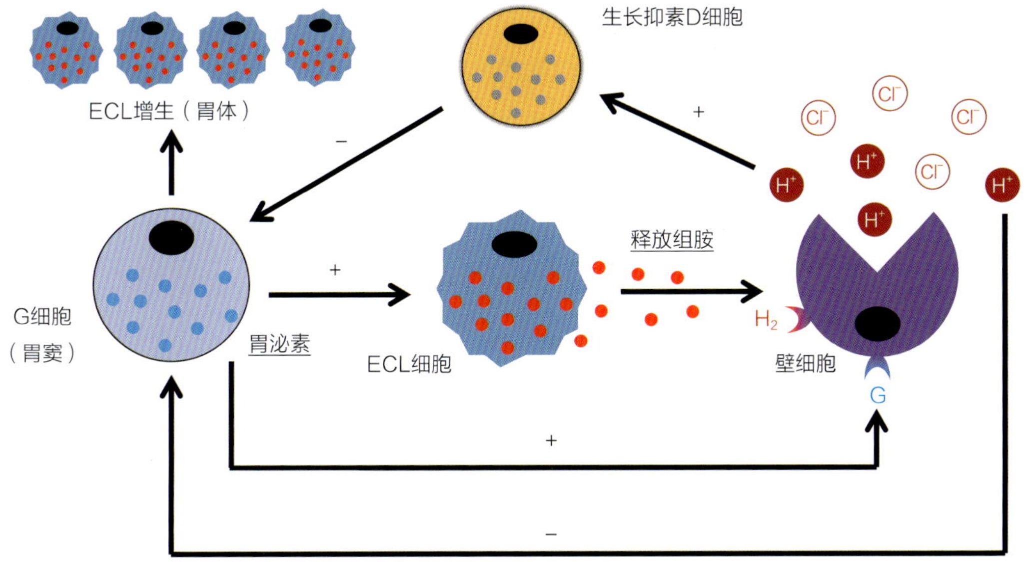

正常胃酸分泌的调节机制

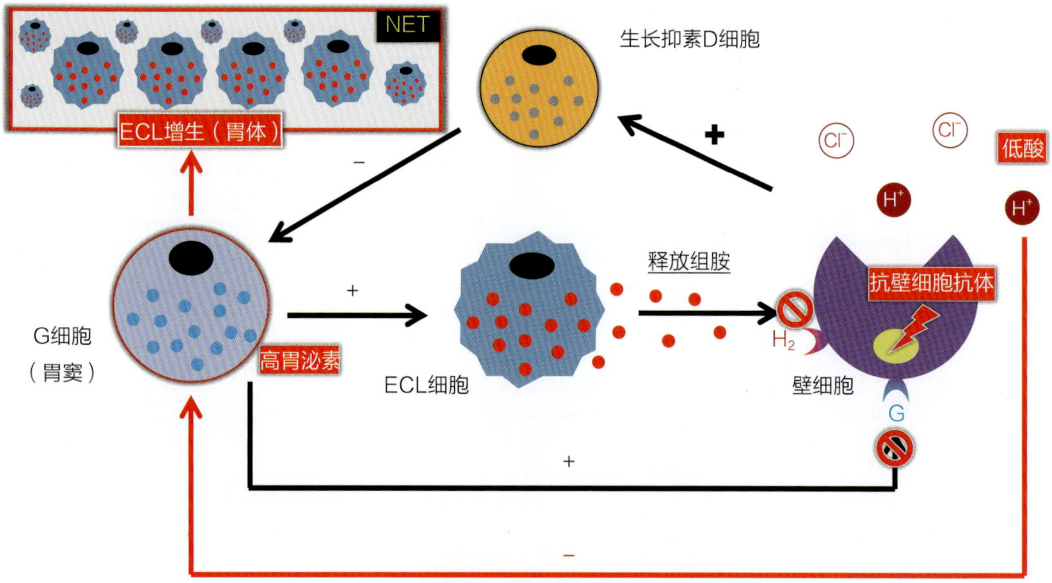

Type Ⅰ型 NET 的发病机制

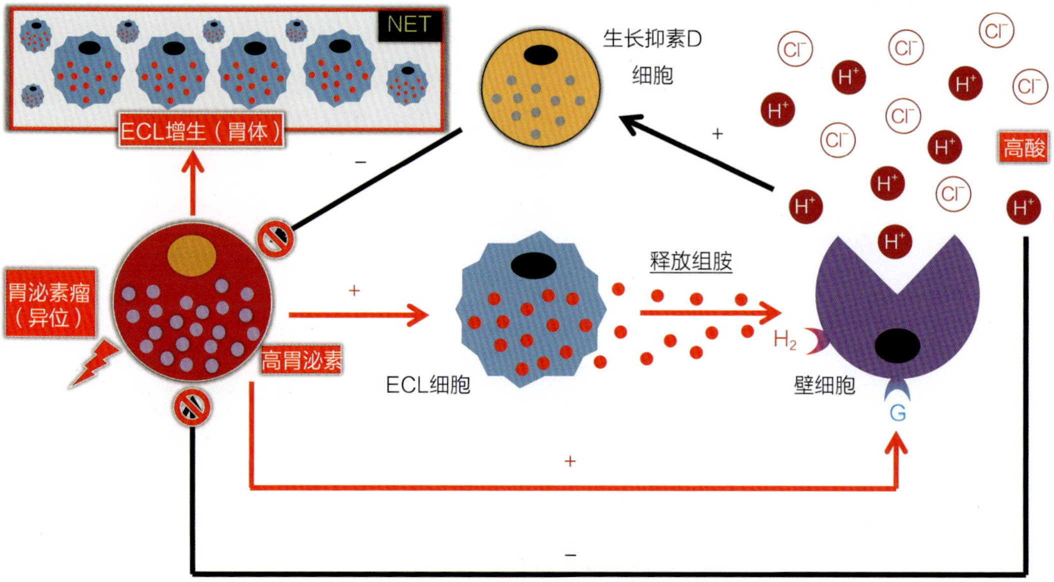

Type Ⅱ 型 NET 的发病机制

胃 I 型 NET 治疗原则（日本）

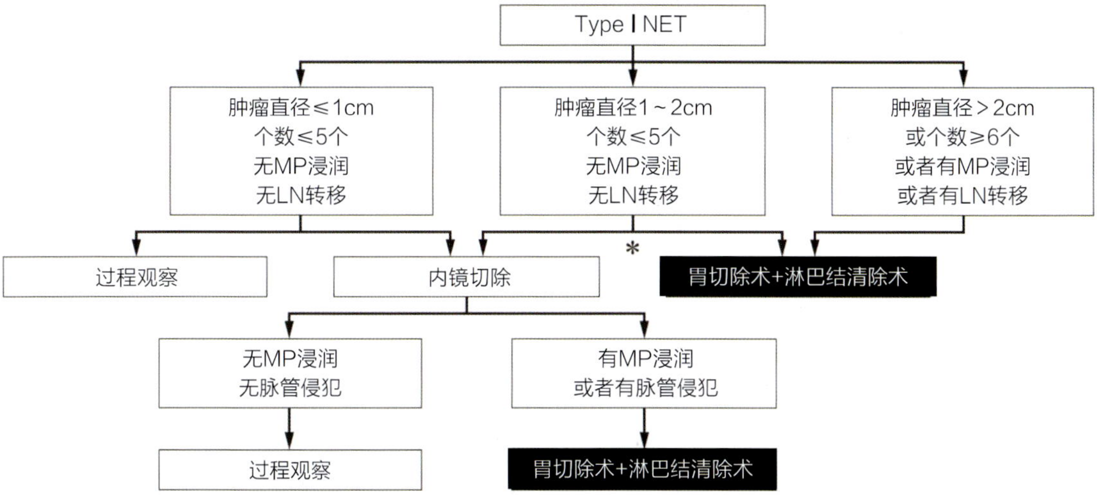

✲：Type I NET中恶性度较低，即使是 1～ 2cm，如果没有 MP浸润和淋巴结转移，也有报告认为内窥镜切除是可以的，但这并不是高水平的证据，还有待讨论。

直肠 NET 治疗原则（日本）

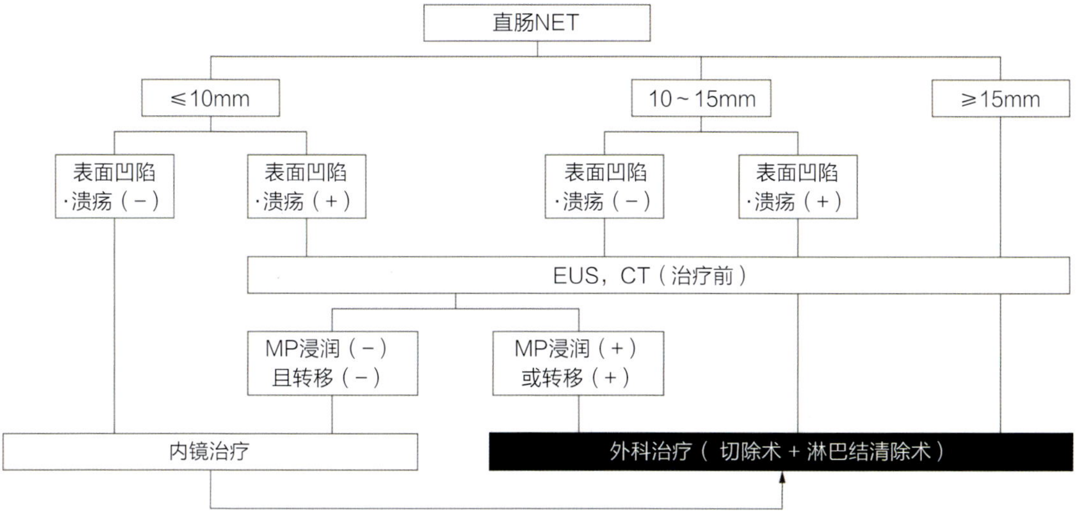

日本内镜治疗的神经内分泌肿瘤（NET）的治愈性切除和非治愈性切除

	治愈性切除	非治愈性切除
病变直径	小于10mm	11mm以上
表面有无凹陷/溃疡	无	有
深度	SM	MP以深
脉管侵袭	阴性	阳性
切除断端	阴性	阳性
核分裂象比率	小于2	2以上
Ki-67指数	小于3%	3%以上
定义	上述条件全部满足	上述条件满足其一
切除后处理	随访观察	原则上需追加外科切除

A 型胃炎与 B 型胃炎的特点

A型胃炎

- 抗壁细胞抗体·阳性
- 无酸，高胃泌素血症
- 胃体部存在高度萎缩
- 胃窦部无萎缩

AIG胃炎

B型胃炎

- 抗壁细胞抗体·阴性
- 中度的酸分泌低下
- 胃窦部炎症·萎缩
- 胃体部多发巢状萎缩

HP胃炎

向左走 · 向右走

A 型 /AIG 胃炎的诊断标准［《日本 A 诊断标准研究会提案》（2023）］

【确诊】

❶ 内镜所见（※ 细则）或组织病理学所见（※ 细则）或两者都符合 AIG 的要求。

❷ 胃自身抗体阳性［抗壁细胞抗体（※ 细则）或抗内因子抗体，或两者兼有］。

– 同时满足 ❶ 和 ❷（仅满足组织学和自身抗体阳性・早期阶段）。

【 疑诊 】

– 只满足 ❶（仅满足组织学检查结果・早期阶段）。

（※ 细则）

内镜所见（进展期）

▶ 主要所见：以胃底体为主的严重胃黏膜萎缩（胃体部可见均一的黏膜下血管透见像）。

▷ 次要所见：胃底体可见固着黏液，残存胃底腺黏膜和增生性息肉。胃窦并非总是正常色调，斑状发红、条状发红和轮状环可以作为参考。主要所见是必需。

组织病理学所见

3 个阶段：早期 (Early stage)，进展活动期（Advanced florid stage），进展终末期（Advanced end stage）。

胃抗壁细胞抗体

10 倍以上为阳性，考虑到假阳性，未来有可能发生变化。

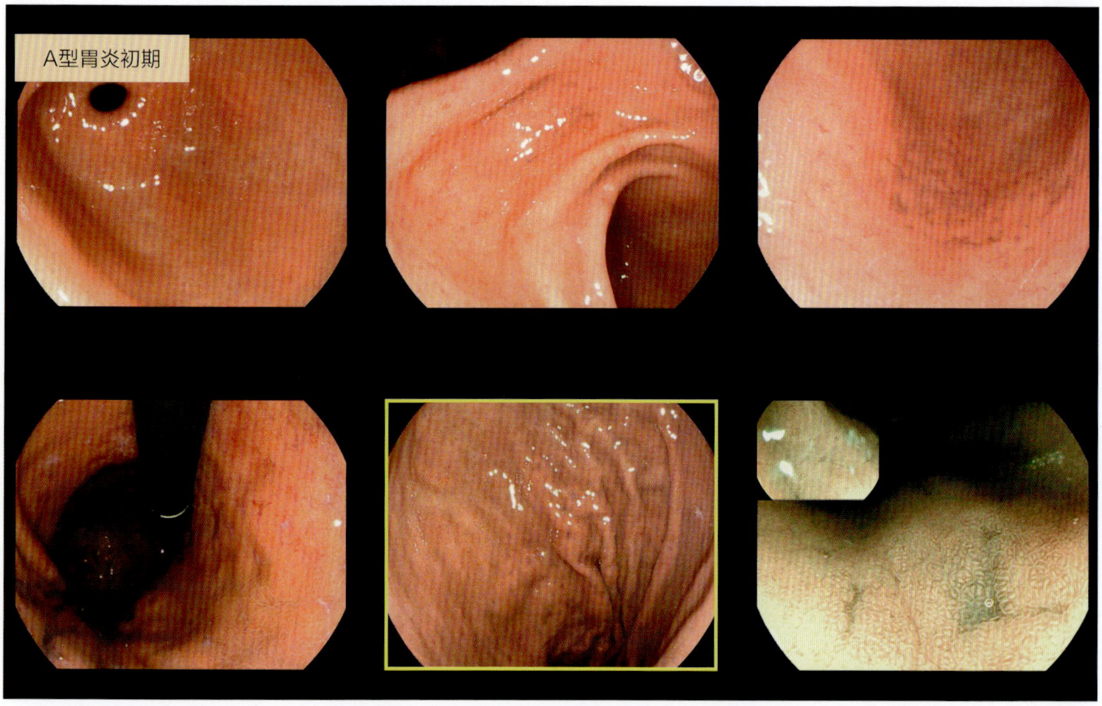
A型胃炎初期

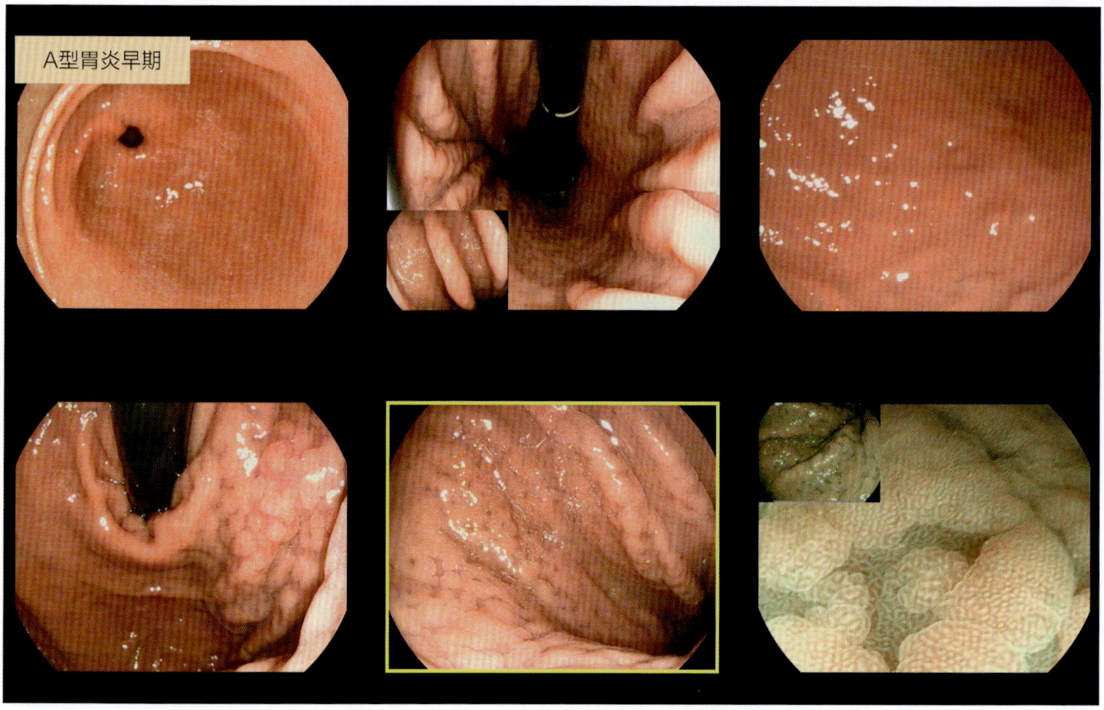
A型胃炎早期

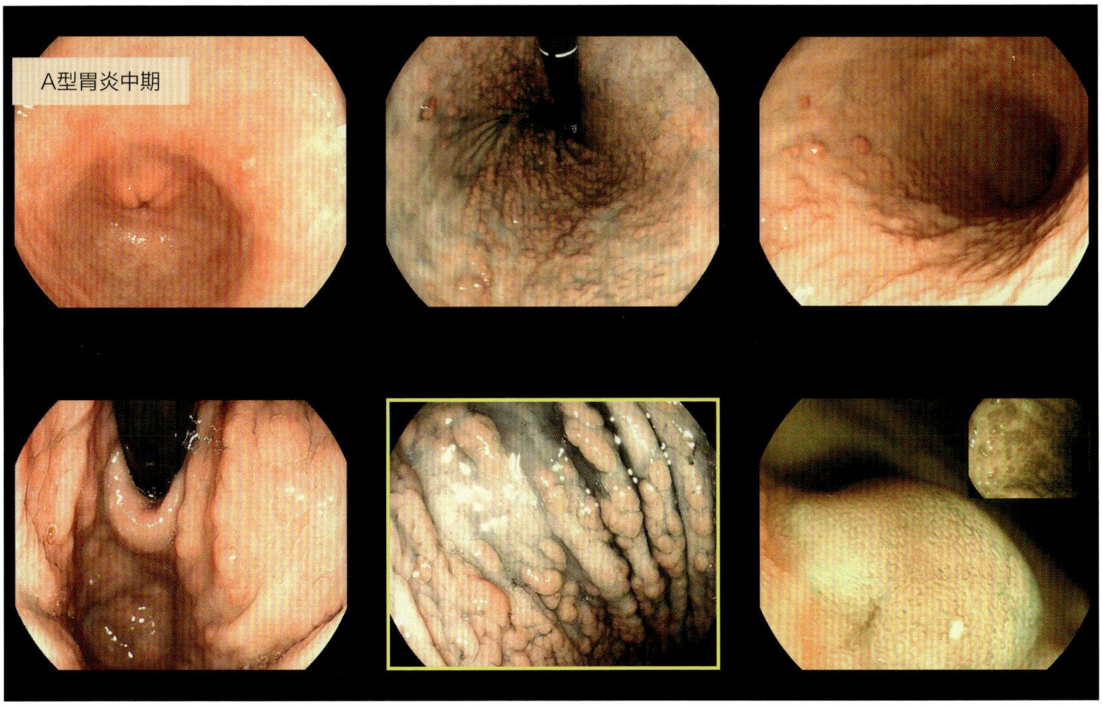
A型胃炎中期

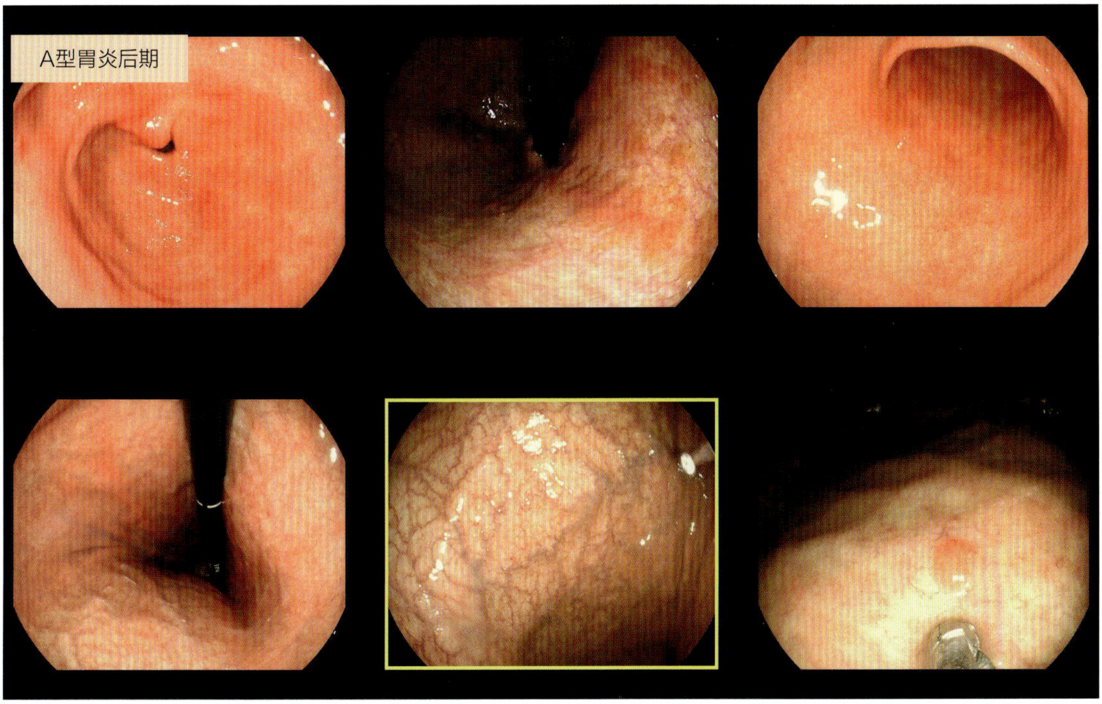
A型胃炎后期

A 型胃炎发生发展小结

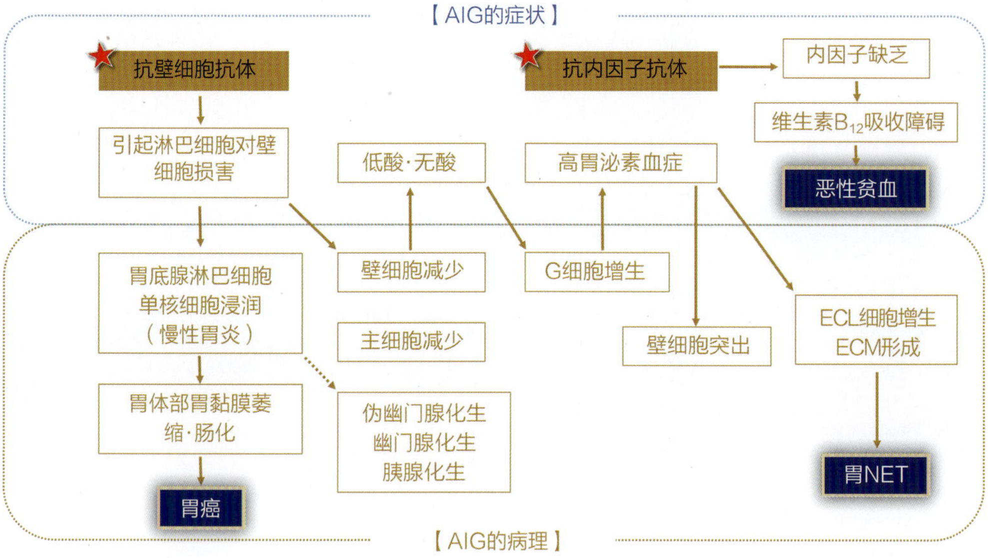

A 型胃炎的难点在于早期诊断，特别是内镜下的诊断。早期的内镜下表现还不是特别清楚，所以我们根据自己的经验结合病理分期推测，把内镜下 A 型胃炎大致分为 4 个期：①初期，胃体黏膜无特异表现或轻度呈现多发星芒样凹陷小萎缩灶，胃窦无萎缩。②早期，多发的星芒状小萎缩灶逐渐有融合趋势形成不规则凹陷的萎缩区（非萎缩区>萎缩区），胃窦无萎缩。③中期，萎缩区域继续大面积融合，胃体部呈现残存胃底腺黏膜或伪息肉形态的黏膜表现（萎缩区>非萎缩区），胃窦无或有萎缩。④后期，全胃高度萎缩，胃窦也可有萎缩，全胃可出现类癌、肿瘤等并发症。

近期日本针对 A 型胃炎提出了自己的分型模式，AIG-AS（AIG-atrophic stage）提案，即基于萎缩程度，根据残存胃底腺黏膜（remnants of oxyntic mucosa，ROM）的多少，大致分为 3 型：Stage1：$50\%<ROM\leq100\%$；Stage2：$10\%<ROM\leq50\%$；Stage3：$ROM\leq10\%$。此分型虽然解决了部分量化的问题，但针对早期的内镜表现实在太过宽泛，依然不能解决早期内镜诊断的问题。

笔者在此书的 2021 年第 1 版中就提出 A 型胃炎的内镜四期（初期、早期、中期、后期）分型。当时也被细心的同道询问此分型出自哪篇文献，笔者十分惭愧地答曰：出自本人的哥德巴赫猜想。3 年如白驹过隙稍纵即逝，时至今日此刘氏分期仍为朦胧之框架，细节尚不能明细，实感羞愧，特别是在笔者看到日本学者 3 年后也提出类似的分型并进一步量化的时候，百感交集，一方面感叹于人家一点一点在不断推动其研究成果的进步，另一方面反思我们可能把太多的时间和精力放到了学术之外，只能望洋兴叹，学术尚未功成，诸君仍需努力啊。